国家卫生健康委员会"十四五"规划教材

全国高等中医药教育教材

供中西医临床医学专业用

U0722898

中西医结合眼科学

中西医结合

主　　编　彭清华　叶河江

副 主 编　梁凤鸣　孙艳红　王利民

编　　委　（按姓氏笔画排序）

王　雁（新疆医科大学）	周　丹（长春中医药大学）
王利民（贵州中医药大学）	俞　洋（宁夏医科大学）
龙　达（上海交通大学医学院）	俞　莹（上海中医药大学）
叶河江（成都中医药大学）	俞晓艺（广州中医药大学）
吕小利（浙江中医药大学）	施　炜（南京中医药大学）
回世洋（辽宁中医药大学）	柴金苗（山西中医药大学）
刘光辉（福建中医药大学）	徐　剑（同济大学医学院）
孙艳红（北京中医药大学）	曹　平（陕西中医药大学）
李　妍（西南医科大学）	梁凤鸣（天津中医药大学）
李汝杰（江西中医药大学）	颉瑞萍（甘肃中医药大学）
李良长（湖北中医药大学）	彭清华（湖南中医药大学）
李淑琳（广西中医药大学）	董　玉（云南中医药大学）
张富文（成都中医药大学）	董霏雪（黑龙江中医药大学）
陈向东（湖南中医药大学）	霍　勤（河南中医药大学）
陈美荣（山东中医药大学）	魏　为（中南大学第二临床学院）

学术秘书　周亚莎（湖南中医药大学）

人民卫生出版社

·北京·

图书在版编目（CIP）数据

中西医结合眼科学/彭清华，叶河江主编. —北京：
人民卫生出版社，2023.9
ISBN 978-7-117-35268-0

Ⅰ.①中… Ⅱ.①彭…②叶… Ⅲ.①眼科学-中西
医结合疗法 Ⅳ.①R77

中国国家版本馆 CIP 数据核字（2023）第 175547 号

人卫智网	www.ipmph.com	医学教育、学术、考试、健康，购书智慧智能综合服务平台
人卫官网	www.pmph.com	人卫官方资讯发布平台

中西医结合眼科学
Zhongxiyi Jiehe Yankexue

主　　编：彭清华　叶河江
出版发行：人民卫生出版社（中继线 010-59780011）
地　　址：北京市朝阳区潘家园南里 19 号
邮　　编：100021
E - mail：pmph @ pmph. com
购书热线：010-59787592　010-59787584　010-65264830
印　　刷：北京顶佳世纪印刷有限公司
经　　销：新华书店
开　　本：889×1194　1/16　印张：30
字　　数：786 千字
版　　次：2023 年 9 月第 1 版
印　　次：2023 年 9 月第 1 次印刷
标准书号：ISBN 978-7-117-35268-0
定　　价：109.00 元

打击盗版举报电话：010-59787491　E-mail：WQ @ pmph. com
质量问题联系电话：010-59787234　E-mail：zhiliang @ pmph. com
数字融合服务电话：4001118166　E-mail：zengzhi @ pmph. com

◇◇◇ 修 订 说 明 ◇◇◇

为了更好地贯彻落实党的二十大精神和《"十四五"中医药发展规划》《中医药振兴发展重大工程实施方案》及《教育部 国家卫生健康委 国家中医药管理局关于深化医教协同进一步推动中医药教育改革与高质量发展的实施意见》的要求，做好第四轮全国高等中医药教育教材建设工作，人民卫生出版社在教育部、国家卫生健康委员会、国家中医药管理局的领导下，在上一轮教材建设的基础上，组织和规划了全国高等中医药教育本科国家卫生健康委员会"十四五"规划教材的编写和修订工作。

党的二十大报告指出："加强教材建设和管理""加快建设高质量教育体系"。为做好新一轮教材的出版工作，人民卫生出版社在教育部高等学校中医学类专业教学指导委员会、中药学类专业教学指导委员会、中西医结合类专业教学指导委员会和第三届全国高等中医药教育教材建设指导委员会的大力支持下，先后成立了第四届全国高等中医药教育教材建设指导委员会和相应的教材评审委员会，以指导和组织教材的遴选、评审和修订工作，确保教材编写质量。

根据"十四五"期间高等中医药教育教学改革和高等中医药人才培养目标，在上述工作的基础上，人民卫生出版社规划、确定了中医学、针灸推拿学、中医骨伤科学、中药学、中西医临床医学、护理学、康复治疗学 7 个专业 155 种规划教材。教材主编、副主编和编委的遴选按照公开、公平、公正的原则进行。在全国 60 余所高等院校 4 500 余位专家和学者申报的基础上，3 000 余位申报者经教材建设指导委员会、教材评审委员会审定批准，被聘任为主编、副主编、编委。

本套教材的主要特色如下：

1. **立德树人，思政教育** 教材以习近平新时代中国特色社会主义思想为引领，坚守"为党育人、为国育才"的初心和使命，坚持以文化人，以文载道，以德育人，以德为先。将立德树人深化到各学科、各领域，加强学生理想信念教育，厚植爱国主义情怀，把社会主义核心价值观融入教育教学全过程。根据不同专业人才培养特点和专业能力素质要求，科学合理地设计思政教育内容。教材中有机融入中医药文化元素和思想政治教育元素，形成专业课教学与思政理论教育、课程思政与专业思政紧密结合的教材建设格局。

2. **准确定位，联系实际** 教材的深度和广度符合各专业教学大纲的要求和特定学制、特定对象、特定层次的培养目标，紧扣教学活动和知识结构。以解决目前各院校教材使用中的突出问题为出发点和落脚点，对人才培养体系、课程体系、教材体系进行充分调研和论证，使之更加符合教改实际、适应中医药人才培养要求和社会需求。

3. **夯实基础，整体优化** 以科学严谨的治学态度，对教材体系进行科学设计、整体优化，体现中医药基本理论、基本知识、基本思维、基本技能；教材编写综合考虑学科的分化、交叉，既充分体现不同学科自身特点，又注意各学科之间有机衔接；确保理论体系完善，知识点结合完备，内容精练、完整，概念准确，切合教学实际。

4. **注重衔接，合理区分** 严格界定本科教材与职业教育教材、研究生教材、毕业后教育教材的知识范畴，认真总结、详细讨论现阶段中医药本科各课程的知识和理论框架，使其在教材中得以凸显,既要相互联系,又要在编写思路、框架设计、内容取舍等方面有一定的区分度。

5. 体现传承,突出特色 本套教材是培养复合型、创新型中医药人才的重要工具,是中医药文明传承的重要载体。传统的中医药文化是国家软实力的重要体现。因此,教材必须遵循中医药传承发展规律,既要反映原汁原味的中医药知识,培养学生的中医思维,又要使学生中西医学融会贯通;既要传承经典,又要创新发挥,体现新版教材"传承精华、守正创新"的特点。

6. 与时俱进,纸数融合 本套教材新增中医抗疫知识,培养学生的探索精神、创新精神,强化中医药防疫人才培养。同时,教材编写充分体现与时代融合、与现代科技融合、与现代医学融合的特色和理念,将移动互联、网络增值、慕课、翻转课堂等新的教学理念和教学技术、学习方式融入教材建设之中。书中设有随文二维码,通过扫码,学生可对教材的数字增值服务内容进行自主学习。

7. 创新形式,提高效用 教材在形式上仍将传承上版模块化编写的设计思路,图文并茂、版式精美;内容方面注重提高效用,同时应用问题导入、案例教学、探究教学等教材编写理念,以提高学生的学习兴趣和学习效果。

8. 突出实用,注重技能 增设技能教材、实验实训内容及相关栏目,适当增加实践教学学时数,增强学生综合运用所学知识的能力和动手能力,体现医学生早临床、多临床、反复临床的特点,使学生好学、临床好用、教师好教。

9. 立足精品,树立标准 始终坚持具有中国特色的教材建设机制和模式,编委会精心编写,出版社精心审校,全程全员坚持质量控制体系,把打造精品教材作为崇高的历史使命,严把各个环节质量关,力保教材的精品属性,使精品和金课互相促进,通过教材建设推动和深化高等中医药教育教学改革,力争打造国内外高等中医药教育标准化教材。

10. 三点兼顾,有机结合 以基本知识点作为主体内容,适度增加新进展、新技术、新方法,并与相关部门制定的职业技能鉴定规范和国家执业医师(药师)资格考试有效衔接,使知识点、创新点、执业点三点结合;紧密联系临床和科研实际情况,避免理论与实践脱节、教学与临床脱节。

本轮教材的修订编写,教育部、国家卫生健康委员会、国家中医药管理局有关领导和教育部高等学校中医学类专业教学指导委员会、中药学类专业教学指导委员会、中西医结合类专业教学指导委员会等相关专家给予了大力支持和指导,得到了全国各医药卫生院校和部分医院、科研机构领导、专家和教师的积极支持和参与,在此,对有关单位和个人表示衷心的感谢!为了保持教材内容的先进性,在本版教材使用过程中,我们力争做到教材纸质版内容不断勘误,数字内容与时俱进,实时更新。希望各院校在教学使用中,以及在探索课程体系、课程标准和教材建设与改革的进程中,及时提出宝贵意见或建议,以便不断修订和完善,为下一轮教材的修订工作奠定坚实的基础。

人民卫生出版社
2023 年 3 月

◇◇◇ 前 言 ◇◇◇

《中西医结合眼科学》系全国高等学校中西医临床医学专业规划教材,是在教育部、国家卫生健康委员会、国家中医药管理局的领导下,在教育部高等学校中西医结合类专业教学指导委员会的指导下,为了更好地贯彻落实《教育部 国家卫生健康委 国家中医药管理局关于深化医教协同进一步推动中医药教育改革与高质量发展的实施意见》和新时代全国高等学校本科教育工作会议精神,推动高等学校加快"双一流"建设,把握新时代要求,坚持中西医并重和优势互补,注重用现代科学解读中医药学原理,由人民卫生出版社组织编写。为适应我国中医药高等教育发展的需要,全面推进素质教育,培养 21 世纪高素质创新型人才,本教材以培养临床全科医生为目标,坚持以"三基"(基本知识、基本理论、基本技能)为基础,体现继承性、科学性、先进性、启发性、实用性、学理性。

本教材分为正文(共 26 章)和附录两部分。正文部分第一章至第六章为眼科学基础知识,第七章至第二十六章为眼科疾病、常见全身性疾病的眼部表现、防盲治盲等;附录为眼科相关正常值、眼科疾病名称中西医对照、常用方剂。

本教材适用于全国高等学校中西医临床医学专业本科学生,也可供中西医结合眼科学研究生、中西医临床眼科及其他临床学科的医生学习和参考。

本教材由全国 29 所高等院校的中医和中西医结合眼科专家参与编写完成。书中第一章及第十五章第一节由彭清华编写,第二章由俞晓艺编写,第三章由叶河江编写,第四章由李汝杰编写,第五章第一节、第四节和第二十一章由霍勤编写,第五章第二节、第三节由魏为编写,第六章第一节至第三节由李淑琳编写,第六章第四节和第十五章第二节至第四节由俞莹编写,第七章由董玉编写,第八章由王雁编写,第九章由李良长编写,第十章和第十一章第三节、第四节由王利民编写,第十一章第一节、第二节由张富文编写,第十二章由回世洋编写,第十三章和第十七章第三节由梁凤鸣编写,第十四章由俞洋编写,第十六章由曹平编写,第十七章第一节、第二节、第五节由颉瑞萍编写,第十七章第二节中的糖尿病视网膜病变、第四节和第二十四章第一节至第四节由陈向东编写,第十八章和第二十三章第六节至第九节由孙艳红编写,第十九章由陈美荣、吕小利编写,第二十章由柴金苗编写,第二十二章由刘光辉、董霏雪编写,第二十三章第一节至第五节由李妍编写,第二十四章第五节至第八节由周丹编写,第二十五章由龙达、徐剑编写,第二十六章由施炜编写,附录由周亚莎编写。本教材的数字化资源由各章节编写专家负责提供,由喻娟担任副主编,并协助主编完成统稿。

湖南中医药大学、湖南中医药大学第一中医临床学院、成都中医药大学、北京中医药大学、天津中医药大学、贵州中医药大学及人民卫生出版社对本书纸质教材和数字资源的编写与制作给予了大力支持;周亚莎、喻娟在统稿过程中做了大量工作;湖南中医药大学的逯晶、杨毅敬、李文娟、彭俊、谢思健等参与了统稿和文字校对等工作。在此,一并致以衷心的感谢!

尽管编者在本书编写过程中尽职尽责,力求精益求精,但书中不足之处在所难免,祈望各院校师生在使用过程中提出宝贵意见,以便再版时予以修正。

编者

2023 年 4 月

◇◇◇ 目　　录 ◇◇◇

第一章

中西医眼科发展史简况

PPT 课件

> **学习目标**
>
> 1. 掌握历代重要眼科著作与成就。
> 2. 熟悉中、西医眼科学发展历史、研究对象、任务及医学地位。

第一节　中医眼科学发展史

中医眼科学是中医学的重要分支学科，其学科发展与医学其他各科的发展及社会进步有着密切联系。中医眼科学发展历史大体经历了萌芽、奠基、独立发展、兴盛、衰落与复兴五个阶段。

一、萌芽时期（南北朝以前）

上古至南北朝，古人初步探索了眼的生理、解剖及辨证论治，但散见于各科书籍中，缺乏系统的眼科文献。

武丁时代，先人已将眼命名为"目"，眼病称"疾目"，失明称"丧明"。如河南安阳殷墟出土的甲骨文卜辞记载"贞王弗疾目""大目不丧明""其丧明"等。这是目前中国有关眼病的最早史料。

春秋时期，将盲人称为瞽人，并将其分为"矇"和"瞍"两类。据《毛经》解释："有眸子而无见曰矇，无眸子曰瞍。"此外，《荀子·非相》谓"尧舜参眸子"，《史记·项羽本纪》载"项羽亦重瞳子"，这是目前关于先天性瞳孔异常的最早记载。《春秋左传》载有"睅其目"，此为目前对眼球突出最早的描述。《洛阳伽蓝记》载有"雪有白光，照耀人眼，令人闭目，茫然无见"，这是目前对雪盲症状的最早概括。

战国末期，《黄帝内经》对中医眼科学的发展产生了深远影响。该书最早从解剖学认识眼组织结构，并详述眼解剖结构与整体的关系。《灵枢·大惑论》载："五脏六腑之精气，皆上注于目而为之精。精之窠为眼，骨之精为瞳子，筋之精为黑眼，血之精为络，其窠气之精为白眼，肌肉之精为约束，裹撷筋、骨、血气之精而与脉并为系，上属于脑。"其对眼的生理功能也有精辟论述，如《素问·脉要精微论》说"夫精明者，所以视万物，别白黑，审短长"，《灵枢·脉度》又说"目能辨五色矣"。在病因病机方面，强调内因，如《灵枢·天年》曰"五十岁，肝气始衰，肝叶始薄，胆汁始减，目始不明"。眼病病名多按病位和病症特点来命名，如目痛、目下肿、瞳翳等。

《神农本草经》记载了 80 余味防治眼病的中药和 10 余种眼部病症，有些药物至今仍为眼科所常用。《伤寒杂病论》所涉眼病条文 20 余条，列眼部病症 20 余种，其中清热解毒除湿法治疗"狐惑"病至今仍是眼科常用治法之一。仲景创立的六经辨证对后世眼病辨证论治影响深远。

此期,无眼科专科医生,眼病多由内科医生兼治,如《史记·扁鹊仓公列传》载有"扁鹊名闻天下……过雒阳,闻周人爱老人,即为耳目痹医。"据《周礼·天官》记载,春秋时期已有疾医、食医和疡医之分,而眼、耳、鼻、口、二阴被列为一个系统(九窍)来认识。这就为眼科作为一门临床独立学科提供了可能性。

二、奠基时期(隋代至唐代)

此期中医眼科学得到了较快的发展,其重要标志是眼科首次被列入正式教学科目、眼科专著的出现及综合性医眼科专篇。这为眼科的独立发展奠定了基础。

唐初武德年间太医署中,五官科已正式由内外科划分出来,自成一科,称"耳目口齿科"。至此,眼科首次被列入正式教学科目。

此期对眼的生理功能有了新的见解,如《外台秘要》认为"黑白分明,肝管无滞,外托三光,内因神识,故有所见",《龙树眼论》谓"瞳人端正,阳看能小,阴看能大"。这一时期还出现了专门论述眼科病因病机的文献,如《备急千金要方》十九因学说、《外台秘要》二十一病因,对眼病病机则强调以脏腑病机为主。

此期对眼科病症的记载逐渐丰富,如《诸病源候论》集中记载了眼病 38 候,并记载了 10 余种全身性疾病相关眼病,治疗方面既有内服和外用药物,又有针灸按摩和手术。在唐代,古印度金针拨内障术已传入中国,在《外台秘要》中首次提到"金篦决"。《备急千金要方》提出割除法治疗胬肉攀睛,《外台秘要》则提出烙灼法,《龙树眼论》进一步综合为割灼法。可见,唐代已创行了多种眼科手术疗法。此外,据《太平御览》载"唐崔嘏失一目,以珠代之",说明唐代已精于配制义眼,世界上安置义眼实以中国最早。

隋唐时期医著较丰富,在一些全书、方书中有大量集中记载眼科证治的文献,如《诸病源候论》《备急千金要方》《千金翼方》《外台秘要》等,尤其是出现了《龙树眼论》《刘皓眼论准的歌》等眼科专著。《龙树眼论》是中国著名的眼科专著,但原书已散佚。至明代,金礼蒙编著的《医方类聚》则将其改名为《龙树菩萨眼论》,后世所见即是从《医方类聚》中辑出之本。另一眼科专著《刘皓眼论准的歌》原著亦已散佚,在《宋史》中称《刘皓眼论审的歌》。该书将眼病分为内、外障 72 症,这是中国最早论述内外障具体内容的文献;所载"五轮歌"首次指出了眼科五轮的解剖位置,并将各部与五脏联系起来,对后世中医眼科学术发展影响深远。

三、独立发展时期(宋代至元代)

宋代至元代是中医眼科的独立发展时期,其重要标志是中医眼科成长为独立学科,眼科独特的基础理论体系已经形成。

北宋元丰年间,太医局将眼科从耳目口齿科分出,独立成科,中医眼科自此成为独立专科。

此期最突出之处是形成了中医眼科独特的基础理论——五轮八廓学说。五轮学说在北宋初期始被引用并有所发挥。如北宋之初《太平圣惠方》谓:"眼有五轮,风轮、血轮、气轮、水轮、肉轮,五轮应于五脏,随气之主也。"南宋末的《仁斋直指方》对五脏的脏腑配属及定位进行了改进。元代《世医得效方》遵《仁斋直指方》的五轮定位列出五轮图,并指出:"白属肺,气之精,气轮。黑属肝,筋之精,风轮。上下睑属脾胃,肉之精,肉轮。大小眦属心,血之精,血轮。瞳仁属肾,骨之精,水轮。"这些著作进一步完善了五轮与脏腑的关系。可见,五轮学说在宋元时期已基本形成。此外,八廓学说亦开始出现并逐步形成,南宋陈言著《三因极一病证方论》最早提到"八廓"一词,但无具体内容。

此期对眼病病因的认识以外因为主,同时,比较强调眼病的脏腑病机,如《仁斋直指方》强调内障眼病以肝肾虚为主。刘完素认为目昏赤肿翳膜皆属于热,玄府郁闭是内障眼病的重要病机。李东垣在《兰室秘藏》中指出:"夫五脏六腑之精气皆禀受于脾,上贯于目……故脾虚则五脏之精气皆失所司,不能归明于目矣。"朱丹溪提倡阳常有余,阴常不足论。这些学术思想至今仍有临床意义。

宋元时期眼科文献数量有所增加,如《太平圣惠方》《圣济总录》《仁斋直指方》《儒门事亲》《世医得效方》等方书,全书中均收载眼科资料。其中,《太平圣惠方》卷三十二、卷三十三为眼科专篇,首次将五轮学说运用于眼病病机,强调以五轮学说为基础的整体观念。《世医得效方》卷十六明确了五轮配位和八廓配位。《秘传眼科龙木论》和《银海精微》为此期两部眼科专著。《秘传眼科龙木论》将眼病按内障、外障分列72症,并创病证归纳大纲,初具眼科辨证论治体系。《银海精微》推崇五轮学说,详述五轮与五脏分属,绘制五轮八廓图,对后世五轮辨证体系产生了深远的影响。

据传,南宋赵希鹄《洞天清录》载"叆叇,老人不辨细书,以此掩目则明。"叆叇,即眼镜,说明早在宋朝就有老花眼镜。

四、兴盛时期(明代至清朝鸦片战争以前)

明代至清朝鸦片战争以前是中医眼科的兴盛时期,其重要标志是眼科文献数量与质量大幅提升,眼科理论和临床治疗知识的深度与广度大大超过以往。

五轮学说、病因病机、眼的生理解剖等理论得到全面整理和发展,如明代王肯堂在《证治准绳》中首次阐述了瞳神内含神膏、神水、神光、真气、真血、真精的观点,明确指出五轮在眼部的部位,五轮与五脏的分属、生理、病理关系,五轮与五行的生克关系,五轮与五色、五方、四时、十天干、十二地支等的关系。明末清初傅仁宇《审视瑶函》则强调:"夫目之有轮,各应乎脏,脏有所病,必现于轮……"清代《医宗金鉴》认识到目系与脑相连,《医林改错》进一步明确指出:"两目系如线,长于脑,所见之物归于脑。"此外,众多医著中均列有眼病病因病机专篇,在阐述具体眼病时附有病因病机分析,且尤重脏腑病机。

医学著作中收载的眼科病症数量十分丰富,对某些病症的病变过程描述较为准确,同时注重以病症特征命名,如《证治准绳》所载"聚星障""凝脂翳"。眼病诊断方面:一类是以《原机启微》《银海指南》为代表的辨证不拘于病;另一类是按具体眼病诊断,即以"症"诊断,如《证治准绳》《张氏医通》《目经大成》《审视瑶函》等。此期不仅各种眼科专著附有内服药和局部外用药,许多方书、丛书及药物著作也收载了大量眼科用药与处方。眼科手术方面以金针拨内障为多。特别是清代黄庭镜《目经大成》首提进针部位在"风轮与锐眦相半正中插入,毫毛无偏"的精确定位,并总结出审机、点睛、射覆、探骊、扰海、卷帘、圆镜、完璧的针拨八法,对临床具有重要的指导意义。《证治准绳》对钩割针烙术有专篇论述。此期医著也记载了大量的眼科针灸资料,以《针灸大成》及《审视瑶函》等的记载较为实用。同时医案研究蔚然成风,明代江瓘《名医类案》首开眼科医案整理研究之风,促进了中医眼科辨证论治水平的提高。

眼科专著及方书、丛书中眼科专篇等医学文献大量涌现,如明代《原机启微》《普济方》《医方类聚》《薛氏医案》《本草纲目》等,清代《张氏医通》《古今图书集成·医部全录》《医学心悟》《医宗金鉴》《目经大成》《银海指南》等,唐宋时期的不少眼科医著亦得以重版。眼科专著方面,元末明初倪维德所撰《原机启微》按病因病机将眼部病症分为十八类,充分体现了中医"同病异治""异病同治"理论。《审视瑶函》的"识病辨证详明金玉赋"全面系统地总结了眼病辨证经验，其参考价值尤高。清代医著《目经大成》是一部自成一格的眼科专著，此后此书曾经邓赞夫增补，易名为《目科正宗》。清朝顾锡所著《银海指南》也是一部较为著名的眼科专著。

五、衰落与复兴时期（清朝鸦片战争以后至今）

中医眼科学在晚清时期，处于停滞状态；民国时期则濒于灭绝边缘；中华人民共和国成立后，才得以复兴与发展。

晚清至民国时期，现代眼科学开始从西方传入中国。1835年美国Peter Parker医生在广州设立"广东眼科医院"，西医眼科迅速兴起，中医眼科却处于停滞状态，此期的中医眼科著作只有康维恂所编《眼科菁华录》与陈滋编著的《中西眼科汇通》等寥寥数本。《中西眼科汇通》是眼科中西医汇通学派具有代表性的著作，亦成为中西医结合眼科进入萌芽状态的标志。

中华人民共和国成立以后，在党和国家中医政策支持下，中医眼科得以振兴、蓬勃发展。1955年由国务院卫生部直接领导的中医研究院成立，此后全国各地相继成立了各级中医科研、教学和医疗机构，设立了众多眼科专科。中医眼科名家唐亮臣、韦文贵、姚和清均受聘于中国中医研究院；上海中医眼科名家陆南山、成都中医眼科名家陈达夫等都为中医眼科学的发展做出了重要贡献。

20世纪50年代，全国各地相继成立高等中医院校，中医眼科学成为一门中医本科教育的主干课程，培养了一大批中医眼科人才。1956年广州中医学院主编了第一部全国高等院校统编教材《中医眼科学》，而后经过长期临床、教学、科研实践，高等中医院校《中医眼科学》《中西医结合眼科学》研究生、本科、专科等不同层次的统编教材、规划教材、协编教材先后编写出版。1978年以后，一些中医院校和研究机构相继招收中医眼科学硕士、博士研究生，培养了一代具有较高学术水平的新人；1987年湖南中医学院首次开办中医五官大专专业，1988年成都中医学院、广州中医学院首次开办中医五官本科专业，此后又相继有一些中医院校开设了中医五官专业，使中医眼科后继人才的培养进入了正常轨道。自1968年以来，不少省市相继成立了中医眼科学会，对促进中医眼科学术交流与发展起到积极的推动作用。

中华人民共和国成立以来，中医眼科学从基础到临床都取得了不少成果。论著方面，许多中医眼科专著陆续出版，如路际平《眼科临症笔记》、陆南山《眼科临证录》、姚和清《眼科证治经验》、陈达夫《中医眼科六经法要》、庞赞襄《中医眼科临床实践》、李传课《中医药学高级丛书·中医眼科学》、李志英《中医眼科疾病图谱》、彭清华《眼科活血利水法的研究》等，对继承和发展中医眼科学发挥了重要作用。此外，大量的中医眼科论文在各类医药刊物上发表，还创办了《中国中医眼科杂志》《中医眼耳鼻喉杂志》等专业期刊，促进了中医眼科学的学术交流。眼科诊法方面，引进了大量现代仪器设备，如裂隙灯显微镜、检眼镜、眼底照相机、眼超声检查仪、眼电生理检查仪、眼底荧光血管造影仪、眼科相干断层扫描仪等，丰富和发展了眼科望诊的内容。眼科辨证方面，整体综合辨证水平显著提高，陈达夫教授创立的眼科六经辨证是突出代表；内眼辨证学说的创立与发展，更是极大地提高了中医眼科对内障眼病的诊治水平，中医眼科得以蓬勃发展。

1956年，经国务院批准在北京、成都、上海、广州设立首批中医学院，此后各省市相继开设了中医学院（现大多改名为中医药大学），也有综合性大学或医科大学相继建立中医系或中医学院，形成了院校教育为主体、师承教育为辅的中医教育体系。中医眼科教育体系也因此不断发展,人才培养体系日臻完善。中医眼科教育事业蒸蒸日上,步入历史上最好的发展时期。

随着学科体系的不断完善,学科建设工作成为推动中医眼科学术发展、人才培养、疗效提高、科技创新等各方面不断进步的重要环节。20 世纪 90 年代中期,全国许多中医院校的中医眼科学科相继成为中医药行业的重点学科。1999 年成都中医药大学眼科实验室成为国家中医药管理局三级科研实验室。2001 年成都中医药大学中医五官科学学科被教育部确定为国家重点学科。同年,成都中医药大学、中国中医研究院眼科医院、湖南中医药大学中医眼科学学科同时被国家中医药管理局确定为局级重点学科建设单位,对重点学科进行经费投入和政策倾斜,强化学科建设工作,有力地促进了中医眼科重点学科的技术力量、条件配备、人才培养、科学研究等各项工作的发展。重点学科的建设带动了中医眼科实验室、研究室、临床科室的共同进步。2007 年成都中医药大学五官科学再次成为国家重点学科,成都、北京、湖南三个局级重点学科也通过了国家中医药管理局的验收。后相继有山东中医药大学眼科研究所、黑龙江中医药大学第一附属医院、贵阳中医学院第一附属医院、长春中医药大学附属医院、北京中医药大学东方医院、邢台市眼科医院的中医眼科学成为国家中医药管理局重点学科,中医眼科学科建设整体水平上升到一个新的台阶。在 2019 年国家中医药管理局对"十一五""十二五"中医药重点学科验收评估中,成都中医药大学、湖南中医药大学、山东中医药大学、河北省眼科医院的中医眼科学获评优秀。

党和政府十分重视中医的发展,制定了一系列扶持和促进中医发展的政策,号召中医与西医相互学习。随着科学技术的进步,中医眼科工作者与部分立志学习中医的西医学者在中医理论的指导下,创新和发展了中医眼科诊疗理论。如 20 世纪 50 年代陈达夫提出"眼内组织与脏腑相属学说",20 世纪 70 年代陆绵绵提出了在现代眼科检查基础上的中西医结合眼局部辨证方法,20 世纪 80 年代成都中医学院系统总结出眼底辨证规律等对指导中医眼科临床具有重要的指导意义。在中医眼科手术方面,1958 年唐由之开始进行金针拨障术的动物实验,1959 年开始临床研究。20 世纪 60 年代初金针拨障术相关研究在上海召开的第一届中西医结合会议上发表,解决了手术切口部位和白内障针拨术的术后并发症的问题。1985 年"白内障针拨套出术的研究"获得了国家科学技术进步奖二等奖。在中医治法研究方面,围绕中医优势病种出血性眼病,20 世纪 70 年代后期姚芳蔚、上海眼病防治所及全国部分专家开始运用药理学方法筛选治疗眼内出血的有效中草药,对虎杖、牛膝、熊胆等 10 余味中药从体外实验到动物实验进行了客观评价。其间对活血化瘀治疗眼科血证的研究颇具代表性。20 世纪 80 年代初全国成立了眼科血证协作组,制定了眼科血证的诊断标准与疗效评价标准,1985 年段俊国等运用 Q-开关激光制作成功眼内出血模型,并从电生理、病理等角度观察活血化瘀复方的治疗作用。1996 年成都中医药大学附属医院开发出治疗视网膜静脉阻塞的第一个国家级新药丹红化瘀口服液。

20 世纪 90 年代末,国家中医药管理局批准了中国中医研究院眼科医院、成都中医药大学附属医院、湖南中医学院附属第一医院为全国中医眼病医疗中心。2001 年国家中医药管理局将中国中医科学院眼科医院与成都中医药大学附属医院列为重点专科建设单位,将湖南中医学院第一附属医院、福建中医学院附属人民医院、长春中医学院附属医院、鹰潭市中医院分别作为眼底病、白内障和泪道病重点专病建设单位。通过"十五"期间的首批重点专科专病建设,中医眼科在诊疗规范、医疗质量、服务能力、发挥特色方面都有很大的提高。

2013 年国家卫生和计划生育委员会批准中国中医科学院眼科医院、成都中医药大学附属医院、湖南中医药大学第一附属医院、江苏省中医院、山东中医药大学第二附属医院等医院眼科为国家临床重点专科;2019 年国家中医药管理局批准中国中医科学院眼科医院、成都中医药大学附属医院、湖南中医药大学第一附属医院、山东中医药大学第二附属医院等医院眼科为国家区域中医诊疗中心,并加大了专科建设经费的投入,中医眼科诊疗能力的建设跃上了新台阶。

第二节　西医眼科学发展史

西医眼科学从其发展过程来看,大致可以分成三大阶段:16—18 世纪的奠基时期、19 世纪的独立发展时期及 20 世纪的高速发展和繁荣时期。

一、奠基时期（16—18 世纪）

西方现代眼科学始于 16 世纪文艺复兴时代。16—18 世纪,瑞士 Felix Platter 首次说明了晶状体是曲折光线的棱镜,视网膜是视功能的主要器官;意大利 H. Fabricius 正确记载了晶状体的解剖位置;1588 年法国 Georg Bartisch 首次行眼球摘除术;1610 年德国 J. Kepler 认识了眼的屈光成像,建立了眼科光学;1622 年英国 Richard Banister 首次诊断绝对期青光眼;1643 年法国 Quarre 和 Lasnier 首先提出白内障是由晶状体发生混浊所致;1656 年 Rolfink 确定了白内障的解剖变化;1666 年法国物理学家 Mariotte 发现了人视野中的生理盲点;1747 年法国 Jacques Daviel 实施了划时代的白内障摘除术;1755 年德国 J. Zinn 最早著成眼科专著。此期西医眼科学的学术成果为下一时期眼科的独立发展奠定了基础。

二、独立发展时期（19 世纪）

19 世纪,西医眼科学真正脱离外科而独立发展。1802 年 Earl Himly 和 Adam Schmidt 创办了世界上最早的眼科杂志《眼科文库》;19 世纪初,维也纳大学在其附属医院内开设了独立的眼科讲座。

1851 年德国 Hermann von Helmholtz 发明了检眼镜;1853 年德国 Coccius 在 Helmholtz 发明的检眼镜基础上制作了 Coccius 检眼镜;1855 年德国 Richard Liebreich 发明了第一台以诊断为目的的视网膜照相设备;1870 年 Placido 发明了 Placido 散光盘,同年法国 Louis Javal 改进了屈光计。该屈光计可以测量中央角膜曲率。

这一时期眼科基础理论及临床取得了很大的成就。1819 年爱尔兰 Jacob A 描述了视网膜的神经上皮层-视网膜杆体锥体层;1830 年英国 C. Mackenzie 在其所著的《眼病论》中较详细地描述了交感性眼炎;1851 年德国 Müller H 发现视红质;1854 年 Jaeger Evon 提出近视力表;英国 Thomas Young 首先记载了散光,并提出了有关色觉和色盲的三色学说。普鲁士的 Albrecht von Graefe 在眼科的多个领域均做出了贡献,如首先提出糖尿病具有特征性眼底改变、原发性视网膜色素变性具有遗传性,以及最先描述了视网膜中央动脉阻塞患者的特征性眼底改变,后又开创了视网膜母细胞瘤的手术疗法等。1874—1880 年,他与他的学生共同编著了一套眼科全书,曾多次再版。1888 年德国 von Hippel 开创了现代角膜移植术;1862 年英国药理学家 Frazer TR 发现毒扁豆碱的缩瞳作用;1876 年德国 Weber A 提出用毛果芸香碱治疗青光眼;1884 年德国妇产科医生 Grede KSF 提出用硝酸银滴眼以预防新生儿脓漏眼,同年奥地利 Koller K 提出用可卡因做眼部麻醉。

三、高速发展和繁荣时期（20 世纪）

20 世纪西医眼科学高速发展为现代眼科学。此期重要的器械发明:1905 年挪威的

Schiötz 发明了压陷式眼压计;1909 年制定了国际通用视力表;1911 年瑞典的 A. Gullstrand 发明了裂隙灯显微镜;1945 年 C. Schepens 制成双目立体间接检眼镜;1961 年 H. K. Novotny 和 D. L. Alvis 提出荧光素眼底血管造影(fundus fluorescein angiography,FFA)检查法。

这一时期眼科基础理论及临床进一步取得进展。1910 年 H. Smith 施行了白内障囊内摘除术;1913 年 Jules Gonin 成功施行外伤性视网膜脱离手术;1949 年英国的 Harold Ridley 开创了白内障摘除术后植入人工晶状体。青霉素等多种抗生素的出现及糖皮质激素的应用,使过去难以治疗的多种眼病有了新的治疗方法。20 世纪 60 年代初激光技术的应用大力推动了眼科学的发展;1971 年 R. Machemer 研制成功玻璃体注吸切割器,开创了闭合式玻璃体切割术,为眼底病治疗带来了希望。20 世纪 60 年代以后相继出现的眼电生理、荧光素眼底血管造影(FFA)、吲哚菁绿眼底血管造影(indocyanine green angiography,ICGA)、超声生物显微镜(ultrasound biomicroscopy,UBM)、光学相干断层扫描(optical coherence tomography,OCT)及眼遗传学、眼免疫学、眼组织病理学等系列眼科检查诊断新技术,极大地促进了近代眼科学的发展。

四、中国现代眼科学的建立与发展

20 世纪早期,中国现代眼科学开始建立。1921 年北京协和医学院将眼科与耳鼻喉科分开,自此,中国西医眼科学独立成科。眼科留学人才相继归国,如李清茂、林文秉、陈耀真、罗宗贤等从美国,毕华德、周诚浒、刘亦华、郭秉宽等从奥地利,刘以祥、石增荣、张锡祺等从日本相继学成归国,并在全国各地建立眼科,对中国西医眼科学的发展做出了贡献。

1950 年以来,中国西医眼科学高速发展。在防盲治盲、眼科基础研究、现代眼科新技术推广应用等方面取得了重大成就。1984 年防盲治盲工作重点从沙眼转移到白内障复明手术,2001 年中国首次实现了白内障盲病例负增长,目前防盲治盲工作已进一步关注到如青光眼、眼底病、屈光不正、弱视等低视力眼病的患病率及预防。1955 年中国首先分离培养出沙眼衣原体,为世界先例。葡萄膜炎、角膜移植排斥反应、视网膜及视神经病变、白内障等眼病基础研究水平也与国际同步。现代新技术如 FFA、ICGA、UBM、OCT、共聚焦激光扫描检眼镜(confocal scanning laser ophthalmoscope,CSLO)及视觉电生理等已广泛用于眼病诊断;白内障超声乳化仪、玻璃体切割仪、各波长眼科激光仪等先进设备广泛用于眼病治疗。同时眼科学术机构不断壮大,各种学术交流日益活跃,极大地推动了我国眼科学的快速发展和进步。

第三节　中西医结合眼科学发展史

19 世纪,西方医学的传入使医学界有关人士逐渐萌生了中西医眼科汇通的意向。1892 年唐容川在《中西汇通医经精义》中记载了有关西医眼科学的大体解剖,对中西眼科解剖做了比较说明;1924 年徐庶遥在《中医眼科学》中加入了西医眼科学的知识,如眼的解剖、生理、病理及用药、预防等。在此期间,对中西医结合眼科学最有影响的是 1936 年陈滋所著《中西眼科汇通》。该书按解剖部位分章节,以中医病名为主,以西医病名作对照,治疗则以中医为主,可谓中国第一部中西医结合眼科专著。

1950 年以后,毛主席提出"坚持中西医结合"指导方针,自此中西医的广泛交流促进了眼科在解剖、生理、诊断及治疗等方面的中西医结合。陈达夫(1905—1979)较早提出内眼各部位的脏腑分属,对内眼结构与脏腑经络的关系进行了大胆探讨,于 1959 年撰写"西医学眼球内部组织与内经藏象的结合"一文,1962 年著"中西医串通眼球内容观察论",将传统的中医理论与西医学知识相结合,建立了内眼结构与六经相属的学说,对建立内眼辨证学说具有重要的指导意义。1958年唐由之证明了中医金针拨障术进针入口(睫状体扁平部)在内眼手术中应用的安全性和可靠性,为中西医眼科领域中内眼手术安全切口提供了科学依据,为了解决针拨术后晶状体留于眼内的缺点,又设计了白内障套出器和粉碎器,创立了白内障针拨套出术。1976年陆绵绵所著《中西医结合治疗眼病》是我国较早的一部中西医结合眼科专著。1979年创刊且由姚芳蔚主编的《中西医结合眼科杂志》在普及中西医结合眼科学方面起了较大作用;1991年起刊印的《中国中医眼科杂志》较好地反映了当代中国中西医结合眼科的水平。近30年来,中西医结合眼科实验研究进入突飞猛进的发展阶段,充分应用现代眼科先进基础研究技术揭示中医药防治疑难眼病和眼科优势病种的作用机制和疗效机制。此外,不少省市相继成立了中西医结合眼科学会,一批西医眼科医生脱产学习中医,推动了学习中西医结合眼科的热潮。

　　进入21世纪后,全国部分医学院校又相继开办了五年制、七年制中西医结合专业,中西医结合眼科学已成为中西医结合专业的一门临床必修课。教材建设方面,李传课、谢学军、段俊国、彭清华等相继主编了《中西医结合眼科学》研究生、本科等不同层次的教材。同时,全国相继建立了中西医结合眼科硕士和博士研究生培养体系,一支活跃在中西医结合眼科临床、教学、科研阵地的专业化、规模化队伍已经形成,为我国中西医结合眼科事业发展提供了强大的人才支撑。

(彭清华)

复习思考题

1. 中医眼科学的发展分为哪5个阶段?各阶段分别有哪些代表性成就?
2. 《证治准绳》对中医眼科学发展的主要贡献是什么?
3. 《原机启微》的眼科学术思想是什么?
4. 20世纪西医眼科学发展的主要成就有哪些?
5. 中华人民共和国成立后,中西医结合眼科领域的代表性成就有哪些?

ER-2-1

PPT 课件

第二章

眼的解剖与生理

眼为视觉器官,由眼球、视路和附属器组成。眼球接受光信息,由视路传递至大脑视皮质,完成视觉功能。眼附属器具有保护眼球及协调眼球运动等作用。

第一节　眼球的解剖与生理

眼球(eye ball)近似于球形,中医学称之为"眼珠""睛珠""目珠"。一般正常新生儿眼球前后径约为 16mm,3 岁时约为 23mm,成人眼球平均前后径为 24mm,垂直径为 23mm,水平径为 23.5mm。

眼球位于眼眶内部,借助眶筋膜、韧带与眶壁联系,周围有眶脂肪垫衬,后面有一条视神经,直接与脑相连。正常眼球向前方平视时,突出于外侧眶缘 12~14mm,此为眼球突出度。受人种、颅骨发育、眼屈光状态等因素影响,两侧相差通常不超过 2mm。由于眶外侧缘较上、下、内眶缘稍后,故眼球外侧部分比较显露,易受外伤。

眼球由眼球壁和眼内容物组成(图 2-1)。

一、眼球壁

眼球壁分为三层,外层为纤维膜,中层为葡萄膜,内层为视网膜。

(一)外层

外层主要由致密纤维组织构成,称纤维膜。前 1/6 为透明角膜,后 5/6 为白色巩膜,两者移行处称角巩膜缘。纤维膜坚韧有弹性,具有维持眼球形状和保护眼内组织的作用。

1. 角膜(cornea)　中医称之为"黑睛"。表面光滑,位于眼球前部中央,为半球状向前凸的透明组织。角膜横径 11.5~12mm,垂直径 10.5~11mm,中央较薄 0.5~0.55mm,周边较厚约 1.0mm。角膜前表面曲率半径约 7.8mm,后表面约 6.8mm。

在组织学上,角膜由外向内分为 5 层(图 2-2)。

(1)上皮细胞层:由 5~6 层鳞状上皮细胞组成,厚 40~50μm,易与内面的前弹力层分离,无角化,再生能力强,损伤后在无感染条件下,一般 24 小时可修复而不留瘢痕。此层上面覆盖有一层约 7μm 厚的泪膜,主要作用为润滑眼球,给角膜供氧及冲洗、抵御眼球表面异

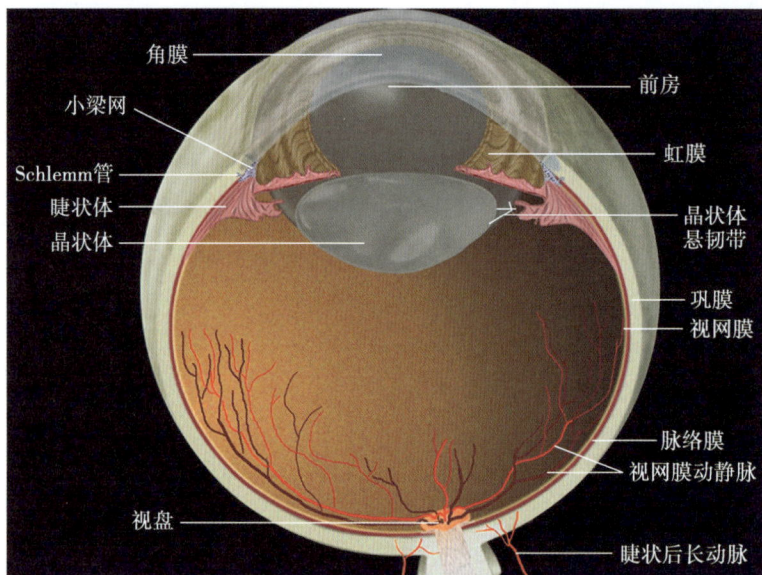

图 2-1　眼球立体剖面图

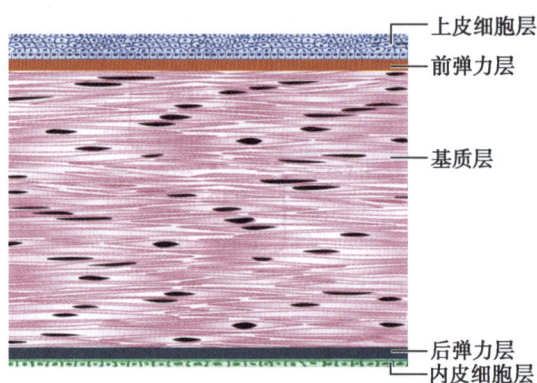

图 2-2　角膜组织学示意图

物和微生物。泪膜若有损伤,易引起角膜上皮脱落及干眼。此外,泪膜与角膜的屈光力占眼总屈光力的 2/3 以上,对维持眼屈光成像的稳定性和成像质量具有重要作用。

(2) 前弹力层:又名 Bowman 膜。厚 12~14μm,是一层均匀一致、无细胞成分的透明薄膜。前弹力层内表面与基质层连接稳固,对机械性损伤的抵抗力较强,对化学性损伤抵抗力较弱,损伤后不能再生。

(3) 基质层:是人体组织中结构最规则、最透明的一种组织,厚约 500μm,约占角膜厚度的 90%。由 200~250 层与角膜表面平行排列的胶原纤维束薄板组成,排列极为规则,具有同等屈光指数,周围延伸至巩膜组织中,炎症时可相互影响。损伤后不能再生,由不透明的瘢痕组织代替。

(4) 后弹力层:又名 Descemet 膜。成人厚 8~10μm,为透明的均质膜,由内皮细胞分泌而成。后弹力层较坚韧而有弹性,与前弹力层相反,对机械性损伤的抵抗力较差,对化学物质和病理性损害的抵抗力较强,损伤后可迅速再生。此外,本层与基质层和内皮层连接不紧密,当角膜溃疡、手术或外伤后,常易出现后弹力层的膨出、皱褶和脱离。

(5) 内皮细胞层:由六角形扁平细胞构成,厚约 5μm,细胞数随年龄增长而减少。因内皮细胞间连接紧密,正常情况下,房水不能通过此层渗入角膜,具有角膜-房水屏障功能。此层不能再生,损伤后只能依靠邻近内皮细胞的扩展和移行来修复。若内皮细胞损伤较多,失去代偿,房水渗入角膜,可出现角膜持续性水肿和大泡性角膜病变。

角膜无血管,其营养代谢主要来自房水、泪膜和角膜缘血管网,代谢所需的氧约有 80% 来自空气。角膜具有良好的透明性及屈光性,是屈光间质的重要组成部分。角膜屈光力为 43D,在眼屈光系统中屈光力最大,故屈光手术常选择在角膜上施行。

此外,角膜含有丰富的三叉神经末梢,感觉极为灵敏,任何微小刺激或损伤均可引起疼痛、流泪和保护性闭眼反应。同时,若三叉神经遭受损伤,角膜敏感性下降,对外界防御能力减弱,可引起神经麻痹性角膜炎。

2. 巩膜(sclera)　中医学称之为"白睛",位于角膜周边和后方,占整个纤维膜的 5/6,质地坚韧,呈瓷白色,由致密且相互交错的胶原纤维组成,具有保护球内组织的作用。巩膜表面被眼球筋膜包裹,前面被球结膜覆盖,内面与睫状体、脉络膜相连,后极部稍偏内侧有视神经穿过。巩膜的厚度不均匀,在视神经周围最厚,约 1mm,眼外肌附着处最薄,约 0.3mm。

巩膜前接角膜,后部与视神经交接处分为内外两层,外 2/3 移行于视神经鞘膜,内 1/3 为巩膜筛板,视神经纤维束由此处穿出眼球。巩膜筛板呈网眼状结构,抵抗力较弱,当眼压升高时,易受压而后退,形成特殊的病理改变——青光眼性视神经盘凹陷。

巩膜组织学上分为以下 3 层:①表层巩膜;②巩膜实质层;③巩膜棕黑层。表层巩膜富含血管和结缔组织,故炎症时充血、疼痛明显,深层巩膜血管和神经较少,代谢缓慢,炎症时反应不剧烈,病程较长。

3. 角巩膜缘(corneoscleral limbus)　即角膜与巩膜之间的移行区,宽 1.5~2mm。此处由于透明的角膜嵌入不透明的巩膜,并逐渐过渡到巩膜,所以在眼球表面和组织学上没有一条明确的分界线。一般认为,角巩膜缘前界起于角膜前弹力层止端,后缘为后弹力层止端(Schwalbe 线),其内面深处即为前房角。角巩膜缘最为薄弱,是外伤的好发部位,也是内眼手术切口标志性部位。角巩膜缘外 2/3 处可见放射状排列的乳头状突起,呈栅栏样,称为 Vogt 栅,是角膜缘干细胞所在处,对维持角膜上皮再生具有重要作用。

4. 前房角(angle of anterior chamber)　即角膜与虹膜之间的夹角,其前外侧壁为角巩膜缘,从角膜后弹力层止端(Schwalbe 线)至巩膜突,后内侧壁为睫状体的前端和虹膜根部。在角巩膜缘内面有一凹陷,称为巩膜内沟。沟内有小梁网和巩膜静脉窦(Schlemm 管)。沟的后内侧巩膜突出部分为巩膜突(图 2-3)。

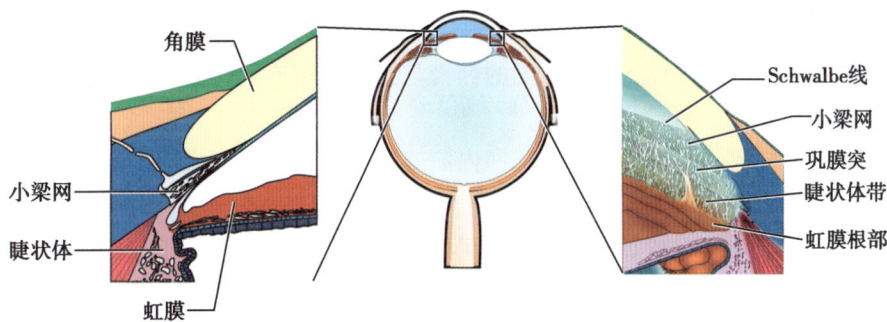

图 2-3　角膜缘、前房角结构示意图

小梁网是相互交错的多层海绵网状结构,位于巩膜静脉窦内侧,具有筛滤作用,使房水中的一些微粒物质和细菌不易进入 Schlemm 管。Schlemm 管是围绕前房角一周的房水排出管,外侧和后方被巩膜围绕,内侧通过小梁网与前房沟通。小梁网分为葡萄膜部(前房侧)、角巩膜部和近小管组织(Schlemm 管),近小管组织是房水外流的主要阻力部位。前房角是房水排出的主要通道。在前房角内,依次可见的结构有 Schwalbe 线、小梁网、Schlemm 管、巩膜突、睫状体带和虹膜根部。

(二)中层

中层即葡萄膜(uvea),又称为"血管膜"或"色素膜"。由前向后为虹膜、睫状体和脉络膜三个连续部分。葡萄膜含有丰富的血管和色素,具有调节屈光、遮光及营养的功能。

笔记栏

1. 虹膜(iris)　中医学称之为"黄仁",为位于角膜后、晶状体前的圆盘状膜,将晶状体前的眼内空隙分隔为前房、后房,虹膜即悬在房水中。虹膜表面有放射状隆起的褶皱形成虹膜纹理,纹理与纹理之间有很多大小不等的凹陷,称为虹膜隐窝。距瞳孔 1.5mm 处有一环形锯齿状隆起环,称为虹膜小环或虹膜卷缩轮。此环将虹膜分成瞳孔区和睫状区。虹膜周边与睫状体连接处为虹膜根部,此部最薄弱,当眼球受外力挫伤时,易从睫状体上离断。由于虹膜位于晶状体前部,若晶状体脱位或手术摘除后,虹膜失去依托,在眼球转动时可发生虹膜震颤。虹膜基质中色素上皮细胞内的色素含量,决定了虹膜的颜色及深浅。人种不同,虹膜的颜色也不同。白色人种色素少,虹膜色浅,呈浅黄或浅蓝色;有色人种色素多,虹膜色深,多呈棕褐色。

虹膜中央有一直径为 2.5~4mm 的圆孔,称为瞳孔(pupil),中医学称之为"瞳神""瞳仁"。虹膜含有瞳孔开大肌和瞳孔括约肌。前者受交感神经支配,使瞳孔扩大;后者受副交感神经支配,使瞳孔缩小。瞳孔受光刺激时即缩小,这种运动称为"对光反射"。

虹膜的组织结构由前向后分为五层,即内皮细胞层、前界膜、基质层、色素上皮层和内界膜,其主要功能是根据外界光线的强弱使瞳孔缩小或扩大以调节进入眼内的光线强度,使视网膜清晰成像。

虹膜组织血管丰富,且分布有三叉神经眼支,故炎症时可发生剧烈疼痛、渗出及虹膜后粘连。

2. 睫状体(ciliary body)　其矢状切面略呈三角形,前接虹膜根部,后接脉络膜前缘,外侧与巩膜贴附,内侧环绕晶状体赤道,巩膜突是睫状体基底部附着处。睫状体包括睫状冠(pars plicata)和睫状体平坦部(pars plana)。平坦部与脉络膜连接处呈锯齿状,称为锯齿缘(ora serrata)。

睫状体前 1/3 肥厚,称为睫状冠,内表面有 70~80 个放射状突起,称为睫状突,其上皮细胞分泌房水,睫状突部位的基质是眼球中最富血管的部分,此处损伤最易出血。睫状体后 2/3 薄而扁平,称为睫状环或睫状体平坦部,此处为无功能区,玻璃体手术、青光眼手术常选择此处做切口。

从睫状体至晶状体赤道,有许多纤细的韧带与晶状体相连,称为晶状体悬韧带。睫状体主要由睫状肌和睫状上皮细胞组成。

睫状肌由外侧的纵行、中间的放射状和内侧的环形三组肌纤维组成。它们均为平滑肌,受副交感神经支配(图 2-4)。

睫状体的主要功能:①睫状体含有丰富的血管,睫状突的无色素睫状上皮细胞分泌房水,发挥营养及代谢作用,并维持眼压;②调节晶状体的屈光力,当睫状肌收缩时,晶状体悬韧带松弛,晶状体变凸,屈光度增加,使近处物体清晰可见,这种功能又称为调节;③睫状上皮间的紧密连接和虹膜血管构成血-房水屏障,调节血液和房水之间的液体交换。

3. 脉络膜(choroid)　为葡萄膜的后部,前起锯齿缘,后止于视神经周围,介于视网膜与巩膜之间,富含血管和色素细胞。

脉络膜平均厚约 0.25mm,由外侧的大血管层、中间的中血管层、内侧的毛细血管层三层血管组成,并借玻璃膜(vitreous membrane)与视网膜色素上皮相连。睫状后短动脉、睫状后长动脉和睫状神经均从脉络膜上腔(巩膜与脉络膜之间的潜在腔隙)通过。血管和神经穿过巩膜处,脉络膜与巩膜相贴紧密,故脉络膜脱离时常以涡静脉为界。

脉络膜血液主要来自睫状后短动脉,其血管丰富,血容量大,约占眼球血液总量的 65%,有眼球"血库"之称。脉络膜血液循环营养供应视网膜外层及玻璃体,但血液中病原体也易通过脉络膜扩散。脉络膜富含色素,有遮光和暗房作用,以保证视网膜成像清晰。

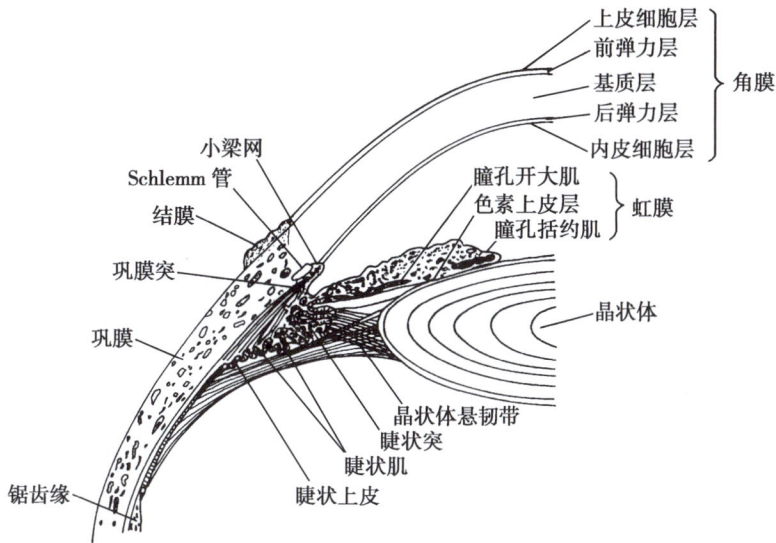

图 2-4　眼球前部的径向切面示意图

（三）内层

眼球壁内层即视网膜（retina），中医学称之为"视衣"，位于脉络膜与玻璃体之间，前起于锯齿缘，后止于视神经盘（简称视盘）。

视网膜后极部，距视盘颞侧约 3mm 处，有一浅漏斗状小凹，富含叶黄素，称为黄斑（macula lutea）。此处无血管，中心有一小凹，称为"黄斑中心凹"，是视网膜上视觉最敏锐的部位，中心凹处反光点称为"中心凹光反射"（图 2-5），正常中心凹反光消失提示神经胶质异常。

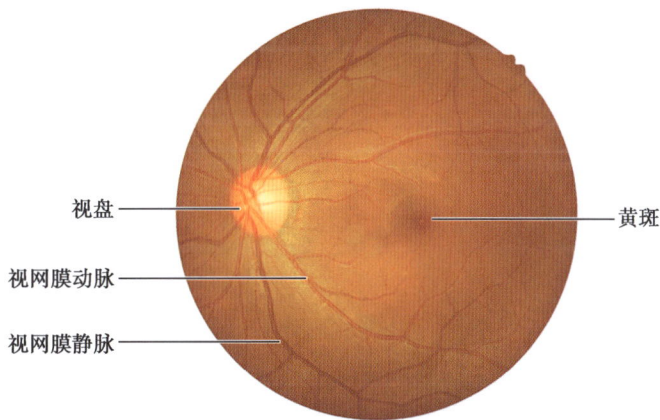

图 2-5　正常眼底照片

黄斑鼻侧约 3mm 处，有一约 1.5mm×1.75mm 的圆盘，色淡红，边界清楚，称视盘（optic disc），是视网膜神经纤维汇集穿出眼球的部位，又称视神经乳头（简称视乳头）。视盘中央呈漏斗状凹陷，称"生理凹陷"或"视杯"（optic cup）。凹陷内有暗灰色小点，为视神经穿过巩膜处，名巩膜筛板。视盘上有动脉和静脉通过，并分支走行在视网膜上。视盘因仅有神经纤维，没有感光细胞，故无视觉，视野检查中呈现一盲点，称"生理盲点"。正常视盘为淡红色，有许多微血管，鼻侧较颞侧多一些，故鼻侧较颞侧稍红。视盘边缘是清晰的，但上、下及鼻侧边缘因视神经纤维较为集中，故不如颞侧清晰。有时视盘边缘可见白色巩膜环，是脉络膜及

13

色素上皮层未达到视盘边缘的缘故。

1. 视网膜的组织结构　视网膜组织由外向内可分为以下10层(图2-6)：

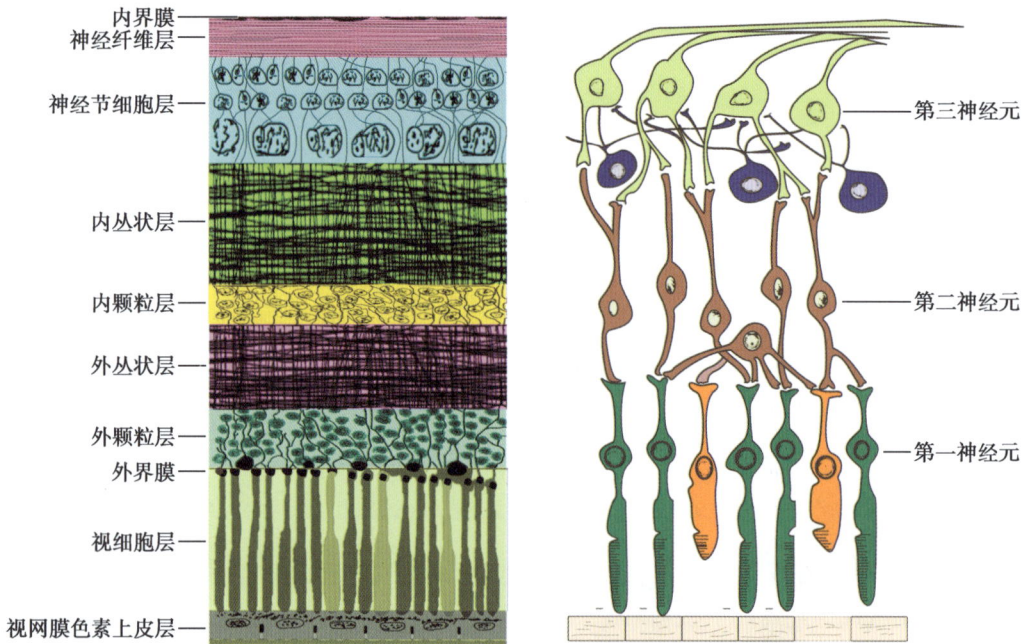

图2-6　视网膜组织结构及视信息传递的三级神经元示意图

（1）视网膜色素上皮(retinal pigment epithelium,RPE)层：为视网膜最外层,与脉络膜的最内层玻璃膜紧密相连,不易分离,但与视网膜神经感觉层之间存在潜在腔隙,临床上视网膜脱离即由此处分离。

（2）感光细胞层：由光感受器(视锥、视杆细胞)的内、外节组成。

（3）外界膜：为一层网状薄膜组织。

（4）外颗粒层：又称为外核层,由光感受器细胞核组成。

（5）外丛状层：为疏松的网状结构,是感光细胞的终末、双极细胞树突、水平细胞突起相连接的突触部位。

（6）内颗粒层：又称为内核层,主要由双极细胞、水平细胞、无长突细胞及Müller细胞的细胞核组成。

（7）内丛状层：主要是双极细胞、无长突细胞与神经节细胞相互连接形成突触的部位。

（8）神经节细胞层：由神经节细胞核组成。

（9）神经纤维层：由神经节细胞轴突(即神经纤维)组成。

（10）内界膜：介于玻璃体与视网膜之间的一层薄膜,属于Müller细胞的基底膜。

视网膜色素上皮为排列规则的单层六角形细胞,黄斑部较厚,周边部较薄。RPE细胞具有传递脉络膜营养的作用。由于RPE细胞相互之间连接紧密,可阻断水和离子的自由来往,有效阻隔视网膜下腔液体,同时,又可阻止脉络膜血管正常漏出液进入视网膜,起到血-视网膜外屏障(或称视网膜-脉络膜屏障)的作用。此外,RPE还有诸多复杂的生化功能和支持光感受器活动的作用,临床上视网膜疾病发生时的色素改变多数都在RPE。

2. 视网膜的功能　捕捉外界光线,将其转换为电刺激,产生神经冲动。

视觉神经冲动经光感受器-双极细胞-神经节细胞三级神经元传递。神经节细胞发出的神经纤维(轴突)向视盘汇集。黄斑区神经纤维以水平缝为界,呈上下弧形排列到达视盘颞侧,此纤维束称为"视盘黄斑纤维束"(简称盘斑束)。颞侧周边纤维也分为上、下两部分,分别在盘斑束的上、下方进入视盘。鼻侧上、下部的纤维直接向视盘汇集,最后,视信息沿视路传递至视中枢,形成视觉。

光感受器(photoreceptor)为第一神经元,包括视锥细胞和视杆细胞。视锥细胞形如圆锥状,主要集中在黄斑区,司明视觉及色觉,故黄斑的视觉最敏锐。视锥细胞中含有 3 种色觉感光色素,分别是视紫蓝质、视紫质、视青质,其中任何一种缺失,都将导致色觉障碍。视杆细胞形如杆状,主要分布在除黄斑以外的视网膜及周边部,主司暗视觉。视杆细胞的感光色素只有视紫红质,而视紫红质需要维生素 A 才能合成,当维生素 A 缺乏时,会出现夜盲。第二神经元与第三神经元主要是传导神经冲动,即光达到感光细胞后,经化学变化产生光冲动,传至双极细胞(第二神经元),再至神经节细胞(第三神经元),由神经节细胞节后纤维向视盘汇聚。

色觉是眼在明亮处视锥细胞所产生的主要功能之一,明适应时,视网膜黄斑区的色觉敏感度最高,离黄斑越远,色觉敏感度越低,周边部视网膜则几乎无色觉存在,这与视锥细胞的分布是一致的。解释色觉理论的学说很多,其中比较公认的是 Young-Helmholtz 三原色学说,即正常色觉者在视锥细胞中有感受 3 种原色——红、绿、蓝的感光色素。每一种感光色素主要对一种原色光发生兴奋,而对其余两种原色仅发生程度不等的较弱反应。例如,在红色的作用下,感红色光色素发生兴奋,感绿色光色素有弱的兴奋,感蓝色光色素兴奋更弱。如果视锥细胞中缺少某一种感光色素,则发生色觉障碍。

二、眼球内容物

眼球内容物即房水、晶状体、玻璃体,均为无血管和神经的透明组织,与角膜共同称为"眼的屈光间质",组成眼的屈光系统,是光线进入眼内到达视网膜的通路。

(一)房水

房水(aqueous humor)中医学称之为"神水",由睫状突上皮细胞产生,为透明液体,0.15~0.3ml,充满前房和后房。其中约 98.75% 是水分,其余含少量电解质、蛋白质、维生素 C 等,总量约占眼内容物的 1/4。当外伤等原因导致血-房水屏障破坏,房水中蛋白含量急剧增多,可见房水闪辉。房水处于动态循环中,具有营养角膜、晶状体、玻璃体及代谢眼内产物,维持眼压的作用。

前房(anterior chamber)为由角膜后面、虹膜和瞳孔区晶状体前面所围成的间隙,容积约 0.2ml。前房中央部深 2.5~3mm,周边部渐浅,最周边处为前房角,外壁为角巩膜缘,后面内侧为虹膜根部和睫状体。后房(posterior chamber)为虹膜后面、睫状体前端、晶状体悬韧带前面和晶状体前侧面的环形间隙,容积约 0.06ml。

房水循环途径:房水由睫状突产生,由后房经过瞳孔到达前房,再经前房角的小梁网进入 Schlemm 管,然后经过集液管和房水静脉,汇入巩膜表面的睫状前静脉,回流至血液循环。另有少部分从房角的睫状带经由葡萄膜巩膜途径引流(占 10%~20%)和通过虹膜表面隐窝吸收(约占 5%)。若房水循环通道任何部位受阻,可导致眼压升高。

(二)晶状体

晶状体(lens)中医学称之为"晶珠",形如双凸透镜,位于虹膜、瞳孔之后,玻璃体之前,借晶状体悬韧带与睫状体冠部联系以固定其位置。晶状体悬韧带攀附于晶状体赤道前 1.5mm 至赤道后 1.25mm 的晶体囊膜上。晶状体前后中央点,分别为前极和后极,前后侧交界处为赤道部,直径约 9mm,厚约 4mm,厚度随年龄增长而缓慢增加。

晶状体由晶状体囊和晶状体纤维组成。晶状体囊膜是晶状体外面一层透明膜性物,前侧的称为"前囊",后侧的称为"后囊"。晶状体上皮细胞是单层立方上皮细胞,位于前囊膜下并延续至赤道后约 1mm 处,后囊下缺如。晶状体纤维由赤道部上皮细胞生成,在人的一生中晶状体纤维不断增生形成晶状体皮质,并将旧的纤维挤向中心,逐渐硬化形成晶状体核。随年龄增长,晶状体重量逐渐增加,弹性逐渐下降,透明性逐渐降低,调节力减退,继而出现老视。晶状体相当于 19D 的凸透镜,属于重要的屈光间质之一,除具调节作用外,还能吸收紫外线,保护视网膜,减少光损伤。

晶状体无血管、神经,营养主要来自房水和玻璃体,当晶状体受损或因诸多因素发生混浊,称为白内障。

(三)玻璃体

玻璃体(vitreous body)中医学称之为"神膏",为填充于玻璃体腔的透明凝胶状物质,占眼球内容积的 4/5,容积约 4.5ml,主要成分是水,占 98% 以上,剩余少量为胶原、透明质酸等。前面有一凹面,称玻璃体凹,以容纳晶状体,其他部分与视网膜及睫状体相贴。其间以视盘周围及锯齿缘前 2mm 和后 4mm 范围粘连紧密。

在玻璃体内,中央有一管状较透明区域,称为"Cloquet 管",为退化的原始玻璃体。此管两端分别与晶状体和视盘相连,胎儿期管内有玻璃体动脉,出生后即可消失。

玻璃体无血管、神经,营养由脉络膜和房水等组织提供,新陈代谢缓慢,丢失后不能再生。中年以后,玻璃体的胶原结构逐渐坍塌或收缩,由凝胶状转为液态,导致玻璃体液化、后脱离。玻璃体具有支撑眼球、减震及营养作用,同时也是屈光间质之一。

第二节 视路及瞳孔光反射通路

一、视路

视路(visual pathway)是视觉传导的通路,起自视网膜光感受器,止于大脑视中枢。包括视神经、视交叉、视束、外侧膝状体、视放射及视皮质六部分(图 2-7)。

(一)视神经

视神经(optic nerve)中医学称之为"目系",是中枢神经系统的一部分,从视盘起至视交叉前脚,全长约为 40mm,可分为眼内段、眶内段、管内段和颅内段四部分。视神经无 Schwann 细胞,损伤后不能再生。

1. 眼内段 包括视盘和筛板两部分。从视盘开始,由 100 万~120 万神经纤维成束穿过巩膜筛板出眼球,长约 1mm。眼内段可分为四部分,即神经纤维层、筛板前层、筛板和筛板后区。筛板前的神经纤维无髓鞘(直径 1.5mm),筛板以后开始有髓鞘包裹(直径 3.0mm)。由于视神经纤维通过筛板时高度拥挤,常出现视盘瘀血、水肿。其血供来自视网膜动脉分支和睫状后短动脉分支。

2. 眶内段 自巩膜后孔至视神经

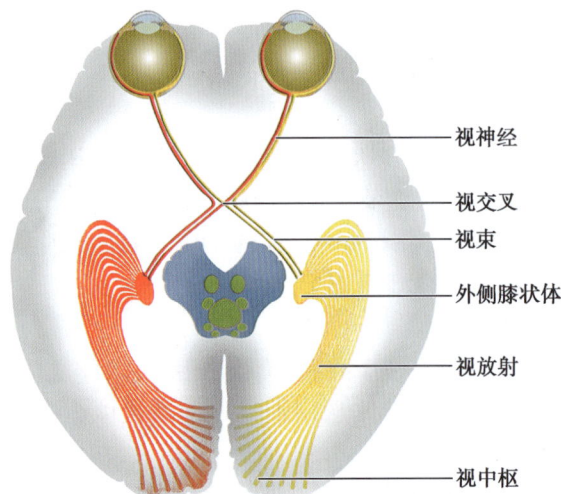

视神经
视交叉
视束
外侧膝状体
视放射
视中枢

图 2-7 视路示意图

管的眶口,位于肌锥内,长 25~30mm,呈 S 形弯曲,以利于眼球转动。其血供来自眼动脉分支和视网膜中央动脉分支。

3. 管内段　视神经通过颅骨视神经管的部分,长 6~10mm。鞘膜与骨膜紧密相连,以固定视神经。当骨管外伤时可挫伤视神经。其血供来自眼动脉。

4. 颅内段　视神经出视神经管后至视交叉前脚的部分,长约 10mm。其血供来自颈内动脉和眼动脉。

视神经被视神经髓鞘包裹,视神经髓鞘由外至内为硬膜、蛛网膜及软膜。硬膜与蛛网膜之间的空隙,称为硬膜下腔;蛛网膜与软膜之间的空隙,称为蛛网膜下腔。两者均与大脑同名腔隙相通,向前终止于眼球形成盲管,腔内充满脑脊液。当颅内压升高时,常见视盘水肿。眼眶深部组织的感染,也能沿神经周围脑膜间隙扩散至颅内。视神经髓鞘上富有感觉神经纤维,炎症时球后常有疼痛感。

(二) 视交叉

视交叉(optic chiasm)位于颅内蝶鞍处,是两侧视神经交汇点,呈长方形,横径约为 12mm,前后径为 8mm,厚 4mm。双眼视神经纤维在此处进行部分性交叉,即双眼视网膜鼻侧纤维交叉至对侧,颞侧纤维不交叉。黄斑部纤维占视神经和视交叉中轴部的 80%~90%,亦分成交叉纤维和不交叉纤维。视交叉下方为脑垂体,前上方为大脑前动脉及前交通动脉,后上方为第三脑室,两侧为颈内动脉。当邻近组织病变影响视交叉时,可出现特征性视野缺损,常见双眼颞侧偏盲。

(三) 视束

视束是视神经纤维经视交叉后,位置重新排列的一段神经束,长 40~50mm。离开视交叉后,分为两束绕大脑脚至外侧膝状体,每一视束包括来自同侧视网膜不交叉纤维和对侧视网膜鼻侧的交叉纤维。不交叉纤维居视束背外侧,交叉纤维居视束的腹内侧,黄斑部神经纤维居中央,后渐移至背侧。一侧视束发生病变时,可出现同侧偏盲。

(四) 外侧膝状体

外侧膝状体(lateral geniculate body)位于大脑脚外侧,属于间脑的一部分,视束的神经纤维约 70% 在此与外侧膝状体的节细胞形成突触,换神经元后再进入视放射。

(五) 视放射

视放射是联系外侧膝状体和枕叶皮质的神经纤维结构。换元后的神经纤维,通过内囊和豆状核的后下方呈扇形散开,分成背侧、外侧及腹侧三束,绕侧脑室颞侧角,形成 Meyer 袢,到达枕叶。

(六) 视皮质

视皮质(visual cortex)位于大脑枕叶皮质,相当于 Brodmann 分区的 17、18、19 区,即距状裂上、下唇和枕叶纹状区。纹状区是视觉的最高中枢。每侧半球的视皮质接受同侧眼颞侧及对侧眼鼻侧的视觉纤维,如左侧视皮质与左眼颞侧和右眼鼻侧视网膜相关。视网膜上部的神经纤维终止于距状裂上唇,下部的纤维终止于距状裂下唇,黄斑部纤维终止于枕叶纹状区后极部。交叉纤维在深内颗粒层,不交叉纤维在浅内颗粒层。

因神经纤维在各段排列走向不同,所以在神经系统某部位发生病变或损害时,对视觉纤维的损害各异,出现特定视野异常,可依此对中枢神经系统病变做定位诊断。

二、瞳孔光反射通路

(一) 光反射

当光线照射一侧眼时,引起两侧瞳孔缩小的反射称为瞳孔对光反射。光照侧的瞳孔缩小称为"瞳孔直接光反射",对侧的瞳孔缩小称为"间接光反射"。临床上瞳孔光反射检查不仅能反映出神经通路是否完好,还能大致反映颅内状态,是观察病情的重要体征之一。

光反射通路有传入和传出两部分。传入路径:光线—视网膜—视神经—视交叉—视束—中脑顶盖前区—两侧 E-W 核(Edinger-Westphal 核)—动眼神经—睫状神经节—节后纤维—瞳孔括约肌。传出路径:两侧 E-W 核—动眼神经—睫状神经节—节后纤维—眼球内瞳孔括约肌(图 2-8)。光反射传导通路中任何一处损伤均可导致瞳孔反射消失或瞳孔散大。

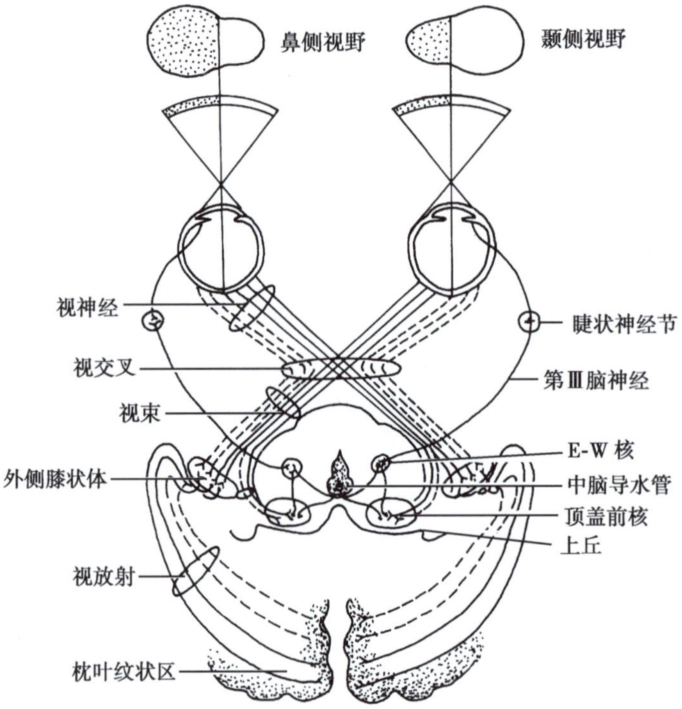

图 2-8 瞳孔光反射通路示意图

(二)近反射

视近物时瞳孔缩小,与调节和集合作用同时发生,称为"瞳孔近反射",系大脑皮质的协调作用。其传入路径与视路伴行达视皮质。传出路径为由皮质发出的纤维经枕叶-中脑束至中脑的 E-W 核和动眼神经的内直肌核,再随动眼神经到达瞳孔括约肌、睫状肌和内直肌,完成瞳孔缩小、调节和集合作用。

近反射使近距离物体在视网膜上形成清晰的影像,而且成像于双眼黄斑上,完成双眼单视。

第三节 眼附属器

眼附属器包括眼眶、眼睑、结膜、泪器和眼外肌,具有保护、支持和协调眼球运动等作用。

一、眼眶

眼眶(orbit)由上颌骨、腭骨、额骨、蝶骨、颧骨、筛骨和泪骨 7 块颅骨组成(图 2-9),为四边锥形的骨窝,开口向前,尖朝后略偏内侧。成人眼眶深 40~50mm,容积 25~28ml,内有眼球、脂肪、肌肉、神经、血管、筋膜、泪腺等。眼眶有上、下、内、外四壁。眼眶外侧壁较厚，前缘稍偏后，眼球暴露较多，有利于外侧视野开阔，但易受外伤。其他三侧壁骨质较薄，易发生骨折，且与额窦、上颌窦、筛窦相邻，故鼻窦的炎症或肿瘤等可侵及眶内。眶尖有一孔二裂，即视神经孔、眶上裂和眶下裂，与颅内相通。位于眶尖部的圆孔，即视神经孔，直径4～6mm，视神经管由此孔向后内侧，略向上方通入颅腔，长4～9mm，管内有视神经、眼动脉和交感神经通过。视神经孔外侧有眶上裂，为眶上壁和眶外壁的分界处，长约22mm，与颅中窝相通，动眼神经、滑车神经、展神经及三叉神经眼支、部分交感神经纤维和眼上静脉由此通过，此处受损则累及通过的神经、血管，出现眶上裂综合征。眶外壁与眶下壁之间有眶下裂，三叉神经的第二支、眶下神经、眶下动脉及眼下静脉分支由此通过。眶上切迹位于眶上缘内1/3与外2/3交界处，有眶上神经、三叉神经眼支及血管通过。眶下孔位于眶下缘内1/3、离眶缘约4mm处，距鼻翼旁1cm处，有眶下神经、三叉神经第二支通过。

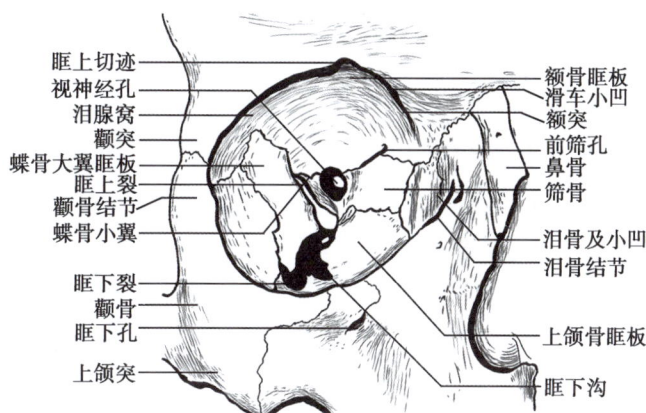

图2-9 眼眶示意图

眼眶外上角有泪腺窝，内上角有滑车窝，内侧壁前下方有泪囊窝，其前缘为泪前嵴，是泪囊手术重要的解剖标志。眶内有眶脂肪填充，起软垫作用。眶前部有一弹性结缔组织膜，称眶隔，连接眶骨膜和睑板，与眼睑形成隔障。眶周与鼻窦关系密切，鼻窦炎症或肿瘤常可侵及眶内。眶内无淋巴管及淋巴结。眶内的裂或孔有血管神经通过，如发生病变，可出现相应症状。

二、眼睑

眼睑（eyelid）中医学称之为"胞睑"，位于眼眶前部，覆盖于眼球表面，分上睑和下睑，具有保护眼球、湿润眼表及清洁结膜囊等作用。眼睑游离缘称为睑缘。睑缘分前唇和后唇，前唇圆钝，有2～3行排列整齐的睫毛，睫毛毛囊旁有皮脂腺和变态汗腺，开口于毛囊。后唇呈直角，与眼球表面紧密接触，有利于泪液沿眼球表面流入泪道。两唇间有一条灰线，为皮肤与结膜交界处，灰线与后唇之间有一排细孔，为睑板腺开口。近内眦部上下睑缘的后唇各有一小孔，分别称为上、下泪点，与眼球紧贴。上、下眼睑间的裂隙称睑裂。平视时，正常睑裂高度约8mm，上睑缘可遮盖角膜上部1～2mm。上下眼睑内外连接处称为眦。内眦处有一椭圆形肉状隆起，为泪阜。泪阜周围的浅窝为泪湖；泪阜外侧有一淡红色半月形皱褶，称"半月皱襞"。

（一）眼睑的组织结构

眼睑由外向内分为皮肤、皮下组织、肌肉、睑板、睑结膜五层（图2-10）。

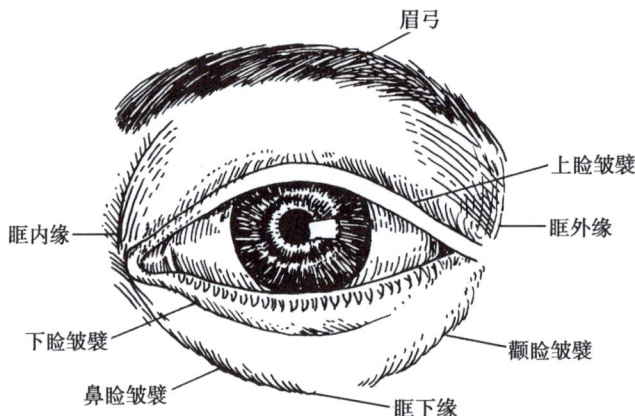

图 2-10 眼睑结构示意图

1. 皮肤 是人体最薄柔的皮肤之一,易形成皱褶。

2. 皮下组织 为疏松结缔组织和少量脂肪,肾病和局部炎症时易发生水肿。

3. 肌肉 包括眼轮匝肌和上睑提肌。眼轮匝肌为横纹肌,肌纤维走行与睑裂平行呈环形,由面神经支配,司眼睑闭合。上睑提肌由动眼神经支配,具有提睑作用,起源于眶尖总腱环,沿眶上壁至眶缘呈扇形分成前、中、后三部分。前部为薄宽的腱膜穿过眶隔,止于睑板前面,部分纤维穿过眼轮匝肌止于上睑皮肤下,形成重睑;中部为一层平滑肌纤维(Müller 肌),受交感神经支配,附着于睑板上缘(下睑 Müller 肌起于下直肌,附着于睑板下缘),交感神经兴奋时睑裂特别开大;后部亦为一腱膜,止于穹窿结膜。

4. 睑板 为致密结缔组织,质硬如软骨,是眼睑的支架,内有睑板腺。睑板两端与内、外眦韧带相连,借此固定于眼眶内外侧眶缘上。睑板内有若干垂直排列的睑板腺(tarsal gland),是全身最大的皮脂腺,开口于睑缘,分泌类脂质,构成泪膜的最表层,有阻止水分蒸发、稳定泪膜的作用,并可润滑眼表。

5. 睑结膜 是紧贴睑板后面的黏膜组织,透明而光滑,不能移动,有清晰的微细血管分布。在睑缘内 2mm 处,有一与睑缘平行的浅沟,称"睑板下沟",最易存留异物。

(二)眼睑的血供

有浅部和深部两个动脉血管丛,分别来自颈外动脉的面动脉支和颈内动脉的眼动脉支。离睑缘约 3mm 处形成睑缘动脉弓,睑板上缘处形成较小的周围动脉弓。浅部(睑板前)静脉回流到颈内和颈外静脉,深部静脉最终汇入海绵窦。由于眼睑静脉没有静脉瓣,化脓性炎症可蔓延到海绵窦而导致严重后果。

(三)眼睑的淋巴

眼睑的淋巴与静脉回流平行,眼睑外侧引流到耳前、腮腺淋巴结,眼睑内侧引流到颌下淋巴结。

(四)眼睑的感觉

三叉神经第一和第二支分别支配上睑和下睑。

三、结膜

结膜(conjunctiva)是一层薄而透明的黏膜,柔软光滑且富有弹性,覆盖于眼睑内面(睑结膜)、部分眼球表面(球结膜),以及睑部到球部的反折部分(穹窿结膜)。这三部分构成一个以睑裂为开口的囊状间隙,称"结膜囊"(conjunctival sac)(图 2-11)。

(一)睑结膜

睑结膜见本节"眼睑"相关内容。

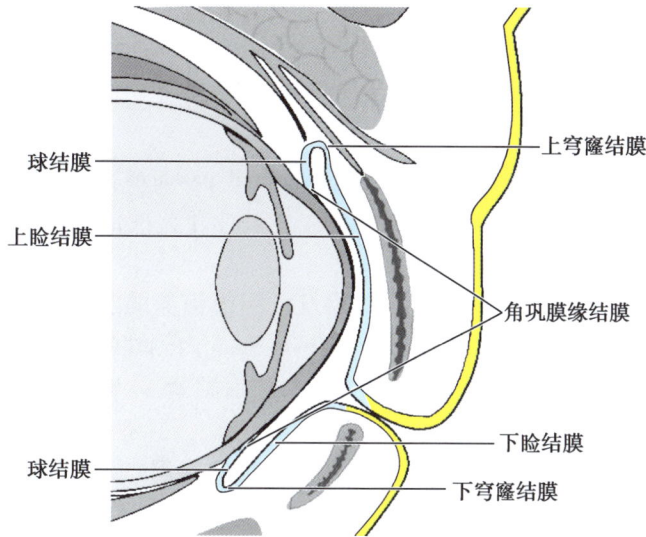

图 2-11　结膜结构示意图

（二）球结膜

球结膜覆盖于前部巩膜表面,止于角膜缘,附着疏松,可以移动,是结膜最薄和最透明部分。球结膜与巩膜间有眼球筋膜疏松相连,极易推动,在角膜缘附近 3mm 以内与球筋膜、巩膜融合。在泪阜的颞侧有一半月形球结膜皱褶,称为"半月皱襞",相当于低等动物的第三眼睑。

（三）穹窿结膜

穹窿结膜指睑结膜和球结膜相互移行部分。其多皱褶,组织疏松,便于眼球自由活动。上方穹窿部有上睑提肌纤维附着,下方穹窿部有下直肌鞘纤维融入。

结膜组织学上由不角化的鳞状上皮和杯状细胞组成,分为上皮层和固有层。上皮层有 2~5 层,各部位厚度和细胞形态不尽相同。睑缘部为扁平上皮,睑板到穹窿部由立方上皮逐渐过渡成圆柱形,球结膜呈扁平形,角膜缘部渐变为复层鳞状上皮,然后过渡到角膜上皮。杯状细胞多分布于睑结膜和穹窿结膜的上皮细胞层内,是单细胞黏液腺,分泌黏液。固有层分腺样层和纤维层,含血管和淋巴管。腺样层较薄,穹窿部发育较好,含 Krause 腺、Wolfring 腺,分泌浆液,由纤细结缔组织网构成,含大量淋巴细胞,炎症时易形成滤泡。纤维层由胶原纤维和弹力纤维交织而成,睑结膜缺乏。

结膜血管来自眼睑动脉弓及睫状前动脉,血管丰富,静脉多于动脉。睑动脉弓穿过睑板分布于睑结膜、穹窿结膜和距角结膜缘 4mm 以外的球结膜,充血时近穹窿部更显著,称"结膜充血"。睫状前动脉在角巩膜缘 3~5mm 处分出细小的巩膜上支,组成角膜缘周围血管网,分布于球结膜,充血时以角巩膜为甚,称"睫状充血"。两种不同充血对眼部病变部位的判断有重要意义。

四、泪器

泪器(lacrimal apparatus)包括分泌泪液的泪腺及排泄泪液的泪道(图 2-12)。

（一）泪腺

泪腺(lacrima gland)中医学称之为"泪泉"。位于眼眶前外上方的泪腺窝内,长约 20mm,宽 12mm,借结缔组织固定于眶骨膜上,上睑提肌外侧肌腱将其分隔成较大的眶部泪腺和较小的睑部泪腺,正常不能触及。泪腺是外分泌腺,排出管 10~12 条,开口于外侧上穹

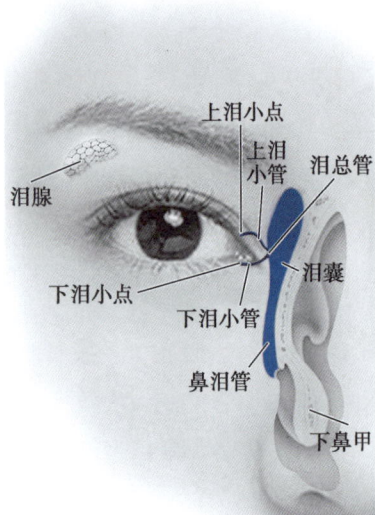

图 2-12 泪器剖视图

窿结膜部,能分泌泪液、湿润眼球及清洁结膜囊。泪液中含有少量溶菌酶和免疫球蛋白 A,有杀菌作用。血液供应来自泪腺动脉。

(二)泪道

泪道(lacrimal passages)中医学称之为"泪窍",是泪液排出通道,由上下睑的泪点、泪小管及泪囊、鼻泪管组成。

1. 泪点 引流泪液的起点,位于上、下睑缘后唇,距内眦 6.0~6.5mm 内侧端的乳头状突起上,直径 0.2~0.3mm。孔口与泪湖紧靠,贴附于眼球表面,利于泪液进入泪点。

2. 泪小管 连接泪点与泪囊的小管,长约 8mm。开始为 2mm,与睑缘垂直,后与睑缘平行,到达泪囊前,上、下泪小管先汇合成泪总管,然后进入泪囊中上部。也有上、下泪小管各自分别进入泪囊者。

3. 泪囊 位于眶内壁前下方的泪囊窝内,是泪道最膨大的部分。泪囊大部分在内眦韧带的下方,上端为盲端,下端与鼻泪管相接,长约 10mm,宽约 3mm。

4. 鼻泪管 位于骨性鼻泪管内,上接泪囊,下端开口于下鼻道外侧的前部,全长约 18mm。鼻泪管下端的开口处有一半月形瓣膜称 Hasner 瓣,有阀门作用。泪液排出到结膜囊后,经眼睑瞬目运动,分布于眼球前表面,汇聚到泪湖,再由泪点和泪小管虹吸,经泪小管、泪囊、鼻泪管到达鼻腔,经黏膜吸收。正常状态下,泪液每分钟分泌 0.9~2.2μl,如超过 100 倍,即使泪道正常亦会出现溢泪。当眼部遭到外来有害物质刺激时,则反射性分泌大量泪液,以冲洗和稀释有害物质。

五、眼外肌

眼外肌(extraocular muscle)是司眼球运动的肌肉。每眼有 6 条眼外肌,即 4 条直肌和 2 条斜肌,直肌分为上直肌、下直肌、内直肌和外直肌,斜肌分为上斜肌和下斜肌(图 2-13)。

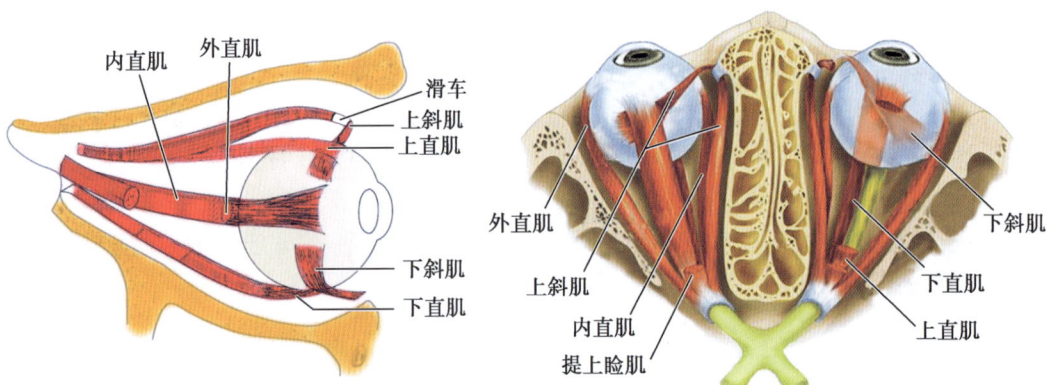

图 2-13 眼外肌示意图

四条直肌均起自眶尖总腱环,向前展开越过眼球赤道部,分别附着于眼球前部巩膜上。直肌止点距角膜缘距离不同,内直肌最近,为 5.5mm,下直肌为 6.5mm,外直肌为 6.9mm,上直肌最远,为 7.7mm。上斜肌起自总腱环旁蝶骨体的骨膜,沿眼眶上壁向前至眶上缘,穿过滑车向后转折,经上直肌向下到达眼球赤道部后方,附着于眼球外上方巩膜处。下斜肌起自眶下壁前内侧上颌骨眶板近泪窝处,经下直肌与眶下壁之间,向后外上伸展附着于赤道部后外侧的巩膜上。

当某条肌肉收缩时,能使眼球向一定方向转动。内直肌司内转;外直肌司外转;上直肌主要司上转,其次为内转、内旋;下直肌主要司下转,其次为内转、外旋;上斜肌主要司内旋,其次为下转、外转;下斜肌主要司外旋,其次为上转、外旋。通过双眼眼外肌相互配合协调,随时调整两眼位置,使其同时集中一处,实现双眼单视。如出现某条肌肉麻痹(支配该肌的神经麻痹),肌肉之间失去协调,则可发生眼位偏斜,出现复视。

眼外肌为横纹肌,除外直肌受展神经支配、上斜肌受滑车神经支配外,其余眼外肌皆受动眼神经支配。眼外肌血供来自眼动脉分出的上、下肌支,泪腺动脉和眶下动脉。除外直肌由泪腺动脉分出的一支血管供给外,其余直肌均有两条睫状前动脉供血,并与睫状体内的动脉大环交通。

第四节　眼部的血管和神经

一、血液供应

眼球的血液供应主要来自眼动脉分出的视网膜中央血管系统和睫状血管系统。

(一)动脉

眼球的血供来自眼动脉。眼动脉自颈内动脉分出后经视神经管入眶,分成两个独立的系统:一是视网膜中央血管系统,供应视网膜内层;二是睫状血管系统,供应除视网膜中央动脉供应外的眼球其他部分,包括脉络膜、视网膜外层及部分视神经等(图2-14)。

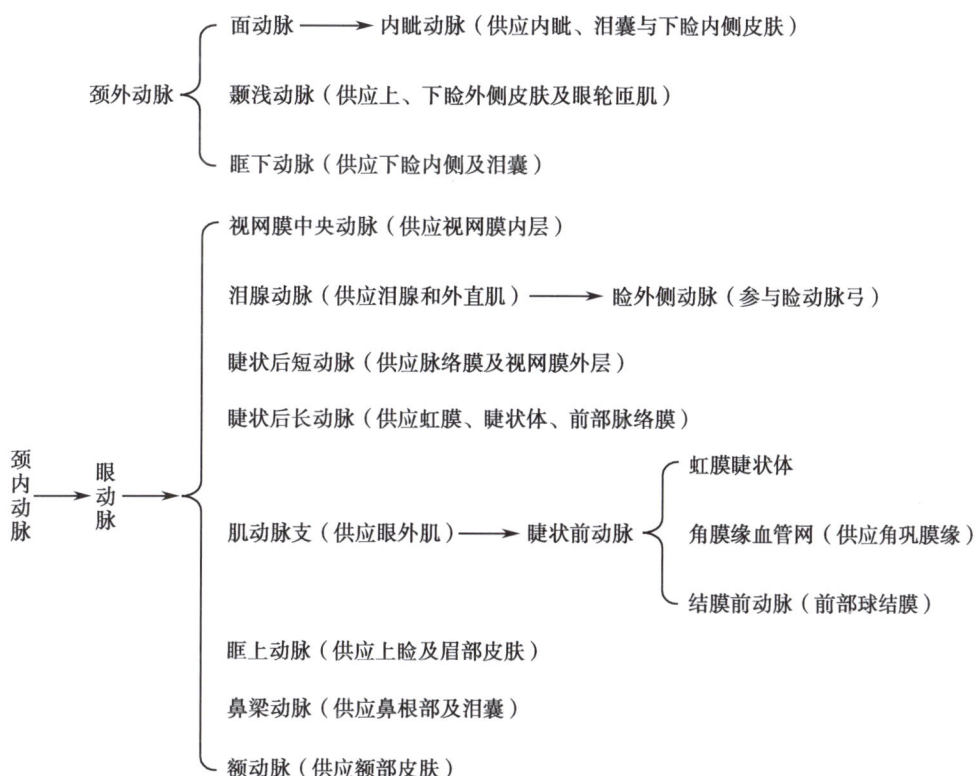

图 2-14　眼部的血液供应

笔记栏

1. 视网膜中央动脉　视网膜中央动脉（central retinal artery,CRA）为眼动脉眶内段的分支,在眼球后9~12mm处进入视神经中央,从视盘穿出,分为鼻上、鼻下、颞上和颞下4支动脉,走行于视网膜神经纤维层内,逐渐分布于周边部。中央动脉经五级分支形成视网膜毛细血管网,毛细血管网分浅、深两层。浅层分布于神经纤维层和神经节细胞层,深层位于内核层。黄斑区中央为无血管区,营养来自脉络膜毛细血管网。视网膜中央动脉属终末动脉,供给视网膜内五层组织。

视网膜血管是人体唯一用检眼镜可直接观察到的血管,有助于临床诊断和病情的判定。

2. 睫状血管　按部位和走行分为睫状后短动脉、睫状后长动脉和睫状前动脉。

（1）睫状后短动脉（short posterior ciliary artery）:是眼动脉的一组分支,分鼻侧和颞侧两支。在视神经周围穿入巩膜,进入脉络膜内,再逐级分支至毛细血管,呈小叶分布,营养脉络膜及外5层视网膜。

（2）睫状后长动脉（long posterior ciliary artery）:由眼动脉分出2支。于视神经的鼻侧与颞侧穿入巩膜,进入脉络膜上腔到达睫状体体部,与睫状前动脉吻合,形成虹膜大环,营养虹膜与睫状体,并有返支向后,与睫状后短动脉吻合,营养前部脉络膜。

（3）睫状前动脉（anterior ciliary artery）:由眼动脉分支的肌动脉而来。在肌腱止端处发出的分支,走行于表层巩膜与巩膜实质内,并分为巩膜上支,前行至角膜缘组成角膜缘血管网;小的巩膜内支穿入巩膜,终止在Schlemm管周围;大的穿通支,穿过巩膜到达睫状体,参与组成虹膜大环。

视盘表面的神经纤维层,系视网膜中央动脉的毛细血管供应,而筛板和筛板前的血供则来自睫状后短动脉的分支,即Zinn-Haller环,此环与视网膜中央动脉也有沟通。

（二）静脉

1. 视网膜中央静脉（central retinal vein,CRV）　与视网膜动脉伴行,经眼上静脉或直接回流到海绵窦。

2. 涡静脉（vortex vein）　位于眼球赤道部后方,共4~7条,汇集脉络膜及部分虹膜睫状体的血液,经眼上、下静脉回流到海绵窦。

3. 睫状前静脉（anterior ciliary vein）　收集虹膜、睫状体和巩膜的血液。上半部静脉血回流入眼上静脉,下半部血流入眼下静脉,大部分经眶上裂注入海绵窦,一部分经眶下裂注入面静脉及翼腭静脉丛,进入颈外静脉。

二、神经支配

眼部的神经支配丰富,共有6对脑神经与眼有关。第Ⅱ对脑神经为视神经;第Ⅲ对脑神经为动眼神经,支配眼内肌、上睑提肌和除外直肌、上斜肌以外的眼外肌;第Ⅳ对脑神经为滑车神经,支配上斜肌;第Ⅴ对脑神经为三叉神经,司眼部感觉;第Ⅵ对脑神经为展神经,支配外直肌;第Ⅶ对脑神经为面神经,支配眼轮匝肌。第Ⅲ对和第Ⅴ对脑神经与自主神经在眼眶内还形成特殊的神经结构。

自主神经:交感神经纤维支配瞳孔开大肌,司瞳孔散大。副交感神经纤维支配瞳孔括约肌和睫状肌,参与瞳孔缩小和调节作用。

1. 睫状神经节（ciliary ganglion）　位于视神经和外直肌之间,总腱环前10mm处。

节前神经纤维有三个根:①长根为感觉根,由鼻睫状神经发出;②短根为运动根,由第Ⅲ对脑神经发出,含副交感神经纤维;③交感根由颈内动脉丛发出,支配眼血管的舒缩。

节后纤维组成睫状短神经。临床上行球后麻醉时,即阻断该神经节,对眼球组织有镇痛作用。

2. 鼻睫状神经(nasociliary nerve)　为第Ⅴ对脑神经眼支的分支,司眼部感觉。在眶内又分出睫状节长根、睫状长神经、筛后神经和滑车下神经等。睫状长神经在眼球后分2支,分别在视神经两侧穿过巩膜进入眼内,有交感神经加入,走行于脉络膜上腔,司角膜感觉,其中交感神经纤维分布于睫状肌和瞳孔开大肌。睫状短神经为混合纤维,共6~10支,在视神经周围及眼球后极穿入巩膜,走行于脉络膜上腔,前行至睫状体,组成神经丛,由此发出分支,司虹膜睫状体、角膜和巩膜的感觉。其副交感纤维分布于瞳孔括约肌及睫状肌,交感神经纤维分布于眼球内血管,司血管舒缩。

第五节　中医学对眼解剖及生理的认识

古代医学对眼的解剖与生理描述较为粗略,早期各家存异,后渐成共识。

眼又称目、眼睛、眼目、目睛等,由眼珠、目系、胞睑、眼带、液道、泪窍、眼眶骨等组成。眼珠通过目系与脑相连,共同完成视物辨色之功。眼带司眼珠运转,胞睑、液道、泪窍、眼眶骨等有保护润养眼珠之功能。

《灵枢·大惑论》初步阐述了眼的解剖和功能,其曰"骨之精为瞳子,筋之精为黑眼,血之精为络,其窠气之精为白眼,肌肉之精为约束",又有"肝受血而能视"(《素问·五脏生成》)、"肝气通于目,肝和则目能辨五色"(《灵枢·脉度》)等论述。《外台秘要》记载眼之白睛有三重,黑睛只有一层,并提出"肝管"之说。刘完素有"玄府"之论,王清任通过人体解剖,对目系的描述更科学。历代医家不断观察、总结,对眼的结构和功能的认识逐步完善。兹将眼的各部名称和功能分述如下。

1. 眼珠　又称"目珠""神珠"等。《外台秘要》载:"其眼根寻无他物,直是水耳。轻膜裹水,圆满精微,皎洁明净,状如宝珠,称曰眼珠。"眼外形如珠似球,运转灵活。眼的外壳有保护眼珠内部组织的作用。眼珠前部为黑睛,后部为白睛,后连目系,入于脑。眼珠内包黄仁、神水、神膏、黄精等。

2. 白睛　又称"白眼""白仁""白珠",为肺之精气升腾所结,又称气轮。《张氏医通·七窍门》记载金针拨内障之法,其言"针尖划损白珠外膜之络而见血",指出白睛表面有一层外膜,上有微细血络。《证治准绳·杂病·七窍门》云"金为五行之至坚,故白珠独坚于四轮",认为白珠质地坚韧,其内包涵神水、神膏,有保护眼珠内组织的作用,外伤可致膏伤珠陷。

3. 黑睛　又称"黑眼""黑珠""乌睛""黑仁""青睛""乌珠",位于眼珠前部,后接白珠,为肝之精气升降所成,又称风轮。《审视瑶函·目为至宝论》记载"风轮者,白睛内之青睛是也",指出黑睛内包神水,涵养瞳神。黑睛晶莹清澈,菲薄娇嫩,易为外邪侵袭,或外伤所损。《外台秘要》载:"黑睛水膜止有一重,不可轻触。"《目经大成》认为黑睛"至清至脆,不可磨涅,晶莹如小儿之目为正"。

4. 黄仁　又称"眼帘""虹彩",《东垣试效方》中称之为"黄睛",位于黑睛之后,黄精之前,浸于神水之中,棕色,呈圆盘状,纹理微密。中央圆孔称为"瞳神",具有展缩功能。《银海精微》论曰:"瞳人之大小随黄仁之展缩,黄仁展则瞳人小,黄仁缩则瞳人大。"

5. 瞳神　又称"眸子""瞳人""瞳仁""金井",简称为"瞳"。瞳神包括两个含义:一为黄仁中央之圆孔;二泛指瞳神及瞳神内部的组织,即晶珠、神膏、视衣、目系等有形之物。瞳神由肾之精气升腾所成,又称水轮,乃先天之气所生,后天之气所成,阴阳之妙蕴,水火之精华,气为运用,神则维持。瞳神应清莹净澈,不大不小,无缺无损,阳看则小,阴看则大,变化灵活。

6. 黄精　又称"睛珠""晶珠"。黄精悬于黄仁之后,瞳神之中,神水之内。《目经大成》谓"黄精"在"风轮下一圈收放者为金井,井内黑水曰神膏……膏中有珠,澄澈而软,状类水晶棋子,曰黄精……"黄精晶莹明澈,与瞳神共承视远察近之责,调节失常,或质地改变,均可致视物昏暗。若黄精混浊即成内障,障蔽瞳神,神光不能发越,视物蒙昧日甚,以致仅辨三光。

7. 神水　具有营养眼组织的作用。《证治准绳·杂病·七窍门》中记载,"神水者,由三焦而发源,先天真一之气所化,在目之内……血养水,水养膏,膏护瞳神",同时又有"在目之外,则目上润泽之水是也"的论述,故早期所言之神水还包括了泪液。

8. 神膏　在黄精之后,为清莹黏稠之膏液,有涵养瞳神之功。《张氏医通·七窍门》中记载,在金针拨内障时,年高卫气不固之患者,神膏质地常稠而不黏。

9. 神光　指眼视物辨色的功能。神光发越取决于人体命门火和心火的盛衰,以及肝胆之精气的充旺与否。《审视瑶函·目为至宝论》云:"神光者,谓目中自然能视之精华也,夫神光源于命门,通于胆,发于心,皆火之用事。"

10. 真精、真气、真血　即精、气、血,均为滋目之源液。因目中脉道幽深细微,非轻清精微之性,难以升腾上达,故曰真。《审视瑶函·目为至宝论》说:"真血者,即肝中升运于目,轻清之血乃滋目经络之血也。此血非比肌肉间混浊易行之血,因其轻清上升于高而难得,故谓之真血。真气者,即目经络中往来生用之气,乃先天真一发生之元阳也,大宜和畅,少有郁滞,诸病生焉。真精者,乃先后二天元气所化之精汁,先起于肾,次施于胆,而后及乎瞳神也。凡此数者,一有所损,目病生矣。"

11. 肝管　指眼珠中濡润滋养眼睛的精、气血、津液之通道。肝管不通,则生养之源内绝,而成痼疾,难于治疗。如《外台秘要》论"绿翳青盲"云:"此疾之源,皆因内肝管缺,眼孔不通所致也,急需早治。"

12. 玄府　又称元府。眼中之玄府为精、气、血等升运出入之通路门户。若玄府郁滞,则目失滋养而减明;若玄府闭塞,目无滋养则三光绝。"玄府"一词在《素问》中系指全身汗孔。刘完素在《素问玄机原病式》中发展其说,认为目、耳、鼻、舌均有玄府。刘氏认为:"然皮肤之汗孔者,谓气液之孔窍也……然元府者,无物不有……乃气出入升降之道路门户也……人之眼耳鼻舌身意神识,能为用者,皆由升降出入之通利也。有所闭塞者,不能为用也。若目无所见,耳无所闻,鼻不闻臭,舌不知味,筋痿骨痹,齿腐,毛发堕落,皮肤不仁,肠不能渗泄者,悉由热气怫郁,元府闭密,而致气液血脉,荣卫精神,不能升降出入故也。"

13. 目系　又称"眼系""目本"。目系位于眼珠后部,裹撷筋骨血气之精,与经脉并行为系,向后与脑相连,眼之光华所见,皆经目系传导于脑。如《医林改错》云:"两目即脑汁所生,两目系如线,长于脑,所见之物归于脑。"

14. 胞睑　在上者称"上胞睑",属脾,在下者称"下眼睑",属胃。两者常合称为"胞睑",又称"睑皮""眼睥""眼皮"等。胞睑为肌肉之精气升降所成,又称肉轮。《灵枢·大惑论》曰"肌肉之精为约束",《类经》曰"约束,眼胞也,能开能合",《医宗金鉴·刺灸心法要诀》曰"目胞者,一名目窠,一名目裹,即上下两目外卫之胞也"。胞睑边缘为"睑弦",又称"眼弦"。睑弦上下各生一排睫毛,与胞睑共同护卫眼珠,避免风尘外袭及汗水浸渍之害。

15. 目眦　上下胞睑连接处称"目眦"。目眦为血之精气升降所成,又称血轮,并有大眦属君火,小眦属相火之分。《医宗金鉴·刺灸心法要诀》说"目外眦者,乃近鬓前之眼角也",位于鼻侧者称"大眦"或"内眦",位于颞侧者称"小眦""锐眦"或"外眦"。

16. 液道　泪液所出之处。液道开则哭泣泪下。《灵枢·口问》记载:"目者,宗脉之所聚也,上液之道也……故悲哀愁忧则动心,心动则五脏六腑皆摇,摇则宗脉感,宗脉感则液道开,液道开则泣涕出焉。"

17. 泪堂　常称"泪窍"。《银海精微·充风泪出》记载:"大眦有窍,名曰泪堂"。泪堂位于内眦部,上下眼弦近内眦处,各有小孔窍一个,略隆起,贴附于白睛内眦部。泪堂与鼻窍相通,泪液由此排出。

18. 泪泉　见于《眼科临症笔记》,主要功能是分泌泪液。

19. 眼带　又称睛带,有牵转眼珠之功。《太平圣惠方·坠睛》描述坠睛是由风寒之邪"攻于眼带"所致;《银海精微》中认为辘轳展开是"风充入脑,眼带吊起"之故。也就是说,人之二目灵活运转,相配协调而不违,与眼带之舒缩功能有关,若眼带功能异常,则目珠运转失灵而偏视。

20. 眼眶骨　又名目眶,见于《证治要诀》。指容纳眼珠的骨性空腔四壁,有保护眼珠的作用。骨性空腔呈锥形深凹,称为"眼窠"。《医宗金鉴·刺灸心法要诀》对其做了简洁准确的描述:"目眶者,目窠四周之骨也,上曰眉棱骨……"

附：中西医眼部解剖名称对照表

中医解剖名称	西医解剖名称
眼珠（睛珠、目珠等）	眼球
眼睑（胞睑、眼胞、睥、约束）	眼睑
上胞（上睥、上睑）	上眼睑
下睑（下睥、下胞）	下眼睑
内睑（睑里、睥内）	睑结膜
睑弦（眼弦、胞弦、眼楞、睥沿等）	睑缘
睫毛	睫毛
睑裂	睑裂
内眦（大眦）	内眦
外眦（锐眦、小眦）	外眦
泪泉	泪腺
泪窍（泪堂、泪孔）	狭义泪点、广义泪道
白睛（白眼、白仁、白珠、白轮）	球结膜、球筋膜、前部巩膜
黑睛（黑眼、黑仁、黑珠、青睛、神珠等）	角膜
黄仁（眼帘、虹彩、睛帘）	虹膜
神水	泪液、房水
瞳神（瞳子、瞳仁、瞳人、金井）	狭义指瞳孔，广义指瞳孔及其后之眼内组织
晶珠（黄精、睛珠）	晶状体
神膏（护睛水）	玻璃体
视衣	视网膜、脉络膜
目系（眼系、目本）	视神经、包裹视神经的鞘膜及血管
眼带（睛带）	眼外肌
眼眶（目眶）	眼眶

笔记栏

EB-2-2

扫一扫，
测一测

评述

　　眼是人体的视觉器官，属五官之一，中医常称其为"银海"。眼能视万物，辨秋毫，构造精妙，历来被喻为"幽门神户""金珠玉液"，为人体之至宝。千百年来，古代医家受时代和技术制约，无法看到眼球内部的准确结构，只能根据病情和症状描述，笼统将眼病分为"外障"和"内障"两大类。得益于现代医学和科技的发展，当代医疗工作者对眼的组织结构有了更加客观细致的认知。通过对本章的学习，学生应掌握眼球的构造、眼附属器及其具体作用、视觉功能的形成、眼部血管与神经分布等，熟悉中西医眼科解剖名称的对照，为中西医结合诊治各种眼病奠定良好的解剖学基础。

（俞晓艺）

复习思考题

1. 眼包括哪些部分？眼球壁的组成包括哪几层？每一层结构包括哪些组织？
2. 眼的屈光间质包括哪些？房水的循环途径是怎样的？
3. 何为视路？什么是瞳孔对光反射，有何意义？
4. 什么是真精、真气、真血、神水、神膏？

第三章

眼与脏腑经络的生理关系

> **学习目标**
>
> 1. 掌握眼与五脏的生理关系及五轮学说。
> 2. 熟悉眼与六腑、十二经脉、气血津液的生理关系。
> 3. 了解眼与经别、经筋及奇经八脉的生理关系。

眼为视器,能视万物、察秋毫、辨形状、识颜色,人体精气是其视觉活动的物质基础,故《灵枢·大惑论》曰"五脏六腑之精气,皆上注于目而为之精"。眼虽属局部器官,但与全身保持着有机的联系。眼以脏腑为根本,以经络为联络,以精气血津液为基础,共同维持正常的视觉功能。中医眼科学创立的五轮、八廓、内外障、肝窍、玄府等独特理论,充分体现了眼与脏腑经络及精气血津液不可分割的密切关系。

第一节　眼与脏腑的生理关系

眼禀脏腑先天之精所成,受后天之精所养。《灵枢·大惑论》曰"精之窠为眼,骨之精为瞳子,筋之精为黑眼,血之精为络,其窠气之精为白眼,肌肉之精为约束,裹撷筋骨血气之精而与脉并为系,上属于脑,后出于项中",说明眼的发育、结构及视觉功能是五脏六腑精气作用的结果。《审视瑶函·内外二障论》亦云"眼乃五脏六腑之精华,上注于目而为明"。若脏腑功能失调,精气不能上注充养于目,则影响眼的生理功能,甚至引发眼病,正如《太平圣惠方·眼论》谓:"明孔遍通五脏,脏气若乱,目患即生。"

一、眼与五脏

(一)眼与心

1. 心主血,血养目珠　《素问·五脏生成》谓"诸血者,皆属于心",《审视瑶函·开导之后宜补论》云"夫目之有血,为养目之源,充和则有发生长养之功,而目不病;少有亏滞,目病生矣",心血充盈,运行通畅,则目视睛明。《景岳全书·杂证谟·血证》曰血"总统于心""凡七窍之灵……无非血之用也",血在心的统领下,通过血脉源源不断承送至目,以濡养目睛,包括神水、神膏与瞳神,故《审视瑶函·目为至宝论》曰"血养水,水养膏,膏护瞳神"。

2. 心合脉,诸脉属目　《素问·调经论》云:"五脏之道,皆出于经隧,以行血气。"心血上达于目,须以经脉为通道,而"心之合脉也"(《素问·五脏生成》),全身血脉皆通于心,汇聚于目,故《素问·五脏生成》云"诸脉者,皆属于目"。《灵枢·口问》曰:"目者,宗脉之所聚也。"广泛分布于眼部的经脉,构成了眼与心之间精血承送的重要通道。

3. 心藏神,目为心使　《素问·宣明五气》曰"心藏神",《素问·灵兰秘典论》说"心者,君主之官也,神明出焉",即人的精神、意识、思维乃至整个生命活动的外在表现,均由心主宰。而心具有接受外来事物或刺激并做出相应反应的功能,包括视觉活动。《灵枢·大惑论》亦曰:"目者,心之使也;心者,神之舍也。"《外台秘要·眼疾》云:"肝管无滞,外托三光,内因神识,故有所见。""内因神识"是视觉产生的一个重要条件,包括心和脑的作用,即心神。《证治准绳·杂病·七窍门》称心神在目为神光,是受心神主导产生视觉的一系列神经活动,正如《审视瑶函·目为至宝论》所述"神光者,谓目中自然能视之精华也"。此外,《素问·解精微论》指出,"夫心者,五脏之专精也;目者,其窍也",人体脏腑精气盛衰及精神活动状态均可反映于目,目为心之外窍,故可望目察神。

(二) 眼与肝

1. 肝开窍于目,目为肝之外候　《素问·金匮真言论》说"东方青色,入通于肝,开窍于目,藏精于肝",《灵枢·五阅五使》载"目者,肝之官也",肝与目脏窍相通,肝之精血上输于目,则目视睛明。反之,若肝发生病变,则可从眼部呈现。正如《诸病源候论·目病诸候》所述:"目,肝之外候也。"

2. 肝气通目,辨色视物　肝主疏泄,调畅气机,且肝脉上连目系,故肝气通达于目,肝气条达,疏泄有度,则气机升降有序,气血津液充旺,目得所养,神气和畅,方能辨色视物。反之,目始不明,故《灵枢·脉度》曰"肝气通于目,肝和则目能辨五色矣"。

3. 肝主藏血,目受血能视　《素问·五脏生成》载"肝受血而能视",肝贮藏血液,调节血量,肝血是视觉活动的重要物质基础,在目内为真血,即目中轻清上承之血,故《审视瑶函·目为至宝论》载:"真血者,即肝中升运于目,轻清之血,乃滋目经络之血也。"此外,血之太过及不及均可致目病,而肝可调节血量,以维持眼的正常视觉功能。

4. 肝主泪液,润泽目珠　《素问·宣明五气》载:"五脏化液……肝为泪。"《银海精微》述:"泪乃肝之液。"泪由肝化,为目外润泽之液,其生成和排泄与肝主疏泄和调畅情志功能密切相关,故"肝主泣"(《灵枢·九针》)。目为上液之道,情志失调,收摄失司,则泪下如泣,如《灵枢·口问》所述"上液之道开则泣,泣不止则液竭;液竭则精不灌,精不灌则目无所见矣"。

(三) 眼与脾

1. 脾主化精,上贯于目　脾主运化,为后天之本。脾运健旺,精气生化有源,目得精气所养,则目光锐敏。反之,则目失所养,视物不明。《素问·玉机真脏论》述及脾虚时曰"其不及则令人九窍不通",故脾虚可致目病。《兰室秘藏·眼耳鼻门》述"夫五脏六腑之精气,皆禀受于脾,上贯于目……故脾虚则五脏六腑之精皆失所司,不能归明于目矣",强调脾输精气对视觉功能的重要性。

2. 脾升清阳,通利目窍　脾主升清,推动清阳之气和精微物质升运于目,目为清阳之窍,唯清阳之气易达,故《素问·阴阳应象大论》曰"清阳出上窍"。李东垣进一步提出"清阳不升,九窍为之不利"(《脾胃论·脾胃虚则九窍不通论》),脾气上升,输精于目,目得清阳之气温养则明视万物。反之,清阳不升,浊阴不降,致目窍闭塞,引发目病。

3. 脾主统血,血养目窍　脾主统摄血液,脉为血之府,诸脉属目,目得血而能视,血能在目中运行有序不致外溢,有赖于脾气的统摄。若脾气虚弱,血失统摄,可致眼部出血及目窍失养。正如《景岳全书·杂证谟》所载:"盖脾统血,脾气虚则不能收摄……是皆血无所主,因而脱陷妄行。"

4. 脾主肌肉,司睑开合　"脾主身之肌肉"(《素问·痿论》),"肌肉之精为约束"(《灵枢·大惑论》),脾主运化,输精于目,以滋养眼部肌肉,约束(眼睑肌肉)及眼带(眼外肌)有赖于脾之精气充养,方能开合自如,转动灵活,若脾虚气弱,肌肉失养,则可致胞睑开闭及眼珠转动失常。

(四)眼与肺

1. 肺为气本,气和目明　《素问·五脏生成》曰:"诸气者,皆属于肺。"《素问·六节藏象论》载:"肺者,气之本。"肺朝百脉,主气,司呼吸,肺气充和,全身气机调畅,精阳之气顺达于目,目得温煦濡养则明视万物;若肺气不足,脏腑之气不充,目失所养则视物昏暗,正如《灵枢·决气》所云"气脱者,目不明"。

2. 肺主宣降,目窍通利　肺主宣发,布散气血津液至全身;肺主肃降,通调水道,维持正常水液代谢。宣发肃降,互约互济,全身血脉通利,则眼络通畅。此外,肺主表,宣降有序,卫外有权,目得温养,目亦不病。

(五)眼与肾

1. 肾主藏精,精充目明　肾主藏精,"受五脏六腑之精而藏之"(《素问·上古天真论》),"目者,五脏六腑之精也"(《灵枢·大惑论》),肾藏先后天之精,眼的形成与视觉,有赖于肾精充旺。《审视瑶函·目为至宝论》曰:"真精者,乃先后二天元气所化之精汁,先起于肾……而后及乎瞳神也。"肾精衰微直接影响视觉功能,正如《素问·脉要精微论》所言"夫精明者,所以视万物……以长为短、以白为黑,如是则精衰矣"。

2. 肾生脑髓,目系属脑　"肾生骨髓"(《素问·阴阳应象大论》),诸髓属脑,"脑为髓之海"(《灵枢·海论》),目系"上属于脑,后出于项中"(《灵枢·大惑论》),肾(精)、脑(髓)、眼(目系)存在密切联系。清代王清任《医林改错·脑髓说》载"精汁之清者,化而为髓,由脊骨上行入脑,名曰脑髓……两目即脑汁所生,两目系如线,长于脑,所见之物归于脑",明确将视觉形成归结于肾精所生之脑。脑与髓均为肾精所化生,肾精充足,髓海丰满,则目视精明;若肾精不足,髓海空虚,则头晕目眩,视物昏花。

3. 肾寓阴阳,涵养瞳神　《灵枢·大惑论》谓"阴阳合抟而精明也",肾寓真阴真阳,为全身阴阳之根本,"肾之精腾,结而为水轮"(《审视瑶函·目为至宝论》),水轮即瞳神,瞳神"乃先天之气所生,后天之气所成,阴阳之妙用,水火之精华"(《证治准绳·杂病·七窍门》)。上述说明肾之真阴真阳化生肾精,涵养瞳神,瞳神得养则目视精明。

4. 肾主津液,润泽目珠　"肾者水脏,主津液"(《素问·逆调论》),调节体内水液代谢与分布,而"五脏六腑之津液,尽上渗于目"(《灵枢·五癃津液别》),津液在肾的调节下,不断输送至目,润泽滋养于目。

二、眼与六腑

五脏六腑互为表里,生理上,脏行气于腑,腑输精于脏;病理上,脏病及腑,腑病及脏或脏腑同病。六腑主受纳、司腐熟、泌胆汁、分清浊、传糟粕、化气行水,消化吸收精微物质传送到周身,供养全身包括眼在内的组织器官。

1. 眼与小肠　《素问·灵兰秘典论》曰:"小肠者,受盛之官,化物出焉。"胃腐熟水谷,小肠消化,分清别浊,清者由脾转输全身,使目得以滋养。心与小肠脏腑相合,经气相通,两者受邪常相互波及。

2. 眼与胆　肝与胆相表里,《东医宝鉴·内景篇·胆腑》认为胆"内藏精而不泄,外视物而得明……能通于眼目",并说"肝之余气,溢入于胆,聚而成精",即胆汁,其分泌与排泄,受肝疏泄功能影响。胆汁助水谷消化,化生气血,营养于目,并发挥生成神膏、养护瞳神的作用,"神膏者……此膏由胆中渗润精汁积而成者,能涵养瞳神,衰则有损"(《证治准绳·杂病·七窍门》)。

3. 眼与胃　胃为水谷之海,主受纳、腐熟,以降为和。脾与胃相表里。胃受纳腐熟水谷,下传小肠,其精微经脾运化,营养全身。胃气通利,则目窍通利,胃气一虚,目为之病。脾主升清,胃主降浊,升降出入有序,浊阴出下窍,不致上犯于目。

4. 眼与大肠　《素问·灵兰秘典论》说:"大肠者,传导之官,变化出焉。"大肠主司传导,下输糟粕,肺与大肠脏腑相合,大肠传导功能与肺的肃降有关,肺失肃降,传导之令不行,热结于下,熏蒸于上,发为眼病;反之,大肠腑气不通,可使肺气壅于上而致眼病。

5. 眼与膀胱　《素问·灵兰秘典论》说:"膀胱者,州都之官,津液藏焉,气化则能出矣。"膀胱贮藏津液,化气行水,排泄尿液,其气化作用取决于肾气盛衰,肾与膀胱相表里,两者气化失常,水湿上泛,变生目疾。此外,膀胱属足太阳经,主身之表,外邪袭表,易致眼病。

6. 眼与三焦　三焦为孤腑,主持诸气,通行水道。《素问·灵兰秘典论》曰:"三焦者,决渎之官,水道出焉。"元气升降出入和水液代谢,须以三焦为通道,若三焦功能失常,气机失调,血不上荣,则目失濡养;三焦水道不利,水湿上泛于目,则引发眼病。此外,神水由"三焦而发源"(《证治准绳·杂病·七窍门》),三焦失调,神水衰竭,可致目病。

综上,眼之能视,禀受于脏腑精气濡养及神之主宰,目中神膏、神水、神光、真精、真气、真血皆赖于脏腑阴阳合抟及神的变化和维持。眼与五脏六腑关系密切,生理上相互协调,相互依存,病理上相互影响,相互传变,正如《审视瑶函·目为至宝论》所说"大抵目窍于肝,生于肾,用于心,润于肺,藏于脾"。故临床诊察眼病时,应以整体观为指导,全面观察,综合分析。

第二节　五轮学说概要

五轮学说是借五轮与五脏关系将眼局部由外至内分为胞睑、两眦、白睛、黑睛与瞳神五部分,分别命名为肉轮、血轮、气轮、风轮与水轮五轮,内应于脾、心、肺、肝与肾五脏(图3-1),以说明眼的解剖、生理、病理,指导临床诊断与治疗。五轮学说起源于《黄帝内经》,

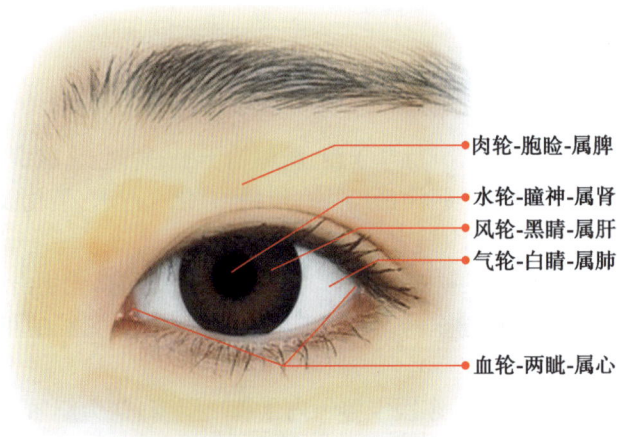

肉轮-胞睑-属脾
水轮-瞳神-属肾
风轮-黑睛-属肝
气轮-白睛-属肺
血轮-两眦-属心

图3-1　五轮部位与五脏分属关系图

现存医籍中,以《太平圣惠方·眼论》为最早记载,后世医家逐渐发展形成五轮学说。所谓轮,是取眼珠圆转运动似车轮之意。如《审视瑶函·五轮所属论》曰:"名之曰轮,其像如车轮圆转运动之意也。"《银海指南·五轮解》亦指出:"轮取圆转层护,犹之周庐环卫,以尊皇居也。"

1. **肉轮** 部位在胞睑,包括眼睑皮肤、皮下组织、肌肉、睑板和睑结膜。眼睑分上、下两部分,司眼之开合,可保护眼珠。胞睑在脏属脾,脾主肌肉,故称肉轮。脾与胃相表里,故胞睑病变常责之脾胃。

2. **血轮** 部位在内、外两眦,包括内、外眦部皮肤、结膜、血管及泪阜、半月皱襞和上下泪点、泪器。两眦在脏属心,心主血,故称血轮。心与小肠相表里,故两眦病变常责之心与小肠。

3. **气轮** 部位在白睛,包括球结膜、球筋膜和前部巩膜。其表层无色,薄而透明,具有润养眼珠的作用;里层色白,质地坚韧,具有保护眼珠内部组织的作用。白睛在脏属肺,肺主气,故称气轮。肺与大肠相表里,故白睛病变常责之肺与大肠。

4. **风轮** 部位在黑睛,即角膜。位于眼珠前部正中央,质地坚韧而清澈透明,是光线进入眼内的必经之路,有保护眼内组织的作用。黑睛在脏属肝,肝主风,故称风轮。肝与胆相表里,故黑睛病变常责之肝胆。

5. **水轮** 部位在瞳神,狭义指瞳子,即瞳孔;广义包括黄仁、神水、晶珠、神膏、视衣、目系等,水轮是眼明视万物的主要部分。瞳神在脏属肾,肾主水,故称水轮。因肾与膀胱相表里,故水轮病变常责之肾与膀胱。但因瞳神结构复杂,病变亦与其他脏腑密切相关。

五轮在解剖上互为毗邻,不能截然分割,如血轮为肉轮与气轮交汇形成,气轮与风轮相互移行。此外,眼外肌相当于眼带,为肉轮所属;黄仁居黑睛之后,合之而构成黑睛,生理上可将黄仁划归风轮;而瞳神乃由黄仁围成,故瞳神的功能直接与黄仁有关,因此黄仁与风、水二轮皆有关。五轮学说揭示了眼局部与全身的整体联系,通过观察各轮外显症状,推断相应脏腑内蕴病变,即五轮辨证,对临床具有一定指导意义和应用价值,但其亦有明显的局限性,如拘泥于"轮脏相应",易忽视眼局部各轮之间、眼与脏腑经络之间复杂的整体关系。因此,临证时既要查五轮,亦应从整体出发,四诊合参,局部辨证与全身辨证相结合,全面分析,才能准确诊治眼病。

第三节 眼与气血津液的生理关系

气血津液是维持视功能的基本物质,眼为清窍,其位至高,脉道幽深,结构复杂,唯气血津液轻清精微者方能上达于目,眼内气血津液常以"真气""真血""神水"等命名,视为至宝,以彰显其重要性。

一、眼与气

气的含义有二:一是指构成人体和维持生命活动的精微物质;二是指脏腑组织的功能活动。气对人体具有温养、推动、固摄和防御等作用。气之于眼,亦有同样重要的作用,正如刘完素《黄帝素问宣明论方·眼目门》所说:"眼通五脏,气贯五轮。"《审视瑶函·目为至宝论》称眼内之气为"真气",谓"真气者,即目经络中往来生用之气,乃先天真一发生之元阳也",说明眼的生理功能离不开气的贯注,若气失调和,则致眼病的发生。

二、眼与血

血为水谷精微所化生,正如《灵枢·决气》所说"中焦受气取汁,变化而赤,是谓血"。血之于眼有两个主要作用,一是"目得血而能视",血由心所主,由肝所藏,由脾所统,循行脉中,周流全身,是眼维持和发挥视功能的重要物质,谓之"真血";二是血能化生和濡养神水、神膏,血养水,水养膏,膏护瞳神。

三、眼与津液

津液是体内正常液体,清而稀者为津,浊而稠者为液,眼中之神水、神膏,均赖津液以滋养,神水在内则滋养神膏,神膏又能涵养瞳神,在外可润泽眼珠,保持着黑睛、白睛的润滑光泽。另外,津液还能补益脑髓,脑髓充足,则视物精明。

第四节　眼与经络的生理关系

经络是运行气血,沟通上下、内外、表里,联系脏腑器官的通路。眼与经络有密切的内在关系,《灵枢·邪气脏腑病形》说"十二经脉,三百六十五络,其血气皆上于面而走空窍,其精阳气上走于目而为睛",说明眼与脏腑之间靠经络连接贯通,保持着有机联系,不断将精微物质上输于目,以维持其正常视觉功能。

一、眼与十二经脉

十二经脉是经络系统的主干,首尾相贯,旁支别络纵横交错,三阴三阳表里相合,均直接或间接地与眼发生着联系(图3-2)。由于"手之三阳,从手走头;足之三阳,从头走足"(《灵枢·逆顺肥瘦》),头为诸阳之汇,故直接与眼发生联系的主要是阳经,阴经中与眼密切相连的是肝经和心经,现分述于后。

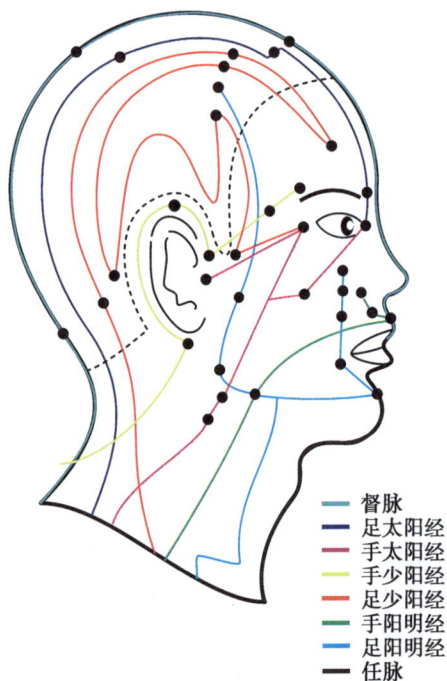

图3-2　眼部经脉循行

图例：
- 督脉
- 足太阳经
- 手太阳经
- 手少阳经
- 足少阳经
- 手阳明经
- 足阳明经
- 任脉

(一)循行于目外眦的经脉

1. 足少阳胆经　起于目外眦,其耳部支脉,从耳后入耳中,出耳前,行至外眦瞳子髎。其外眦部支脉,从瞳子髎下走大迎,会合手少阳经,达眼眶下方。

2. 手少阳三焦经　两条支脉与眼发生联系,一支脉从胸上项,沿耳后经翳风上行,出耳上角,至角孙,屈曲下行过面颊,直达眶之下。另一支脉,从耳后入耳中,经耳门出走耳前,与前一条支脉相交于颊部,至目外眦的瞳子髎与足少阳胆经交接。

(二)循行于目内眦的经脉

1. 足太阳膀胱经　起于目内眦睛明穴,在此与手太阳经相交。其直行者,从巅入脑,连属目本(即目系)。

2. 足阳明胃经　起于鼻旁迎香穴,上行鼻根部,经睛明与足太阳膀胱经交会,后循鼻外侧,经承泣、四白、巨髎下行。

（三）循行于两眦的经脉

手太阳小肠经经缺盆支脉，循颈上颊，至目外眦，转入耳中；颊部支脉，上行目眶下，抵鼻旁，至目内眦睛明穴，与足太阳经相接。

（四）循行于目眶下部的经脉

1. 手阳明大肠　经其支脉，上行头面，左右相交于人中之后，上挟鼻孔，循禾髎，终于眼下鼻旁之迎香穴，与足阳明胃经相接。

2. 足阳明胃经　起于鼻旁之迎香穴，上行而左右相交于鼻根部，过内眦睛明穴，与旁侧之足太阳膀胱经交会，再循鼻外侧经眼下方正中下行，经承泣、四白、巨髎，入上齿中。

（五）与目系有联系的经脉

1. 足厥阴肝经　沿喉咙之后，上入颃颡，本经直接与目系相连，再上出前额，与督脉相会于颠顶之百会穴。

2. 手少阴心经　其支脉，系目系。其手少阴之别，属目系。同时手少阴之正合目内眦，与手太阳经的支脉会合于目内眦之睛明穴。

综上所述，从头走足的足三阳之本经均起于眼或眼的周围，而从手走头的手三阳经皆有 1~2 条支脉终止于眼或眼的附近。此外，足厥阴肝经以本经、手少阴心经以支脉连于目系。

二、眼与经别

经别是十二经脉别出而行的部分，是正经别行深入体腔的支脉，亦是人体气血运行的通道。通过经别离、入、出、合的循行分布，使十二经脉对人体各部分的联系更趋周密，作用更加协调。其中与眼发生直接联系的经别有以下几条：

（一）与目外眦有联系的经别

足少阳与足厥阴之经别：足少阳经脉别出而行的正经，与足厥阴经脉合并；其别出一脉，入季胁间，沿胸里入本经胆腑，上行于面部，系于目系，与足少阳本经合于目外眦。

（二）与目内眦有联系的经别

手太阳与手少阴之经别：手太阳经脉别出而行的正经，入心，系于小肠本腑。手少阴经脉别出而行的正经，入属心本脏，上走面部，与手太阳合于目内眦。

（三）与目系有联系的经别及络脉

1. 足少阳之正　《灵枢·经别》说："足少阳之正……别者……系目系。"

2. 足阳明之正　《灵枢·经别》说："足阳明之正……上颏颡，还系目系，合于阳明也。"

3. 足太阳之正　《灵枢·寒热病》说："足太阳有通项入于脑者，正属目本，名曰眼系。"眼系即指目系。

4. 手少阴之别　《灵枢·经别》说："手少阴之别，名曰通里……循经入于心中，系舌本，属目系。"

三、眼与十二经筋

十二经筋隶属于十二经脉，是经脉之气结聚散络于筋肉关节的系统，循行分布与同名经脉多相吻合。十二经筋中与眼发生联系的主要为手足三阳经筋。

1. 足太阳之筋　起于小足趾爪甲外侧，其支筋像网络一样围绕上眼胞睑，然后向下结聚于颧骨处。

2. 足阳明之筋　其直行的支筋从鼻旁上行与太阳经筋相合,太阳经的经筋网维于眼上胞,阳明经的经筋网维于眼下睑,二筋协同作用,统管眼睑开合运动。

3. 足少阳之筋　其支筋结聚于目外眦,为目之外维。

4. 手太阳之筋　其直行的支筋,出耳上,前行而下结于颔,又上行联属目外眦,与手足少阳之筋相合。

5. 手少阳之筋　其支筋,上颊车,交会阳明之筋,循耳前上行,联属目外眦。

6. 手阳明之筋　其支筋,上行面颊,颧骨部,直行的向上循行,出手太阳之筋的前方,上至左额角,络于头部,再下行到右颔部。

总之,上述网维结聚于眼及其周围的经筋,共同作用支配眼睑开合、眼珠转动及头面部其他筋肉的正常活动。足厥阴肝之筋,虽未直接分布至眼,但肝主全身之筋,故其经筋与眼仍有着重要关系。

四、眼与奇经八脉

奇经八脉是十二正经之外的八条经脉,与脏腑无直接络属关系,彼此间无表里配合关系,循行分布于十二经脉间,具有加强经脉间联系和调节正经气血的作用。其中督脉、任脉、阴跷脉、阳跷脉及阳维脉与眼有直接联系。

1. 督脉　总督一身之阳经,故称"阳脉之海"。其主要运行于头项背后的正中线,一支别络绕臀而上,贯脊柱里,与足太阳膀胱经交于目内眦;另一支脉则从少腹直上,上系两目之下中央。

2. 任脉　总督一身之阴经,故称"阴脉之海"。其主要运行于颈喉胸腹的正中线,起于中极之下,沿着腹里上行,系两目下之中央,至承泣而终。

3. 阴跷脉、阳跷脉　分别主一身左右之阴阳。阴跷脉起于足跟内侧,上目内眦而入通于太阳、阳跷。阳跷脉起于足跟外侧,上目内眦而合于太阳、阴跷。两脉均通达并相交于目内眦之睛明穴,二经之气并行回还,有濡养眼目、司眼睑开合的作用。

4. 阳维脉　维系联络诸阳经脉,起于外踝下足太阳之金门穴,经肢体外后侧,上行至头颈,到前额,经目之眉上,再由额上顶,折向项后,与督脉会合。

评述

中医眼科基础理论探讨了眼和脏腑经络的生理和病理关系,对眼科疾病的中医药临床治疗具有重要指导意义。随着现代科学技术与中医眼科的深度交叉融合,分子生物学、生物信息学、代谢组学、眼微循环、眼科影像和人工智能等先进技术广泛应用于中医眼科基础和临床研究,阐释了肝开窍于目、肝脉连目系、心主血属目、眼肾相关、眼脑相关等脏窍理论的科学内涵,进一步深化和发展了中医眼科理论体系。近年来,在中医眼科理论指导下,深入研究了糖尿病视网膜病变、年龄相关性黄斑变性、视网膜静脉阻塞、青光眼视神经保护、视网膜退行性病变和干眼、近视等难治性眼病中医药干预机制及临床疗效,并开发了系列创新中药。利用电生理技术、经络传感技术、经穴效应评价技术等探索眼与十二经脉、肝脉连目系等中医理论的科学性,同时系统开展了针刺防治眼病作用机制和关键靶点的研究。结合人工智能、生物信息识别、智能影像、机器学习等技术,开发目诊仪、眼底望诊仪等特色智能中医装备的研究工作已取得突破性进展。中医药在眼科领域的传承、创新和发展必将为人类健康做出重要贡献。

（叶河江）

复习思考题

1. 简述眼与肝的生理关系。
2. 简述眼与肾的生理关系。
3. 简述五轮学说。
4. 简述眼与十二经脉的生理关系。

ER-4-1

◈◈◈ 第四章 ◈◈◈

病 因 病 理

学习目标

1. 掌握六淫邪气、疠气、七情失调以及微生物感染导致眼病的特点。
2. 熟悉脏腑、经络、气血、津液及玄府功能失调的特点。
3. 熟悉眼的炎症、血液循环障碍以及免疫反应的特点。

第一节 中医病因病机

一、病因

病因是指导致人体产生疾病的原因,也就是致病因素。引起眼病的原因很多,临床上眼病常见的病因包括六淫、疠气、七情失调、饮食失宜、劳倦、眼外伤、先天与衰老、其他等。这些因素既可单独致病,又可并存出现或相互影响。

(一)六淫

六淫,即风、寒、暑、湿、燥、火六种外感病邪的统称。六淫致病在眼病中较为常见,其致病常与季节气候、生活起居环境有关;致病途径多由肌表、口鼻而入,或直接侵犯眼部,故又称"外感六淫"。

1. 风

(1)风为阳邪,其性开泄:具有升发、向上、向外的特点。眼位至高,易受外来风邪侵袭。故风邪是外障眼病中最常见的病因。

(2)风性善行数变:风邪所致眼病往往发病急骤,变化迅速。

(3)易与他邪相合:如风与热合,则目赤肿痛,泪多眵结;风与湿并,则眵泪痒涩,眼睑肿胀湿烂。

2. 寒

(1)寒为阴邪,易伤阳气:寒邪直中,损伤阳气,目窍失其温煦濡养,以致泪液失约,神光被阻而致目病,症见冷泪外溢,翳障丛生,视物昏花。

(2)寒主收引:寒邪入侵,致肌腠闭塞,引发目病,症见胞睑紧束不舒,眼内紧涩不适;若外寒入侵面颊,可致颊筋拘急,引起口眼㖞斜。

(3)寒性凝滞:外寒侵袭眼部,经脉凝滞不通,则头目疼痛,胞睑紫胀,白睛脉络淡红或紫赤。

3. 暑

(1)暑为阳邪:发病有明显的季节性,为夏令之主气,暑热之邪攻及目窍,灼伤脉络,则目赤肿痛,眵泪黏稠;精气耗损,目失濡养则视物昏花。

（2）暑多夹湿,相合为患:由于夏季多湿,且多食凉饮,故暑热易兼夹湿邪,困阻脾胃,中气不运见胞睑重坠,目赤视昏,兼见胸闷泛恶、食少倦怠等。

4. 湿

（1）湿邪重着黏滞:湿邪所致眼病,眼症多黏滞不爽,缠绵难愈,反复发作。

（2）湿为阴邪,易阻气机:湿邪犯目,致气机升降失调,经脉不畅,如头重如裹、睑垂不举、视物昏暗。

（3）湿邪浊腻:湿邪伤目可见睑弦赤烂、渗流黄水,白睛黄赤,黑睛溃烂如腐渣等。

5. 燥　燥为阳邪,易伤津液:燥邪犯目,容易伤阴耗液,导致津液亏损,出现胞睑皮肤干燥,白睛红赤失泽、干涩不适,眼眵干结等。

6. 火　火与热性质相同,仅程度有别,热为火之渐,火为热之极,故火热常并称。

（1）火为阳邪,其性炎上:容易上攻头目,引发目疾,多为阳热证表现,如胞睑焮痛、大眦赤肿、白睛红赤、黑睛生翳、睛高突起、绿风内障等。

（2）火易灼伤脉络:火热灼伤脉络则白睛混赤、胬肉攀睛、火疳等,甚者迫血外溢则白睛溢血,血灌瞳神,或眼底出血而成暴盲。

（3）火热生眵:火热上攻目窍,可致眼眵等症状。

（二）疠气

疠气又称疫疠、时气、天行,是一种具有强烈传染性和流行性的致病邪气。疠气致病,来势急猛,传染性强,常有明显的季节性,多在夏季炎热情况下发生,其所致目病的临床表现与风火上攻的外障眼病相似,如天行赤眼、天行赤眼暴翳所表现的目赤肿痛等。

（三）七情失调

七情失调是指喜、怒、忧、思、悲、恐、惊七种情志的过度变化,超过了机体的适应范围,从而导致气机紊乱、经络不畅,脏腑功能失调。七情失调的致病特点如下:

1. 直接损伤脏腑　七情过激,喜伤心,怒伤肝,思伤脾,忧伤肺,恐伤肾,脏腑内损,精气不能上注于目,使目失濡养,常会引起眼部疾病,如视物昏花、视瞻昏渺、青盲等。

2. 影响气机　情志失度,使人体气机升降失常,气血功能紊乱而为病。如升之太过,气火上逆,熏蒸目窍,则可产生视力急剧下降的内障眼病,升之不及,精血不能上升,目失濡养可产生视力缓降的内障眼病。

3. 日久化火　七情过激或抑郁,使气机郁滞,郁火内生,上炎于目,可致目系、视衣充血、肿胀、渗出,神膏混浊,瞳神散大或紧小,黑睛溃烂,黄液上冲等严重眼病。

（四）饮食失宜

饥饱不节、饮食偏嗜和饮食不洁等均可损伤脾胃,导致眼病的产生。如暴饮暴食,脾胃功能减退,可致虚性眼病。嗜食肥甘厚味,辛热炙煿,酿成脾胃湿热,可致湿热性眼病。多食生冷,脾胃阳气受损,运化失常,湿聚痰生,可致痰湿性眼病。少食、偏食、择食,营养不足,脾胃虚弱,可致营养缺乏性眼病。

（五）劳倦

由劳倦而致眼病的因素包括体力、脑力、目力、房事等过度消耗。体力过度消耗,外伤筋骨,内伤脏腑,造成脏腑功能不足,而致虚性眼病。脑力过度消耗,暗耗心阴,营血不足,目失所养,亦可致虚性眼病。目力过度消耗是引起眼病的重要因素,最易出现视力疲劳,或假性近视变为真性近视。房事过度消耗,肾精暗耗,瞳神失养,可致视物昏蒙等内障眼病。

（六）眼外伤

眼居高位,暴露于外,易受外伤,而且还常招致外邪乘机而入,引起眼病。造成眼外伤的

笔记栏

因素包括异物入目、钝器伤、锐器伤、化学伤、热烫伤、辐射、毒虫咬伤等。轻者可致眼部不适,重者能引起视力严重损害,甚至失明。

(七)先天与衰老

1. 先天因素 母体羸弱,精血亏虚,使胎乏滋养致先天禀赋不足;孕妇饮食偏嗜,寒热不节,复感外邪,累及胎儿;孕期七情内伤,或房事不节,致阴血暗耗,虚损胎儿。常见的先天性眼病有胎患内障、小儿青盲、高风雀目等。

2. 衰老因素 人至老年,各种组织器官老化衰退,常表现为脏腑功能不足、气血亏虚等病理特点。如年老体衰,肝肾亏虚,精血不足,不能上荣于目,使目失濡养而导致视物昏花、能远怯近、圆翳内障等病症。

(八)其他因素

1. 局部病变继发 如眼外伤处理不当,导致白睛红赤或黑睛生翳,甚至眼珠灌脓;黑睛生翳治疗不当可发展为瞳神紧小。

2. 全身病变引起 如消渴病引起的消渴目病,风湿痹病引起的瞳神紧小,维生素 A 缺乏引起的雀目症等。

3. 药物不良反应 如药物过敏引起的风赤疮痍或眼丹,长期局部使用激素可引起五风内障等。

二、病机

病机是指疾病发生、发展与变化的机制。眼病的发生、发展,主要取决于正邪双方斗争的结果。由于引起眼病的因素多种多样,而受邪机体的体质又各不相同,因此眼病的病机比较复杂,但不外乎脏腑、经络、气血津液及玄府功能失调。

(一)脏腑功能失调

1. 心和小肠

(1)心火上炎:心火上炎于目,蒸灼脉络,迫血外溢,可致眼内出血、视力骤降等。

(2)心阴亏虚:心阴不足,阴不制阳,虚火上扰,出现两眦淡红微痛,干涩而痒,或致白睛溢血,神光自现,荧星满目诸症。

(3)心气不足:多由思虑劳心或久病体弱所致。心气不足,心阳不振,可致脉道瘀阻,或神光涣散、不耐久视、能近怯远等病症。

(4)小肠实热:心热下移小肠,可见口舌生疮、小便黄赤、视力下降等。

2. 肝和胆

(1)肝气郁结:情志不舒,肝郁气滞,气机不利,可见眼珠胀痛、视瞻昏渺、青风内障等。

(2)肝火上炎:肝郁气滞,日久化火,或五志过激,引发肝火,肝火上炎于目,可致目赤肿痛、黑睛生翳、瞳神紧小,甚至目系暴盲等。

(3)肝风内动:肝阴亏虚,筋脉失养,虚风内动,可见胞轮振跳,目睛瞤动;风火相煽,上攻头目,可致青风内障、绿风内障等;肝风夹痰,阻塞经络,可致目珠偏斜等。

(4)肝阳上亢:多为肾阴亏虚,阴不制阳,浮阳外越,可致青风内障、绿风内障、眼部出血、络阻暴盲、络瘀暴盲等病症。

(5)肝胆湿热:湿邪内蕴肝胆,郁遏化热,上蒸目窍,可致聚星障、凝脂翳、混睛障、瞳神紧小等病症。

(6)肝血亏虚:生血不足,或阴血亏虚,致肝血不足,目失濡养,可见眼干涩不适,频频眨眼,视物昏花,小儿可致夜盲、疳积上目等。

笔记栏

3. 脾和胃

（1）脾失健运：脾虚气弱，运化不力，脏腑精气化生不足且不能上养目窍，可致上胞下垂，眼睑无力，不耐久视，以及视物昏蒙等。

（2）脾不统血：脾虚气弱，统摄无权，则血不循经而溢于络外，导致多种出血性眼病。

（3）脾胃湿热：多由外感湿热，或饮食不节，过食肥甘，嗜饮酒醴所致。湿热蕴蒸，可致眼睑湿烂、瞳神紧小、云雾移睛、眼底水肿及渗出，甚则视衣脱离等。

（4）胃火炽盛：过食辛辣炙煿之品或热邪犯胃，胃火炽盛，循经上犯头目，可致目赤肿痛、针眼、眼睑丹毒等病症；火邪灼熏黄仁，可致瞳神紧小、黄液上冲等病症。

4. 肺和大肠

（1）肺气亏虚：久病亏耗，伤及肺气，则目失所养，视物不明；肺气不固则见眼前白光闪烁，甚至视衣脱落。

（2）肺气不宣：多由外邪犯肺，肺失治节引起。肺被邪伤，失于宣降，导致气血津液敷布失常，可致白睛溢血、浮肿，甚至红赤肿胀等症。

（3）肺阴不足：久病或燥邪耗伤肺阴使目失润养则见白睛干涩，赤丝隐隐等；若虚火上炎，可发金疳。

（4）肺热壅盛：肺热上扰，则白睛红赤肿痛，眵多胶黏；肺火亢盛，迫血妄行，则见白睛溢血；血热相搏，滞结于白睛深处，则见白睛里层呈紫红色核状隆起，痛而拒按；火热炽盛，肺金凌木，可致黑睛生翳。

（5）大肠实热：大肠有热，肺气不宣，可见白睛红赤肿胀等症。

5. 肾和膀胱

（1）肾阴亏虚：肾阴亏虚，阴精不能上濡头目，常见头晕目眩、眼干不适、视瞻昏渺、瞳神干缺、高风内障、圆翳内障等。

（2）肾阳虚衰：肾阳不足，命门火衰，神光失于温煦，可致近视、夜盲、青盲、高风内障等；阳虚火衰，不能温化水液，致水湿上泛，可见视衣水肿、渗出，甚至视衣脱落。

（3）肾精不足：肾精不足，则脏腑精气亏虚，眼目及脑髓失养，轻者视物昏花、头晕目眩，重者晶珠、神膏混浊，视物昏蒙，盲无所见。

（4）热结膀胱：湿热蕴结，膀胱气化失司，水湿上泛，可致视衣水肿、渗出，甚至视衣脱落。

总之，眼病的发生、发展、变化，虽然可由一脏一腑功能失调引起，但由于脏与腑、脏与脏、腑与腑之间的联系和影响，临床上多个脏腑同时发病的情况比较常见，临证时应做全面分析。

（二）经络功能失调

眼通五脏，气贯五轮。生理上，经络起着重要的贯通作用，以维持眼的正常功能；在病理上，经络又是邪气内外传注的重要通道。若经络不通，五脏六腑之精气不能上输于目，目失濡养，可致上睑下垂、目珠干涩、黑睛失泽、晶珠混浊、神膏混浊、视瞻昏渺等。若经气不利，气血阻滞，可致白睛赤丝虬脉、眼底脉络瘀滞、络阻暴盲等。若邪中经络，可致目珠偏斜等。

（三）气、血、津液失调

1. 气　眼与气的关系密切，正如《太平圣惠方·眼内障论》所言"眼通五脏，气贯五轮"。气的功能失调病机有虚实两类。

（1）气虚气陷：多由年老体衰、久病失养、劳倦伤气、饮食失调等所致。气虚无力敷布水谷精微以充养脏腑，则目中真气虚少，不能运行输送精血，目失濡养，可出现上胞下垂、冷泪常流、不耐久视、晶珠混浊、云雾移睛、黑睛陷翳久不平复；若气虚不能摄血，血不循眼内脉络而行,则发生眼内出血。

（2）气滞气逆:多由情志郁结、痰湿停聚、食滞不化、跌仆外伤等引起。气行不畅,血脉瘀阻,可致头目胀痛、视物昏花;气逆于上,血随气逆,破络贯瞳,轻则视物模糊,重者可致暴盲;气动化火,火盛生风,风火上扰,血脉壅阻,可致青风内障、绿风内障。

2. 血　《古今医统大全·眼科》云:"目得血而能视,故血为目之主,血病则目病,血凝则目胀,血少则目涩,血热则目肿。"可见,血之功能失调可引起眼病。

（1）血虚:多由失血过多,生化不足,久病失养,竭思瞻视,暗耗阴血所致。血虚不能上荣于目,可见头晕眼花、白睛干涩、黑睛少润、视瞻昏渺、坐起生花等;血虚生风,上扰于目,可见胞轮振跳、目睛瞤动。

（2）血热:多由外感邪热,或脏腑郁热侵入血分所致。邪热壅滞眼部,可致胞睑、白睛赤热肿痛;血受热迫,溢于络外,可致白睛溢血或眼底出血。

（3）血瘀:多由外伤、出血、久病、寒凝、气滞、气虚等所致。血瘀于胞睑则见胞睑青紫肿痛;血瘀于白睛则见血脉赤紫粗大、虬蟠旋曲;血瘀于黑睛则见赤膜下垂,甚至血翳包睛;血瘀于视衣则见视衣脉络阻塞,形成出血或缺血,导致视力下降或暴盲。

气与血两者常互为影响,临床上常常出现气滞血瘀、气虚血瘀、气血两虚、气不摄血、气随血逆等气血同病的病机。故临证时应分清主次,力求全面分析其病机。

3. 津液功能失调　津液由水谷精微化生。在目外为润泽之水,如泪液;在目内为充养之液,如神水、神膏。津液的病机主要表现为津液代谢异常,分为津液亏损和水液停滞。

（1）津液亏损:多由燥热之邪耗伤津液,或大汗、失血、吐泻不止,均可致津液耗损,目窍失养。在目外表现为干涩畏光、白睛不润、黑睛失泽等;在目内表现为神水、神膏枯萎,不能涵养瞳神,导致视物昏蒙,或盲无所见。

（2）水液停滞:津液输布失常由肺、脾、肾三脏功能失调,三焦气化不利,膀胱开合失司所致。肺失宣降,脾失健运,肾阳不振或三焦气化失调,或膀胱开合失司,均可致水液潴留。在胞睑可见浮肿;在白睛可见水肿,甚至肿起如鱼胞;在视衣可见水肿、渗出;若水液积聚视衣之下,可引起视衣脱落。

（四）玄府功能失调

《素问》中所言玄府是指汗孔,历代医家加以发挥,认为玄府是气出入升降之道路和门户。眼与玄府关系密切,生理上,玄府通利,气血精液升降出入有序,目视精明;病理上,玄府郁滞或闭塞,气血精津无以上注于目,目失所养,视觉功能受到影响。外邪、气滞、血瘀、水停等,此乃因实而闭;也可因于神败精亏、真元不足,而致目中玄府衰竭自闭,此为因虚而闭。如风火痰扰,热气怫郁,玄府滞塞,津液出入失常,神水瘀滞,则可发生绿风内障、青风内障等;如气机郁滞,玄府不通,精微物质不能上承于目,目失涵养,则可致暴盲、青盲等眼病。

第二节　西医病因病理

一、病因

眼与外界直接接触,常因细菌、病毒、真菌、梅毒螺旋体、衣原体、寄生虫等微生物感染,机体免疫反应、外伤、遗传、衰老、先天异常、心理因素、不注意用眼卫生、药物过敏或中毒所致,或由高血压、糖尿病、肾炎等全身性疾病致病。

（一）细菌感染

1. 葡萄球菌属　金黄色葡萄球菌是眼及其周围组织化脓性炎症或毒素性眼病的重要

致病菌,常致睑缘炎、睑腺炎、结膜炎、角膜溃疡、泪囊炎、眼外伤或内眼术后眼内炎、全眼球炎等。

2. 链球菌属　乙型溶血性链球菌的 A 群致病力最强,可致膜性结膜炎、新生儿假膜性结膜炎、急性泪囊炎、角膜溃疡、眼睑丹毒、眼内炎等;肺炎球菌的 3、7、10 型常致急性或慢性泪囊炎、泪小管炎、眼内炎等。

3. 奈瑟球菌属　淋病奈瑟菌常致淋菌性结膜炎、角膜溃疡、眼内炎、眶蜂窝织炎等;脑膜炎奈瑟菌经血行播散到眼时可致转移性眼内炎。

4. 铜绿假单胞菌　可致角膜溃疡、化脓性眼内炎、眶蜂窝织炎、泪囊炎、新生儿结膜炎等。

5. 莫拉双杆菌　主要导致眦部睑缘炎、慢性滤泡性结膜炎,偶致角膜溃疡、眼内炎等。

6. 结核分枝杆菌　血行播散时可致播散性脉络膜视网膜炎、葡萄膜炎等。对结核菌蛋白过敏性眼病主要有泡性眼炎、葡萄膜炎、视网膜血管炎、脉络膜炎等。

7. 星形奴卡菌　可致慢性角膜结膜炎、角膜溃疡、泪道感染、结膜肉芽肿、眼外伤或内眼术后眼内炎。

8. 痤疮丙酸杆菌　眼穿通伤、玻璃体手术、角膜移植滤过术等内眼手术感染本菌可致迟发性慢性葡萄膜炎、玻璃体炎、眼内炎、黄斑囊样水肿等。

（二）病毒感染

1. 疱疹病毒　单纯疱疹病毒感染可致眼睑、睑缘单纯疱疹,急性滤泡性结膜炎,单纯疱疹病毒性角膜炎,视网膜脉络膜炎,前葡萄膜炎等;水痘-带状疱疹病毒常致眼睑皮肤带状疱疹、巩膜炎、角膜炎、急性视网膜坏死综合征等。

2. 腺病毒　可致流行性角结膜炎、咽结膜炎、非特异性滤泡性结膜炎等。

3. 风疹病毒　孕妇在妊娠的早期感染风疹病毒,病毒可通过胎盘感染胎儿,发生先天性风疹病毒综合征。

4. 肠道病毒　新型肠道病毒 70 型主要引起急性出血性结膜炎、角膜上皮点状脱落、虹膜炎等;柯萨奇病毒 24 型也可致急性出血性结膜炎。

5. 巨细胞病毒　可引起巨细胞病毒性视网膜炎、视网膜脱离、葡萄膜炎、角膜内皮炎等,先天性巨细胞病毒感染眼病可引起小眼球、先天性白内障等。

6. EB 病毒　可致急性滤泡性结膜炎、钱币状角膜炎、前葡萄膜炎、泪腺炎等。

7. 冠状病毒　新型冠状病毒感染可引起一系列眼部疾病,包括结膜炎、浅层巩膜炎、视网膜血管阻塞、视神经炎、脑神经麻痹或 Miller Fisher 米勒-费尔希综合征等。其中结膜炎多为新型冠状病毒感染患者的首发病变,较肺部病变更早出现。

8. 人类免疫缺陷病毒（HIV）　眼部出现并发症者可达 82.6%,以视网膜棉绒斑、巨细胞病毒性视网膜炎、眼部卡波西肉瘤较为常见。

（三）真菌感染

真菌为条件致病菌,可发生外源性或内源性真菌感染。

1. 霉菌　曲霉菌以角膜炎和眼内炎最常见;镰刀菌常致角膜穿孔而引起真菌性眼内炎。

2. 酵母菌　白念珠菌可致真菌性角膜溃疡、眼内炎等;溶组织酵母菌累及眼部可出现上睑下垂、复视、斜视、视神经炎、转移性眼内炎等。

3. 二相性真菌　申克孢子丝菌可引起泪囊炎、角膜实质炎、全眼球炎、眶蜂窝织炎等;荚膜组织胞浆菌,经血行播散到眼,引起脉络膜视网膜炎、肉芽肿性葡萄膜炎等。

（四）衣原体感染

与眼病有关的衣原体有沙眼衣原体和包涵体结膜炎衣原体。沙眼衣原体是沙眼的病原体,包涵体结膜炎衣原体可致新生儿包涵体性结膜炎、成人包涵体性结膜炎或游泳池结膜炎。

（五）螺旋体感染

1. 疏螺旋体属　Lyme 病螺旋体引起的眼病常是 Lyme 病的部分表现,临床可见结膜炎、角膜炎、虹膜睫状体炎、弥漫性脉络膜炎、渗出性视网膜脱离、眼内炎等。回归热螺旋体可致结膜炎、角膜炎、葡萄膜炎、脉络膜视网膜炎、视神经炎等。

2. 密螺旋体属　先天性梅毒在眼部可致弥漫性视网膜色素上皮增生和萎缩交替,形成特征性椒盐状眼底改变,有时伴见虹膜睫状体炎和视神经病变;后天性梅毒可致各种眼内炎症,常见病变有角膜基质炎、虹膜睫状体炎、巩膜炎、弥漫性脉络膜视网膜炎、弥漫性视神经视网膜炎等。

3. 钩端螺旋体属　钩端螺旋体所致眼病主要表现为虹膜睫状体炎、脉络膜炎、全葡萄膜炎,少数患者可出现角膜炎、视网膜出血、球后视神经炎、眼肌麻痹等。

（六）寄生虫感染

1. 原虫类　弓形虫是寄生虫感染所致眼病中最常见的病因。先天性弓形体眼病主要表现为脉络膜视网膜炎;后天性弓形体眼病多表现为局限性渗出性脉络膜视网膜炎。棘阿米巴主要引起棘阿米巴角膜炎。

2. 蠕虫类　猪肉绦虫的囊尾蚴可寄生于眼部各部位,但大量囊尾蚴寄生于视网膜下或玻璃体内,常表现为脉络膜视网膜炎或化脓性全眼球炎。蛔虫的幼虫通过血液循环到达眼部可在视网膜下、玻璃体内寄生,出现眼内炎、肉芽肿性葡萄膜炎、玻璃体脓肿等。

3. 节肢动物类　松毛虫在眼部可引起眼睑红肿、结膜充血、角膜炎、顽固性葡萄膜炎等。眼蝇蛆病是由飞蝇幼虫寄生于结膜囊、前房及玻璃体内,引起结膜炎、眼内炎等。蠕螨常寄生于睫毛毛囊内,引起睑缘炎、睫毛毛囊炎。

二、病理

（一）眼的炎症

炎症(inflammation)是机体对各种病原因子所产生的一种非特异性防御反应,目的在于局限、消灭和排除外来的损害因子和因伤致死的细胞。炎症的原因大致可分为物理性因素、化学性因素、生物性因素和免疫性因素四大类。

变质、渗出和增生是任何炎症的 3 种基本病变过程。一般炎症早期以变质和渗出为主,后期则以增生为主,但三者是密切联系的。

1. 变质　是指炎症局部组织发生的各种变性和坏死,常发生于实质细胞和间质。如细菌性角膜炎时,角膜组织均可发生不同程度的变性和坏死。

2. 渗出　是以炎症灶内产生大量渗出物为特征,并常伴有组织细胞的变性和坏死。渗出性炎症的重要标志是以血管反应为中心的渗出性病变。根据渗出物的特点可分为浆液性、纤维素性、化脓性、出血性和卡他性。

3. 增生　以炎症局部组织的巨噬细胞、内皮细胞和成纤维细胞增生为主要特征,常伴有不同程度的变质和渗出。眼部组织增生的细胞主要来源于视网膜色素上皮细胞、睫状体无色素上皮细胞、葡萄膜内的血管性结缔组织和视网膜的胶质细胞。视网膜色素上皮细胞的增生多见于脉络膜视网膜炎,是脉络膜视网膜炎后期或反复发作的常见眼底改变;血管性结缔组织的反应性增生可致增生性视网膜病变、脉络膜新生血管等;视网膜的胶质细胞增生多表现于慢性炎症的视网膜萎缩区,常被增生的胶质细胞所代替,其边缘常伴有视网膜色素上皮细胞增生。根据增生的不同特征一般将增生分为一般增生性炎症、肉芽肿性炎、炎性息肉、炎性假瘤。

（二）眼的血液循环障碍

1. 眼局部血液循环量的异常 眼局部血管出现迂曲、扩张，或管径变狭窄，或微动脉瘤及新生血管的形成，均可导致眼部的血液循环发生障碍。如虹膜出现的新生血管；视网膜静脉阻塞时，静脉的扩张、迂曲、腊肠样改变；视网膜动脉阻塞时，动脉的变细、白线样改变；糖尿病视网膜病变发生时，视网膜出现微动脉瘤、静脉串珠样改变等。这些眼部血管的异常改变，都会导致眼部的充血或缺血，严重缺血者还可引起组织坏死。

2. 眼组织的血栓和栓塞 血栓因血管内膜损伤、血流状态和血液性质发生改变而形成。血管内膜损伤后，释放血栓素和凝血酶，促使血小板聚集，激发凝血过程；当血小板数量增加、血浆中凝血因子含量增加、红细胞聚集性及纤维蛋白原增加等血液性质发生改变时，血液呈现高黏度、血液凝固性增加，血流缓慢，形成血栓。如由炎症等原因所致视网膜血管内膜损伤而产生的视盘血管炎；因血栓或其他栓子阻塞血管所致的视网膜动脉阻塞；因血管内膜损伤、血流状态和血液性质发生改变而发生的视网膜静脉阻塞等。

（三）眼组织的损伤与修复

1. 眼组织的损伤 细胞和组织的损伤可分为两类：一为组织的断裂，如刀伤；二为细胞、组织代谢障碍引起的形态改变。后者又可分为萎缩、变性和坏死三类。

（1）萎缩：是指发育正常的器官、组织或细胞的体积缩小。病理性萎缩的常见原因有老年性萎缩、营养不良性萎缩、压迫性萎缩、神经性萎缩、失用性萎缩、内分泌性萎缩等。常见萎缩如老年性眼眶脂肪萎缩使老年人眼球凹陷，高度近视时出现睫状体、脉络膜、视网膜的萎缩，垂体肿瘤压迫导致视神经萎缩等。

（2）变性：是指细胞新陈代谢障碍引起的形态变化，表现为细胞或细胞间质内出现一些异常物质。常见的变性有混浊肿胀、水变性、玻璃样变性、纤维素样变性、黏液样变性、淀粉样变性、病理性钙化及病理性色素沉着等。如睑裂斑、翼状胬肉、角膜老年环、晶状体混浊、玻璃体变性、视网膜色素变性等。

（3）坏死：是指局部组织、细胞的死亡。根据其形态表现可分为凝固性坏死、液化性坏死、脂肪坏死等。眼科常见的坏死有视网膜中央动脉阻塞后的视网膜坏死，强酸或强碱造成的结膜、角膜组织的坏死等。

2. 眼组织的修复 修复是指当机体的细胞、组织或器官损伤后发生缺损时，其周围健康组织发生增生来加以修补的过程。组织缺损后由相同的细胞分裂、增生来完成修复的过程则称为再生。结缔组织细胞、表皮、黏膜的再生能力较强，损伤后一般能得以完全再生，如结膜、角膜上皮细胞受损后的再生；而神经细胞难以再生，损伤后由神经胶质细胞增生补充，如视神经受损后则难以再生。

创伤愈合是指创伤后所引起的病理过程的总称，以组织再生为主要过程。根据损伤的程度及有无感染，创伤愈合可分为两类。一期愈合：组织缺损少、创缘整齐、无感染、创面对合严密的伤口，愈合时间短，形成瘢痕少，如手术切口；二期愈合：组织缺损大、创缘不整齐、创面对合不严密的伤口，愈合时间长，形成瘢痕较大，如某些眼外伤的伤口。

3. 眼组织的代偿与适应 代偿是指在疾病过程中，某器官的结构遭到破坏，或功能代谢发生障碍时，机体调整原器官或其他器官的代谢、功能和结构予以替代、补偿损伤器官，建立新的平衡关系的现象。如因外伤或手术所致角膜内皮细胞缺损，其邻近的角膜内皮细胞发生肥大、并移行到缺损处，以替代、补偿缺损细胞。适应是指当环境改变、器官损伤或功能发生改变时，机体常常通过改变自身的代谢、功能和结构加以协调的过程。如共同性斜视时，为消除复视双眼可形成异常视网膜。

（四）眼的免疫病理

1. 眼的超敏反应 是指机体受同一抗原再次刺激后产生的一种异常或病理性免疫反应。超敏反应主要表现为组织损伤和/或生理功能紊乱。眼睑和结膜是Ⅰ型超敏反应的好发部位，引起的常见眼病有急性过敏性结膜炎、春季结膜炎、巨乳头性结膜炎等。由Ⅱ型超敏反应引起的常见眼病有角膜移植排斥反应、自身免疫性葡萄膜炎、重症肌无力等。Ⅲ型超敏反应所致的眼病常归纳为两种形式：①急性反应，主要见于角膜炎、晶状体过敏性葡萄膜炎；②慢性反应，其炎症呈反复发作的慢性过程，如某些巩膜炎、角膜炎、内源性葡萄膜炎等。此类眼病多为自身免疫性疾病。典型的Ⅳ型超敏反应没有抗体参加，但在眼病中常有抗原的参与，如角膜移植术后早期的排斥反应。

2. 自身免疫性疾病 多见于眼组织，多具有免疫原性，而且多具有隐蔽抗原性质，在外伤、感染、手术、理化等多因素影响下，可改变和增强其抗原性，并大量释放。许多感染性眼病的慢性过程中，常有自身免疫反应参与其病理过程，使其病变复杂而迁延，不易治愈。

评述

眼病的病因病机是中西医结合眼科重要的基础知识，人体是一个有机的整体，眼作为一个独立的器官，与全身脏腑关系密切，在病因作用下眼病可产生多种病理反应，出现多种症状和体征，临床根据症状和体征及病史来推求病因，从而为治疗用药提供依据，这是中医的"审因论治""辨证求因"，临床上全面了解眼的中医和西医的病因病机知识，对于提高临床诊疗水平具有重要意义。

（李汝杰）

复习思考题

1. 简述六淫的特性、致病特点及临床表现。
2. 简述心脏功能失调导致眼病的机制及临床表现。
3. 七情发病的机制和致病特点是什么？
4. 常见导致眼病的细菌有哪些？试分析其导致眼病的临床特点。

ER-5-1

PPT 课件

第五章
眼科检查与诊断

眼科检查主要包括视功能、眼部形态学等各种常规及仪器检查,包括中医学中的眼科问诊内容,眼科检查的结果是进行眼病诊断的重要依据。中医眼病辨证,主要有辨外障与内障、辨翳与膜、辨眼部症状、辨内眼病变等眼科独特的辨证方法,还需与常用的八纲辨证、脏腑辨证、六经辨证、病因辨证等方法相结合。

第一节　眼科问诊

问诊在眼科诊断中占有重要的地位,通过询问患者或家属,了解眼病的发病原因、发病时间、起病情况、治疗经过及疾病转归,以及了解眼部及全身的自觉症状,为眼病的诊断与辨证提供依据。

一、病史采集

(一)一般情况
一般情况包括姓名、性别、年龄、职业、通信地址、电话等。

(二)主诉
主诉是指最主要的自觉症状或最明显的体征及其持续的时间,注意眼别。

(三)现病史
1. 发病时间与情况　包括发病时间,单眼或双眼,初发或复发,是否有时间性或季节性,有无先兆症状,起病急骤或缓慢,病情进展中性质或程度有无变化等。

2. 发病原因　了解可能引起发病的各种因素,如有无感冒、情绪激动、精神创伤、过度劳累、饮食不节、外伤、目力使用情况等,有无过敏药物、化学物质接触史等。

3. 诊治经过　是否经过诊治,在何处用过什么药物及其治法,疗效如何,目前是否还在继续使用等。

(四)既往史
既往史包括既往健康情况,有无类似眼病、其他眼病或全身性疾病等,有无过敏史,注意视力的情况及是否戴镜等。

（五）个人史

记录可能与眼病相关的特殊嗜好、生活习惯和生活环境等。

（六）家族史

了解家族情况,有无遗传性疾病或类似眼病,父母是否近亲结婚等。

二、问眼部及全身症状

（一）眼部症状

1. 视觉异常　询问视力是否下降,是突然下降还是缓慢下降,是远视力下降还是近视力下降,抑或远近视力均下降;眼前是否有阴影,是飘浮不定还是固定不移;视物不清有无时间性,是白昼如常而入暮视物不见还是白昼视物不见而入暮如常,或强光下视物不清而暗处视物稍清;有无视一为二,视物变形,视物变色;视灯光有无虹视,眼前有无闪光感等。

2. 眼痛　询问眼痛的性质、部位、特点及兼症。是涩痛、灼痛、刺痛,还是胀痛、抽痛、隐痛;是眼前部痛,还是眼后部痛,抑或眼珠转动时痛;眼痛是持续不减还是时作时止,抑或阅读后痛,眼痛是否伴有头痛、眉棱骨痛、恶心呕吐等全身症状。

3. 眼痒　询问眼痒的特点与程度,是否与季节有关,是春夏加剧秋冬减轻,还是秋冬加剧春夏减轻;或迎风痒甚,无风痒轻,是痒如虫行,奇痒难忍,还是微痒不舒,时作时止。

4. 目涩　询问目涩的性质、程度和兼症。目涩是否兼有目赤、生翳,有无异物入目,有无泪液减少,是否伴有口、鼻、咽喉干涩。

5. 畏光　询问畏光的程度及兼症。是目赤多眵而畏光,还是无眵痛而畏光;如果眼部正常而有畏光,应询问发生的诱因,是否可自然缓解。

6. 眼眵　眵即眼的分泌物。询问有眵无眵,是骤起还是常有,眵稠或稀,或呈丝状,色黄或白,量多或少等。

7. 眼泪　询问流泪的特点及性质。是冷泪长流,还是热泪如汤,是迎风流泪,还是无时泪下;是眼涩痛、畏光伴流泪,还是目昏流泪等。

（二）全身症状

1. 头痛　眼病常伴有头痛,询问头痛的时间、部位与性质。是暴痛还是久痛,是持续不减还是时作时止;头痛部位是在额部、颞部、头顶还是在后部,是满头痛还是偏头痛;是隐痛还是剧痛,是头痛如锥、痛如裹缠还是痛如斧劈等。

2. 饮食与二便　询问平素饮食习惯嗜好,近日食欲与食量有无增减;是否有口干、口苦、口臭;是否口渴欲饮,喜冷饮或热饮,或渴不喜饮;有无大便干结或溏泄,小便清利或黄赤等。

3. 睡眠　是难以入睡,或易惊易醒,还是神疲乏力、嗜卧多寐等。

4. 妇女经带胎产　询问月经的周期、经量、颜色,有无经前胁胀或经来腹痛,白带量多或量少,清稀似水或黏稠腥臭;是否怀孕、哺乳,或新产之后,分娩时是否出血过多等。

第二节　眼科常规检查

一、视功能检查

眼科视功能检查包括视觉心理物理学检查(如视力、视野、色觉、暗适应、立体视觉、对比敏感度等)和视觉电生理检查两大类。

（一）视力

视力也称为视敏度(visual acuity)，是指测量最小可分辨空间目标的大小，即眼睛分辨视野中最小空间距离的两个物体的能力，包括远视力和近视力检查。视力主要反映黄斑区的功能。日常屈光状态下不戴镜所测得的视力称为裸眼视力，验光戴镜后的视力称为矫正视力。临床诊断及视残等级一般是以矫正视力为标准，临床上≥1.0的视力为正常视力。

1. 视力表原理及种类　视力表是根据视角原理(图5-1)设计的。正常情况下，人眼能分辨出两点间的最小距离的视角是1分(1′)角。视力计算公式为 $V=d/D$，V为视力，d为实际看见某视标的距离，D为正常眼应当能看见该视标的距离。国际标准视力表1.0的标准为可看见1′角空间变化的视标的视力。我国一般采用小数表示法。如国际标准视力表上1.0及0.1行视标分别在5m及50m处检测1′角的视标。如果在5m处才能看清50m处对应1′角的视标，代入上述公式，其视力=5m/50m=0.1。有些国家不采用小数表示法，而是直接按上述公式的分数表示。将视标置于6m(或20英尺)处，其视力可记录为6/6、6/12、6/30、6/60，或20/20、20/40、20/100、20/200等，转换为小数分别为1.0、0.5、0.2、0.1等。

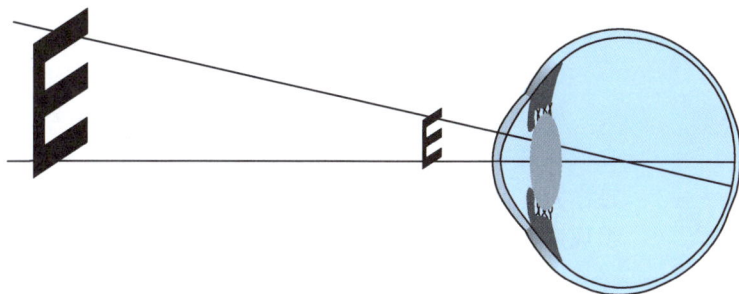

图5-1　视角

国外的最小分辨角对数表达(logarithm of minimal angle of resolution, LogMAR)视力表采用对数法进行视标等级的分级。ETDRS视力检查法是国外临床试验的标准方法，采用对数视力表，视标增率为1.26，每隔3行视角增加1倍。该表一共14行，每行5个字母，检查距离为4，识别1字为1分，全部识别为100分，相当于视力2.0。对数分级的视力表用于科研统计相对更为合理。我国推荐使用缪天荣设计的对数视力表，相邻两行视标大小之恒比为1.26倍，采用5分记录法。

视标的种类多样，最常见的视标为"E"字形、英文字母、阿拉伯数字、Landolt带缺口的环形视标、儿童使用的简单图形视标等。

2. 视力检查方法

（1）远视力：在中等适光亮度下，受检者与视力表(图5-2)的距离5m，使1.0行与受试眼在同一高度。双眼分别检查，习惯上先查右眼再查左眼，从上至下指出视标开口的方向，如受检者在3秒内正确辨认，则将能够正确辨认的最小视标所对应的视力记录下来。

1）视力不足以辨认最大的视标(0.1行)：可让受检者向视力表走近，直到能够辨认最大视标为止。以实际距离计算，将眼与视力表的距离除以5再乘以0.1即为患者的视力。如果辨认最大视标的距离为4m时，则视力为0.1×4/5=0.08。受检者远视力低于1.0时，需加针孔或戴镜矫正，如视力有改进则可能有屈光不正。

2）指数：视力低于0.02者，改用指数表示视力，受检者背向光线，检查者伸出不同数量的手指让受试者辨认，检查距离从1m开始逐渐移近，记录受试者能够正确辨认手指的距离，

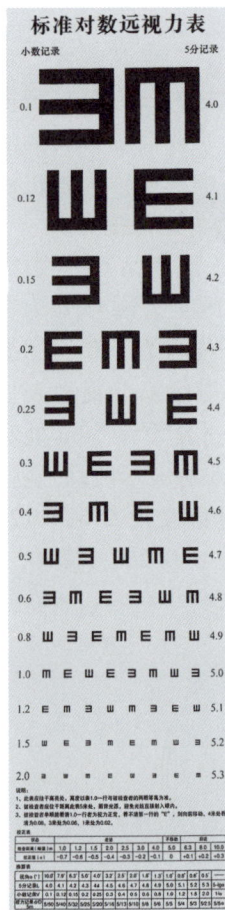

图 5-2 标准对数视力表

如"指数/30cm"。

3）手动：如在眼前 5cm 处不能正确数指，改测手动，在受检者眼前摆动检查者的手，记录能够正确判断手动的距离，如"手动/30cm"。

4）光感：不能正确判断手动者，则检查光感。在暗室中用手电筒或者检眼镜照射受检眼，受检者判断是否有光，判断正确为"光感"，否则为"无光感"。有光感者还要检查光定位，嘱患者注视前方，检查者用电筒在受试眼 1m 处，上、下、左、右、左上、左下、右上、右下变换光源位置，用"+""−"表示光源定位的"阳性""阴性"。

（2）近视力：常用标准近视力表检查，表的外观与远视力表相同，但是视标按距离缩小，检查距离 30cm，也可让受试者自行改变距离，将所看到的视力和阅读距离一起记录，如 0.5/20cm。国外有采用 Jaeger 近视力表，J1 为正常近视力，J2~J7 为近视力不同程度的降低。

远视力近视力联合检查可以帮助了解受检者的屈光状态，评估受检者的生活和阅读能力。

（二）视野

视野是指眼向正前方固视时所见的空间范围，相对于视力的中心视敏度而言，它反映了周边视敏度。距注视点 30° 以内范围的视野称为中心视野，30° 以外范围的视野称为周边视野。世界卫生组织规定视野半径 ≤10° 者，即使视力正常也属于盲。许多眼病及神经系统疾病可引起视野的特征性改变，视野检查对其诊断有重要意义。

1. 视野计的分类 在临床应用上，视野检查的基础是患者在均一的背景照明上发现一个光点的能力，即不同的光敏感性。视野检查经历了动态视野测试、动态视野和静态视野的联合应用，以及为计算机所控制的自动视野。后者目前已经得到广泛的应用。

（1）动态视野计：检查时将各种强度和颜色的光刺激从患者看不见的周边部向中央部移动，受试者看见刺激视标时做出反应。将依次测得各子午线同一种刺激强度所获得的点相连就可得出看得见和看不见之间的边界，即动态视野检查的等视线。当沿着一系列径线进行测试时，看不见某些刺激的区域称为暗点。

（2）静态视野计：静态视野检查是应用静态定量视野计（如 Goldmann 视野计）一次一个点地探索视野中一些点的阈值，阈值静态视野计可确定大量预选位点可见和不可见之间的阈值，它确定已知点的未知阈值刺激值，与动态视野试验不同。

（3）自动视野计：主要用于进行静态视野测试，测定每个视标刺激点处的阈值。目前在临床应用最多的是 Humphrey 视野计系列和 Octopus 视野计系列（图 5-3）。

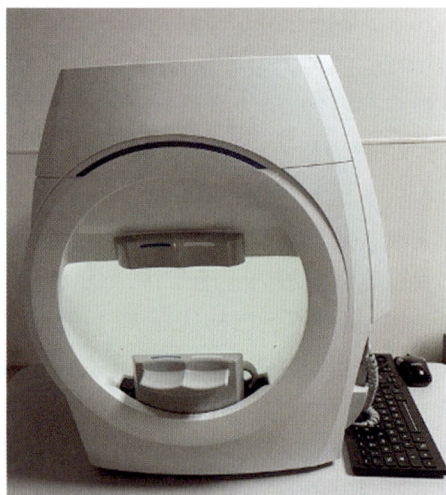

图 5-3 Humphrey 视野计

2. 视野检查的临床应用　视野检查在临床得到广泛的应用,主要用于青光眼和视路病变患者,可对视网膜病变区的视功能进行定量评价。此外,也可用于慢性中毒性病变和功能性视野缺损的评价。

（1）正常视野:用直径 3mm 的白色视标检查周边视野的正常值为上方55°、下方70°、鼻侧60°、颞侧90°（图5-4）。用蓝、红、绿色视标检查,周边视野依次递减10°左右。生理盲点中心在固视点颞侧15.5°,在水平线下 1.5°,其垂直径为(7.5±2)°,横径为(5.5±2)°。生理盲点的大小及位置因人而稍有差异。在生理盲点的上下缘均可见到有狭窄的弱视区,为视盘附近大血管的投影。

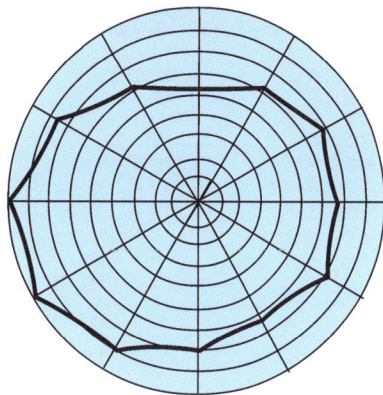

图5-4　正常视野范围

（2）病理性视野:除生理盲点外,出现其他任何暗点均为病理性暗点（图5-5）。常见的病理性视野表现如下:

1）向心性视野缩小:常见于视网膜色素变性、青光眼晚期、球后视神经炎、周边部视网膜脉络膜炎等。

2）偏盲:以注视点为界,视野的一半缺损称为偏盲。它对视路疾病定位诊断极为重要。①同侧偏盲（homonymous hemianopsia）:多为视交叉以后的病变所致,包括部分性同侧偏盲、完全性同侧偏盲和象限性同侧偏盲。以部分性同侧偏盲最多见,缺损边缘呈倾斜性,双眼可对称也可不对称。上象限性同侧偏盲,见于颞叶或距状裂下唇的病变;下象限性同侧偏盲则为视放射上方纤维束或距状裂上唇病变所引起。同侧偏盲的中心注视点完全二等分者,称为黄斑分裂（macular splitting）,见于视交叉后视束的病变。偏盲时注视点不受影响者称为黄斑回避（macular sparing）,见于脑皮质疾病。②颞侧偏盲（temporal hemianopsia）:为视交叉病变所引起,程度可不等,表现为从轻度颞上方视野缺损到双颞侧全盲。③扇形视野缺损:扇形尖端位于生理盲点,见于视网膜分支动脉阻塞或缺血性视盘病变;扇形尖端位于中心注视点为视路疾病;象限盲为视放射的前部损伤;鼻侧阶梯为青光眼的早期视野缺损。④暗点:中心暗点常见于黄斑部病变、球后视神经炎,中毒性、家族性视神经萎缩等;弓形暗点多为视神经纤维束的损伤,常见于青光眼、有髓神经纤维、先天性视盘缺损、视盘玻璃膜疣、缺血性视神经病变等;环形暗点见于视网膜色素变性、青光眼等;生理盲点扩大见于视盘水肿、先天性视盘缺损、有髓神经纤维、高度近视眼等。

（三）色觉

人类视觉系统的适宜刺激是一定波长范围内的电磁辐射。正常人眼除对波长为380~780nm 的电磁辐射可分辨出约150 种色调外,还可分辨出自然界存在而光谱上不存在的30 多种非光谱色调,若考虑到色调、亮度和饱和度的不同,人眼能分辨 13 000 多种颜色。对颜色辨认的缺陷称为色觉异常（color vision defect）,可分为先天性色觉异常（congenital color vision defect）和后天性色觉异常（acquired color vision defect）。

先天性色觉异常为 X 染色体隐性遗传,其发病率在不同种族和不同民族有所不同。先天性色觉异常具有出生时就存在、终生不变、双眼对称和向后代遗传的特点。后天性色觉异常为眼病、全身病、中毒等原因引起的色觉异常,可单眼起病,色觉异常程度会随疾病的好转或恶化而变化。色觉异常的检查主要有三大类方法:假同色图试验（pseudoisochromatic plate test）、色相排列试验（arrange test）和色觉镜（anomaloscope）检查。

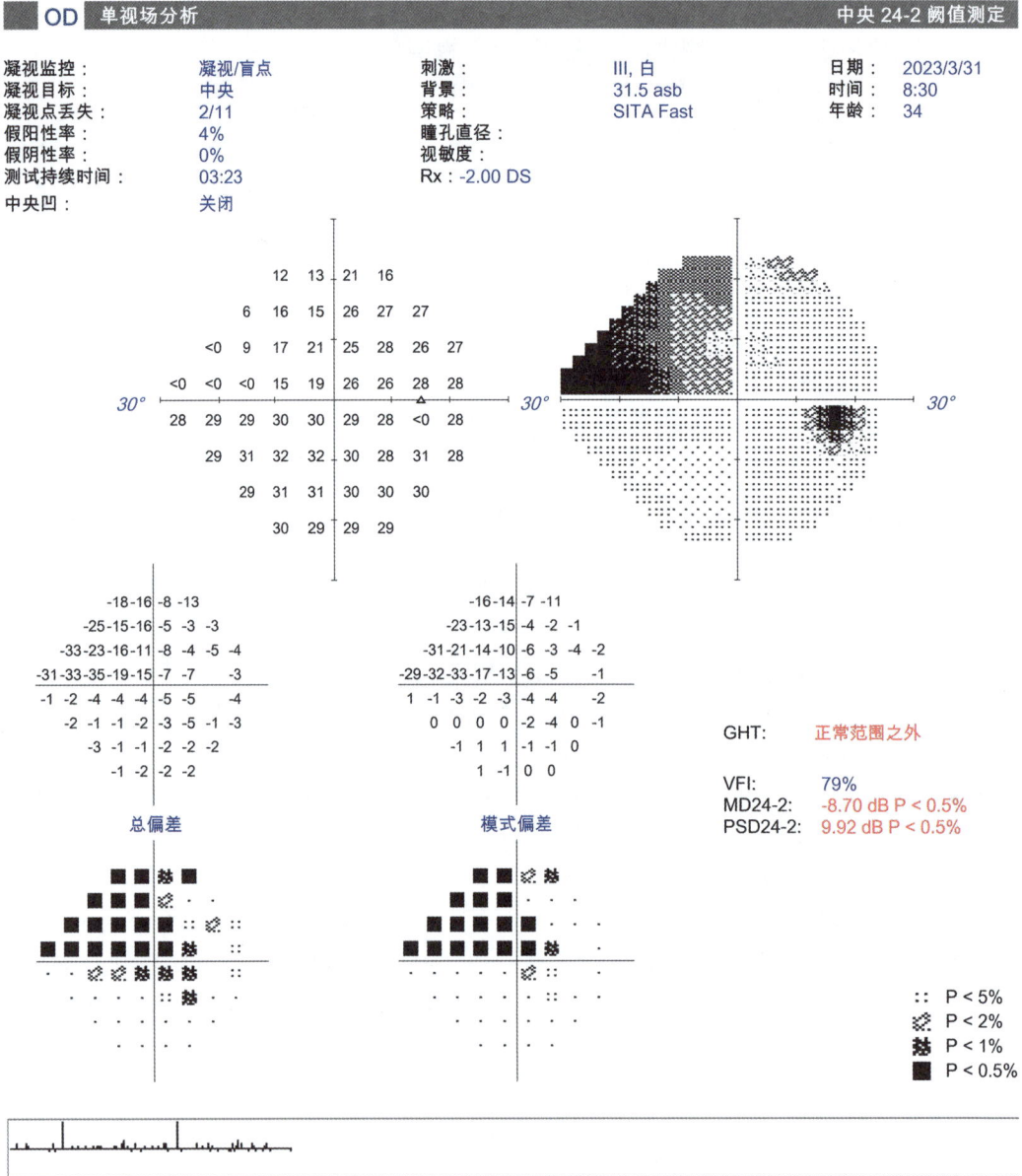

图 5-5　青光眼视野图

（四）暗适应与明适应

从明处进入暗处时,最初对周围物体辨认不清,而后可逐渐看清,视觉敏感度逐渐增加,并达到最佳状态的过程称为暗适应(dark adaptation)。相反,当人长时间在暗处而突然进入明亮处时,最初感觉光线刺眼且不能看清物体,只有稍待片刻才能恢复视觉,这一过程是视锥细胞重新合成感光色素的过程,称为明适应(light adaptation)。正常人眼明适应过程大约需要 1 分钟,明适应可用来反映视锥细胞的功能。暗适应检查可反映光觉的敏锐度是否正常,可对夜盲症状进行量化评价。

由于明适应的进程较快,因此对明适应的研究较为困难。临床应用上主要检测暗适应。

检查暗适应的方法有以下两种:

1. 对比法　由被检者与暗适应正常的检查者同时进入暗室,分别记录在暗室内停留多长时间才能辨别周围的物体,如被检者的时间明显延长,即表示其暗适应能力差。

2. 暗适应计(adaptometer)　常用的有 Goldmann-Weekers 暗适应计、Hartinger 暗适应计、Friedmann 暗适应计等,其结构分为可调光强度的照明装置及记录系统。通常先做 5~15 分钟的明适应后,再做 30 分钟的暗适应测定,测量时以不同的时间间隔测量受试者刚能感受到最低强度弱光的阈值。将这些阈值记录在记录表上就成为一条暗适应曲线。

(五)对比敏感度

检查受试者在不同明亮对比度条件下对物体的视觉敏感性,代表受试者对一定范围内视标大小的分辨能力。人眼能识别的最小对比度,称为最小对比度阈值。在不同大小视网膜图像范围发现物体或图像所必需的最小对比度图形称为对比敏感度函数。对比敏感度的测试形式多种多样,有空间对比敏感度和时间对比敏感度、条栅型对比敏感度和字母型对比敏感度、静态对比敏感度和动态对比敏感度等,临床上以空间对比敏感度应用较多。对比敏感度的测试仪器有硬拷贝测试表、电子显示和光学显示 3 种形式。现多用对比敏感度测试卡(functionalacuity contrast test chart,FACT 卡)以及计算机系统检测(如自动眩光对比敏感度检查仪)。此外,近年来激光对比敏感度测定仪(将激光干涉条栅直接投射在视网膜上)也在临床上使用。

(六)立体视觉

立体视觉是感知物体立体形状及不同物体相互远近关系的能力。立体视觉以双眼单视为基础。外界物体在双眼视网膜相应部位上所形成的像,经过大脑枕叶视中枢融合成完整、立体的单一物像,称为双眼单视。双眼单视功能分为 3 级:Ⅰ级为同时视,Ⅱ级为融像,Ⅲ级为立体视。立体视觉是视觉器官准确判断物体三维空间位置的感知能力,是建立于双眼同时视物和融合功能基础上的高级双眼视功能。人们在三维空间中分辨最小相对距离差别的能力称为立体视锐度,也称为立体视敏度。立体视觉必须具备以下条件:①双眼视力正常或相近;②双眼视网膜对应关系正常,无交替抑制等现象;③双眼正位、眼球活动正常,眼睛注视各个方向物体时能使目标落在黄斑区;④双眼有足够大小的视野重叠,视神经、视交叉及视中枢的发育正常;⑤双眼有正常的融合功能。

立体视觉的检查方法:立体视觉可用障碍阅读法、Worth 四点试验同视机法、随机点立体图、Bagolini 线状镜等方法检查。

(七)视觉电生理检查

视觉电生理检查是通过检测视器的生物电活动来测定视觉功能检测手段,不同于心理物理的检测方法,具有客观性、无创性,可用于测定不合作的幼儿、智力低下患者及伪盲者的视力,可以分层定位从视网膜至视皮质的病变,还可以对视网膜局部病变、视杆细胞和视锥细胞的功能状况进行分别测定,是临床对患者进行视功能评估的重要方法。目前常用电生理检查包括眼电图(electrooculogram,EOG)、视网膜电图(electroretinogram,ERG)及视觉诱发电位(visual evoked potential,VEP)。

1. EOG　测量眼的静息电位。暗适应后眼的静息电位下降,此时最低值称为暗谷,转入明适应后眼的静息电位上升,逐渐达到最大值,即光峰。于明暗适应条件下,在被检查者内、外眦角各放置一电极,所检测到的电流随眼球的转动而变化,记录下来的电位就是 EOG(图5-6)。将变化中的谷值和峰值进行对比,即 Arden 比值,主要反映视网膜色素上皮和光感受器复合体的功能。EOG 异常可见于视网膜色素上皮、光感受器细胞疾病,中毒性视网膜疾病。

2. ERG　是闪光或图形刺激后通过角膜电极记录的一组视网膜的电位波形,它代表视网膜的综合电位反应。ERG 可辅助一些视网膜疾病的诊断。临床上,根据适应状态、刺激形

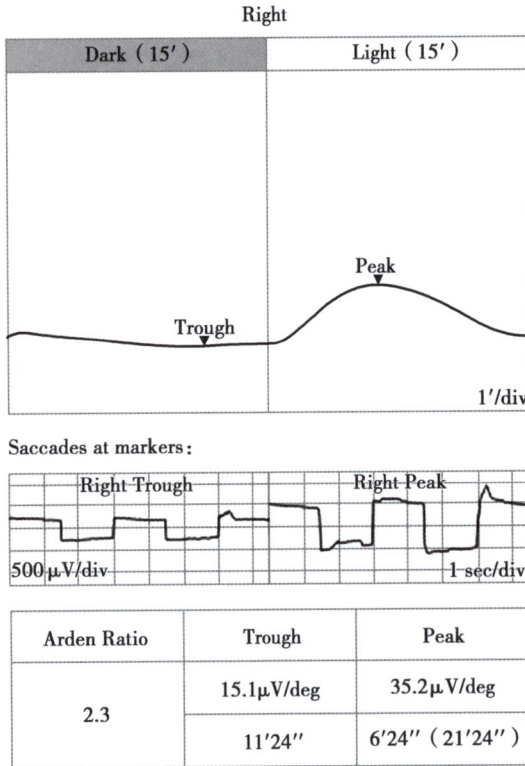

图 5-6　眼电图

式、刺激范围、刺激光颜色的不同，ERG 可有多种分类，主要有闪光视网膜电图（flash electroretinogram，F-ERG）和图形视网膜电图（pattern electroretinogram，P-ERG）和多焦视网膜电图（multifocal electroretinogram，mfERG）。

（1）F-ERG：采用角膜电极作为记录电极，使用全视野刺激器提供闪光刺激（标准闪光强度为 $1.5 \sim 3.0 \mathrm{cd/m^2}$，背景光亮度为 $17 \sim 34 \mathrm{cd/m^2}$）。记录 5 种反应图形（图 5-7）：①视杆细胞反应；②暗适应最大反应（视杆和视锥细胞的混合反应）；③振荡电位；④视锥细胞反应；⑤闪烁光反应。

暗适应下视杆细胞系统的反应说明了视杆细胞的功能状况，最大视网膜反应说明视杆细胞系统和视锥细胞系统的混合反应。暗适应下振荡电位受视网膜循环状态影响较大，视锥细胞反应和闪烁反应主要反映视锥系统的状况。从波形来讲，a 波主要反映视杆细胞、视锥细胞的功能，b 波主要反映双极细胞和 Müller 细胞的功能。

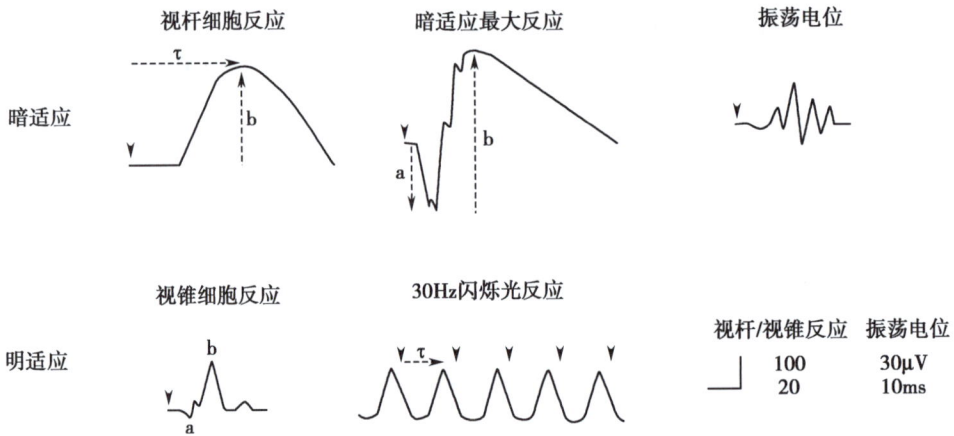

图 5-7　闪光视网膜电图反应波（5 种反应图形）

（2）P-ERG：图形视网膜电图采用非接触镜电极（细的导电纤维或金箔）作为记录电极，安置于下穹窿部，刺激图形为黑白翻转方格，刺激野为 $10° \sim 16°$，分别测定大、中、小方格刺激的图形视网膜电图。P-ERG 主要反映视网膜神经节细胞的功能。

（3）mfERG：应用计算机系列控制随离心度增加而增大的六边形阵列刺激图形，可以得到视网膜视锥细胞反应密度分布图，对于发现黄斑区局灶性病变具有灵敏和直观的优点。刺激矩阵的个数可以由检查者确定，有 1、7、19、37、61、103、241 个刺激单元等可选，也可自行确定，临床上以 103 个刺激单元的模式最为常用。刺激野半径约为 $25°$，在刺激时每个六边形均分别根据 m 系列信号作黑白翻转。刺激单元明暗变化由 m 序列决定，得到连续

ERG 混合反应信号。结果可以任意分区的平均值、波描记阵列或伪彩色三维立体图表示（图 5-8）。mfERG 主要反映后极部 25° 视网膜功能。

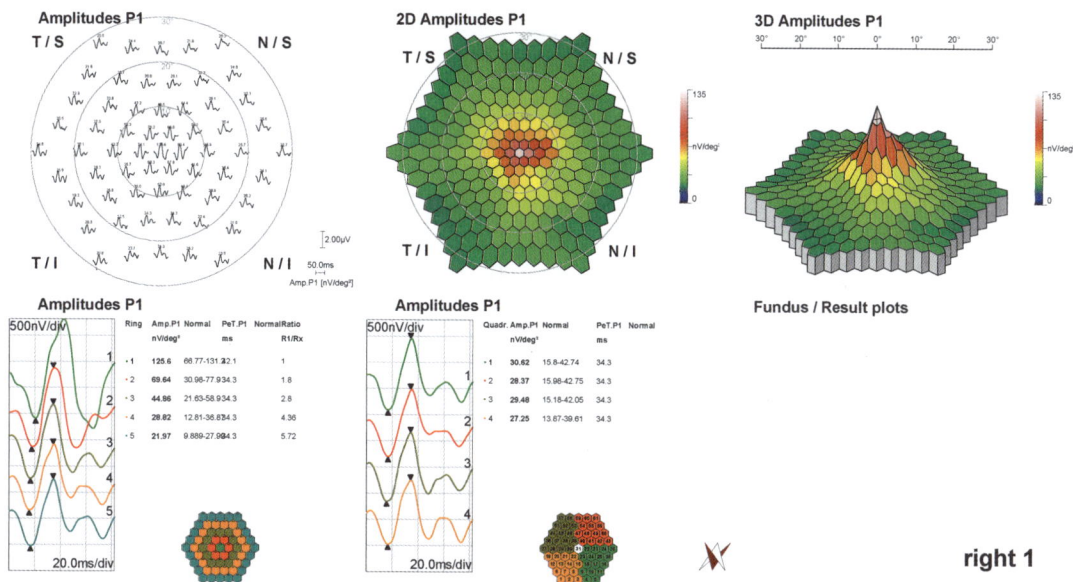

图 5-8　多焦视网膜电图

3. VEP　是大脑皮质对视觉刺激发生反应的一簇电信号，可反映视网膜、视路以及视觉中枢的功能（图 5-9）。根据刺激形态，VEP 分为闪光 VEP 和图形 VEP。检查时将银-氯化银或金盘状电极用火棉胶或导电膏固定在头皮上。最常用的电极放置系统是国际 10/20 系统。作用电极放置在视皮层上方的 Oz、O3、O4 位，如果有多于三个的记录通道，则可在 O1、O2 位再另外安放作用电极。参考电极放在 Fz 位，地电极按惯例放在头顶上，也可放置于耳垂。

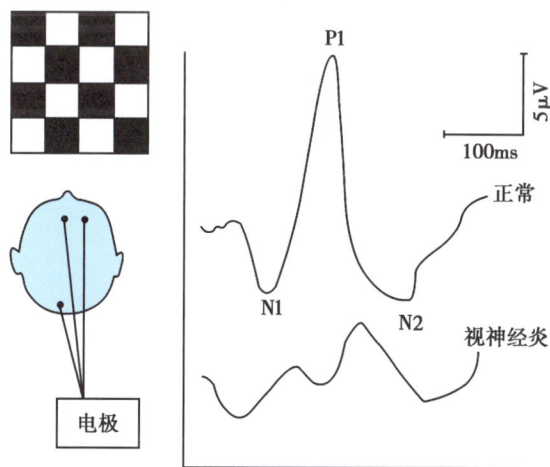

图 5-9　视觉诱发电位

闪光 VEP 由 3~7 个波组成，较不稳定，通常用于视力很差而不能固视的患者。完整的波形首先是一个 30 毫秒左右的负向波（N_1），跟着依次是 55 毫秒左右的正向波、75 毫秒左右的负向波、110 毫秒左右的振幅比较大的主要正向波、140 毫秒的负向波、175 毫秒的正向波和 220 毫秒的负向波。正波和负波分别用 P 和 N 表示；字母后是表示波形出现先后次序的数字下标。

图形 VEP 包括约 75 毫秒处的负向成分、约 100 毫秒处的正向高振幅成分和约 145 毫秒处的负向成分，即所谓的 NPN 复合波。图形 VEP 最常用的命名法是按各自的平均峰潜时而定，如上面提到的三个波依次命名为 N_{75}、P_{100} 和 N_{145}。其中的 P_{100} 波的波峰最为显著且稳定，潜伏期在个体间及个体内变异小，是 NPN 复合波的代表成分，也是临床评价图形 VEP 的最常用指标。

视觉电生理检查可应用于多种眼科疾病,如遗传性视网膜变性类疾病,视网膜血液循环性疾病,黄斑病变,脉络膜病变,视神经病变和视路病变,屈光间质混浊,药物性、化学性、光中毒性及氧供应紊乱的视网膜改变,青光眼和高眼压症,弱视,其他病变(维生素 A 缺乏症、视网膜脱离及玻璃体腔硅油的影响、眼外伤与金属沉着症等)的检查和诊断。

二、眼压检查

眼压是指眼球内容物(包括晶状体、玻璃体、房水)作用于眼球壁的压力。眼压测量方法包括指测法及眼压计测量法。

(一)眼压测量法

1. 指测法　检查时要求患者眼球下转,检查者用两手的示指指尖在上睑板上缘的皮肤面交替轻压眼球,一指轻压时另一指感觉眼球的张力,依据手指感觉到的眼球硬度来判断眼压,此法较粗略,误差较大。记录时 T_n 表示眼压正常,T_{+1}、T_{+2}、T_{+3} 表示眼压增高的程度,T_{-1}、T_{-2}、T_{-3} 表示眼压降低的程度。

2. 眼压计测量法　眼压计分为压平眼压计(applanation tonometer)和压陷眼压计(indentation tonometer)两类。压平眼压计可测量压平一个小的标准角膜区域所需的压力,压陷眼压计可测量眼球对加于角膜上标准重量后角膜被标准压力压平的变形量或凹陷量。各种眼压计检查的正常值范围为 10~21mmHg。压平眼压计常用 Goldmann 眼压计(Goldmann tonometer)、非接触性眼压计(noncontact tonometer)等,压陷眼压计常用修氏眼压计(Schiötz tonometer)。

(1)Goldmann 眼压计(图 5-10):Goldmann 眼压计测量是估计眼压的国际临床标准。其原理是可变的重量压平一定面积的角膜,根据所需的重量与被检者角膜面积改变之间的关系判定眼压。当被压平直径达 3.06mm 时,通过裂隙灯显微镜看到两个半圆环的内缘正好相切,刻度鼓上所显示的压力数值乘以 10 即为以 mmHg 表示的眼压。中央角膜厚度影响眼压的检测结果。

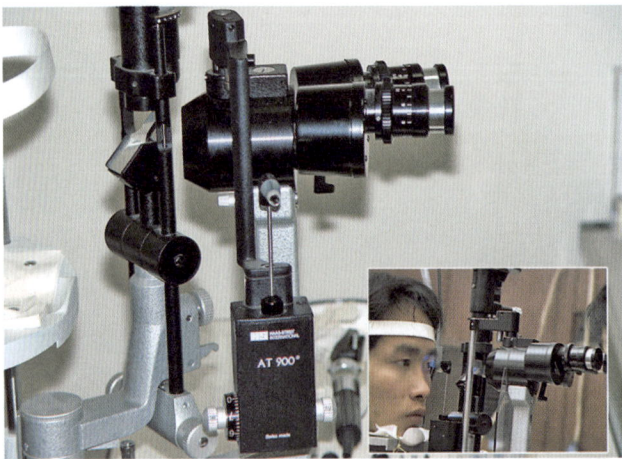

图 5-10　Goldmann 压平眼压计

(2)Schiötz 眼压计:属于压陷眼压计,用一定重量的眼压测杆使角膜压成凹陷,在眼压计重量不变的情况下,压陷越深眼压越低,测量值受眼球硬度的影响。受检者取仰卧位,表面麻醉后,检查者将已消毒的眼压计垂直地放置于受检者角膜顶端,如果读数少于 3 个单位,应在活塞上加一定的重量,一般按照 7.5g、10g、15g 砝码的次序进行。连续测量 3 次后,使用转换表将平均值转换成 mmHg 表示的眼压值。现在已有电动 Schiötz 眼压计,可以用于眼压的连续记录,进行眼压描记,刻度也被放大以便容易发现小的眼压变化。

(3)非接触性眼压计:原理是用一种可控的空气脉冲将角膜中央恒定面积压平,借助微电脑感受角膜表面反射的光线和压平此面积所需要的时间测出眼压值。其优点是避免了眼压计和受检者角膜直接接触引起的交叉感染,无须表面麻醉,省时,但眼压的准确性在小于 8mmHg 和大于 40mmHg 时误差较大。测量时应多次测量取平均值,以减少误差。

(二)眼压的动态观察

眼压具有昼夜波动性和节律性,单次测量不能充分反映眼压的变化情况,因此 24 小时眼压监测对于掌握眼压的变化情况至关重要,一定程度上可为青光眼的诊断和治疗提供帮助。测量方法包括传统方法 24 小时眼压监测和习惯性体位 24 小时眼压监测。传统方法 24 小时眼压监测时间是 5:00、7:00、10:00、14:00、18:00、22:00。习惯性体位 24 小时眼压监测建议每 2 小时监测一次眼压。

三、眼附属器检查

眼附属器检查应当系统地按顺序进行,一般按由外向内、先右后左的顺序进行。

(一)眼睑

观察有无红肿、气肿、皮下淤血、瘢痕或硬结,睑缘有无内翻或外翻,睫毛排列是否整齐及生长方向,睫毛根部有无充血、脓痂、鳞屑或溃疡。双侧眼睑是否对称,有无变色、缺损,上睑提起及睑闭合功能是否正常。

(二)泪器

注意泪点有无外翻及闭塞,泪囊区有无红肿、压痛及瘘管,压挤泪囊时是否有分泌物流出,泪腺区有无压痛及肿块。

1. 泪道检查

(1)荧光素钠试验:将 1%～2% 荧光素钠滴入结膜囊内,2 分钟后擤鼻涕,如鼻涕带黄绿色,表示泪道通畅。

(2)泪道冲洗:用小注射器套上冲洗针头,从下泪点通过下泪小管注入生理盐水,如感到有水到达口、鼻或咽部,表示泪道通畅。

(3)X 线碘油造影:将碘油按泪道冲洗的方法注入泪囊,然后进行 X 线照相,可估计泪囊的大小及形态,为手术方式提供参考。

2. 泪液相关检查

(1)Schirmer 试验:将 5mm×35mm 滤纸的一端折弯 5mm,并置于下睑内 1/3 处,其余部分悬于皮肤表面,轻闭双眼 5 分钟,测量滤纸浸湿的长度。如果检查前点表面麻醉药,该试验主要评估副泪腺的功能,短于 5mm 为分泌不足;如果检查前不点表面麻醉药,主要评价泪腺的功能,短于 10mm 为分泌不足。

(2)泪膜破裂时间:在结膜囊滴入 1%～2% 荧光素钠 1 滴后,嘱受检者眨眼数次后使荧光素钠均匀分布于角膜表面,睁眼注视不再眨眼,检查者立即在裂隙灯钴蓝光下,从受检者睁眼开始持续观察受检者角膜,到出现第一个黑斑(泪膜缺损)时间为泪膜破裂时间,10 秒以上为正常。

(三)结膜

将眼睑向上、下翻开检查睑结膜及穹窿结膜,注意结膜颜色是否透明光滑,有无充血、水肿、乳头肥大、滤泡增生、瘢痕形成,有无溃疡、睑球粘连、新生血管及异物等。检查球结膜时,应观察有无充血、疱疹、出血、异物、色素沉着和组织增生。

（四）眼球位置及运动

注意患者两眼注视时角膜是否位于睑裂中央,高低位置是否相同,两眼运动方向是否一致,有无眼球震颤、斜视,眼球大小是否正常,有无突出或内陷。Hertel 眼球突度计用于检测眼球突出度,受检者平视前方,将眼球突度计的两端卡在被检者两侧眶外缘,嘱其向前平视,从反光镜中读出两眼角膜顶点投影在标尺上的毫米数。我国成人眼球突出度正常平均值为12~4mm,两眼差不超过2mm。检查眼球运动时,嘱被检者向左、右、上、下及右上、右下、左上、左下八个方向注视,以了解眼球向各方向转动有无障碍。

（五）眼眶

观察患者两侧眼眶是否对称,眶缘有无缺损、压痛及肿物等。

四、眼前段检查

眼前段检查法主要包括手电筒斜照法及裂隙灯显微镜检查法(图5-11)。手电筒斜照法即一手持装有聚光灯泡的手电筒从眼的侧方距眼 2cm 处聚焦照明检查部位,另一手持 13D 的放大镜置于眼前进行检查。裂隙灯显微镜检查(slit-lamp examination)又称为生物显微镜检查(biomicroscope examination),可对眼睑和眼球病变受累区等进行良好的光照,并且具有一定放大率,已成为眼科最常使用的检查方法之一。

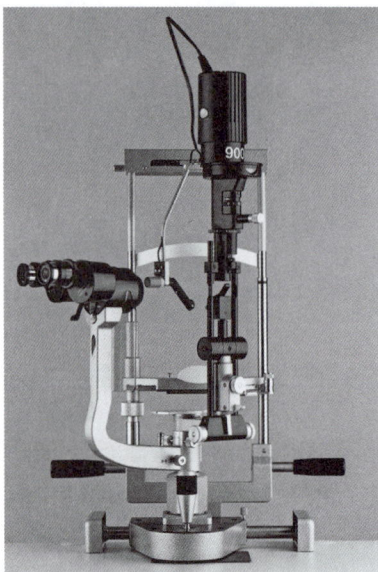

图 5-11 裂隙灯显微镜

（一）裂隙灯显微镜检查方法

检查时医生和患者采取坐位,患者颏部置于托架上,额部紧贴额带,检查者通过裂隙灯进行观察。裂隙灯不仅能清楚地观察表浅病变,并且能通过调节焦点和光源宽窄,作为光与切面,让深层组织的病变清楚地显示出来。裂隙灯检查法主要有以下 6 种检查方法:

1. **直接焦点照射法** 为最常用的检查方法,将显微镜的焦点对准角膜、前房、虹膜、晶状体,而将裂隙灯从右侧或左侧斜向投射。显微镜与裂隙灯焦点合一是本法的关键。从光学切面中可以了解病变的深浅层次、各层组织的细微病变、组织的弯曲度及厚薄程度。若要观察房水混浊产生的 Tyndall 现象,需将裂隙的长度和宽度调整到最小(约 0.2mm)。察看房水中的细胞则需运用稍阔的裂隙光(约 0.5mm)。

2. **弥散光线照射法** 照明系统斜向投射并将裂隙充分开大进行观察的方法,称为弥散光线射法。本法主要用于检查眼睑、结膜、巩膜等组织。

3. **角膜缘分光照射法** 又称角膜散射照明法或巩膜弥散照明法。将裂隙光照在角膜上,角膜缘的其他部位出现明亮的光晕,尤其在对侧特别清楚,将显微镜焦点对准角膜,可看到角膜混浊的情况,如角膜薄翳、角膜沉着物、角膜血管、角膜穿孔伤痕等。

4. **后部反光照射法** 也称后照法,适用于检查角膜及晶状体,检查时将灯光照在目标的后方。本法可分为直接后照法和间接后照法,直接后照法将显微镜位于反射光路中,间接后照法则不使显微镜位于反射光路中,而将瞳孔作为背景。本法可用于发现角膜后或晶状体后的混浊物。

5. 镜面反光照射法　角膜及晶状体的前后面光滑,并且表面在两个折射面不同的屈光间质之间,因此这些表面有反射镜样的性能。若在反射镜上有不光滑的部分,该处呈不规则反射。用镜面反射照明法可以仔细观察角膜的前后表面和晶状体的前后表面。检查时嘱患者向正前方注视,裂隙灯从一侧向受检者眼部照射,找到光源反射镜在角膜面的镜面反射,将角膜长立方体移到镜面反射像的前方,即可见到明亮的角膜前表面反射,即镶嵌状的内皮细胞。

6. 间接照射法　将灯光聚焦在目标的旁侧,再用显微镜观察目标。如将灯光聚焦于角膜缘附近的巩膜上,则使检查角膜缘的角膜部分变得容易。

(二)眼前段检查内容

1. 角膜　注意角膜大小、透明度、表面光滑度,有无水肿、角膜后沉着物、新生血管及混浊。

(1)角膜荧光素染色:将1%~2%荧光素溶液滴于结膜囊内,嘱患者眨眼数次,黄绿色染色代表角膜上皮缺损或者角膜溃疡的部位及范围。

(2)角膜曲弯曲度检查:最简单的方法是观察Placido板在角膜上的映像有无扭曲。受检者背光而坐,检查者一手将Placido板有白色环形的面板朝向受试者,通过板中央的圆孔观察Placido板映在角膜上黑白同心圆的影像,正常应呈规则而清晰的同心圆,规则散光者呈椭圆形,不规则散光则呈扭曲形。精细的角膜曲度检查需借助角膜曲率计及角膜地形图检查。

(3)角膜知觉检查:简单的方法是从消毒棉签抽出小束棉花纤维拧成细丝状,从受检者侧面移向角膜并轻触角膜,观察患者瞬目反射的情况。如不引起瞬目反射或者双眼所需触力有明显差别,则表明角膜知觉减退。角膜知觉减退多见于病毒性角膜炎或者三叉神经受损者。

2. 巩膜　观察巩膜颜色,注意有无黄染、结节、充血及压痛。

3. 前房　注意中央前房及周边前房深度,房水有无闪辉、混浊、积血、积脓或异物等。

4. 虹膜　包括虹膜颜色、纹理、新生血管、色素脱落、萎缩、结节、粘连、根部离断、缺损和震颤等。

5. 瞳孔　正常成人在自然光线下瞳孔直径为2.5~4mm,幼儿及老年人较小。检查时要注意两侧瞳孔是否等圆等大、形状是否规则、瞳孔是否居中,必要时检查与瞳孔有关的各种反射,可提供视路及全身病变的诊断依据。

(1)直接对光反射:在暗室内用手电筒照射受检眼,其瞳孔迅速缩小。此反应需要受检眼瞳孔反射传入和传出神经通路共同参与。

(2)间接对光反射:在暗室内用手电筒照射对侧眼,在受检眼看到瞳孔迅速缩小。此反应需要受检眼瞳孔反射传出神经通路参与。

(3)集合反射:先嘱受检者注视远方目标,然后立即改为注视15cm处自己的示指,可见到两眼瞳孔缩小,同时双眼内聚。集合反射也称为辐辏反射或近反射。在一些病理情况下,可以引出异常的瞳孔反射,最常见为Argyll-Robertson瞳孔和Marcus-Gunn瞳孔。①Argyll-Robertson瞳孔:表现为直接光反射消失而集合反射存在,是神经梅毒的一种重要体征。②Marcus-Gurm瞳孔:用手电筒照射一侧眼使其瞳孔缩小,然后迅速移动手电筒照在对侧眼上,可见到对侧眼瞳孔扩大,表明对侧眼的间接对光反射存在而直接对光反射缺陷,由瞳孔对光反射的传入途径缺陷所引起,也称为相对性传入性瞳孔障碍(图5-12)。

6. 晶状体　注意有无混浊,混浊的形态及部位,是否存在晶状体半脱位或全脱位。

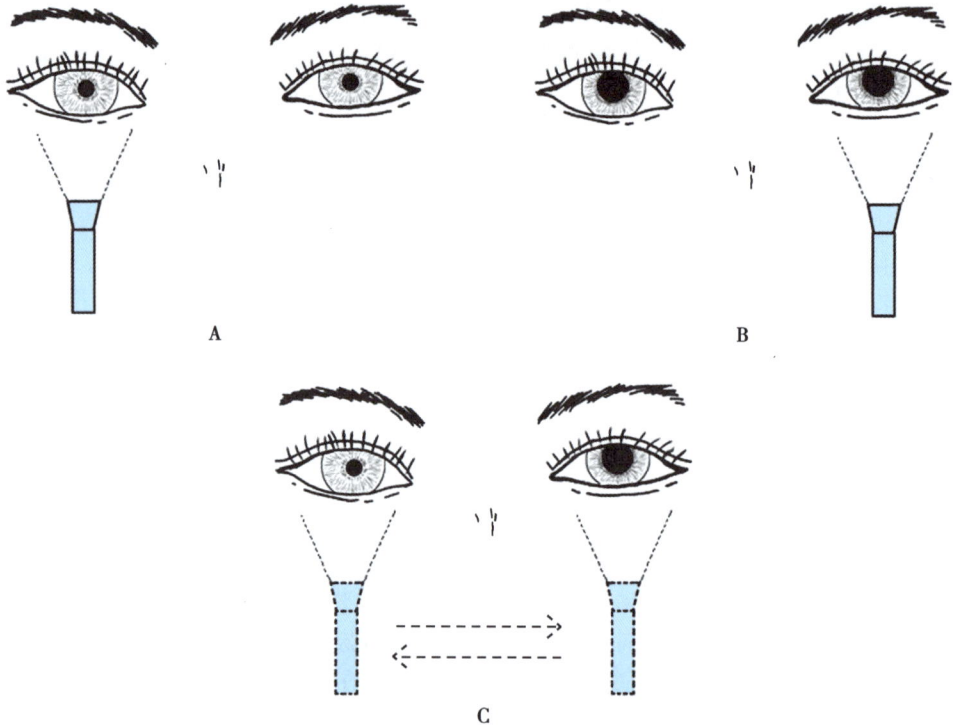

图 5-12　相对性传入性瞳孔障碍

五、前房角镜检查

前房角镜检查(gonioscopy)是眼的前房角生物显微镜检查。前房角的宽窄及开闭对青光眼的诊断、分类和治疗具有重要意义。

(一)前房角镜检查法

前房角镜有间接式和直接式两种类型,Goldmann 镜和 Zeiss 四面镜型前房角镜检查属于间接检查法,检查时,患者坐于裂隙灯前,嘱患者双眼平视正前方,将前房角镜放置于角膜正中位置,不要偏斜或者加压,静态观察房角的形态,然后嘱患者稍改变注视位置,并将房角镜向对侧稍加压进行动态观察。Koeppe 前房角镜检查为直接检查法,检查时患者需要平卧检查。

1. Goldmann 前房角镜　利用接触镜来抵消角膜屈光力,在接触镜中装有呈 62°夹角的反射镜,患者取坐位并配合裂隙灯显微镜检查,可以得到较满意的照明及放大效果。但看到的前房角方向与实际相反,必须转动前房角镜才能逐一看完 4 个象限的前房角。

2. Zeiss 前房角镜　有 4 面反射镜,不必转动即可观察到全部前房角,并可行压陷检查以区别周边膨隆与虹膜周边前粘连,但不易固定。

3. Koeppe 前房角镜　使用生理盐水作为耦合物,患者需要平卧,可以直接看到房角。

(二)正常前房角

正常前房角由前壁、后壁及两者之间的隐窝所形成。在前房角镜检查下,角膜与小梁的分界线是一条灰白色略有突起的线条,为角膜后弹力层的终端,称为 Schwalbe 线。小梁是前壁的主要成分,前房角镜检查下是一条微带黄色的结构,宽约 0.5mm。小梁的后界是巩膜突,为淡色的线条。隐窝位于巩膜突与虹膜根部之间,由睫状体的前端构成,前房角镜下呈一条灰黑色带,称睫状体带。房角后壁为虹膜根部,有虹膜末卷,是虹膜最周边的环形波纹。

（三）前房角镜下的房角分类

前房角镜检查的房角分类法多种多样,主要有 Scheie 分类法、Shaffer 分类法、Spaeth 分类法、前房角色素分类法、前房角虹膜突分类法。各种分类法有不同的标准。最常使用的 Scheie 分类法是根据静态检查所见将房角分为宽房角、窄房角Ⅰ~Ⅳ,共 5 级(图 5-13)。①宽房角:可见到房角全部结构,包括睫状体带及虹膜根部;②窄房角Ⅰ:较难看到房角隐窝;③窄房角Ⅱ:仅见到巩膜嵴;④窄房角Ⅲ:仅见到前部小梁网;⑤窄房角Ⅳ:仅见到 Schwalbe 线。

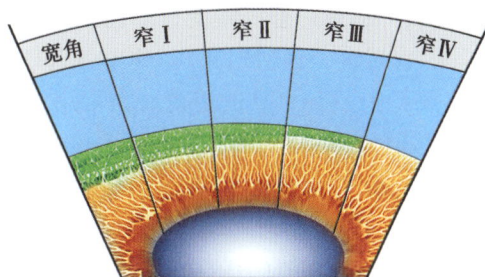

图 5-13　Scheie 房角分类

六、眼后段检查

眼后段检查包括玻璃体检查、视网膜检查、脉络膜检查,应在暗室进行,必要时行散瞳检查。眼底检查包括直接检眼镜检查、间接检眼镜检查和裂隙灯显微镜配置前置镜或三面镜检查。

（一）直接检眼镜检查法

直接检眼镜由照明系统、观察系统及辅助部件组成。照明系统由光源、集光镜、光栏圈、投射镜和反射镜组成。检查最好在暗室中进行。检查右眼时,检查者站在受检者的右侧,用右手持检眼镜,用右眼检查;检查左眼时则相反。检查时先行透照法观察屈光介质有无混浊,接着靠近被检眼,首先检查视盘,再按视网膜血管分支分别检查各象限,嘱患者注视检眼镜灯光即可窥见黄斑区。所见眼底为正像,放大约 16 倍。

（二）双目间接检眼镜检查法

间接检眼镜所见为倒像,放大倍数为 3~4 倍,眼底像有立体感,检查范围较直接检眼镜大,能全面观察眼底情况,辅以巩膜压迫器可看到锯齿缘。充分散瞳后,检查时检查者戴上间接检眼镜、扣住头带,调整瞳距及目镜的位置,接着将+20D 物镜置于受检者眼前 5cm 处,调整目镜、物镜和受检眼之间的距离(图 5-14)。

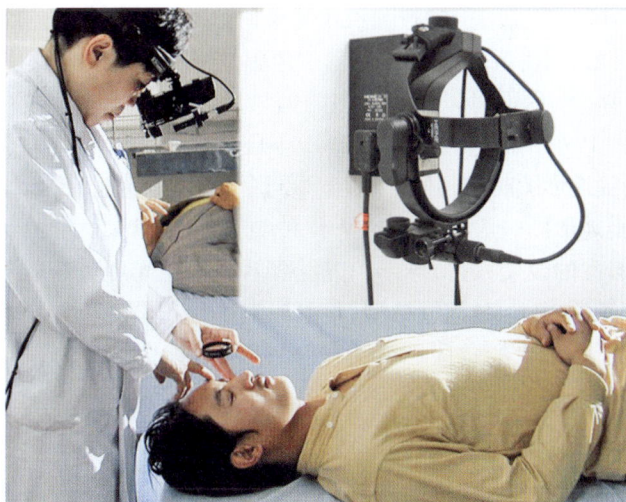

图 5-14　间接检眼镜检查

（三）裂隙灯显微镜配置前置镜或三面镜检查法

1. 前置镜 包括+120D、+90D、+78D 或+60D 等的非球面镜,所见眼底范围大,为倒像。一般临床检查以+90D 的透镜最为常用。较低屈光度的透镜可详细检查黄斑和视盘,+78D 的透镜还可以在手术期间通过显微镜快速观察眼底,较高屈光度的透镜可快速检查较宽的视网膜区域。

2. 三面镜 检查常配置 Goldmann 三面镜,外观为圆锥形,中央为一凹面镜,锥形圆周含三个不同倾斜角的反射镜面,分别为 75°、67°、59°。中央凹面镜用于检查眼底后极部,所见是正像;75°镜可看到后极部到赤道部之间的区域,67°镜观察周边部视网膜,59°镜观察锯齿缘、睫状体及前房角部位,三个反射镜所见是对面的像。

（四）眼底检查的记录方法

视盘的大小、形状(有否先天发育异常)、颜色(有否视神经萎缩)、边界(有无视盘水肿、炎症)和病理凹陷(杯/盘是否增大);视网膜血管管径大小、是否均匀一致,颜色,动静脉比例(正常 2:3)、形态,有无搏动及动静脉交叉压迫征;黄斑部及中心凹光反射情况;视网膜是否有裂孔、变性、出血、渗出、色素增生或脱失,描述其大小、形状、数量等。对明显异常者可在视网膜图上绘出。

第三节 眼科影像学检查

随着科学技术的进步,新的眼科影像技术能从多方位、多层次显示眼部解剖结构及病理变化,成为眼科重要的检查手段。眼科影像技术与设备包括多种类别。主要类型有:以 X 线为基础发展起来的射线诊断系列、声像诊断超声技术、眼底血管造影系列及光信息图像分析。

一、角膜地形图

角膜地形图(corneal topography)也称为计算机辅助的角膜地形分析系统,即通过计算机图像处理系统将角膜形态(如角膜前表面和后表面的曲率半径)进行数字化分析,然后将所获得的信息以不同特征的彩色形态图来表现,因其恰似地理学中地球表面的高低起伏状态,故称为角膜地形图(图 5-15)。

在临床上角膜地形图主要用于检查圆锥角膜等所致的不规则散光、屈光手术前筛查角膜病变以及记录角膜屈光手术前后的角膜图像等。角膜地形图可以对角膜中央到周边部绝大部分的角膜屈光力进行检测,因而可以获得更多的信息量,在角膜屈光力的检测中具有重要临床意义。正常角膜的中央一般均较陡峭,向周边则逐渐变扁平,多数角膜大致变平 4.00D;对于同一个体,其角膜地形图时常相似,但对于不同个体,其角膜地形图却常常彼此互不相同。

正常角膜的角膜地形图一般可分为以下几种类型:①圆型,角膜屈光度分布均匀,从中心到周边呈逐渐递减性的改变,近似球形;②椭圆型,角膜屈光度分布较均匀,从中心到周边呈对称性地改变,似椭圆形;③对称领结型,角膜屈光度分布呈对称领结形状,提示角膜散光为对称性,领结所在子午线上的角膜屈光力最强;④不对称领结型,角膜屈光度分布呈非对称领结型,提示角膜散光为非对称性;⑤不规则型,角膜屈光度分布不规则。

二、角膜共聚焦显微镜

角膜共聚焦显微镜(corneal confocal microscopy)采用共聚焦激光扫描成像技术,对活体角膜可进行不同层面的扫描,将角膜临床检查提高到细胞学水平,因其具有良好的穿透性和

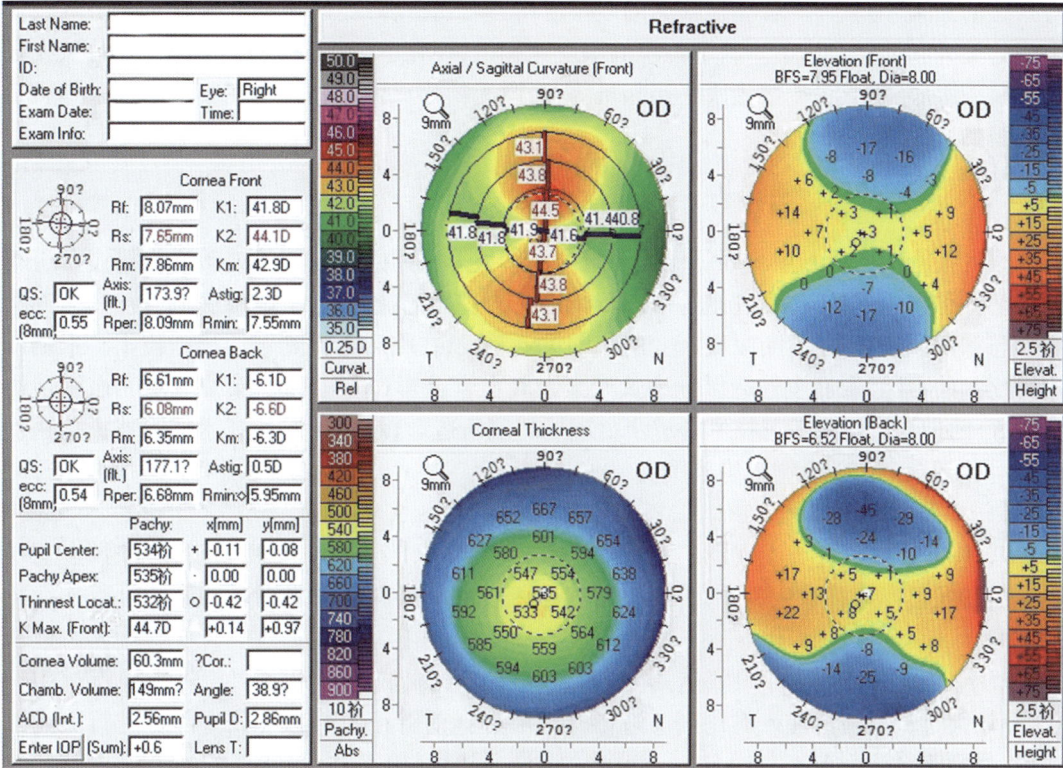

图 5-15　正常角膜地形图

高分辨率,获取的图像十分清晰,目前已在临床中得到广泛应用。其可辅助感染性角膜炎、变性角膜疾病的诊断和鉴别诊断,评估屈光术后的角膜情况,监测角膜移植术后的排斥反应等(图 5-16)。

三、眼底彩照

眼底彩照是通过眼底照相机直接获取眼底彩色图片的方法(图 5-17)。眼底彩照是眼底最基本、最普遍的检查方法之一,对高度近视、糖尿病视网膜病变及小儿视网膜病的诊断具

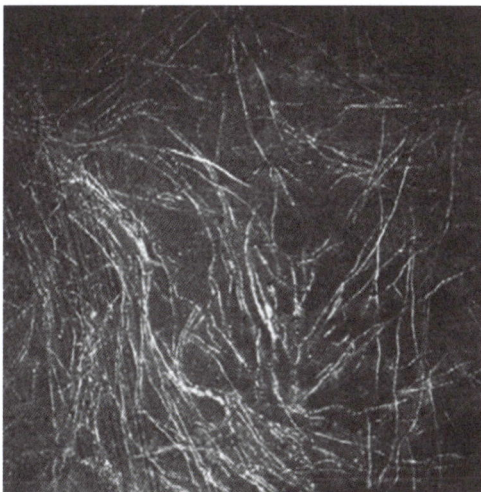

图 5-16　角膜共焦显微镜下真菌菌丝形态

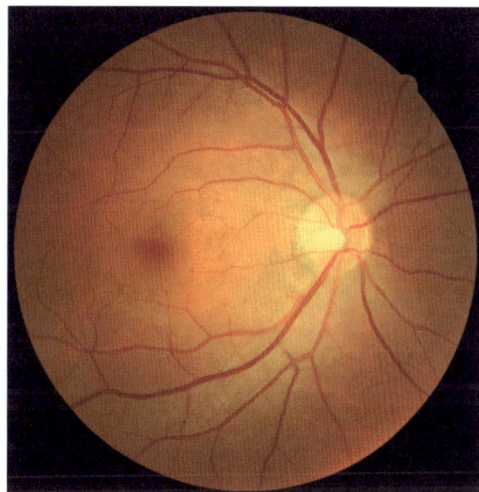

图 5-17　正常眼底彩照

有独特的意义,随着人工智能在临床的逐步应用,该检查还广泛用于眼底病及青光眼等致盲眼病的筛查和远程会诊中。除了传统的眼底照相机,现在已经出现了手持眼底照相机、安装于手机的眼底照相机、免散瞳眼底照相机等,而激光扫描成像系统甚至在小瞳下可采集整个视网膜的图像。

四、眼底血管造影检查

眼底血管造影检查是应用对比剂使眼内血管显影并用眼底照相机或激光扫描设备进行照相的一种技术,可以将眼底血管形态及其灌注的过程记录下来,了解眼底血管及其供养组织形态和功能信息,是诊断眼底病变的一种重要手段,在临床上得到了广泛的应用。根据所用对比剂的不同,眼底血管造影分为荧光素眼底血管造影(FFA)和吲哚菁绿眼底血管造影(ICGA)两种。近年来随着技术的进步出现了超广角造影,超广角成像技术使眼球正位一次成像可达到赤道前部至锯齿缘范围。

(一)FFA

1. 基本原理　将荧光素钠经静脉注入被检者体内,当染料到达视网膜循环时,在蓝绿色光的激发下产生黄绿色荧光,再通过眼底照相设备将染料在眼底循环的整个过程连续拍摄下来。

2. 造影方法　在进行眼底造影之前,首先要详查眼底并行眼底照相。常规行过敏试验,确认无过敏反应再注入对比剂。造影时一般选择前臂正中静脉等较大静脉进行荧光素注射,通常静脉注射荧光素钠500mg(10%,5ml),同时开始计时。注射后10~15秒,开始每秒拍照一张(如果在插入滤镜模式下,则在开始看到荧光充盈时进行拍照),直到循环期结束,再顺次拍摄全眼底图像,以后间隔一定时间拍照,应持续15~20分钟。造影过程中要备有各种抗休克急救药品、器械,工作人员应掌握应急抢救操作技术。

3. 适应证和禁忌证　FFA适应于前部视神经、视网膜、脉络膜疾病的检查。对荧光素有过敏反应、中度或严重哮喘、脑卒中、心肌梗死、心绞痛患者和妊娠期妇女不适合进行FFA检查,曾有药物过敏史、高血压等病史者慎行造影检查。

4. 图像分析

(1)正常FFA表现(图5-18)

1)臂-视网膜循环时间(arm-retinal circulation time,A-RCT):荧光素从肘前静脉注射后到达视网膜动脉的时间,通常为7~15秒。

2)分期:动脉前期(视盘早期荧光—动脉层流)、动脉期(动脉层流—动脉充盈)、动静脉期(动脉充盈—静脉层流)、静脉期(静脉层流—静脉充盈)、晚期(注射荧光素5~10分钟后)。

3)视盘荧光:在动脉前期出现深层朦胧荧光和浅层葡萄状荧光。在动脉期出现表层放射状荧光,晚期沿视盘边缘呈环形晕状着色。

4)黄斑暗区:黄斑区无血管,形成背景荧光暗淡的黄斑暗区。

5)脉络膜背景荧光:脉络膜毛细血管在动脉前期很快充盈并融合形成弥漫性脉络膜

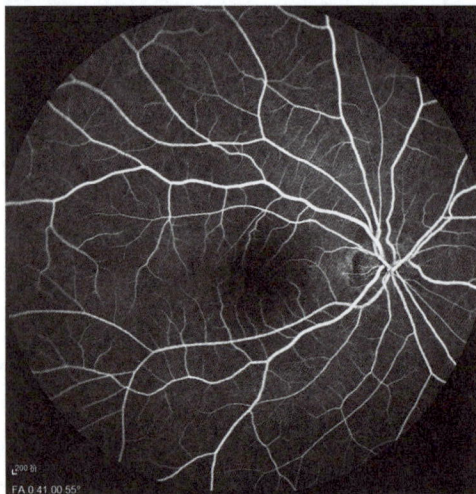

图 5-18　荧光素眼底血管造影

背景荧光。

（2）异常 FFA 表现：主要包括荧光的异常及动态的变化。荧光异常指不同于生理情况的荧光，包括强荧光和弱荧光。动态变化主要关注早期的血流动力学变化。

1）强荧光（高荧光）：见于以下几种情况：①透见荧光：也称为窗样缺损，见于视网膜色素上皮萎缩和先天性色素上皮减少。通常在造影早期出现，与脉络膜同时充盈，造影晚期随着脉络膜染料的排空而减弱或消失；在造影晚期其荧光的形态和大小无变化。②异常血管结构：血管形态或管壁结构异常引起的异常染料充盈或渗漏，包括血管迂曲扩张、微动脉瘤，常见于视网膜静脉阻塞、糖尿病视网膜病变、视网膜前膜、视盘水肿、视盘炎等。③新生血管形成：可发生在视网膜、视网膜下或视盘上，并可进入玻璃体内。新生血管形成见于糖尿病视网膜病变、视网膜静脉阻塞等。④视网膜渗漏：表现为晚期视网膜强荧光，视网膜内屏障或外屏障破坏，染料渗入组织间隙，如最常见的黄斑囊样水肿。⑤脉络膜渗漏：表现为造影晚期视网膜下的强荧光，分为池样充盈和组织染色。池样充盈又称为积存，荧光形态和亮度随着时间的进展越来越大，越来越强。荧光素积聚在视网膜感光层下（边界不清）与色素上皮层下（边界清）。组织染色指视网膜下一层物质或结构可因脉络膜渗漏而染色，晚期强荧光，如玻璃膜疣染色、巩膜染色等。

2）弱荧光（低荧光）：见于以下两种情况。①荧光遮蔽：正常情况下本应显示荧光的部位，由于其前面有混浊物质，如血液、色素，使荧光明显减弱或消失。②充盈缺损：在视网膜，可由视网膜动脉、静脉和毛细血管床的闭塞引起，在视网膜下，可由组织的缺失（萎缩、变性）和无灌注引起。

3）循环动态异常：血管狭窄或阻塞，血流缓慢或中断，可表现为充盈迟缓、充盈缺损、充盈倒置或逆行充盈等。

（二）ICGA

ICGA 是采用吲哚菁绿（indocyanine green，ICG）为染料，近红外光为激发光源，通过高速摄影或实时摄像并经过计算机图像处理系统记录眼底尤其是脉络膜循环动态图像的一种技术。

1. 基本原理　ICG 分子量为 774.6Da，在血液中 98% 与蛋白结合。染料在近红外光激发光下的发射光谱为 800~880nm，能大部分穿透视网膜色素上皮和黄斑色素，以及薄的出血、色素和脂质渗出，因此可以较好地显示视网膜和脉络膜循环中血液流动的特征。

2. ICGA 检查方法　与 FFA 检查步骤相同。ICG 按 0.25~0.5mg/kg 剂量溶于 2~3ml 注射用水内，检查时在 5 秒之内注入肘前静脉，同时计时。如进行 FFA 和 ICGA 同步造影时（图 5-19），可以将 20% 荧光素钠溶液 3ml 直接注入消毒 ICG 粉末的小瓶，ICG 就溶解于液态的荧光素中，造影时两种对比剂被同时注入血管内行同步造影。

3. 适应证及禁忌证　ICGA 可用于老年性黄斑变性、脉络膜肿瘤、中心性浆液性脉络膜视网膜病变及脉络膜炎性疾病、视网膜出血等疾病的诊断与鉴别。对 ICG 过敏、碘过敏、严重心血管病变者和妊娠期妇女不适合进行 ICG 造影。

4. ICGA 图像分析　ICGA 造影时长约 30 分钟，通常根据造影时间大概将其分为 3 个时期：早期（5 分钟内）、中期（5~20 分钟）和晚期（20 分钟以后）。

（1）正常 ICGA 表现

1）臂-脉络膜循环时间：为（14.7±4.5）秒。

2）脉络膜动脉充盈时态，后极部睫状后短动脉相继被充盈，表现为束状分支样形态。

3）眼底后部强荧光时态，动脉充盈后 3~5 秒脉络膜血管充满脉络膜对比剂色素，荧光最强。

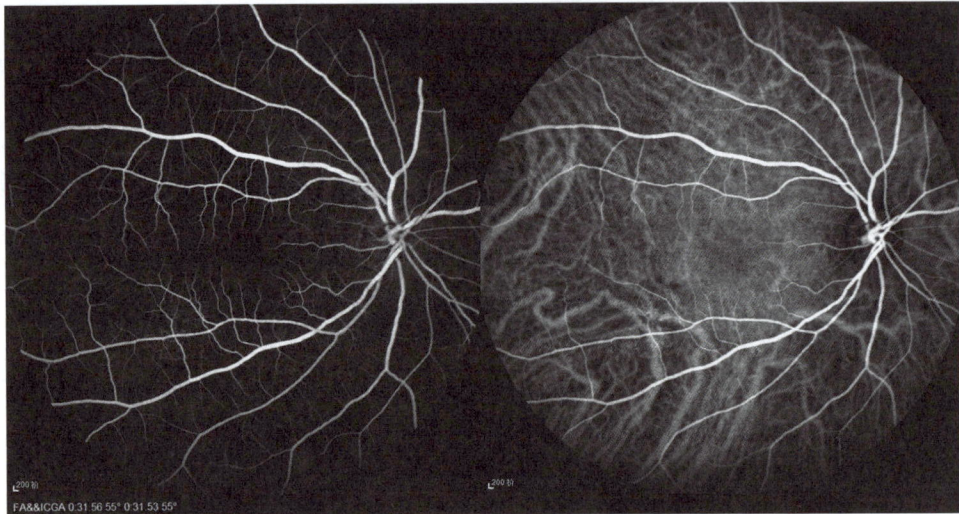

图 5-19　同步进行的 FFA 与 ICGA

4）脉络膜荧光减弱时态,染料开始排空,荧光灰度下降。

5）脉络膜荧光消退时态,眼底为均匀的灰白色纱状影像,视盘表现为弱荧光。

（2）ICGA 异常的表现

1）持续性异常强荧光:脉络膜新生血管形成、染料渗漏等。

2）持续性异常弱荧光:①荧光遮蔽,如大面积出血、色素增殖等;②血管延迟充盈或呈现无灌注;③脉络膜毛细血管萎缩,表现出纱状荧光减弱或消失。

五、眼超声检查

超声检查是利用超声波的声能反射波形图像反映人体结构和病理变化的物理诊断技术。包括 A 型超声、B 型超声、超声生物显微镜及超声彩色多普勒等检查。用于测定眼球轴线或某些组织反射性的超声波称为 A 型超声波,用于在一定范围内使组织反射性成像为二维图的超声波为 B 型超声波,采用高频超声波(50~100MHz)以显微镜分辨力对活体眼进行成像的超声影像新技术称为超声生物显微镜(ultrasound biomicroscopy,UBM),应用多普勒技术和超声技术以测定血液流动情况的超声波称为彩色多普勒技术。

1. A 型超声

（1）A 型超声特性:A 型超声属于时间-振幅调制型,显示器的纵坐标显示反射回声强度的幅度波形,横坐标代表回声声源的距离或深度。这样可以根据回声显示的位置和回声幅度的高低、形状、多少及有无,来提取受检者的病变和解剖的有关诊断信息。

（2）眼的正常波形:A 型超声直接检查法在基线上最左端为杂波,是探头本身、探头与皮肤接触产生的回声,起端之后 6mm 及 10mm 可见晶状体前后界面波峰,而后平段表示无回声的玻璃体,起始波后约 23mm 可见玻璃体-视网膜波峰,其后高低不平的波峰表示球后软组织回声,总宽度不超过 18mm,最后之高波峰为眼眶骨面回声(图 5-20)。

（3）临床应用:常用于眼轴测量、帮助白内障手术人工晶状体度数计算、角膜厚度测量以及明确眼内或眼眶内组织的回声特征。

2. B 型超声

（1）B 型超声波的特性:B 型超声为亮度调制型,在显示器上显示声束扫描平面内人体组织的断面图像。

（2）眼结构的正常波形:B 型超声图因显示部位不同而异。眼轴位探查时,在盲区和无

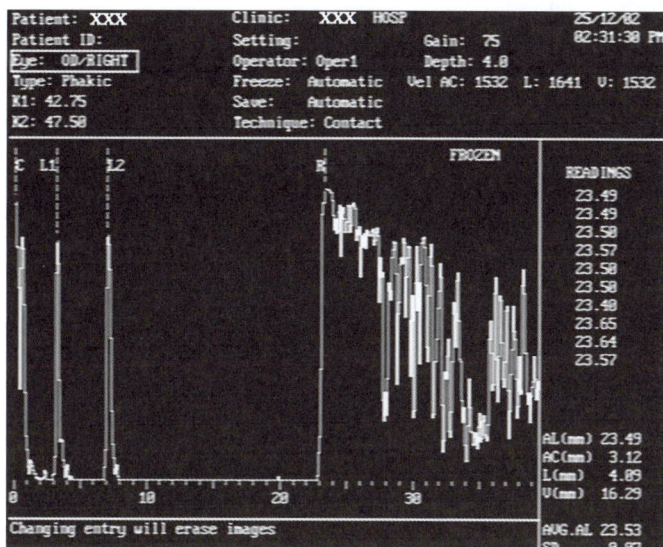

图 5-20 正常眼的 A 型超声

回声区之后,可见晶状体后界面弧形回声光带、玻璃体暗区、弧形眼球壁光带。球壁光带之后的回声光团类似 W 形状,中央三角形无回声区代表视神经(图 5-21)。非轴位探查时,往往看不到晶状体回声光带和球后无反射的视神经区,球后回声光团呈三角形。

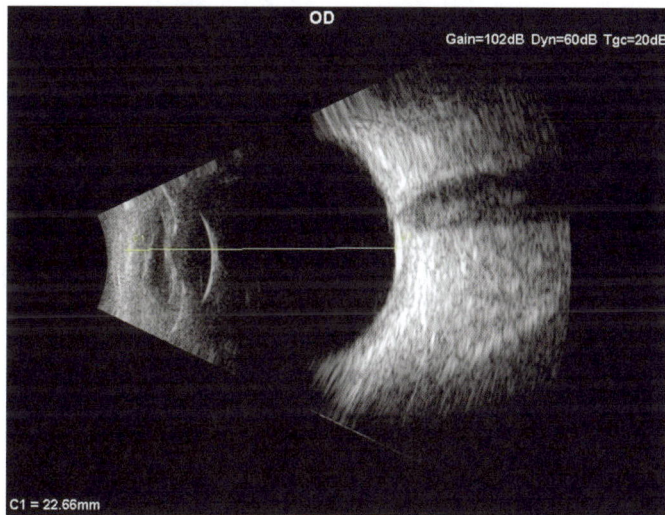

图 5-21 正常眼的 B 型超声

(3) 临床应用:用于屈光介质混浊患者眼后段情况的评估,如视网膜脱离及脉络膜脱离的范围、程度和鉴别诊断,眼内肿物的性质,后巩膜破裂的辅助诊断;帮助判断玻璃体内及眼球壁异物;也可测定球后占位性病变、眼肌肥厚改变等。

3. 超声生物显微镜检查

(1) 超声生物显微镜的特性:采用高频超声波(50~100MHz)以显微镜的分辨力对活体眼进行成像的超声影像新技术称为超声生物显微镜。UBM 以独特的高频转换器和 B 型超声装置联合使用为基础,能用于落在 4~5mm 的 UBM 穿透范围的任何病理情况,图像分辨率能达到 20~60μm,主要用于眼前段的检查。超声生物显微镜技术与其他形式的 B 型超声一样,探头放于检测区域对面,在屏幕上观察图像,最容易解释的切面是通过房角和睫状体的放射状切面。

（2）正常图像：角膜前表面与后表面反射光带较强，前两条带代表角膜上皮层和前弹力层，中间低反射为基质层，后一层代表内皮层，角膜界限清楚。角膜缘及巩膜反射强，前房为暗区无反射，虹膜前后表面反射强，基质反射弱，睫状体表面和基质反射光带强度不同（图 5-22）。

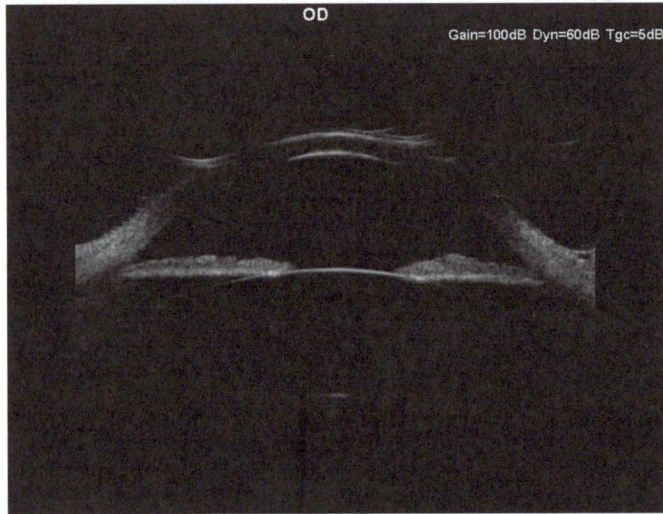

图 5-22　超声生物显微镜图像（房角结构）

（3）临床应用：适用于以下几种情况：①青光眼：客观了解房角情况，如高褶虹膜、房角后退、虹膜囊肿、虹膜周边前粘连及滤过性手术后滤过通道等。②角膜病：角膜水肿可探测到角膜上皮层明显增厚，回声减弱，边界欠清，上皮层与 Bowmen 膜之间的低回声区增宽。有时上皮内可见到大疱，严重角膜水肿时实质层可增厚，后弹力层可呈现波浪形。角膜炎或角膜混浊时可出现相应部位的强回声。③巩膜炎：前部巩膜炎时可见表层巩膜增厚，呈结节状，回声略增强。④虹膜睫状体病变：虹膜睫状体炎时可见到虹膜睫状体增厚，晚期可形成后粘连，全后粘连可见到虹膜向前弯曲和房角关闭的情况。睫状体脱离显示在巩膜和睫状体之间存在一无回声间隙，虹膜囊肿可见到液性囊腔，周围有相应受挤压的征象。睫状体肿瘤显示局部隆起，病变边界清楚，形状为类圆形、半球形、蘑菇形或不规则形，肿瘤内反射较强。⑤其他：可将前房、后房、囊袋内或睫状沟固定的人工晶状体成像。

4. 彩色多普勒检查

（1）彩色多普勒的特性：声源与接收器之间的相对运动，使得接收器接收到的声波频率发生变化的现象称为多普勒效应。超声多普勒技术在临床中的具体应用：①多普勒频谱图；②彩色血流图；③彩色多普勒能量图。

彩色血流图是指在二维平面中用彩色图像实时显示血流方向与速度的图像。通常用不同颜色指示不同血流方向，而颜色的亮暗则与流速的大小有关，有时称彩色血流图为"彩色多普勒"。

彩色多普勒超声检查多用于眼球后段及眼眶部病变的诊断。检查时首先用 B 型超声显示二维图像，观察眼球及眼眶一般情况，显示视神经；然后启动彩色多普勒，调整入射角度，尽量使声束平行于血流方向，以显示所要检查的血流二维彩色图像。彩色多普勒超声可以探测到眼动脉、睫状后动脉、视网膜中央动脉。

（2）临床应用：异常彩色多普勒超声图主要表现为正常血管的异常改变和血管增生，可用于视网膜中央动脉阻塞、视网膜中央静脉阻塞、前段缺血性视神经病变的诊断。病理情况下可探测到肿瘤内血管的位置、形状、大小和分布。根据血管数量其可分为血管丰富性肿瘤、血管稀疏性肿瘤和不显示血管肿瘤。颈动脉海绵窦瘘表现为眼上静脉增粗,呈红色血流或红蓝相间血流。

六、光学相干断层扫描

光学相干断层扫描(OCT)是一种新型非接触性无创光学影像诊断技术,其利用眼内不同组织对入射光束的反射性的不同,通过低相干性光干涉测量仪比较反射光束和参照光束来测定反射光束的延迟时间和反射强度,分析出不同组织的结构及其距离,经计算机处理成像,并以伪彩或灰度形式显示组织的断面结构。OCT 具有分辨率高、可重复性高、获取图像快等特点,可分为前节 OCT 和后节 OCT 两种。

1. 扫描模式　包括单线或多线、不同半径的环形扫描、放射线、交叉线、矩形和视盘不同径线的扫描等。检查者可根据病变的部位、性质以及检查目的来选择合适的扫描方式(图5-23)。

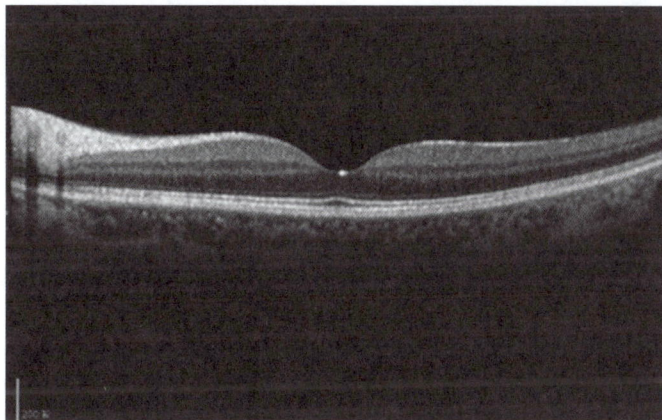

图 5-23　OCT 图像

2. 光学相干断层扫描的临床应用

(1)眼前段:测量角膜厚度、前房深度、房角结构等。

(2)黄斑病变:如老年性黄斑变性、黄斑裂孔、中心性浆液性脉络膜视网膜病变、玻璃体视网膜交界面疾病、先天性视网膜劈裂症、各种病因导致的黄斑水肿。

(3)青光眼:视网膜神经纤维层厚度测量及随访。

七、光学相干断层扫描血管成像术

光学相干断层扫描血管成像术(optical coherence tomography angiography, OCTA)是一项新的眼底影像学检查技术。该技术原理基于眼底血管中存在流动的血细胞,对同一横断面进行重复的光学相干断层扫描成像;通过特殊的计算方法,获得移动血细胞(即血流)的信号;并据此进行血管结构的三维重建,以冠状面的形式逐层呈现眼底血管的影像。OCTA 可以获得视网膜脉络膜血管影像,且可以分层显示眼底微血管的形态(图5-24),目前已广泛应用于眼底病的临床诊疗和研究领域。

OCTA 影像阅读不同于传统的造影影像,因为其不是孤立的影像,必须结合 OCT(结构OCT)及其冠状面影像联合阅片,内容如下:

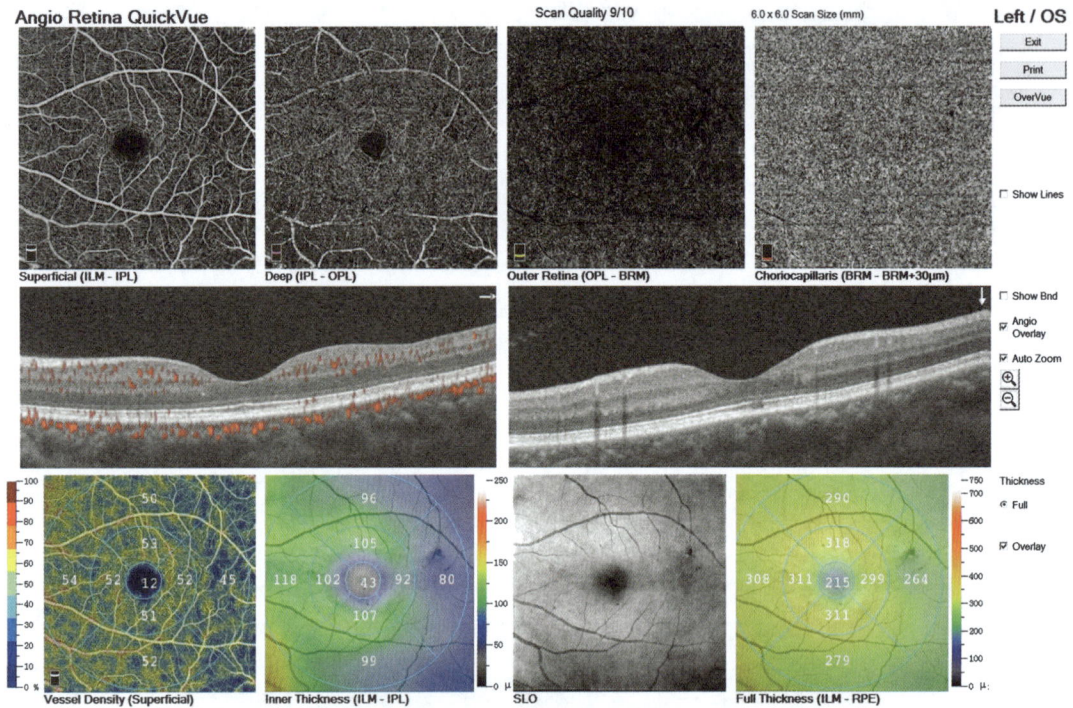

图 5-24　OCTA 图像

1. 玻璃体视网膜交界面。

2. 浅层视网膜血管丛。

3. 深层视网膜血管丛。

4. 外层视网膜无血管区　正常情况下此层不应该有血流信号。若有血流信号并排除血管伪影,则表明有异常新生血管。

5. 脉络膜毛细血管层。

6. 视盘。

7. 定量分析。

八、计算机断层扫描

1. 原理　计算机断层扫描(computed tomography,CT)由 X 线发生部分、X 线检测部分、图像处理显示部分和操作控制部分所组成。利用电离射线和计算机辅助形成多个横断面的影像。CT 图像是密度图像,用 CT 值标明组织密度。CT 像以灰度表示,CT 值越高,在图像上越白亮;CT 值越低,在图像上越暗。

2. CT 检查的临床应用　正常眼部 CT 横断面扫描(图 5-25):眼眶内、外侧壁,内、外直肌,视神经及视神经管显示较好。眼上静脉显示较好,近眶上壁层面呈由前内向后外走行的弯曲条状影。

(1) 眼球内病变:包括以下几种情况:①眼球内高密度影:见于视网膜母细胞瘤、脉络膜黑色素瘤、脉络膜骨瘤等;②眼环增厚:见于视网膜脱离、脉络膜脱离、巩膜炎和炎性假瘤等;③玻璃体内弥漫性密度增高:见于玻璃体积血、混浊及玻璃体内机化物等。

(2) 眼眶疾病:包括以下几种情况:①眶内高密度块状影:见于眶内良性肿瘤、恶性肿瘤和炎性肿块等;②眼外肌肥大:见于甲状腺相关眼病和肥大性肌炎等;③视神经肿大:见于脑膜瘤、视神经胶质瘤、视神经炎、视神经挫伤、视盘水肿、炎性假瘤等;④眼上静脉扩张:见于

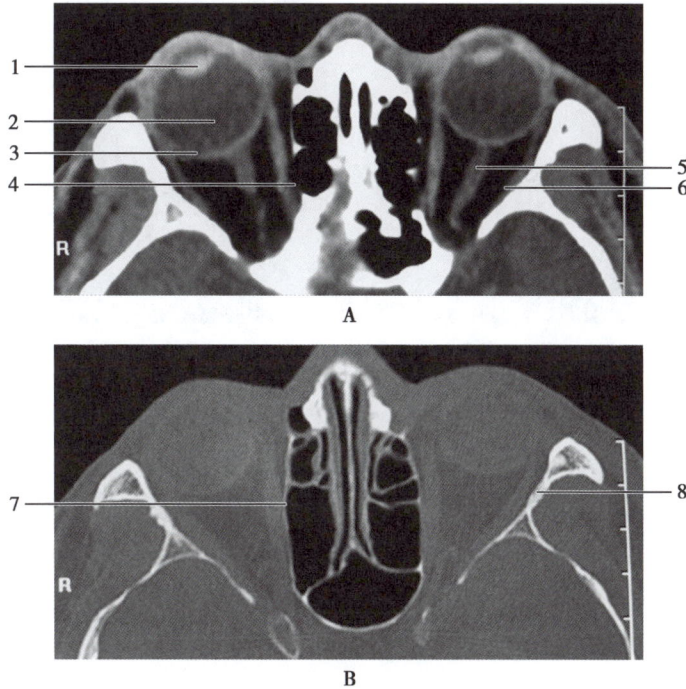

图 5-25　正常眼眶 CT 横断面
A. 软组织窗；B. 骨窗
1. 晶状体；2. 玻璃体；3. 眼环；4. 内直肌；5. 视神经；6. 外直肌；7. 眶内壁；8. 眶外壁

颈动脉海绵窦瘘及眼内静脉瘤等；⑤泪腺肿大：见于泪腺肿瘤及结节病等。

（3）眼外伤：可见于软组织挫伤、骨折和异物等。

九、磁共振成像

1. 磁共振成像（magnetic resonance imaging，MRI）的原理　MRI 含有单数质子、单数中子或两者均为单数的原子核，其具有自旋及磁矩的物理特性，并且以一种特定的方式绕磁场方向旋转，这种旋转称为进动或旋进。用一个频率与进动频率相同的射频脉冲激发所检查的原子核，将引起共振。在射频脉冲的作用下，一些原子核不但相位发生变化，并且吸收能量后跃迁到较高能状态。在射频激发停止后，有关原子核的相位和能级都恢复到激发前状态，这个过程称为弛豫。弛豫时间有两种，即 T_1 和 T_2。T_1 弛豫时间为物质放置于磁场中产生磁化所需的时间，T_2 弛豫时间为在完全均匀的外磁场中横向磁化所维持的时间。质子磁共振成像的因素有质子密度、T_1 和 T_2。这些能级变化和相位变化所产生的信号均能为所测样品和人体邻近的接收器所测得。根据计算机不同的程序将接收到的信号进行成像。T_1 短和 T_2 长的物质产生较强自旋回波 MR 信号，T_1 长和 T_2 短的物质则产生较弱的信号。如果知道病灶和正常组织之间的弛豫时间差别，随之挑选合适的程序指标时间，即可增强图像上病灶和正常组织之间的差别。

2. MRI 的临床应用　正常眼部 MRI 表现与 CT 检查所见相似，而信号表现不同（图 5-26）。眼眶四壁 T_1WI、T_2WI 上均呈低信号。眼外肌及视神经在 T_1WI、T_2WI 呈中等信号。眶内血管在 T_1WI、T_2WI 上均呈血管流空信号。眶内脂肪在 T_1WI、T_2WI 呈高信号，脂肪抑制成像的图像上呈低信号。在 T_1WI 及 T_2WI 中，角膜巩膜为低信号，虹膜睫状体、视网膜呈现中等信号。晶状体外层为较高信号，内层为低信号。房水及玻璃体 T_1WI 低，T_2WI 高信号。

（1）眼眶隔前病变：蜂窝织炎、基底细胞癌和肉芽肿等。

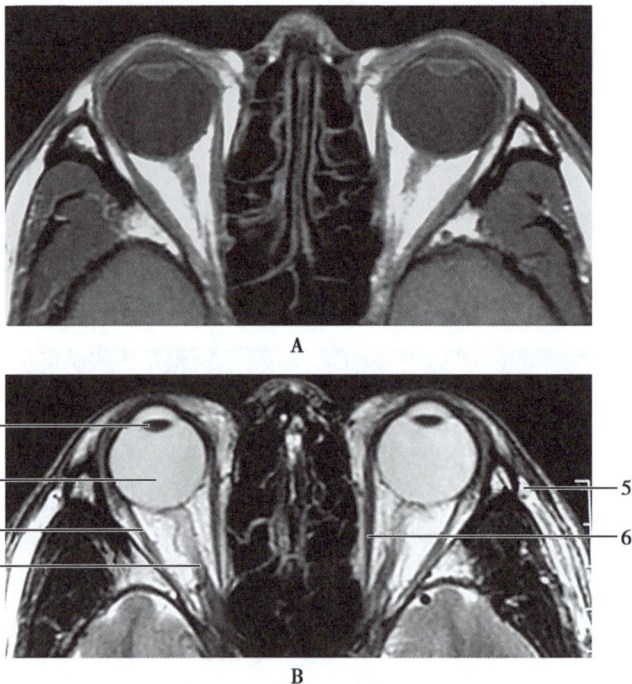

图 5-26　正常眼眶 MRI 横断面
A. T$_1$WI；B. T$_2$WI
1. 晶状体；2. 玻璃体；3. 外直肌；4. 视神经；5. 眶外壁；6. 内直肌

（2）肌锥外病变：骨瘤、成骨细胞瘤、骨纤维结构不良、巨细胞瘤、软骨肉瘤、鼻旁窦引起的眶内感染与肿瘤、泪腺肿瘤等。

（3）眼外肌病变：甲状腺相关眼病、眼眶肌炎、横纹肌肉瘤和淋巴瘤等。

（4）肌锥内病变：海绵状血管瘤、炎性假瘤、血管畸形、淋巴管瘤、脂肪瘤和转移癌等。

（5）视神经及视神经鞘病变：视神经胶质瘤、脑膜瘤和视神经炎等。

（6）眼球病变：视网膜母细胞瘤、黑色素瘤、脉络膜转移癌、视网膜脱离、巩膜炎、巩膜葡萄肿等。

第四节　眼科辨证

辨证是眼科诊断的重要内容，是中医诊治眼病的重要环节。临床对眼科疾病的诊治，强调局部与整体相结合、辨证与辨病相结合，如此方可取得理想的效果。中医眼科辨证方法内容丰富，现将临证时常用的几种辨证方法介绍如下：

一、外障内障辨证

外障、内障是中医眼科对眼病的一种分类方法，在古代眼科书籍中，将眼病统称为障，《医宗金鉴·眼科心法要诀》曰："障，遮蔽也。内障者，从内而蔽也……外障者，从外而遮也。"外障泛指外眼疾病，内障则指内眼疾病。

（一）辨外障

1. 病位　外障是指发生在胞睑、两眦、白睛、黑睛的眼病。

2. 病因　多因六淫外袭或外伤所致，亦可由痰湿内蕴、肺火炽盛、肝火上炎、脾虚气弱、肝肾阴虚、虚火上炎等引起。

3. 病变特点　眼外部征象明显,常见有红赤、肿胀、湿烂、生眵、流泪、痂皮、结节、翳膜、上胞下垂等。自觉症状突出,如疼痛灼热、痒涩不舒、畏光流泪等。

(二)辨内障

1. 病位　内障有狭义和广义之分。狭义内障专指晶珠混浊,相当于西医学之白内障;广义内障则包括发生于瞳孔及其后一切眼内组织的病变,如瞳神、黄仁、晶珠、神膏、视衣、目系等部位的病变。

2. 病因　多因七情过伤,肝失条达,气滞血瘀,玄府闭塞;或因七情内伤、脏腑内损,气血两亏,目失濡养;或因虚火上炎,风火痰湿,上扰清窍。亦可由外障传变入里,或外伤损及眼内组织等。

3. 病变特点　多为外眼正常,但视觉异常,如视力下降,视物变形、变色,视灯光有如彩虹,眼前黑花飞舞、萤星满目及夜盲等;或有瞳神散大或缩小、形态色泽改变,也可出现抱轮红赤或白睛混赤;眼底可有出血、渗出、水肿等病理改变。

二、眼常见症状与体征辨证

(一)辨主观症状

1. 辨视觉

(1)视物不清,伴白睛红赤或翳膜遮睛,属外感风热或肝胆火炽。

(2)视力骤降,伴白睛混赤,头目胀痛,多为头风痰火。

(3)外眼端好而自觉视物渐昏者,多为血少神劳,肝肾两亏,阴虚火旺或肝郁气滞。

(4)自觉眼前黑花飞舞,云雾移睛者,多为浊气上泛,阴虚火旺或肝肾不足。

(5)若动作稍过则坐起生花,多属精亏血少。

(6)目无赤痛而视力骤降,多为血热妄行,气不摄血,气滞血瘀;或七情过伤,肝气上逆。

(7)内障日久,视力渐降而至失明者,多属气血两亏或肝肾不足。

(8)入夜目盲不见伴视野缩小者,多属肝肾精亏或脾肾阳虚。

(9)能近怯远者,多为阳气虚衰或久视伤睛;能远怯近者,多为阴精亏损。

(10)目妄见、视物变色、视一为二等,多为肝郁血滞,或虚火上炎,或脾虚湿聚,或精血亏耗,风邪入络。

2. 辨目痛

(1)外障眼病引起的目痛常为涩痛、碜痛、灼痛、刺痛,多属阳;内障眼病引起的目痛常为胀痛、牵拉痛、眼珠深部疼痛,多属阴。

(2)暴痛属实,久痛属虚;持续疼痛属实,时发时止属虚;痛而拒按为邪实,痛而喜按为正虚。

(3)肿痛属实,不肿微痛属虚;赤痛难忍为火邪实,隐隐作痛为精气虚;痛而喜冷属热,痛而喜温属寒。

(4)午夜至午前作痛为阳盛,午后至午夜作痛为阴盛。

(5)痛连颠顶后项,属太阳经受邪;痛连颞颥,为少阳经受邪;痛连前额鼻齿,为阳明经受邪。

(6)目赤碜痛、灼痛伴眵多黏结,多为外感风热;胞睑赤痛,伴大便燥结,多为阳明实火;白睛微红微痛,干涩不舒,多为津亏血少。

(7)头目剧痛,目如锥钻,为头风痰火,气血瘀阻;目珠胀痛,多为气火上逆,气血郁闭。

（8）眼珠刺痛，为火毒壅盛，气血瘀滞；眼珠深部疼痛，多为肝郁气滞或阴虚火旺。

3. 辨目痒目涩

（1）目痒而赤，迎风加重者，多为外感风热；痛痒并作，红赤肿甚者，为风热邪毒炽盛；睑弦赤烂，瘙痒不已，或睑内颗粒肥大，痒如虫行，多为脾胃湿热蕴积，外感风邪；痒涩不舒，时作时止，多血虚生风。

（2）目磣涩，伴目痒赤痛，畏光流泪，多为风热或肝火所致；目干涩，多为津液耗损或阴亏血少所致。

（3）无病作痒多为目病的早期先兆症状，久病作痒多为目病邪退火熄、气血渐复的将愈之时。

4. 辨畏光

（1）畏光而伴赤肿痒痛流泪，多为风热或肝火所致；畏光而伴干涩不适、无明显红肿者，多为阴亏血少。畏光较轻，红赤不显者，多为阴虚火炎。

（2）畏光既无眼部红赤疼痛，又无赤脉翳膜，只是眼睑常欲垂闭，多为阳气不足所致。

（二）辨客观症状

1. 辨目赤　目赤主要表现为白睛红赤、抱轮红赤和白睛混赤。

（1）白睛红赤：位于白睛浅层，起于周边，颜色鲜红，呈树枝状，推之可动。点用0.1%肾上腺素后，红赤消失，相当于西医学之结膜充血。白睛红赤主要见于暴风客热、天行赤眼、金疳等白睛浅层病变。

（2）抱轮红赤：位于白睛深层，环绕黑睛周围红赤，颜色紫暗，呈放射状，推之不动。点用0.1%肾上腺素后，红赤不消失，相当于西医学之睫状充血。抱轮红赤主要见于聚星障、花翳白陷、瞳神紧小等黑睛及瞳神病变。

（3）白睛混赤：白睛红赤与抱轮红赤同时存在，相当于西医学之混合性充血。白睛混赤主要见于凝脂翳、绿风内障、瞳神紧小等严重病变。

2. 辨目肿

（1）胞睑红肿如桃，灼热疼痛，或兼硬结、脓头而拒按者，多属脾胃热毒蕴积，兼有瘀滞；胞睑肿胀骤起，微赤多泪者，多为外感风邪；胞睑虚肿如球，皮色光亮，不伴赤痛，多脾肾阳虚，水气上泛。

（2）胞睑赤肿糜烂，多湿热熏蒸；胞睑肿胀青紫，为气血瘀滞；白睛红赤肿胀，眵泪并作，多为外感风热，肺热壅盛；白睛赤紫肿胀，多为肺经瘀热，热与血结；白睛肿胀，状如鱼鳔，多为肺失宣降，气机壅滞；黑睛水肿呈雾状混浊，多为肝胆火炽，风火攻目。

3. 辨眵泪

（1）辨目眵：目眵属外障眼病的常见症状，多属热。眵多硬结为肺经实热，眵稀不结为肺经虚热，眵多黄稠似脓为热毒炽盛，目眵胶黏或为丝状多为湿热。

（2）辨流泪：热泪如汤，多外感风热或肝火炽盛；迎风流泪，多为肝血不足，风邪外引；冷泪长流，多为气血亏损或肝肾不足，不能敛泪，或由泪道狭窄阻塞所致。眼干涩昏花而无泪者，多由阴精亏耗，不能生泪所致。

4. 辨翳膜

（1）翳：有狭义和广义之分，狭义的翳专指黑睛混浊，广义的翳则包括黑睛与晶珠的混浊。本节讨论的翳专指黑睛混浊，有新翳、宿翳之分。

1）新翳：黑睛混浊，表面粗糙，轻浮脆嫩，边缘模糊，具有向周围与纵深发展的趋势，并伴有不同程度的目赤疼痛、畏光流泪等症。常见新翳如聚星障、花翳白陷、凝脂翳等。

黑睛属肝，故新翳多从肝辨证，如肝经风热，肝火上炎，肝经湿热或肝阴不足等。

黑睛新翳亦可由他轮病变发展而来,严重者可波及黄仁及瞳神,轻者经治可以消散,重者留下瘢痕而成宿翳。

2)宿翳:黑睛混浊,表面光滑,边缘清晰,无发展趋势,不伴有赤痛流泪等症状,为黑睛病变遗留的瘢痕。根据宿翳厚薄浓淡的不同程度,将其分为以下四类:①翳菲薄,如冰上之瑕,在聚光灯下方能查见,为冰瑕翳;②翳稍厚,如蝉翅,似浮云,自然光线下可见者,为云翳;③翳厚且色白如瓷,一望可知者,为厚翳;④翳与黄仁黏着,瞳神倚侧不圆者,为斑脂翳。

(2)膜:自白睛或黑白之际起障一片,或白或赤,渐渐向黑睛中央蔓延者,称为膜,如赤膜下垂、胬肉攀睛等。若膜上赤丝密布,红赤显著,称为赤膜,多为肝肺风热壅盛,脉络瘀滞所致;赤丝细疏,红赤不显者,称为白膜,多为肺阴不足,虚火上炎所致。

5. 辨眼位改变

(1)辨眼珠突出:①单侧眼珠突出,转动受限,白睛浅层红赤肿胀,多为风热火毒结聚所致;双侧眼珠突出,红赤如鹘眼,多因肝郁化火,火热上炎,目络涩滞所致。②眼珠骤然突于眶外,低头呕恶加重,仰头平卧减轻,多为气血并行于上,脉络郁滞所致;眼珠突出,胞睑青紫肿胀,有明确外伤史,为眶内血络受损,血溢络外,停于眶内所致;眼珠进行性突出,常为眶内肿瘤所致。

(2)辨眼珠低陷:眼球向后缩陷,称为膏伤珠陷,多因肾精亏耗或眶内瘀血机化所致;大吐大泻后眼球陷下,多为津液大伤所致;眼球穿破,或瞳神紧小失治可致眼球萎缩塌陷。

(3)辨眼珠偏斜:眼珠骤然偏斜于一侧,转动受限,视一为二,恶心呕吐,多为风痰阻络所致;双眼交替向内或向外偏斜,自幼得之,多为先天禀赋不足所致。

(4)辨眼珠震颤:眼珠颤动,突然发生,伴有头晕目眩等,多由风邪入袭或肝风内动引起;眼珠颤动,自幼即有,视力极差,多为先天禀赋不足,眼球发育不良所致。

三、五轮辨证法

《审视瑶函·五轮不可忽论》说:"夫目之有轮,各应乎脏,脏有所病,必现于轮。"五轮辨证是运用五轮理论,通过观察各轮外显症状,去推断相应脏腑内蕴病变的眼科独特的辨证方法。由于五轮在辨证中主要是确定病位,故临床还应与八纲辨证、病因辨证、脏腑辨证等辨证方法相结合,方能正确指导临床。

(一)肉轮辨证

1. 辨胞睑肿胀

(1)胞睑肿胀如球,按之虚软,肤色光亮,不红不痛不痒,为脾虚失运,湿邪停聚,或为肾阳不振,水湿上泛所致。

(2)胞睑红肿如桃,呈弥漫性肿胀,触之灼热,压痛明显,为外感风热,热毒壅盛所致。

(3)胞睑局限性红赤肿胀,如涂丹砂,触之质硬,表皮光亮紧张,为火毒郁于肌肤所致。

(4)胞睑边缘局限性红肿,触之有硬结、压痛,为邪毒外袭所致。

(5)胞睑局限性肿胀,不红不痛,触之有核状硬结,乃因痰湿结聚而成。

(6)胞睑青紫肿胀,有外伤史,为络破血溢,瘀血内停所致。

2. 辨睑肤糜烂

(1)胞睑皮肤出现水疱、脓疱、糜烂渗水,为脾胃湿热上蒸所致;若因局部使用药物引起者,是药物过敏。

(2)睑弦红赤糜烂,痛痒并作,为风、湿、热三邪互结所致;胞睑皮肤肥厚粗糙,时时作痒,附有鳞屑样物,为血虚风燥之象。

3. 辨睑位异常

（1）上睑下垂,无力提举,多属虚证,多由脾胃气虚或风邪中络所致。

（2）胞睑内翻,睫毛倒入,多为椒疮后遗,内急外弛而成。

（3）眼睑外翻,多为局部瘢痕牵拉,或有风邪入络所致。

4. 辨胞睑瞤动

（1）胞睑肌肤频频跳动,多为血虚有风之象。

（2）上下胞睑频频眨动,多为阴津不足之象;若是小儿患者,则多为疳积上目的早期症状。

（3）频频眨目或骤然紧闭不开,数小时后自然缓解,多为情志不舒,肝失条达所致。

5. 辨睑内颗粒

（1）睑内颗粒累累,形小色红而坚,多为热重于湿兼有气滞血瘀;形大色黄而软,多为湿重于热。

（2）睑内红色颗粒,排列如铺卵石样,奇痒难忍,多为风、湿、热三邪合而为患。

（3）睑内黄白色结石,为津液受灼,痰湿凝聚所致。

（二）血轮辨证

1. 内眦红肿,触之有硬结,疼痛拒按,为心火上炎或热毒结聚之象;内眦不红不肿,指压泪窍脓液沁出,为心脾积热之象。

2. 眦角皮肤红赤糜烂,为心火兼夹湿邪之象;若干裂出血,为心阴不足之象。

3. 两眦赤脉粗大刺痛,为心经实火表现;赤脉细小、淡红、稀疏、干涩不舒,为心经虚火上炎之象。

4. 胬肉红赤壅肿,发展迅速,头尖体厚,为心肺风热之象;胬肉淡红菲薄,时轻时重,涩痒间作,发展缓慢或静止不生长,为心经虚火上炎之象。

（三）气轮辨证

1. 辨白睛红赤

（1）白睛表层红赤,颜色鲜红,为外感风热或肺经实火所致;赤脉粗大迂曲而暗红,为热郁血滞之象。

（2）抱轮红赤,颜色鲜红,多为外感风热,或肺经实热所致;颜色紫暗,疼痛拒按,为肝火上炎兼有瘀滞之象;抱轮淡赤,压痛轻微,为阴虚火旺之象。

（3）白睛表层赤脉纵横,时轻时重,为肺经虚火或阴虚火旺所致。

（4）白睛表层下呈现片状出血,色如胭脂,为肺热郁络或阴虚火旺、肝阳上亢之象,抑或由外伤引起。

2. 辨白睛肿胀

（1）白睛表层红赤浮肿,眵泪俱多骤然发生,多为外感风热所致;白睛表层紫暗浮肿,眵少泪多,多为外感风寒所致。

（2）白睛表层水肿,透明发亮,伴眼睑水肿,多为脾肾阳虚,水湿上泛所致。

（3）白睛表层肿胀,甚至脱于睑裂之外,眼珠突起,多为热毒壅滞所致。

3. 辨白睛结节

（1）白睛表层有泡性结节,周围赤脉环绕,涩痛畏光,多为肺经燥热之象;若结节周围脉络淡红,病久不愈,或反复发作,多为肺阴不足,虚火上炎所致。

（2）白睛里层有紫红色结节,周围红赤,触痛明显,多为肺火炽盛所致。

4. 辨白睛青蓝

（1）白睛局限性青蓝，呈隆起状，高低不平，多因肺肝热毒而起。

（2）白睛青蓝一片，不红不痛，表面光滑，为色素沉着，乃先天而成。

5. 辨其他病症

（1）白睛表层与眼睑粘连，为睥肉粘轮，多因椒疮后遗或酸碱烧伤结瘢而成。

（2）白睛枯涩，失去光泽，多为阴津不足，津液耗损所致。

（3）白睛污浊稍红，痒极难忍，多为肺脾湿热所致；白睛里层出现漏口，时流稠浊白水，多为外伤后遗留或痰湿郁滞所致。

（四）风轮辨证

1. 辨黑睛翳障

（1）黑睛初生星翳，多为外感风邪所致；翳大浮嫩或有溃陷，多为肝火炽盛之象。

（2）黑睛混浊，翳漫黑睛，或兼有血丝伸入，多为肝胆湿热，兼有瘀滞之象。

（3）翳久不敛，或时隐时现，多为肝阴不足之象，或由气血亏损所致。

2. 辨黑睛赤脉

（1）黑睛浅层赤脉，排列密集如赤膜状，逐渐包满整个黑睛，甚至表面堆积如肉状，多为肺肝热盛，热郁脉络，瘀热互结所致。

（2）黑睛深层赤脉，排列如梳，且深层呈舌形混浊，多因肝阴不足，或肝胆热毒，气血瘀滞而成。

（3）黑睛出现灰白色颗粒，赤脉成束追随，直达黑睛浅层，多为肝经积热或虚中夹实之象。

3. 辨黑睛形状改变

（1）黑睛形状大小异常，或大于正常，或小于正常，多为先天异常所致。

（2）黑睛广泛突起，或局部尖起如螺旋尾状，多为肝气过亢，气机壅塞所致。

（五）水轮辨证

1. 辨瞳神大小

（1）瞳神散大，色淡绿，眼胀欲脱，眼硬如石，头痛呕吐，多为肝胆风火上扰所致。

（2）瞳神散大，眼胀眼痛，时有呕吐，病势缓和，多由阴虚阳亢或气滞血瘀引起。

（3）瞳神散大不收，或歪斜不正，又有明显外伤史，为黄仁受伤所致。

（4）瞳神紧小，甚至小如针孔，神水混浊，黑睛后壁见沉着物，或黄液上冲，抱轮红赤，多为肝胆实热所致。

（5）瞳神紧小，干缺不圆，抱轮红赤，反复发作，经久不愈，多为阴虚火旺所致。

2. 辨瞳神气色改变

（1）瞳神内色淡黄而散大，不辨明暗，为绿风内障后期。

（2）瞳神紧缩不开，内结黄白翳障，如金花之状，多因瞳神干缺后遗而成。

（3）瞳神展缩自如，内结白色圆翳，不红不痛，视力渐降，多为年老体衰，肝肾不足，晶珠失养所致。

（4）瞳神变红，视力骤减，眼前红光满目，多属血热妄行，或肝阳上亢；反复出血者，多为阴虚火旺所致。

（5）瞳神内变黄，白睛混赤，眼珠变软，多为火毒之邪困于睛中所致；若瞳神内变黄，状如猫眼，眼珠变硬，多系眼内有恶性肿瘤。

五轮辨证对临床有一定指导意义，但也有其局限性，如白睛发黄，病位虽在气轮，但其多不在肺,而是脾胃湿热交蒸肝胆,胆汁外溢所致;瞳神疾病,不仅责之于肾,且与肝、脾等脏腑均有关系。故临证时,不可拘泥于五轮,应从整体出发,四诊合参,才能得出正确的辨证结论。

四、眼底病辨证

眼底病变属中医学"内障"范畴。眼底病辨证,就是将眼底检查所观察到的形态、色泽等病理改变,结合中医理论进行辨证的一种方法。其主要包括玻璃体、视神经、视网膜、视网膜血管、黄斑区等各组织改变的辨证。

1. 辨玻璃体改变

（1）玻璃体内出现尘埃状混浊,眼内有炎性病变或病史,多为湿热蕴蒸,或为肝胆热毒所致。

（2）玻璃体内出现片状、条状混浊,眼内有出血性病变或病史,或外伤史,多因火热上攻,血溢络外,或为气滞血瘀所致。

（3）玻璃体内出现丝状、棉絮状或网状混浊,眼底有高度近视等退行性病变,多为肝肾不足,或气血虚弱所致。

2. 辨视神经盘改变

（1）视盘充血隆起,颜色鲜红,边缘模糊,多为肝胆实火,或肝气郁结,郁久化火,或气滞血瘀所致。

（2）视盘轻度充血,或无明显异常而视力骤降,眼球转动时有痛感,多为肝失条达,气滞血瘀所致。

（3）视盘颜色淡白或苍白,生理凹陷扩大加深,多为气血两虚,或肝血不足所致;或为素体禀赋不足,肝肾两亏,目系失养所致。若兼视盘边界模糊,则为气滞血瘀所致;若视盘色淡,边界不清,周围血管伴有白线者,则多由视盘瘀血、充血及水肿演变而成,多为虚实夹杂。

（4）视盘血管呈屈膝样,偏向鼻侧,杯盘比增大,或有动脉搏动,多为肝肾阴亏,肝阳上亢,或肝风上扰所致;或痰湿内阻,或气滞血瘀所致。

（5）视盘水肿,高起如蘑菇状,兼颜色暗红者,多为气血瘀滞,血瘀水停,或痰湿郁遏,气机不利所致;若兼视盘颜色淡红者,多为肾阳不足,命门火衰,水湿蕴积于目系所致。

3. 辨视网膜改变

（1）视网膜出血:早期出血颜色鲜红,位于视网膜浅层,呈火焰状;或位于视网膜深层,呈团状、片状出血者;或出血量多,积于玻璃体者,可因心肝火盛,上炎于目,灼伤血络,迫血妄行;或阴虚阳亢,气血逆乱;或脾虚气弱,气不摄血;或眼受外伤,血络破损等因素引起。若出血颜色暗红,多因气滞血瘀,脉道失和,血溢脉外而成;出血日久血色暗红,或机化增殖,多为气血瘀滞,或痰瘀互结所致。若反复出血,新旧瘀血夹杂,或有新生血管,则多因阴虚火炎,煎灼脉络;或因脾虚气弱,统血失权;或因虚中夹瘀,正虚邪留。

（2）视网膜水肿:视网膜局限性水肿,可因肝郁脾虚、水湿上犯,或由阴虚火旺所致;亦可因脉络阻塞,血瘀水停而形成;视网膜弥漫性水肿,多由脾肾阳虚,水湿上泛所致。外伤后的视网膜水肿,则多为气滞血瘀所致。

（3）视网膜渗出:视网膜出现新鲜渗出物,多因肝胆湿热,或热郁血分,或阴虚火旺;陈旧性渗出,多因痰湿蕴积,或肝肾不足兼有气滞血瘀。

（4）视网膜萎缩与机化:视网膜萎缩,多为肝肾不足,或气血虚弱,视衣失养所致;视网膜机化物,多因气血瘀滞兼夹痰湿而成。

（5）视网膜色素沉着：多由组织变性或退行性改变所致。如色素色泽变黑，多属肾阴虚损或命门火衰；视网膜色素黄黑相兼，状如椒盐，则多属脾肾阳虚，痰湿上泛。

4. 辨视网膜血管改变

（1）血管扩张：视网膜血管粗大，扩张迂曲，或呈串珠状，常伴有渗出物，多因肝郁气滞，气血瘀阻；或心肝火盛，血分有热。小血管扩张，或有微血管瘤形成，色泽暗红，多为肝肾阴亏，虚火上炎所致；或因气血不足，血行瘀滞。

（2）血管细小：视网膜血管细小，伴有视盘颜色变淡等眼底退行性改变，多为气血不足，虚中夹瘀之象；视网膜动脉变细，甚至呈白线条状，多为肝郁气滞，气血瘀阻之象；视网膜血管痉挛，动脉变细，反光增强，或动、静脉交叉处有压迹，或黄斑部有螺旋状小血管，多为肝肾阴虚，阴不潜阳，肝阳上亢之象。

（3）血管阻塞：视网膜血管阻塞，多因气滞血瘀，或气虚血瘀，或痰湿阻络；亦可因肝阳妄动，肝气上逆，气血郁闭；或因肝火上炎，火灼脉道而成。

5. 辨黄斑区改变

（1）黄斑水肿与渗出：黄斑水肿渗出，多为肝气犯脾，脾失运化，水湿停聚所致；水肿消退，遗留渗出物，多为气血瘀滞所致；若新旧渗出物夹杂，多为阴虚火旺所致；若渗出物较为陈旧，多为肝肾不足所致。若黄斑水肿经久不消，多属脾肾阳虚，气化失职，水湿停滞。

（2）黄斑出血：黄斑部出血，多为思虑过度，劳伤心脾，脾不统血所致；或因热郁脉络；或由阴虚火旺所致；或由外伤引起。

（3）黄斑色素沉着，或黄斑囊样变性：多为肝肾不足，或脾肾阳虚，痰湿上泛所致。

评述

眼科检查是诊治疾病的主要依据，它包括眼部常见症状和体征、视功能检查、眼前后段检查和眼科影像学检查等。近年来许多新的眼科检查方法及检查仪器不断更新，对提高眼科学的诊断与治疗水平发挥着重要作用。

患者视功能障碍是眼科医生临床中经常面对的问题。恰当地进行眼科检查将为查找视力障碍原因提供有价值的线索和依据。视力障碍的患者，除了进行屈光状态及眼前、后段检查外，还可以借助视觉电生理、CT 等辅助检查判断视觉传导系统情况后，再进行综合分析判断。

眼科影像技术的飞速发展为眼科医生及患者带来了很多帮助。借助于眼部 B 型超声、眼底血管造影、OCT 及 OCTA 等影像学检查手段，可以发现很多常规眼科检查不能显示的细节和病变，帮助我们更好地诊断疾病，认识疾病的本质。尤其是无创的 OCT 及 OCTA 检查，为很多眼底疾病的诊断及随访提供了快捷的检查方式，是里程碑式的医学进展。

医学生应该努力训练创新性思维，对眼科检查方法、仪器设备，不仅要学会掌握运用，而且能提出需求，进行设计改进，为提高医学诊断水平贡献力量。

ER-5-2

扫一扫，
测一测

（霍　勤　魏为）

复习思考题

1. 眼科问诊的主要方法是什么？
2. 常见的视觉性症状有哪些？
3. 视功能检查包括哪些？

4. 常见的病理性视野表现有哪些？

5. 前房角镜检查的 Scheie 分类将房角分为哪五级？

6. FFA 与 ICGA 的成像原理有何异同？

7. 试描述眼 B 型超声在临床中的应用。

8. 如何辨别外障与内障？

9. 新翳和宿翳应如何辨别？

10. 简述五轮辨证的临床意义。

ER-6-1

PPT 课件

第六章

眼科治疗概要

> **学习目标**
>
> 1. 掌握眼科内治法及其适应证。
> 2. 熟悉眼科各种外治法的应用。
> 3. 了解眼科激光治疗。

中医眼科在长期医疗实践中,积累了丰富的眼病治疗经验,其大类主要有内治法和外治法。一般而言,内障眼病以内治为主,外障眼病多须配合点眼、洗眼、敷眼、手术等外治疗法。此外,针灸、按摩等方法,眼科亦常配合使用。

第一节 内 治 法

内治法是指用口服、注射等方法进行全身给药调理的治疗方法,是一种结合全身情况及眼局部病症特点而进行的一种综合治疗措施,体现了重视与全身关系的治疗理念。内治法分为中医内治法与西医内治法。

一、中医内治法

根据眼与脏腑经络相关的理论,内治法是中医治疗眼病的特色。中医内治法即是通过内服中药以调节脏腑功能或攻逐病邪,达到治疗眼病、提高视力或眼部保健目的的治疗方法。中医眼科内治法基本原则类似于建立在中药学、方剂学基础之上的内科治法,但又有自己专科的独特规律。因此眼科临床运用中医内治法时,既要遵循"辨证论治""理法方药"的一般要求,也要遵守辨五轮、辨翳膜、辨眵泪等眼科辨证的特殊要求。

根据眼病病因、病位、病性及个体差异等不同,将临床上常用的中医内治法归纳如下。

(一)祛风法

治疗风邪所致眼病的方法称祛风法。风邪是导致眼病的常见病邪,风为百病之长,常与其他邪气相合致病,故祛风法又有疏风清热法、祛风通络法、祛风止痒法、平肝息风法等不同。

祛风药大多味辛性燥,久用可伤阴耗液,故效至而止,不可过用。对兼有阴虚血少者,须配伍滋润之品。

1. **疏风清热法** 是指用辛凉解表之药配伍组方,以治疗外感风热所致眼病的治法。其主要适用于外障眼病初期,如眼痒痛涩、热泪频流、畏光灼热、眵多眵瞤、胞睑肿胀、白睛红赤、黑睛生翳浮嫩等,或伴恶寒发热、苔薄黄、脉浮数等风热之证;亦可用于瞳神紧小、暴盲等属风热证之内障眼病。代表方剂为银翘散。

2. 祛风通络法　是指用辛散通络之药配伍组方,以治疗风中经络所致眼病的治法。其主要适用于上睑下垂、胞轮振跳、口眼㖞斜、视一为二、眼外伤等病症。代表方剂为正容汤。

3. 祛风止痒法　用清扬辛散之药配伍组方以治疗因风致痒眼病的治法。其主要适用于目痒,甚则痒若虫行者。"治风先治血,血行风自灭","血燥生风",祛风法常与养血药合用。代表方剂为驱风一字散。

4. 平肝息风法　是指用平肝潜阳之药配伍组方,以治疗肝阳上亢所致眼病的治法。其主要适用于眉骨胀痛、口眼㖞斜、视一为二、头目胀痛、瞳孔散大、眼压增高、视物暴盲的眼底视神经视网膜及其血管病等;多伴头晕目眩、烦躁易怒、舌红脉弦或弦细等症。本法常与祛风、化痰、通络法等合用。代表方剂为镇肝熄风汤。

平肝潜阳药多为矿石介壳重镇之品,过用有伤胃败脾之弊,须当注意。

（二）清热法

治疗热性眼病的方法称为清热法,以寒凉清热药为主组成。火热之邪是导致眼病的常见病邪,或其他病邪易郁久化热;又因"火性炎上",而眼位于五官之首,故清热法广泛用于头目感染性疾病。根据病位、邪气及体质虚实等的不同,本法应用时主要分为清热解毒法、清热凉血法、清心泻火法、清肝泻胆法、清肺泄热法、清脾泻胃法、清虚热火法等。

清热药大多苦寒,易伤阴并伤脾败胃,故年老体弱、久病体虚者及孕妇,虽有实热,亦当慎用。

1. 清热解毒法　是指用苦寒泻火药配伍组方,以治疗内热火毒之邪所致眼病的治法。其主要适用于眼睑红肿焮热、目赤如火、眵多黄稠、热泪如汤、白睛结节紫赤疼痛、黑睛生翳溃烂、神水混浊、黄液上冲、瞳神紧小、血灌瞳神、视网膜渗出水肿或出血、头目剧痛、睛珠突出等,多伴发热口渴、溲黄便燥、舌质红苔黄、脉洪数等实热之证。代表方剂如五味消毒饮。

2. 清热凉血法　是指用清凉入血分之药配伍组方,以治疗热入营血所致眼病的治法。其主要适用于因热入血分而致的白睛溢血、血灌瞳神,以及各类眼内出血等病症。代表方剂如犀角地黄汤(现犀角已禁用,多用水牛角代)。

3. 清心泻火法　是指用清泄心经火热之药物配伍组方,以治疗心经火热所致眼病的治法。其主要适用于两眦红赤、眦帷赤烂、漏睛、漏睛疮、胬肉攀睛等病症,常伴口舌生疮、口干心烦、溲赤、舌尖红、脉数等。代表方剂如竹叶泻经汤。

4. 清肝泻胆法　是指用清泄肝胆经邪热之药配伍组方,以治疗肝胆蕴热所致眼病的治法。其主要适用于抱轮红赤、黑睛生翳、瞳神紧小、黄液上冲、暴盲、绿风内障、视网膜出血等病症,多伴口苦咽干、溲赤便秘、舌红苔黄腻、脉弦数。代表方剂如龙胆泻肝汤。

5. 清肺泄热法　是指用清泄肺经实热之药物配伍组方,以治疗肺经火热所致眼病的治法。其主要适用于白睛红赤,眵多黄白;或白睛紫赤结节,疼痛难耐等肺热壅实之证。代表方剂如桑白皮汤。

6. 清脾泻胃法　是指用通腑热泻便秘之药配伍组方,以治疗脾胃实热火毒内盛所致眼病的方法。本治法主要适用于各种白睛、角膜黑睛疾病,症见目赤红肿、眵泪黄稠、黑睛溃烂、黄液上冲、口渴多饮、腑实腹胀、便秘溲黄、舌红苔黄、脉洪数等。代表方如通脾泻胃汤。

7. 清虚火热法　是指用滋阴甘寒降火药配伍组方,以治疗阴虚火旺所致眼病的治法。其主要适用于阴虚火旺所致眼干涩不适,或伴骨蒸潮热、腰酸膝软、五心烦热、颧面红赤、虚烦失眠、盗汗梦遗、口干咽燥、舌红少津、脉细数等阴虚内热之象的慢性结膜炎、眼干燥症、角膜炎、葡萄膜炎、视网膜视神经等疾病。常用药方如知柏地黄汤、养阴清肺汤。

（三）祛湿法

用芳香化湿、淡渗利湿、苦温燥湿、健脾利湿药物配伍组方,以治疗湿邪内聚所致眼病的治法,称为祛湿法。本法适用于胞睑浮肿,痒痛湿烂,眵泪胶黏,白睛污黄,黑睛雾状混浊、色灰白,翳如虫蚀,神水混浊,瞳神缩小或边缘如锯齿,视物模糊,视物变形,眼前黑影,眼底可见渗出、水肿等。全身见体倦身重、胸胁痞满、纳呆便溏、苔滑或厚腻等以湿邪为病的表现。代表方剂如藿香正气散、三仁汤。

燥湿药多温燥伤阴,使用不当可伤阴耗液,对于湿证兼有阴虚者,不宜单独使用,且不宜久用。

（四）祛痰法

用祛痰化饮、软坚散结药物配伍组方,以治疗痰饮积聚上犯于目所致眼病的治法,称为祛痰法。本法主要适用痰湿互结、顽痰久聚之胞睑硬结肿块,眼睛胀痛,偏头痛,眼前黑影,或云雾移睛,眼底玻璃体渗出物日久不散,或形成机化物等病症。痰是多种病变而致的病理产物,故化痰软坚法常与其他治法同用,如祛湿法、行气法、化瘀法等。常用药物有半夏、胆南星、陈皮、白附子、瓜蒌、贝母、海藻、昆布等。本法应用时,应注意健脾与行气,脾健则湿自化,气行则痰易消。代表方剂如二陈汤。

（五）疏肝理气法

用调理气机,疏肝解郁药物配伍组方,以治疗肝气郁结所致眼病的治法,称为疏肝理气法。本法主要适用于目系、视衣及其血管疾病,瞳神干缺、绿风内障、青风内障、视力疲劳等,尤其是眼底病恢复期及久病不愈者;还可用于眼目胀痛、视物昏蒙,或突然失明、视物变形、视物变色。代表方剂如柴胡疏肝散、逍遥散等。

因理气药物多辛燥,阴虚之人需注意配伍或慎用。

（六）理血法

1. 止血法　是指用具有止血作用的药物配伍组方,以治疗各类眼部出血疾病的治法。其主要适用于白睛溢血、血灌瞳神、视衣出血等。导致出血的原因不同,止血的方法也有所差异。如血热妄行而出血者,宜清热凉血止血,常选用十灰散等;虚火伤络而出血者,宜滋阴凉血止血,常选用宁血汤等;气不摄血而出血者,宜益气摄血,常选用归脾汤等;眼外伤者宜止血祛瘀,常选用生蒲黄汤等。

使用止血药应中病即止,不可过剂,过则恐有留瘀之弊。

2. 活血化瘀法　是指用具有活血、化瘀、通络作用的药物配伍组方,以治疗瘀血停聚于眼部的治法。其主要适用于头目刺痛、胀痛,睑内颗粒累累,赤脉纵横密集,局部肿硬瘀滞,血管痉挛或扩张或阻塞,组织增生或瘢痕形成,外伤、手术后,眼内陈旧性积血等症。由于血瘀病因不同,故具体运用时亦有区别。如因热者宜清热化瘀,因寒者宜温经化瘀,因气滞者宜行气化瘀,因气虚者宜补气化瘀,因血虚者宜补血化瘀,因阴虚者宜滋阴化瘀等。代表方剂如血府逐瘀汤。

本法不宜久用,久用耗气伤阴,又能堕胎下血;过用尚有出血之虞,须当注意。

3. 活血利水法　是指用活血化瘀药和利水渗湿药配伍组方,以治疗血水互结或血瘀水停所致眼病的治法。其主要适用于胞睑瘀肿,白睛出血肿胀,血灌瞳神,眼内渗出、水肿、出血,五风内障及其术后,视衣脱离术后等。代表方剂如桃红四物汤合四苓散。

临床应用本法应根据不同病情加减用药:玻璃体积血中后期,采用养阴增液、活血利水法。视网膜静脉阻塞阳亢血瘀证,采用平肝潜阳、活血利水法;气滞血瘀证,采用理气通络、活血利水法。糖尿病视网膜病变,采用益气养阴、活血利水法。开角型青光眼,采用疏肝理气、活血利水法;青光眼术后,采用益气活血利水法。视网膜脱离术后,采用益气养阴、活血利水法。外层渗出性视网膜病变,采用养阴清热、活血利水法。

（七）补益法

1. 补益气血法　是指用补益气血药物配伍组方,以治疗气血亏虚所致眼病的治法。其主要适用眼睑无力，视物昏暗，视力缓降，眼底退行性病变；或翳陷日久，难于平复；常有精神萎靡、四肢倦怠、少气懒言、面色苍白或萎黄、舌淡胖、脉虚弱等气血虚弱之症。临床气血偏虚程度多有不同，故应用本法应详辨患者气血偏颇，以指导遣方用药。代表方剂如四物汤、四君子汤、八珍汤等。

2. 补益肝肾法　是指用具有补益肝肾作用的药物配伍组方，以治疗肝肾亏损所致眼病的治法。其主要适用于冷泪常流，或眼目干涩，黑睛翳膜后期，瞳神干缺；或视力缓降，视物昏蒙，云雾移睛，圆翳内障，肝虚雀目，高风内障及各类眼底退行性病变。常伴头昏耳鸣、腰膝酸软、梦遗滑精、失眠健忘、舌淡少苔等。代表方剂如六味地黄丸、加减驻景丸。

（八）滋阴降火法

用滋养阴液，清降虚火药物配伍组方，以治疗阴虚火旺所致眼病的治法，称为滋阴降火法。本法主要适用于眼内干涩、白睛涩痛、赤脉虬蟠、黑睛久生翳障、瞳神干缺、视物昏花、萤星满目、眼底反复出血等；常伴五心烦热、两颧潮红、盗汗遗精、舌红少津、脉细数等。代表方剂如知柏地黄丸。

（九）退翳明目法

用具有退翳作用的药物配伍组方，以治疗黑睛生翳的治法，称为退翳明目法，是中医眼科独特的内治法。本法主要适用于角膜生翳，特别是翳障修复阶段，用本法可缩小或减薄瘢痕形成，达到明目的目的。由于翳障的原因不同，阶段有别，故退翳之法也不完全相同。风热正盛时，当以疏风清热为主，配伍少量退翳药；若风热渐减，则应逐渐过渡至退翳明目为主。病至后期，邪气已退，翳障遗留而正气已虚者，则须兼顾扶正，结合全身症状，酌加益气养血或补养肝肾之品。因黑睛属肝，故肝经药大多具有退翳作用。代表方剂如拨云退翳丸等。

二、西医内治法

西医内治法主要通过口服、注射等途径将药物送入体内，发挥疗效。内治法是许多眼科病不可缺少的有效方法，眼科病又常与全身性疾病或机体状态密切相关，还应注意防止全身性副作用及不良反应。

采用内治法全身给药后，药物随着血液循环流进眼部如结膜、虹膜、睫状体、脉络膜、视网膜等血流量丰富的组织，可迅速在靶组织内起到药效作用。但血液循环的药物在眼部必须通过血-眼屏障，如血-房水屏障、血-视网膜屏障等，药物穿透这些屏障的能力，受药物的溶解特性和分子量大小影响，与一般生物膜类似，分子量小且脂溶性大的药物穿透性好、渗透性强，眼内药物浓度高，反之则眼内浓度低。血-眼屏障的破坏，（如眼内炎、葡萄膜炎、前房穿刺等，）可大大增加药物的渗透性。另外，患者的生理病理状态，个体差异，遗传因素，药物的联合使用、相互作用等均能影响药物疗效或出现各种副作用。

西医内治法常用药物类别介绍如下：

（一）抗感染药

抗感染类药物种类繁多且不断更新变化，其中抗细菌药主要有青霉素类、喹诺酮类、氨基糖苷类、大环内酯类等。抗真菌类药主要氟康唑、那他霉素、两性霉素 B 等。抗病毒药物主要有更昔洛韦、泛昔洛韦等。

使用抗感染类药时需要注意根据病情和药物的抗菌谱选择高效、敏感的药物，熟悉各种药物的眼内通透性和作用峰值，以便准确选用有效的药物和恰当的给药途径并保证感染部位达到有效治疗浓度，同时应尽量避免和减少副作用与不良反应。

（二）糖皮质激素类和非甾体抗炎药

糖皮质激素类药物具有强大的抗炎作用，对控制无菌性炎症、免疫反应十分有效。常用有甲泼尼龙、地塞米松、泼尼松、氟米龙。但须注意长期大量使用激素导致的全身和眼部不良反应,如激素性青光眼、并发性白内障、加重眼部感染和角膜溃疡穿孔等。非甾体抗炎药没有糖皮质激素类的众多副作用,因而得到较好的替代使用,比如布洛芬就有较好的抗炎作用。

(三)免疫抑制剂

当使用激素治疗效果不佳又出现副作用等不良反应时,尤其在治疗葡萄膜炎、眼内炎等,常会使用一些细胞毒性制剂和抗代谢药,如环磷酰胺、硫唑嘌呤等,以获协同疗效,但也可引起严重并发症,如降低机体抵抗力、抑制骨髓再生、脱发、影响生殖功能、诱发恶性肿瘤等,需谨慎评估。

(四)抗青光眼类药

降眼压是治疗青光眼的基本原则和首要指标,单独或联合使用,均应从青光眼患者的视力、眼压、视野及眼底视盘改变而采取个性化治疗方案。抗眼压药有抑制房水生成药(如乙酰唑胺、醋甲唑胺、噻吗心胺等)和高渗脱水剂(如甘露醇、甘油果糖和高渗葡萄糖制剂),可增加血浆渗透压,迅速降低眼压。但各类降眼压药物长期使用均有不同程度的副作用。

(五)其他

眼病西医内治法常需配合其他支持疗法,或主次相辅使用,或分阶段使用,中西医联合应用可取得良好显著效果,这里介绍的西医其他内治用药主要有以下几种:

1. 维生素类　适当补充各类维生素,可改善与防治因机体维生素摄入不足或消耗过多,从而引起眼部和全身的一系列不良后果。常用如维生素 A、B 族维生素、维生素 C、维生素 D、维生素 E 等。

2. 改善微循环类　眼部血液循环丰富,与全身沟通密切。改善微循环有助于扩充血容量,降低血液黏稠。此类药物用于治疗血栓性疾病。常用药如低分子右旋糖酐等。

3. 能量营养支持类　作为细胞内能量储存和传递化学能支持剂,如三磷酸腺苷。另外,抗氧化剂的叶黄素可帮助吸收蓝光对眼部的损害,当然它存在于多种食物中,可通过日常饮食获取。

第二节　外　治　法

外治法是指通过各种不同作用的药物或非药物的治疗技术手段,对眼病从外部进行治疗的方法,如滴眼液、涂眼膏、眼部冲洗和注射、眼浴熏雾、冷热药敷、针灸按摩等,是治疗外障眼病的常用方法。外治法能使药物通过其他物理治疗手段直接作用于眼部,具有起效快、无须用药或药量小、用药无须经体内代谢,可减少或避免全身毒副作用等优点。临床根据病情轻重,外治法可单独或多法联合使用;或与内治法相配合,相得益彰,疗效显著。这里介绍几类常用外治法。

一、眼局部用药法

眼局部用药法主要包括药物滴眼、涂眼、雾化熏眼、眼部注射给药等,虽然眼部存在各种诸如眼血-房水屏障、眼血-视网膜屏障等,包括肝药酶系统特殊障碍,影响药物的渗透和吸收,但是频繁的药物眼表滴涂凭借其脂溶性和水溶性、浓度、溶解度等化学特性,仍可通过直接覆盖眼病灶、持续高药物浓度的浸泡,并通过泪膜转运,由角膜缘及结膜表面血管吸收进入眼内、房水而弥散到眼各组织,少量还可以经玻璃体弥散至视网膜表面,快速渗透至眼内。眼局部用药具有比用药少，局部浓度高、疗效快，副作用少的优势。

1. 滴滴眼液法　是指将药物直接滴入下穹窿结膜的一种方法，也是外治法中最常用的给药途径。人眼结膜囊容量为 $20\sim30\mu l$，除泪液外，还可容纳 $10\sim20\mu l$ 药液。药物剂型多为水剂，适用于水溶性药物。药液入眼，经泪液稀释，多者从眦角流出，并经泪道排走大部分，生物利用度较低。为增加药液在眼表的作用时间，提高疗效，现在滴眼剂中常加入黏性成分（如玻璃酸钠、甲基纤维素等）。滴眼方法：患者取卧位或坐位，头略后仰，眼向上看，操作者用手指或用棉签拉开患者下睑，将其滴入结膜囊内，并将上睑稍提起使药水充盈于整个结膜囊内。嘱患者轻闭眼 2~3 分钟。滴某些特殊性药物（如用硫酸阿托品滴眼液），为避免药物经泪道流入泪囊和鼻腔被吸收引起中毒反应，务必用棉球压迫泪囊区 3~5 分钟。滴药次数视病情而定，一般每日 3~5 次，病重者频点；需一次滴用多种药液者，两种药应间隔 10~15 分钟。

2. 涂眼药膏法　是指将眼药膏直接涂于眼的下穹窿结膜或眼睑局部的方法。眼膏可增加药物与眼表结构的接触时间，通常以凡士林、羊毛脂和矿物油作为基质，由于这些基质均为脂溶性，因此可明显增加脂溶性药物在眼部的吸收。膏剂可以使药物在眼表缓慢释放，作用时间长，因此常在晚上、术后使用。另外，在眼表病中，如角膜上皮缺损时，还可起到保护润滑作用。涂眼膏的方法大致同滴眼法，需直接将药膏涂于下穹窿结膜处，或使用玻璃棒协助，轻轻送入下穹窿部，轻提上睑然后闭合，使眼药膏在结膜囊内分布均匀，涂眼次数可每日 1~2 次，或仅于晚上睡前涂。

3. 点眼药粉法　是指将眼药粉直接点于眼部或病灶处的方法，是古代眼科外治法的常用剂型和给药方法。《中华人民共和国药典》（简称《中国药典》）规定：眼用散剂必须能通过 200 目筛，并经灭菌后使用。并经点药时，医生先以左手轻轻撑开上下眼睑，右手持已消毒的眼科专用的两端钝圆的小玻璃棒，用生理盐水蘸湿，再蘸药物约半粒到一粒芝麻大小，将药粉点入内眦处，点毕，嘱患者闭目片刻。注意一次点药不可过多，以减轻刺激。初次点药，量宜更少。点药的次数视病情而定。玻璃棒有棱尖者不可用，以免误伤眼珠。点药时玻璃棒头不要触及黑睛，尤其黑睛有新翳时更宜慎重。

4. 浸眼法　又称眼浴，是指将眼部浸入相应药液（或水中）的治疗方法。本法可使药液充分接触病变处，较适用于结膜角膜疾病。一般使用专用眼杯或小盆等用具。先俯首，使洗眼杯缘与眼窝缘紧紧靠贴，然后仰首，并张眼瞬目，进行洗涤。药液配制浓度不宜过高，温度要适宜；浸眼时眼睑要频频眨动以利于药物更好发挥作用。治疗传染性眼病后一定将用具充分消毒。如为抢救化学性眼外伤，要在浸眼时不断提起眼睑，并勤换水液。一般每日 2~3 次，每次约 20 分钟。

5. 熏洗法　本法包括熏法与洗法，熏法是将药液加热煮沸，使其蒸汽上熏眼部的治疗方法；洗法是以药液滤清淋洗患眼的治疗方法。临床可单独运用，亦可先熏后洗，故常合称熏洗法。熏洗法除利用药物的直接作用外，还利用其温热作用。其温热作用有助于加强药物的渗透，增强药力，增加局部血液循环，促进炎症吸收，疏通眼部经络，消肿止痒等。临床上可根据不同病情选择药物煎成药汁，也可将内服药渣再煎而作熏洗用。使用时趁热将药液倒入容器内，患者俯首面对热气熏眼，眼与药液距离以能耐受为度，熏时最好用布巾将头及盛药器一并蒙盖，使热气集中，保持较久。注意熏洗温度不宜过高，以防烫伤，也不宜过冷而失去治疗作用；出血早期、角膜溃疡有穿孔倾向者不宜熏洗。一般每日 2~3 次。

6. 中药敷法　是指根据外眼病情，选用具有清凉止血、舒筋通络、消肿止痛、祛风止痒、软坚散瘀等作用的药物，直接敷于眼部皮肤的治疗方法。本法适用于眼睑疔肿、外伤瘀肿、眼部皮肤病等各种外眼病。药物研细末，以水、茶水、葱或姜汁、蛋清、蜂蜜、醋、胆汁、人乳、中药汁等调为糊状,亦可以鲜草药捣成糊状,直接或用纱布包裹后敷于眼部。注意如为有毒或有刺激性的药物,切勿使药物进入眼内。一般每日 1~2 次。

7. 球结膜下注射法　是指将药物注入结膜下治疗眼病的方法。本法适用于白睛、黑睛病变和眼内病变及手术局部麻醉。注射前冲洗结膜囊,用表面麻醉剂做表面麻醉。注射时,嘱患者的头部固定不动,双眼向上方注视,注射者用一手的拇指或示指牵开下睑,另一手持装有药液的注射器,将注射头针孔向上,在近穹窿部位刺入球结膜。若为散瞳药物,应尽量靠近角膜缘进针。针头方向与眼球成 10°~15°,避开血管,缓缓注入药液。术毕嘱患者闭目 2~3 分钟,涂入消炎眼膏后包眼。球结膜下注射可反复进行,但注射部位最好经常更换(如选择四个直肌之间血管较少的部位),以免造成粘连。若患眼分泌物较多,不可用此法。

8. 球后注射法　是指将药物注射于眼球后部与眼眶之间的一种常用眼科注射法。本法多用于治疗眼底病变,或内眼手术麻醉。操作时,患者取仰卧位,嘱患者向鼻上方注视。常规眼周皮肤消毒铺巾,在眶下缘的外中 1/3 交界处,将装有药液的注射器,用球后注射针头(或 5 号长针头)垂直刺入皮肤 1~1.5cm,然后将针尖微倾约 45°斜向鼻上方,向眶尖方向缓缓推进,深 2.5~3.0cm,抽吸无回血,则缓缓注入药液 1.5~2.5ml。出针后稍压针孔,并轻轻按摩眼球,以促进药液迅速扩散。

9. 玻璃体腔注药法　是指将药液直接注入玻璃体腔治疗眼病的方法。本法用于治疗多种内眼疾病。注射部位在睫状体扁平部。注射药物主要有糖皮质激素、血管内皮生长因子(vascular endothelial growth factor,VEGF)抑制剂(抗 VEGF)、抗生素等。操作时,患者取仰卧位,常规消毒睑缘皮肤,做球结膜表面麻醉,1ml 注射器连接 BD 针头,抽取药物 0.1~0.2ml;开睑器撑开眼睑,由齿镊固定眼球,在角膜缘后 3.5~4mm 穿刺进入眼球 4~6mm,针头指向玻璃体腔中央,缓慢注入药液;药液注完后,迅速拔出针头,湿棉签压迫针眼 1 分钟。本法消毒和操作技术要求较高,且无屏障的药物直接作用于视网膜,应慎用。

10. 其他　包括眼药膜、脂质体、雾化剂等局部给药方法。

二、物理疗法

非药物外治大多为物理疗法,通过机械力、光、电、辐射等起到治疗或保健作用。是眼科治疗的重要组成部分,常联合其他疗法而发挥增效作用。

1. 冲洗法

(1) 结膜囊冲洗:主要用于结膜囊分泌物冲洗及异物(化学物质)入眼的冲洗。患者取坐位,头后仰或仰卧位头略偏向被冲洗眼。眼下方放置受水器,紧贴皮肤;以洗眼壶盛生理盐水等冲眼。洗眼壶距眼的高度一般 3~5cm,也可根据分泌物或异物是否容易被冲出及患者的耐受情况调节。先冲洗眼外及睑缘,再翻开眼睑冲洗结膜囊,并嘱患者睁眼转动眼球,以扩大冲洗范围。眼分泌物较多或结膜囊异物多者应翻转上、下眼睑,暴露睑内面及穹窿结膜,以彻底冲洗。冲洗完后用消毒纱布擦干眼外部,然后除去受水器。注意冲洗水柱避免直冲角膜;若为传染性眼病时,冲洗液不要流入对侧眼。本法也可使用相应药液,用于结膜角膜炎症及化学性眼外伤时的中和性冲洗。

(2) 泪道冲洗:是指用生理盐水或药液冲洗泪道以探测泪道是否通畅及冲洗清除泪囊中分泌物的冲洗方法,也是内眼手术前常规的术眼清洁准备工作之一。本法广泛应用于流泪、溢泪的患者和怀疑泪道损伤的眼外伤患者。患者取坐位或仰卧位,结膜囊点表面麻醉剂或以浸有表面麻醉剂的棉签置于上下泪点之间数分钟;患者自持受水器紧贴洗侧颊部,操作者持装有冲洗液的注射器,左手拉开下睑,将针头垂直插入下泪点 1~2mm,然后转向鼻侧,沿睑缘向鼻侧进入 3~5mm,推注液体。针头进入过程如有明显阻力不得强行推进,以免形成假道。

2. 热疗法 利用温度促进血管扩张,增加血流,增强酶的活性等作用以达到促进局部炎症及水肿吸收,增强免疫力,止痛,促进伤口愈合等治疗目的。本法简便、经济、有效,临床应用广泛,常用于眼睑炎症、结膜炎、角膜炎、葡萄膜炎、巩膜炎、视疲劳、眼睑痉挛、眶上神经痛、外伤及手术所致瘀血、手术后促进恢复和减轻瘢痕等。注意各类出血早期不宜用热疗法。

(1) 干热敷法:常用热水袋或热水瓶垫以薄布敷于眼睑上。本法适用于眼睑瘀肿、早期睑腺炎等,具有祛瘀消肿止痛的作用。每日 2~3 次,每次 20 分钟。有新鲜出血及化脓性病灶者不可采用。

(2) 湿热敷法:为常用简易的热疗法。将消毒毛巾或纱布数层沸水浸湿后拧干,可直接敷在眼睑上,或先涂薄层眼膏再敷,时时更换,保持热敷温度。每日数次,每次约 20 分钟。注意不可太热,以免烫伤皮肤。本法常用于睑腺炎早期、急性泪囊炎、急性虹膜睫状体炎的辅助治疗。

(3) 透热疗法:是眼科局部热疗法中最有效的方法,其热透效应高。本法通常采用电透热,如电凝封闭视网膜裂孔和治疗增殖期糖尿病视网膜病变等。

高温烧灼亦属热疗法范围,常用于眼科手术止血、角膜新生血管及顽固性角膜溃疡等的治疗。

3. 冷疗法 以冷水、冰块等外敷。常用于外伤出血 24 小时以内者。冷敷尚有散热凉血、止血定痛等作用,可用于眼睑、结膜、角膜的红肿、疼痛及过敏性疾病等。利用液氮、半导体冷凝器等产生的低温冷凝的破坏作用,可用于顽固性角膜溃疡、新生血管性青光眼、封闭视网膜裂孔等。

4. 中药离子导入疗法 是指根据同性电荷相斥,异性电荷相吸原理,通过直流电将药物离子经皮肤导入体内,以达到眼局部给药目的的一种物理治疗技术。其给药浓度及利用率高,疗效持久,无须经过肝肾代谢,副作用相对较低。本法通常用于治疗干眼等眼表病、视疲劳、葡萄膜炎、视网膜病变等。

操作时,患者取坐位或仰卧位。眼部皮肤擦净无破损,头部无金属物品。备 4cm×5cm 无菌纱布 3 块,用药物或生理盐水浸湿备用。嘱患者轻闭双眼,将浸有所需药物的纱布放置于患眼眼睑上(如单眼治疗,健眼纱布用生理盐水浸湿),戴上电极板眼罩;浸有生理盐水的纱布放置左或右手的合谷穴上,固定电极板。根据药物的性质选择正负极,打开紧急开关(给患者手握,如有不适,患者自行关闭)。打开机器开关,导入指示灯亮,按"▲"或"▼"键调节电流至 0.3~0.4mA,最大不超过 0.8mA,患者感到有微弱针刺感(有部分患者没感觉)即可,这时机器工作处于导入状态,15 分钟机器铃响,导入结束;依次关停紧急开关、机器开关和电源开关。取下眼罩和合谷穴上电极板,取下纱布,用干纱布擦净皮肤。

治疗过程嘱患者闭眼,以免损伤角膜。手部合谷穴要覆盖生理盐水纱布,才可安放电极板。严格控制电流量。对传染性结膜炎、感染性角膜炎、角膜溃疡、双眼睑皮肤湿疹患者,青光眼眼压异常、严重心功能不全、治疗部位有金属异物或带有心脏起搏器患者禁用。

5. 中频脉冲疗法 脉冲电疗法是一类物理治疗技术,从 20 世纪 30 年代开始低中频脉冲电疗仪广泛应用于医学领域。由于中频脉冲电疗仪具有很强的生物物理特性,一是没有正负极之分,不会产生电解而引起化学损伤。二是可以降低组织电阻,增加作用深度。因此选用不同的中药液配合中频脉冲电疗仪治疗眼部疾病。本法结合辨证取穴,可集针灸、按摩、远红外恒温技术、场效磁疗及药物导入为一身,具有加速局部血液循环、疏通目络、激活细胞等功能。操作时,患者取坐位或仰卧位,局部皮肤擦净,将浸有药物的纱布放置在所需穴位上,放上电极片(纱布宽于电极片)并固定。打开机器开关,调好治疗时间(一般为15分钟),调电流至患者感到有微刺感,不可过大,以免伤到局部皮肤,时间到机器自动停止,可进行第二组穴位的治疗。

脉冲电流量应从小调至大,以患者能接受的强度为度;眼周穴位脉冲电流量不可太大。治疗中密切观察患者反应。

6. 按摩疗法　是指在眼眶附近或远处肢体的有关穴位上进行按摩以治疗眼病的方法。按摩眼部穴位可以调和营卫,疏通目络,流畅气血,扶正祛邪,散瘀止痛。本法常用于各类慢性眼病,如上睑下垂、眼睑痉挛、眼眶痛、青少年近视、远视、视疲劳、缺血性眼病、眼肌麻痹、老年性白内障的初中期、眼干燥症及眼的预防保健等。常用穴位有攒竹、丝竹空、太阳、睛明等。

另外,按摩眼球可增加房水外流量,降低眼压。青光眼术后通过特定的按摩眼球方法可以保持房水引流切口通畅,维持手术的降压效果;视网膜动脉阻塞时可降低眼压,改善视网膜的缺血状态;白内障等内眼手术前通过按摩降低眼压,可防止术中玻璃体脱出。注意急性炎症性眼病、出血性眼病不宜按摩。

7. 中药热罨包　本疗法是根据中医辨证施治原则,选择相应中药布包后放锅中加热,趁热外熨接触透过眼部皮肤,通过温热作用促进药物中有效成分渗透入局部病灶,激发眼部气血,疏通眼部脉络,而达到治疗眼部疾病的目的。本法常用于睑板腺功能障碍的眼干燥症。预先制好的中药包为长方形的装有清热解毒、清肝明目中草药的棉质布袋。中药包放置于蒸汽锅上或微波炉内加热至温度达到45~50℃。患者取仰卧位或坐位,用消毒棉质包布或一次性包布包好加热过的中药包,嘱患者双手托住包的两端,闭眼放置于患处,徐徐摩转运行或上下推移,根据患者的感觉来移动中药包的位置及频率,待中药包温度逐渐下降,患者感觉舒适时即可固定于眼部,每次时间为15~20分钟。热敷过程中,随时观察患者病情及皮肤情况,及时调节热包的位置及频率,并给予对症处理。热敷完毕,用干净纱布清洁局部皮肤。

严重糖尿病、偏瘫等感觉神经功能障碍者、孕妇腹部及腰骶部、对药包内药过敏者、皮肤溃疡、各种传染性结膜炎、急性外伤或手术后24小时内禁用。

三、手术疗法

手术疗法是许多眼科疾病需要采用的治疗手段。中医几千年积累的传统的钩割、镰刮、烫烙、针拨等方法,是医学手术治疗的启蒙,为眼科外治法的发展做出了巨大贡献。人类文明与科学技术的发展,尤其近代医学显微外科手术的迅速开展,使得眼科手术更精准细致而高效完美,临床开展越来越普遍,手术适应范围越来越广泛。

1. 中医传统手术　中医眼科发展过程中,各代中医眼科医家不断探索,认为某些眼科疾病并非药物所能奏效,需施以手术。如对胬肉攀睛、倒睫、圆翳内障等,通过手术可获迅速奏效。近代中医眼科治疗技术中从古代针拨术发展起来的金针拨内障术,也曾为白内障患者重获光明起到良好的治疗作用。

(1) 钩割法:是指用钩针提拉病变组织后,用刀或铍针割除的一种手术方法。此法为古代眼科常用的手术方法,相当于现代医学以镊子或穿线牵起病变组织,将其提拉剪除的手术方法。如翼状胬肉变性处结膜头颈体部与角膜的分离,眼部各种息肉、痣等的切除,可用本法治疗,术后再予火烙止血防复发。

(2) 劀刮法:是指用锋针或粗糙棒之表面轻刺或搔刮病灶处的手术方法。本法用于祛除病灶瘀腐浊毒,可重现新鲜创面,便于局部用药吸收。如沙眼、结膜炎出现的结膜滤泡、乳头增生可用本法治疗。操作方法:利用消毒特制后的海螵蛸棒,以轻快手法左右来回多次摩擦睑内面颗粒密集处,以擦破颗粒为度。操作在表面麻醉下进行,术毕生理盐水冲洗,眼膏包眼。

(3)烙烫法:是指用特制的烙器或探针加温烧灼病变处的方法。其用于止血及烫灼病变组织,可以防止复发。可单用烙法,亦可与钩割法合用,先钩割后行烙,合称割烙法。例如,割除翼状胬肉手术中所用的角巩膜缘烙烫法,可防止复发和局部止血。

(4)金针拨内障法:是古代中医眼科常用的一种手术方法,用于圆翳内障的翳定障老之时。用拨障银针自角膜缘内无血管区,从瞳孔领内或断去悬韧带而拨去混浊的晶状体,使其下沉于玻璃体腔内,瞳孔区再现透明以达到增视的目的,这也为后来的白内障针拨套出术、白内障囊外摘除术奠定了一定手术基础。因针拨后晶体仍存在眼内,有一定眼内反应等并发症。如今已被更成熟的超声乳化白内障摘除联合人工晶体植入术所替代。

2. 现代眼科手术　现代眼科手术起源构思于古代医学实践基础之上,作为多种眼科疾病治疗的主要手段,是眼外科的精髓。随着人类历史不断发展进步,医学领域微创外科手术突飞猛进,显微镜的使用,各种人工生物材料制品的发明应用,如人工晶体、义眼台、粘弹剂、硅油、重水等工艺制作的不断提高,现代眼科手术的技术内涵得到质的飞跃,治疗效果更加精准实效,治疗功用更为广泛。成功的手术引领更深入的探索,新技术在不断创新发展,现代眼科手术已从过去的眼前段(如角膜移植术、小梁切除术、白内障超声乳化摘除人工晶体植入术等)拓展深入到眼"禁区",至今的眼前房角切开术、眼内阀门房水引流术、玻璃体视网膜手术(如糖尿病性视网膜增殖期的玻璃体切割硅油充填术)、黄斑剥膜或黄斑裂孔修补术已日臻成熟。

第三节　眼科针灸治疗概要

针灸疗法是通过刺激一定的穴位,疏通眼与脏腑经络气血,平衡阴阳,扶正祛邪,从而达到治疗眼病和眼部保健目的的一种疗法。以调整脏腑经络气血为主要作用的针灸疗法,实用有效,无毒副作用,是中医眼科治疗学的重要内容。近代诸多研究证实,针刺具有改善眼部血液循环、调节眼肌、促进泪液分泌、调节眼压、保护高眼压状态下的视功能、增强视神经视网膜功能、提高大部分眼病患者的视力、止痛、改善干眼等作用。针刺还能激活神经细胞,对视觉电生理、视觉中枢功能及生物活性因子均有一定的调节作用。在继承传统方法的基础上,借助西医学神经生理、解剖学及全息理论等,眼科针灸治疗不断发展,其治疗方法呈现出多样化。现将眼科常用的针灸疗法介绍如下:

一、体针疗法

眼科体针疗法是根据辨证论治的原则,用毫针在人体经络穴位进行针刺治疗的方法。"五脏六腑之精气皆上注于目",因此体针取穴的原则是以脏腑经络的生理病理理论为基础,根据临床表现,辨明寒热虚实进行选穴,此即"辨证取穴"。眼部经络气血丰富,更易受到疾病影响而使平衡失调,有时局部病变明显,当以取眼周穴为主,即"局部取穴"。局部取穴具有操作简洁、直达病所的优势。临床应用时要根据具体情况灵活掌握,多数情况下需要局部取穴和辨证取穴相结合,辨证施针。眼部组织娇嫩,痛觉敏感,眶内血管丰富,容易出血,操作时尤注意保护眼球,操作不慎极易伤及眼,一定要认穴准确,手法轻巧熟练,一般采用留针方法而不施捻转提插,出针时压迫针孔。一旦出现皮下或眶内出血,应冷敷后加压包扎。如非必须,眼周不宜施灸。

现将眼病常用选取穴位及主治功效介绍如下:

(一)眼周穴位

承泣:主治目赤肿痛、流泪、夜盲、口眼㖞斜、视神经萎缩及诸多眼内疾病。

睛明:主治迎风流泪、目赤痒痛、干眼、近视、夜盲、色盲、角膜斑翳等诸多眼内疾病。

攒竹:主治眉棱骨痛、上睑下垂、迎风流泪、目眩目痛、眼珠疼痛、视物模糊、近视、结膜炎症等。

鱼腰:主治眉棱骨痛、上睑下垂、眼珠偏斜、口眼㖞斜、目赤肿痛、角膜生翳等。

球后:主治视网膜色素变性、视神经萎缩、老年性黄斑变性等诸多眼内疾病。

阳白:主治胞轮振跳、上睑下垂、开睑无力、目外眦痛、多眵、小儿雀目等。

丝竹空:主治眼睑跳动、倒睫、目眩头痛、视物昏花。

四白:主治目赤痒痛、流泪、角膜生翳,口眼㖞斜、眼睑跳动、近视、视物无力等。

瞳子髎:主治目赤痛痒、迎风流泪、多眵、角膜生翳、视神经萎缩、近视、远视等。

印堂:主治上睑下垂、斜视、目赤肿痛、头眼疼痛等。

太阳:主治麻痹性斜视、口眼㖞斜、目赤肿痛、目眩目涩、视神经萎缩、夜盲等诸多内外眼病。

颧髎:主治口眼㖞斜、胞轮振跳、迎风流泪等。

(二)全身相关穴位

巨髎:主治口眼㖞斜、眼睑抽动、青盲、远视不明等。

地仓:主治昏夜不见、胞轮振跳、口眼㖞斜、目不得闭等。

颊车:主治口眼㖞斜、胞轮振跳。

迎香:主治口眼㖞斜、结膜炎症、怕日畏光、鼻塞流泪。

听会:主治口眼㖞斜、目眩泪出、目视不明。

角孙:可灸。主治胞睑及结膜炎症、角膜生翳、紧涩难睁、干涩昏花、视一为二等。

完骨:可灸。主治目泣泪出、目视不明及诸多眼内疾病,本穴可与风池穴交替应用。

目窗:可灸。主治外眦赤痛、角膜生翳、视神经萎缩、近视等。

风池:主治头痛目眩、流泪、目内眦痛、目珠斜视、上睑下垂、视一为二、视物变形变色、视网膜血管阻塞、视神经萎缩、夜盲、白内障、视物昏花、青光眼等诸多疾病。

脑空:主治头痛风眩、眼胀目瞑、视物不见及各种青光眼。

风府:主治头眼疼痛、目赤肿痛、角膜生翳、视一为二。

百会:主治头痛、目暴赤肿、涩痛难开及各种眼内疾病、视力下降者。

神庭:可灸。主治头痛目眩、目赤肿痛、角膜生翳、畏光流泪、小儿雀目。

翳明:主治白内障初起、视网膜色素变性、视神经萎缩、视网膜血管阻塞、近视、远视、视一为二。

天府:可灸。主治目眩昏渺、近视。

太渊:主治大小眦处赤脉、疼痛畏光、角膜生翳。

商阳:可灸。主治视神经萎缩。

二间:可灸。主治目昏不见、口眼㖞斜、睑缘赤烂、畏光。

合谷:可灸。主治偏正头风、口眼㖞斜,迎风流泪、暴赤肿痛、角膜生翳膜、小儿雀目等诸多眼内外疾病。

曲池:可灸。主治目赤肿痛、视物昏花。

神门：主治头晕目眩、视物昏花、视无为有、电光夜照诸症。

少泽：主治结膜红赤、角膜生翳。

后溪：可灸。主治角膜生翳、头目疼痛、流泪、眦烂痒痛。

腕骨：主治结膜红赤、角膜生翳、迎风冷泪。

承光：主治视神经萎缩、远视不明、眩晕目痛、角膜生翳。

玉枕：可灸。主治目痛、视力骤降、近视。

大骨空：以灸为主。主治风弦赤烂、目赤肿痛、眼内涩痛、怕日畏光、角膜生翳、闭角型青光眼、视昏。

小骨空：以灸为主。主治目赤肿痛、角膜生翳、迎风流泪、烂弦风等。

内关：此穴可灸。主治神光自现、目视不明、云雾移睛、偏头痛、目偏视、开角型青光眼、闭角型青光眼等。

外关：可灸。主治迎风冷泪、风弦赤烂、暴赤肿痛、近视、角膜生翳、隐涩难开、视一为二等。

膈俞：主治视网膜色素变性及各类慢性内眼疾病。

肝俞：可灸。主治结膜红赤、角膜生翳、眦赤痛痒、泪出多眵、眼珠上视、小儿雀目、视物昏蒙及诸多眼内疾病。

三焦俞：可灸。主治肝肾不足、黄斑变性、小儿雀目、视神经萎缩。

肾俞：可灸。主治目昏头眩、视物昏蒙、视神经萎缩、近视、远视、色盲及诸多眼内疾病。

足三里：可灸。主治胞轮振跳、上睑下垂、视物无力、视一为二、视神经萎缩等诸多眼内外疾病。

三阴交：可灸。主治肝脾肾三阴不足、上胞睑启举乏力、视物昏蒙及多种眼内疾病。

解溪：主治面目浮肿、头痛目眩、结膜红赤、角膜生翳。

申脉：可灸。主治口眼㖞斜、目内眦痒痛、目赤肿痛、斜视。

太溪：可灸。主治视物昏蒙、目内干涩。

照海：主治目赤肿痛。

光明：可灸。主治目痒目痛、角膜生翳、视网膜色素变性、视神经萎缩及各类眼内疾病。

丘墟：可灸。主治目赤肿痛、角膜生翳、目视不明。

大敦：主治视网膜血管阻塞、眼内出血、闭角型青光眼等。

行间：可灸。主治流泪畏光、目瞑不欲视、口眼㖞斜、肝虚雀目、视神经萎缩等。

太冲：可灸。主治口眼㖞斜、目赤肿痛、角膜生翳等。

曲泉：主治目痛、目痒干涩、葡萄膜炎、闭角型青光眼、开角型青光眼。

气海：主治气虚视物昏花诸症。

膻中：主治视物昏花、目赤流泪。

关元：主治各类虚性眼内疾病、视物昏花、目干涩、视网膜色素变性等。灸之具有眼部保健作用。

命门：主治黄斑变性、视网膜色素变性、视神经萎缩、小儿雀目、目睛直视等。

大椎：主治眼睑抽搐、胞轮振跳、目赤流泪、风赤疮痍、视神经萎缩、各种青光眼、黄斑变性、劳伤虚损目昏等。

二、耳针疗法

耳针疗法是在耳郭穴位或压痛点用毫针或环针进行针刺，或以子实类物质按压刺激以治疗眼病的方法，具有调理脏腑、疏通经络、运行气血的作用。本法以传统医学的经络、脏腑为基础,结合现代医学手段,从理论研究到临床诊断、治疗,已形成较为系统、完整的学科体系。耳针疗法具有操作简便、治疗范围广、疗效确切、起效快的优点,其对疾病的诊断也有一定的参考意义。耳穴是人体各部位在耳上的反应点,既能够反映身体的生理、病理情况,也能够接受、传导刺激以调理机体功能。耳穴虽多,但其分布有一定规律,总体像一个倒置的"胎儿"。如与头面部相应的穴位在耳垂部位;与下肢相应的穴位在耳轮上、下脚;与躯干相应的穴位在耳轮体部;等等。取穴按中医理论辨证进行,在耳郭相应部位取穴,通过现代医学理论手法,可行各种压、揉等刺激以增疗效,取穴宜少而精。

(一)常用耳穴

眼:主治眼睑、两眦、结膜、角膜、虹膜的急性炎症,青光眼,眼底病及青少年近视、远视、弱视等。

眼底动脉:主治眼底血管栓塞及炎性病变等。

眼底:主治眼底急慢性及陈旧性病变等。

目1:主治外眼的急性炎症、青光眼、屈光不正及弱视等。

目2:主治外眼的急性炎症、青光眼、屈光不正及弱视等。

内分泌:主治泡性结膜炎、过敏性眼睑皮肤炎、结膜炎、青光眼、眼底病等。

脑:主治麻痹性睑外翻、上睑下垂、视路及视神经的病变等。

肺:主治结膜、巩膜的急慢性炎症、眼底视网膜、黄斑部水肿等。

肾上腺:主治眼底病、屈光不正及弱视等。

心:主治缺血性视神经病变、视网膜血管病变、近视、弱视等。

胃:主治上睑下垂、睑腺炎、前房积脓等。

脾:主治上睑下垂、睑腺炎、眼底病、近视等。

眼睑:主治上睑下垂、睑腺炎、睑缘炎、眼睑痉挛、麻痹性睑外翻等。

肝:主治角膜、虹膜、视神经的急慢性炎症,近视,弱视等。

肾:主治老年性白内障、眼底病、近视等。

交感:主治葡萄膜炎、青光眼、眼底病、近视等。

角膜:主治角膜病变。

视神经:主治视神经的病变等。

目内眦:主治急慢性泪囊炎、泪道狭窄、翼状胬肉、内斜视等。

耳尖:主治红眼及外感风热、肝阳上亢引起的目赤肿痛等。常点刺放血。

(二)操作方法

患者取坐位,选准穴位。或用毫针柄轻轻触压耳郭找出压痛点,然后常规消毒,用毫针对准耳穴或压痛点快速进行针刺捻转,以患者感到剧烈疼痛又能忍受为度。可留针1~2小时,间歇进行捻转。或用特制环针埋穴,但时间不宜过长,一般3~5日为1个疗程,疗程之间可间隔5~7日。或用细小质硬之子实类药物(如王不留行籽、绿豆等),粘在胶布上贴压耳穴,嘱患者每日自行揉按数次,3~7日为1个疗程,休息2~3日后再行第2个疗程。

注意耳郭炎症或皮损、孕妇、高血压、严重心脏病患者不可用,进针手法宜轻巧,留针时间不可太长。

三、头皮针疗法

头皮针疗法是在继承中国传统针灸理论及经验基础上,结合现代医学的大脑皮质定位理论,经过临床实践以总结实施的一种治疗方法。眼部疾病的常用针刺部位为视区,在枕外隆凸水平线上,旁开枕外隆凸1cm,向上引平行于前后正中线之4cm的带状区域。主治视神经萎缩、视网膜色素变性、癔症性黑矇等。

操作方法:患者取坐位或侧卧位均可,选好针刺区域,常规消毒,2.5~3 寸的 26~28 号毫针,平刺于头皮下,捻转进针,勿刺至骨膜。达到该深度后快速捻转,不做提插。患者出现明显麻、胀、痛针感后,留针 15~30 分钟,其间再捻转 2 次。起针后用棉球压迫针眼数分钟,以防出血。

四、梅花针疗法

梅花针为丛针,一般集针 5 枚为一束,呈梅花状,安于一弹性良好的针柄前端。用梅花针叩击浅刺相应部位的皮肤、腧穴,通过孙络-络脉-经络通路以运行气血,通经活络,祛邪扶正,可达到治疗多种眼病的目的。梅花针疗法常用于治疗结膜炎、斜视、上睑下垂、麻痹性睑外翻、近视、白内障、青光眼、视神经萎缩、视网膜色素变性等。现代医学研究证明,梅花针疗法可调节局部血液循环,改善微血管功能,调节局部代谢。针刺部位:头部沿督脉、膀胱经、胆经由前发际至后发际之各自之区域;颈部沿胆经的循行,耳后、颈项两侧之区域;眼部从眉头沿眉毛向眉梢部,或由目内眦经上眼睑(眶下缘)至瞳子髎;脊背部由上至下,脊柱两侧膀胱经之第一线、第二线。用梅花针叩刺上述部位。叩刺手法分轻、中、重 3 种。叩刺法主要是弹刺,要注意手法和力度。局部皮肤有创伤及溃疡者不宜使用。

五、三棱针疗法

三棱针疗法是以三棱针在选定的穴位上点刺放出适量的血,或点刺后结合拔罐,以达到泄热祛邪、疏通经络治疗目的的一种特殊的外治疗法。本法可使机体恢复正常的功能,特别适合各种急性或慢性红、痛、痒的实证、热证的外障眼病,如睑腺炎、红眼病、带状疱疹眼损害。点刺穴位多为经络井穴及阳明经、肝经、胆经穴。操作方法:选穴后局部常规消毒,医者左手拇、示指捏起或按定穴周皮肤,右手持三棱针快速点刺穴位皮肤,深约 0.1 寸,令流出或挤出少许血液。治疗后擦净皮肤,嘱患者暂勿沾水。

六、穴位注射

穴位注射是在特定的穴位上注射药物以达到活血通络治疗眼病的目的。这种疗法具有穴位治疗与药物治疗的双重作用。其主要适用于慢性内障眼病(如白内障、玻璃体混浊)、视神经萎缩、年龄相关性黄斑病变、陈旧性脉络膜视网膜炎、视网膜色素变性、缺血性眼病等。每次根据病情选取具有针对性治疗作用的穴位 3~5 个,宜辨证取穴与局部取穴相结合。

常用药物:维生素 B_{12},当归注射液,复方丹参注射液,复方樟柳碱注射液等。

操作方法:常规消毒穴位局部皮肤,医者手持盛有药液的注射器,用 6 号注射针头从穴位皮肤斜刺而入,于皮下注射药物 0.3~2ml。每日或隔日 1 次,一般 10 次为 1 个疗程,如有效可休息 3~5 日后行下 1 个疗程。

第四节 眼科激光治疗

随着现代眼科医疗设备技术的快速发展,以激光疗法为代表的微创疗法在临床上得到广泛推广和应用。眼球本身就是一个光学系统,光线可以通过屈光间质到达眼球的各层组织,选用特定波长的激光作用于眼球特定的部位,可准确地针对眼球的不同组织发挥作用,从而达到治疗眼病的目的。

一、激光的生物学效应

激光作用于眼部组织并被吸收后,眼组织会发生一系列变化,称为"激光的生物学效应",即指激光的损伤效应,是激光治疗眼病的基础。这些效应主要可分为三大类,即光的热效应、光的化学效应、离子化效应。这些作用可引起组织温度升高,使组织发生改变,起到治疗作用。

二、激光的治疗原理

当眼组织吸收足够的特定波长激光能量后,主要发生的改变是组织凝固或透切。每一种改变常是多种理化因素综合作用的结果。

(一)激光凝固原理

激光能量能大部分透过眼屈光间质被眼部色素、氧化血红蛋白等组织吸收,并转化为热能或化学能,使受照射处组织致伤直至凝固,形成组织的机化和粘连。临床上就是利用这种凝固、粘连作用,在封闭视网膜裂孔和破坏病变的血管等方面进行应用。

(二)连续激光的汽化、切割和打孔原理

激光的热效应可致组织的汽化。对组织的面状烧灼是汽化,线状烧灼是切割,点状烧灼是打孔。造成汽化的原因主要是靶组织接受更强的激光照射,局部温度升高至沸点以上(100~200℃),使细胞内外水分变为水蒸气,形成汽泡,甚至发生微小爆炸,称为光的汽化作用。但光致化学分解也可切开组织,而眼科治疗时用的透切,则更主要的是由压强作用或激光的高电场击穿所致。

(三)脉冲激光透切原理

氩激光的热效应、钕-YAG激光的压强作用和强电场作用,可致生物组织透切。

(四)爆破激光切割原理

激光爆破可形成空穴,移动的、连续的爆破可以在透明组织中的任何部位产生切制面,如用飞秒激光(femtosecond laser)进行眼组织切割,几乎没有热传递,在光程中没有组织损伤。

三、眼科常用激光疗法及其特点

(一)YAG激光

YAG激光中的高能短脉冲波Nd-YAG激光,即Q开关Nd-YAG和锁模激光,是离子效应激光,即利用等离子体的微小爆炸效应,使照射部位组织发生微小爆炸,爆炸和冲击波的机械作用使得组织破坏裂解,出现裂隙小而深的孔。

YAG激光临床常用于治疗各类膜性白内障、闭角型青光眼的周边虹膜切除。

(二)氩激光

氩离子激光是气体离子激光,常用蓝绿混合双色光(70%蓝光、30%绿光)。蓝光穿透组织能力弱,主要作用在视网膜内层,且易被叶黄素(主要在黄斑区)吸收。绿光穿透力比蓝光强,主要作用在视网膜色素上皮(RPE)层。蓝光和绿光均被血红蛋白吸收,故氩激光光凝视网膜时有两个作用焦点,分别位于视网膜内层和RPE层。

氩激光临床具体应用主要有全视网膜光凝术和氩激光小梁成形术两种。

(三)532nm激光

波长为532nm的绿光在正常眼屈光间质透射率达95%以上,血红蛋白和黑色素对它都有很高的吸收率,叶黄素对它吸收较少。眼底光凝的组织损害主要限于感光细胞层和视网

膜色素上皮层。这种激光类似于氪绿激光,和氩、氪激光一样是治疗视网膜病变十分有效的激光,而且血红蛋白对 532nm 的绿光吸收率与 577nm 黄光相同,所以对治疗血管瘤性病变十分有利,可光凝治疗黄斑部病变和眼底血管病变。玻璃体有积血混浊和视网膜前大片出血时不宜使用,血红蛋白大量吸收这种绿光转变为热能,容易造成玻璃体和视网膜机化条索的形成。

(四)准分子激光

准分子激光(excimer laser)中应用于眼科临床的主要为氟化氩(ArF)激光,其输出波长为 193nm 的远紫外冷激光。它具有精确去除角膜组织的能力,能使角膜切削表面非常光滑,且对邻近组织热损伤小。按照预先设置的程序,应用准分子激光切削小量角膜组织改变角膜曲率,减弱或增强屈光力,从而可矫正近视、远视或散光。

目前手术方式包括准分子激光屈光性角膜切削术(PRK)、准分子激光角膜原位磨镶术(LASIK)、准分子激光上皮下角膜磨镶术(LASEK)和 Epi-LISIK、前弹力层下激光角膜磨镶术(SBK)。

(五)飞秒激光

飞秒激光(femtosecond laser)是一种以脉冲形式工作的激光,脉冲持续时间只有几飞秒,具有非常高的瞬时功率。飞秒激光还具有很强的聚焦性。飞秒激光技术目前在医学上已应用于疾病的早期诊断、生物活性检测、医学成像、精细手术等领域。在眼科方面主要用于与准分子激光技术相结合治疗近视、进行角膜移植等。

(六)经瞳孔温热疗法

经瞳孔温热疗法(transpupillary thermos therapy,TTT)运用半导体波长为 810nm 的激光,采用大光斑、长曝光、低照射的作用方式,经瞳孔将热能输送到脉络膜和色素上皮达到治疗眼部疾病的目的。

临床主要应用:①脉络膜黑色素瘤;②视网膜母细胞瘤;③脉络膜及视网膜血管瘤;④脉络膜新生血管性疾病,如年龄相关性黄斑变性、中心性渗出性脉络膜视网膜病变。

(七)光动力疗法

光动力疗法(photodynamic therapy,PDT)是激光诱导的光化学反应。通过静脉注射,使光敏剂到达眼内靶组织,以光敏剂吸收的特定波长的光激活靶组织中的光敏剂,在氧的参与下产生光化学效应,破坏病变组织,从而达到治疗目的。

光动力疗法临床主要用于脉络膜新生血管性疾病,如年龄相关性黄斑变性、中心性渗出性脉络膜视网膜病变、病理性近视合并脉络膜新生血管、特发性息肉状脉络膜血管病变(PCV)等。近年来也用于中心性浆液性脉络膜视网膜病变的治疗。

评述

眼科治疗开启于远古时代,眼科医者在眼病认识诊断思维的基础上,积累临床实践经验,不断完善和发展。随着人类文明的进步和科技的发展,研究人员对人体组织器官的精密考究,使得治疗措施与方法更精准实效。尤其在现代外科显微技术和医学激光技术的引领下,眼科手术操作更精细微创。药物学领域的不断研发,使各种药物治疗朝着高效低毒无限更替。中医学辨证施治和整体观念指导下的内外调理、标本兼顾、异病同治、同病异治,应是疾病治疗的最高境界且值得深思。因此眼病治疗同样应考虑局部和全身的协调,内治和外治兼顾,中医和西医共进,药物与非药物配合等。纵观各类综合疗法,更侧重于国内外专业领域的治疗新技术,为人类防盲治盲这一伟大医学使命,提供了更多高效无痛、便捷经济的治疗途径。

(李淑琳　俞　莹)

复习思考题

1. 试述眼科常用内治法。
2. 试述眼科常用外治法。
3. 试述眼科疾病的针灸推拿治疗方法。
4. 试述眼科各类激光治疗方法及其应用。

◆◆◆　**第七章**　◆◆◆

眼　睑　病

学习目标

1. 掌握睑腺炎、睑缘炎的病因病理、临床表现、诊断及中西医治疗。
2. 熟悉睑板腺囊肿的病因病理、诊断及治疗要点。
3. 了解眼睑病是常见病、多发病,其发病多与脾胃有关;了解病毒性睑皮炎、接触性睑皮炎、睑内翻、睑外翻、眼睑闭合不全及上睑下垂的概念、临床特点、诊断及治疗要点。

眼睑是眼的附属器,主要由皮肤、肌肉、睑板和结膜等组织组成,覆盖于眼球表面,分上睑和下睑,具有保护眼球的作用。眼睑反射性闭合动作可使眼球避免强光的刺激和异物的伤害。经常性的瞬目运动可及时清除眼球表面的尘埃或微生物,并将泪液均匀地散布于角膜表面形成泪膜,防止角膜干燥。睑缘前端长有睫毛,可阻挡灰尘及减弱强烈光线的刺激。

眼睑常见疾病包括炎症、位置与功能异常、先天性异常和肿瘤等。

中医学称眼睑为胞睑,属五轮学说中之肉轮,内应于脾,脾与胃相表里,故胞睑疾病多责之于脾胃。胞睑位置居外,易受六淫之邪侵袭,内可因脾胃功能失调而发生胞睑病证,内外合邪则更易发病。此外,胞睑还易受到物理及化学性物质的损伤。胞睑疾病属于外障眼病的范畴,属临床常见病、多发病,发病较急,因症状外显易见,早期治疗,一般预后较好,但亦有危重之证。

治疗时,若风热毒邪直袭胞睑者,治宜祛风清热解毒;属脾胃火热上攻胞睑者,治当清热泻火解毒;属脾胃湿热上犯胞睑者,治宜清热燥湿或利湿;属风湿热合邪为病者,治当疏风清热除湿;属脾胃虚弱者,治宜补中益气。临证时多配合外治,必要时可采用手术治疗及中西医结合治疗,还应注意到美容问题。

第一节　眼　睑　炎　症

眼睑位居于外,富含各种腺体,且腺体大多开口于睑缘及睫毛毛囊根部,易受外伤、微生物和理化物质的侵袭,从而引发各种炎性疾病。眼睑皮肤菲薄,皮下组织疏松,炎症时充血、水肿等反应明显。

一、睑腺炎

睑腺炎(hordeolum)是指细菌由睑腺开口处进入眼睑腺体引起的一种急性化脓性炎症。其肿不大,形如麦粒,故又称"麦粒肿"。根据受累腺组织的不同而有外睑腺炎和内睑腺炎之分。局限性红肿热痛为其最主要的临床特点,本病与季节气候、年龄、性别无关,可单眼或双眼发病。

本病属中医学"针眼"范畴,是指胞睑边缘生长小疖形如麦粒,红肿痒痛,易成脓溃破的眼病。又名"土疳""土疡""偷针"。该病名首见于《证治准绳·杂病·七窍门》。《诸病源候论·目病诸候》对其症状做了简明的载述,书中谓:"人有眼内眦头忽结成疱,三五日间便生脓汁,世呼为偷针。"

【病因病理】

1. 西医病因病理　大多因葡萄球菌特别是金黄色葡萄球菌感染而引起,外睑腺炎为睫毛毛囊或其附属的皮脂腺或变态汗腺感染;内睑腺炎为睑板腺感染。

2. 中医病因病机　本病多因风热之邪客于胞睑化热,风热煎灼津液变生疮疖;或过嗜辛辣炙煿,脾胃积热循经上攻胞睑,致营卫失调气血凝滞,局部酿脓;或余邪未清,热毒蕴伏,或素体虚弱,卫外不固而复感风热之邪,常反复发作。

【临床表现】

1. 症状　以胞睑局限性红、肿、热、痛为主,病情严重时可兼恶寒发热等症。

2. 体征

(1) 外睑腺炎:主要位于睫毛根部的睑缘处,初起时眼睑红肿,指触时发现明显触痛的硬结,可伴同侧耳前淋巴结肿大和压痛,数日后硬结变软化脓,终溃破,脓液排出后红肿迅速消退,疼痛减轻。

(2) 内睑腺炎:局限于睑板腺内,腺体化脓后在充血的结膜面透露灰黄色脓头,多数穿破睑板结膜流进结膜囊内,也有由睑板腺开口处排出,偶有由皮肤面排出者,脓液排出后,红肿迅速消退,如果致病菌毒性剧烈则在脓液尚未向外穿破前、炎症已扩散,侵犯整个眼睑而形成胞睑脓肿。

3. 并发症　病情扩散,可并发眼睑蜂窝织炎、眶蜂窝织炎、败血症或海绵窦脓毒血栓形成等。

【辅助检查】

血常规检查:可见白细胞总数及中性粒细胞增多。

【诊断要点】

1. 眼睑局部红肿热痛。

2. 眼睑缘可扪及麦粒样硬结,疼痛拒按,硬结可软化成脓,亦可于皮肤面或睑结膜面溃破。

【治疗】

本病未成脓时,内外合治,以促消退;已成脓者,当促其溃脓或切开排脓,以促其早日痊愈。

1. 中医治疗

(1) 中医辨证论治

1) 风热客睑证

证候:初起眼睑局限性肿胀,痒甚微红,可扪及硬结,压痛;舌质红,苔薄黄,脉浮数。

治法:疏风清热,消肿散结。

方药:银翘散加减。若痒甚者,加桑叶、菊花以助祛风止痒;若红肿较甚,加赤芍、牡丹皮、当归以凉血活血、消肿散结;小便黄明显者,加车前草、通草以使热从小便排出。

2) 热毒壅盛证

证候:眼睑局部红肿灼热,硬结渐大,疼痛拒按,或结膜充血肿胀嵌于睑裂;或口渴喜饮,便秘溲赤;舌红苔黄,脉数。

治法:清热解毒,消肿止痛。

方药:仙方活命饮加减。硬结难消,可与五味消毒饮合用以消散硬结,增强清热解毒之功;大便秘结者,加大黄以通腑泄热;发热、恶寒头痛者,为热重毒深或热入营血,可与犀角地黄汤(现犀角已禁用,多用水牛角代)配合应用,以助清热解毒并凉血散瘀滞。

3)脾虚夹实证

证候:针眼反复发作,诸症不重;或见面色无华,神倦乏力;舌质淡,苔薄白,脉细数。

治法:健脾益气,扶正祛邪。

方药:四君子汤加减。硬结小且将溃者,加薏苡仁、桔梗、漏芦、天花粉、紫花地丁以清热排脓。

(2)针灸治疗:针刺以泻法为主,选取太阳、风池、合谷、丝竹空以疏风清热,消肿止痛;选取睛明、攒竹、血海、太冲以清热解毒,消肿散结。

(3)其他治疗

1)中成药:牛黄解毒丸口服,适用于风热客睑及热毒壅盛证。

2)放血疗法:耳尖或合谷、太阳穴三棱针点刺放血,有较好的泄热止痛消肿之效。每日1次。

3)中药湿热敷:可选择王不留行、大黄、金银花、蒲公英、生地黄、赤芍等清热利湿、活血散瘀之中药局部湿热敷,每日2次。

2. 西医治疗

(1)内治:若病灶位于眦部、全身症状明显,或患者有糖尿病等病史,可口服或肌内注射抗生素。

(2)局部治疗

1)滴滴眼液:患眼滴0.5%熊胆滴眼液抗生素滴眼液,如0.5%左氧氟沙星滴眼液、0.3%妥布霉素滴眼液等,每日4~6次。

2)涂眼药膏:晚上睡前可涂抗生素眼膏。

3)湿热敷:适用于本病初期。局部湿热敷,可促进血液循环,以助炎症消散。

(3)手术治疗:当脓肿形成后应切开排脓。外睑腺炎的切口应在皮肤面、与睑缘相平行,使其与眼睑皮纹相一致,以减少瘢痕。若脓肿较大,应放置引流条。内睑腺炎的切口应在睑结膜面与睑缘相垂直处,以避免伤及睑板腺管。

当脓肿尚未形成时不宜切开,更不能挤压排脓,否则因眼睑和面部静脉无瓣膜而使感染扩散,导致眼睑蜂窝织炎,甚至海绵窦脓毒血栓形成或发生败血症而危及生命。一旦发生这种情况,应尽早全身使用足量的以抑制金黄色葡萄球菌为主的广谱抗生素并对脓液或血液进行细菌培养和药物敏感试验,以选择更敏感的抗生素。

【预防与调护】

1. 平时应注意眼部卫生,勿用手揉眼,增强体质。

2. 避免偏食、过劳。

3. 屈光不正者应及时矫治。

4. 发病后避免对局部用力挤压,要及时治疗,见脓头后及时切开排脓,以免自溃后疮口不齐留下明显瘢痕。

二、睑板腺囊肿

睑板腺囊肿(chalazion)是睑板腺特发性无菌性慢性肉芽肿性炎症,俗称霰粒肿。囊肿由纤维结缔组织包裹,囊内含有睑板腺分泌物及慢性炎症细胞浸润。本病为眼科常见病,上睑下睑均可发生,病程长,发展缓慢,多见于青少年或中年人。

本病属中医学"胞生痰核"范畴,是指胞睑内生硬核,触之不痛,皮色如常的眼病。又名疣病、脾生痰核。该病名首见于《眼科易知》,但对其症状记载甚为详尽的是《目经大成·痰核》,其曰:"睑廓内生一核,大如芡实,按之坚而不痛,只外观不雅,间亦有生于下睑者……翻转眼胞,必有形迹,一圈一点,色紫或黄。"

【病因病理】

1. 西医病因病理　该病可能与睑板腺分泌功能旺盛有关,或由于睑板腺出口阻塞,腺体的分泌物潴留在睑板内,对周围组织产生慢性刺激而引起。

2. 中医病因病机　本病多因脾失健运,痰湿内聚,上阻胞睑脉络,与气血混结而发;或恣食炙煿厚味,脾胃蕴结湿热,灼湿生痰,痰热相结,阻滞脉络,以致气血与痰热混结于脉内,隐隐起核而致。

【临床表现】

1. 症状　初起多无症状,囊肿较大则感眼睑重坠不适。一般多发生于上睑,单个发生,也可以上、下眼睑或双眼同时发生。病程进展缓慢。

2. 体征

(1) 眼睑皮下圆形肿块,大小不一,小的囊肿经仔细触摸方能发现,较大者可使皮肤隆起,但与皮肤无粘连。

(2) 与肿块对应的睑结膜面局限性充血,呈紫红色或灰蓝色。

(3) 一般无疼痛,肿块也无明显压痛。

3. 并发症　如继发感染,可形成急性化脓性炎症,如急性睑腺炎或眼睑炎。

【辅助检查】

如并发睑腺炎,血常规检查可见白细胞总数及中性粒细胞增多。

【诊断与鉴别诊断】

1. 诊断要点

(1) 病史与症状:有眼睑重坠感。

(2) 眼睑皮下触及圆形硬结,压之不痛,与皮肤无粘连。

(3) 翻转胞睑可见睑内呈紫红色或灰蓝色局限性隆起。

2. 鉴别诊断　本病应与急性睑腺炎相鉴别,内容详见表7-1。

表7-1　睑板腺囊肿与睑腺炎的鉴别

病名	睑板腺囊肿	睑腺炎
发病部位	病位在睑板	多在睑缘
主要表现	睑皮肤正常,可触及圆形隆起,压之不痛,与皮肤无粘连	红肿压痛,溃后自愈
病势	缓	急
病程	长,数周或数月	短,一般3~5日
对球结膜影响	无影响	病变近外眦部可致结膜充血

【治疗】

小而无症状的睑板腺囊肿无须治疗,待其吸收;囊肿较大者可通过热敷或向囊肿内注射糖皮质激素促其吸收;若长期不能消退应手术治疗。

1. 中医治疗

（1）中医辨证论治

1）痰湿阻结证

证候：眼睑内生硬结，皮色如常，按之不痛，与眼睑皮肤无粘连；若大者，硬结隆起，眼睑有重坠感，睑内呈灰蓝色隆起；舌苔薄白，脉缓。

治法：化痰散结。

方药：化坚二陈汤加减。伴腹胀者，可加厚朴、鸡内金以助健脾行气。

2）痰热阻结证

证候：眼睑硬结处，皮色微红，睑结膜面相应部位色紫红；舌苔黄，脉滑数。

治法：清热散结。

方药：清胃汤加减。眼睑皮色较红者，选加玄参、夏枯草以助清热化痰散结。

（2）其他治疗：可用中药内服方再煎取汁作湿热敷；或取生南星加冰片少许研末，醋调匀涂患处皮肤，但须注意外敷药物切勿进入眼内。

2. 西医治疗

（1）内治：若合并感染者可全身使用足量的广谱抗生素。

（2）局部治疗

1）初起可局部按摩或湿热敷，促其消散。

2）囊肿内注射糖皮质激素促其吸收。

（3）手术治疗：行睑板腺囊肿切开刮除术，手术在局部麻醉或全身麻醉下进行，用刮匙将囊腔内容物刮除干净，分离囊壁并完整摘除囊肿，以防复发。

【预防与调护】

1. 若系老年人，术后复发且迅速增大者，须做切除物病理检查以排除肿瘤。

2. 注意饮食调护，不宜过食辛辣煎炸之品。

三、睑缘炎

睑缘炎（blepharitis）是睑缘皮肤、睫毛毛囊及其腺体的亚急性或慢性炎症。因睑缘皮肤及结膜移行处暴露于外界，易受感染，故本病较常见。睑缘炎分为鳞屑性睑缘炎、溃疡性睑缘炎和眦部睑缘炎3种。常为双眼发病，病程长，病情顽固，时轻时重，缠绵难愈。

本病属中医学"睑弦赤烂"范畴，是指以睑弦红赤、溃烂、刺痒为临床特征的眼病。又名"风弦赤眼""沿眶赤烂""风沿烂眼""迎风赤烂"等。若发生在眦部者，称眦睚赤烂，又名眦赤烂；婴幼儿患此病者，称胎风赤烂。该病名最早见于《银海精微·胎风赤烂》。

【病因病理】

1. 西医病因病理

（1）鳞屑性睑缘炎（squamous blepharitis）：患处常可发现卵圆皮屑芽孢菌，它将脂类物质分解为有刺激性的脂肪酸。屈光不正、视疲劳、营养不良和长期使用劣质化妆品可能为其诱因。

（2）溃疡性睑缘炎（ulcerative blepharitis）：为睫毛毛囊及其附属腺体的慢性或亚急性化脓性炎症。致病菌多为金黄色葡萄球菌，具有较强的毒力。屈光不正、视疲劳、营养不良和不良卫生习惯常为其诱因。

（3）眦部睑缘炎（angular blepharitis）：多由莫-阿双杆菌感染所引起，可能是由于莫-阿双杆菌偏好在眦部聚集，可引起眦结膜炎和睑缘炎，或与维生素 B_2 缺乏有关。

2. 中医病因病机　本病多因脾胃蕴热，复受风邪，风热合邪触染睑缘，伤津化燥；或因脾胃湿热,外感风邪,风、湿、热邪相搏,循经上攻睑缘而发;或由心火内盛,风邪犯眦,引动心火,风火上炎,灼伤目眦所致。

【临床表现】

1. 症状 睑缘或眦部灼热疼痛,刺痒难忍,可伴有干涩畏光;若炎症长期不愈可出现溢泪。

2. 体征

(1) 鳞屑性睑缘炎:睑缘充血、潮红,睫毛和睑缘表面附着鳞屑样脱屑,睑缘表面有点状皮脂溢出,皮脂集于睫毛根部,形成黄色蜡样分泌物,干燥后结痂。去除鳞屑和痂皮后,暴露出充血的睑缘,如长期不愈,可使睑缘肥厚,后唇钝圆,使睑缘不能与眼球紧密接触。

(2) 溃疡性睑缘炎:睑缘皮脂多,睫毛根部散布小脓包,有痂皮覆盖,去除痂皮后露出睫毛根端和细小溃疡,睫毛常被粘结成束。睫毛毛囊因感染而被破坏,睫毛易随痂皮脱落,且不能再生,形成秃睫。溃疡愈合后,瘢痕组织收缩则睫毛乱生,若睫毛倒向角膜则可引起角膜损伤。若患病较久,可引起慢性结膜炎和结膜肥厚变形,睑缘外翻,泪点肿胀和阻塞,溢泪。

(3) 眦部睑缘炎:病位在两眦部,以外眦部为主,眦部睑缘和皮肤充血、肿胀,并有浸渍糜烂,邻近结膜常伴有充血、黏性分泌物等慢性炎症的表现。

3. 并发症 若细菌侵犯结膜、角膜、泪囊,可引起结膜炎、角膜炎、泪囊炎。

【辅助检查】

取分泌物行细菌培养可确定病变类型。若发现卵圆皮屑芽孢菌,为鳞屑性睑缘炎;若发现金黄色葡萄球菌,为溃疡性睑缘炎;若有莫-阿双杆菌,则为眦部睑缘炎。

【诊断与鉴别诊断】

1. 诊断要点

(1) 病史与症状:眼痒、刺痛和烧灼感等,常有屈光不正、睡眠不足及卫生不良等症及维生素 B_2 缺乏。

(2) 体征:眦部、睑缘充血,睫毛根部有鳞屑或溃疡。

(3) 实验室细菌培养等检查有助于诊断。

2. 鉴别诊断

(1) 单纯疱疹病毒性睑缘炎:多在感冒高热或身体抵抗力降低时眼睑皮肤出现丘疹,常成簇出现,结块形成半透明水疱,病变以下睑多见。

(2) 带状疱疹性睑皮炎:发病前有轻重不等的全身不适、发热等前驱症状,继而在病变区出现剧烈疼痛;数日后眼睑、前额和头皮潮红、肿胀,出现成簇透明小疱。

【治疗】

其病情顽固,病势缠绵,宜内外合治。

1. 中医治疗

(1) 中医辨证论治

1) 风热偏盛证

证候:睑弦赤痒,灼热疼痛,睫毛根部有糠皮样鳞屑;舌红苔薄,脉浮数。

治法:祛风止痒,清热凉血。

方药:银翘散加减。可加赤芍以增清热凉血之功;患眼痒甚者,加蝉蜕、乌梢蛇、地肤子等以祛风止痒。

2) 湿热偏盛证

证候:患眼痒痛并作,睑弦红赤溃烂,出脓出血,眵泪胶黏,睫毛稀疏或倒睫,或秃睫;舌质红,苔黄腻,脉濡数。

治法:清热除湿,祛风止痒。

方药:除湿汤加减。睑弦红赤溃烂明显,可加金银花、蒲公英、黄柏、栀子等以助清热除湿之力。

3)心火上炎证

证候:眦部睑弦红赤,灼热刺痒,或睑弦赤烂,出脓出血;舌尖红,苔薄,脉数。

治法:清心泻火。

方药:导赤散合黄连解毒汤加减。睑弦红赤明显,选加赤芍、牡丹皮以凉血退赤;痒极难忍者,选加地肤子、白鲜皮、防风以祛风止痒。

(2)中药熏洗:可用内服药渣煎液,或用千里光、白鲜皮、苦参、野菊花、蒲公英、蛇床子等药煎水熏洗,每日 2~3 次。

2. 西医治疗

(1)内治:口服维生素 B_2 或复合维生素 B。

(2)局部治疗:在外治之前应先清洗,拭去鳞屑、脓痂、已松脱的睫毛及清除毛囊中的脓液,充分暴露病变处,才能药达病所。

1)3% 硼酸溶液或生理盐水清洗局部,拭去鳞屑,涂含有抗生素的糖皮质激素眼膏,可减轻充血,缓解症状。

2)滴 0.5% 新霉素、0.3% 庆大霉素、10% 磺胺醋酰钠或 0.3% 氟喹诺酮类滴眼液,涂 0.5% 红霉素眼膏,治疗必须持续至症状完全消退后 2~3 周,并除去各种诱因,以免复发。

3)眦部睑缘炎可滴用 0.3% 硫酸锌滴眼液,可抑制莫-阿双杆菌所产生的酶。

【预防和调护】

1. 保持眼部清洁,避免风、沙、烟、光刺激。

2. 注意饮食调节,勿过食辛辣炙煿之品。

3. 凡屈光不正、眼疲劳者,应及时矫治和注意眼的劳逸结合。

4. 炎症完全消退后,应持续治疗 2~3 周以防复发。

四、病毒性睑皮炎

病毒性睑皮炎(virus palpebral dermatitis)常见有两种:带状疱疹病毒性睑皮炎(herpes zoster palpebral dermatitis)和单纯疱疹病毒性睑皮炎(herpes simplex palpebral dermatitis)。

带状疱疹病毒性睑皮炎是由于水痘-带状疱疹病毒引起的眼睑及面部疱疹,是一种常见病。本病多发于老人及体弱者,有复发性疱疹与原发性疱疹之分。50%~70% 的患者同时伴有程度不同的眼部损害。早期及时治疗,预后良好;严重者可影响视功能。

单纯疱疹病毒性睑皮炎是指因感染单纯疱疹病毒Ⅰ型所致眼睑皮肤簇生疱疹的一种急性眼周皮肤炎症。其源于流感、肺炎、呼吸道感染等热性传染病,故又称眼睑热性疱疹。本病属自限性疾病,但容易在原发部位复发。

本病属中医学的"风赤疮痍"范畴,是指胞睑皮肤红赤如朱,灼热疼痛,起水疱或脓疱,甚至溃烂的眼病。本病名源于《秘传眼科龙木论·风赤疮痍外障》,书中对其典型症状做了描述,"疮生面睑似朱砂"。而《世医得效方·眼科》对本病除有相似论述外,还记载了"若经久不治,则生翳膜"。可见,本病的病位不仅生在胞睑皮肤,还可侵犯黑睛,出现黑睛生翳。

【病因病理】

1. 西医病因病理

(1)带状疱疹病毒性睑皮炎:由三叉神经半月神经节或三叉神经第一支感染水痘-带状

疱疹病毒所致。带状疱疹病毒可直接感染三叉神经节,也可潜伏于三叉神经节内,以后被感染、外伤、肿瘤等因素激活而发病。

（2）单纯疱疹病毒性睑皮炎:单纯疱疹病毒(herpes simplex virus,HSV)分为Ⅰ型(HSV-Ⅰ)和Ⅱ型(HSV-Ⅱ)。眼部单纯疱疹病毒感染主要为 HSV-Ⅰ型所致。单纯疱疹病毒性睑皮炎是由 HSV-Ⅰ型感染所致的急性眼周皮肤炎症。病毒通常潜伏于人体内,当感冒、高热或身体抵抗力低下时趋于活跃。大多数眼睑单纯疱疹病毒性睑皮炎为复发型,常在同一部位多次复发。

2. 中医病因病机　本病多因脾经蕴热,外感风邪,风热之邪上攻胞睑,以致胞睑皮肤溃烂;或外感风热邪毒引动内火,风火之邪上攻胞睑,以致胞睑皮肤溃烂;或脾胃湿热中阻,复感风邪,风湿热邪循经上犯,蕴蒸腐灼胞睑所致。

【临床表现】

1. 带状疱疹性睑皮炎

（1）症状:发病前常有轻重不等的前驱症状,如全身不适、发热等,继而出现受累神经支配区域的剧烈神经痛。

（2）体征:发病时在患侧眼睑、额部皮肤及头皮出现成簇的疱疹,内含透明液体,周围有红晕,疱疹的分布绝不超过鼻中线。数日后疱疹内液体变混化脓,此时可出现耳前淋巴结肿大压痛、发热或全身不适等症状。1~2 周后疱疹逐渐干枯,最后结痂。因皮损已达真皮层,故脱痂后留有永久性瘢痕。

（3）并发症:个别患者可同时发生带状疱疹性角膜炎或虹膜炎。

2. 单纯疱疹病毒性睑皮炎

（1）症状:患处刺痛,烧灼感。

（2）体征:初发时眼睑皮肤出现丘疹,常成簇出现,很快形成水疱,周围有红晕,眼睑水肿。一般不化脓,1 周左右充血减退,肿胀减轻,逐渐结痂,脱痂后不留瘢痕,可能有轻度色素沉着。病变可发生于上、下睑,以下睑多见,同时在唇部及鼻前庭有同样损害出现。常有复发。

【辅助检查】

1. 带状疱疹性睑皮炎

（1）免疫荧光法:测定血清中特异病毒抗体。

（2）急性期在眼睑病变处取材进行病毒培养。

2. 单纯疱疹性睑皮炎　病变基底刮片常证实有多核巨细胞。

【诊断与鉴别诊断】

1. 带状疱疹性睑皮炎

（1）诊断要点

1）常有感冒或外伤病史,可有与活动期水痘患者或带状疱疹患者接触史。

2）发病时三叉神经分布区域剧烈疼痛,皮肤充血肿胀,簇生无数透明水疱,继则成脓疱,终则干燥结痂,愈后遗留瘢痕。

（2）鉴别诊断

1）热性疱疹性睑皮炎:本病与热性疱疹的区别即在于前者愈后结瘢,而后者愈后不留痕迹。

2）单纯疱疹病毒性睑皮炎:单纯疱疹病毒感染者一般较年轻,而且病变部位不局限于三叉神经第一分支支配的区域。

2. 单纯疱疹病毒性睑皮炎

（1）诊断要点

1）常有感冒、发热或过度劳累等诱因，或单纯疱疹病毒性角膜炎、结膜炎等病史。

2）下睑皮肤出现簇生的半透明水疱，周围轻度红肿。

3）可同时出现于嘴唇与鼻翼皮肤，数日或1周后结痂脱落，不留瘢痕。

（2）鉴别诊断

1）带状疱疹性睑皮炎：眼睑带状疱疹病变部位在三叉神经眼支支配区域，愈后常遗留瘢痕。

2）眼睑过敏性皮炎：有过敏史，局部过敏多因滴入或涂抹某些药物于眼部，长期流泪或佩戴金属镜框也可致敏；全身性者多有接触某致敏物质或某种食物过敏所致，全身性者为双眼发病，无上下眼睑之分。

【治疗】

应采取有效措施，取中西医药之长，及时控制病毒在眼睑蔓延，防止并发症，减少瘢痕形成；中医治疗也有肯定的疗效，能抗病毒，减轻症状，并能防止复发。

1. 中医治疗

（1）中医辨证论治

1）脾经风热证

证候：眼睑皮肤红赤，痒痛，灼热，起水疱；或伴有发热恶寒；舌苔薄白，脉浮数。

治法：除风清脾。

方药：除风清脾饮加减。无便秘者，去大黄，加赤芍、牡丹皮以清热凉血，退赤止痛；皮肤痒甚者，选加薄荷、蝉蜕、木贼以疏风散邪止痒。

2）风火上攻证

证候：眼睑红赤如朱，焮热疼痛难忍，水疱簇生，甚而溃烂；或伴发热寒战；舌质红，苔黄燥，脉数有力。

治法：疏风散邪，清热解毒。

方药：普济消毒饮加减。可加赤芍、生地黄、牡丹皮等以加强清热凉血、散瘀止痛之功，小便黄者，选加车前草、通草、猪苓以清热利尿。

3）风湿热毒证

证候：眼睑红赤疼痛，水疱、脓疱簇生，极痒，甚或破溃流水、糜烂；或伴有胸闷纳呆、口中黏腻、饮不解渴等症；舌质红，苔腻，脉滑数。

治法：祛风除湿，泻火解毒。

方药：除湿汤加减。胞睑皮肤脓疱破溃糜烂、痒甚者，选加地肤子、白鲜皮以清利湿热止痒。

4）肝脾热毒证

证候：眼睑红赤痒痛，水疱、脓疱簇生，患眼碜涩疼痛，畏光流泪，睫状充血或混合充血，角膜生翳或溃烂；全身症状可见头痛发热，口苦，溲黄便结；舌红苔黄，脉弦数。

治法：清热除湿，散邪退翳。

方药：龙胆泻肝汤加减。眼睑红赤痒痛甚者，选加地肤子、白鲜皮、金银花、防风以助疏风散邪。角膜溃烂者，可参照角膜疾病章节有关证型治疗。

（2）其他治疗

1）中成药：黄连上清丸口服，适用于风热上攻型。

2）药物敷：取六神丸和云南白药各等份，调成糊状涂于患处，或用青黛膏或如意金黄散外涂。

2. 西医治疗

（1）内治：对重症患者需全身应用阿昔洛韦，或注射丙种球蛋白及维生素 B_1、维生素 B_2。必要时可考虑应用抗生素和激素。

（2）局部治疗

1）局部涂抗病毒药物，如 3% 阿昔洛韦眼膏或更昔洛韦眼用凝胶。

2）若有继发感染时，可加用抗生素滴眼液湿敷，每日 2~3 次。

【预防与调护】

1. 增强体质，精神舒畅，避免过劳及感冒。

2. 饮食宜清淡，忌食辛辣肥甘厚味。

3. 保持患处皮肤清洁干燥，切忌搔抓搓揉，以免变生他症。

五、接触性睑皮炎

接触性睑皮炎（contact dermatitis of lids）是眼睑皮肤对某种致敏原的过敏反应，也可是头面皮肤过敏反应的一部分。根据接触史，在眼睑及结膜突然发生境界清楚的炎症，皮疹多为单一型，除去病因后，炎症很快消退。

本病属中医学"风赤疮痍"范畴，是指胞睑皮肤红赤如朱，灼热疼痛，起水疱或脓疱，甚至溃烂的眼病。病名源于《秘传眼科龙木论·风赤疮痍外障》，书中说："疮生面睑似朱砂。"

【病因病理】

1. 西医病因病理　以药物性皮炎最为典型，为接触致敏原所致。常见的致敏原为眼局部应用的抗生素，局部麻醉剂，阿托品，毛果芸香碱，碘、汞等制剂，与眼睑接触的许多化学物质（如化妆染料、染发剂及眼镜架等）也可能致敏；全身接触某种致敏物质或某种食物也可发生过敏。有时接触致敏原一段时间后才发病，如长期应用阿托品或毛果芸香碱滴眼液等。

2. 中医病因病机　多因脾胃湿热，外感毒邪，内外合邪上攻胞睑而致胞睑生疮成脓。

【临床表现】

1. 症状　睑部发痒及烧灼感，畏光流泪。

2. 体征　眼睑突然红肿，随之出现丘疹、水疱或脓疱，可糜烂结痂，脱屑而愈。慢性者皮肤肥厚粗糙，呈苔藓状，有鳞屑脱落。

3. 并发症　重者可并发结膜炎、角膜炎。

【辅助检查】

血常规检查：可见嗜伊红细胞增多。

【诊断与鉴别诊断】

1. 诊断要点

（1）常有接触某些化学物质、药物、化妆品等致敏原病史。

（2）眼睑突然红肿，皮肤出现丘疹、水疱或脓疱，伴有微黄黏稠渗液。

（3）慢性者皮肤粗糙、肥厚，表面有鳞屑脱落，呈苔藓样。

2. 鉴别诊断

单纯疱疹病毒性睑皮炎：两者皆有眼睑红肿、瘙痒、灼热、丘疹、水疱，但两者病因不同，前者为单纯疱疹病毒感染，水疱簇生；后者为过敏所致，红斑丘疹，散在水疱。

【治疗】

去除病因，查找致敏原，采取中西医结合方法进行治疗，取效更速。

1. 中医治疗

（1）中医辨证论治

1）风热外侵证

证候：眼睑红赤，出现丘疹，水疱，刺痒或灼痛；伴有发热，恶寒，头痛；苔薄黄，脉浮数。

治法：祛风解毒。

方药：羌活胜风汤加减。眼睑红赤甚者，选加金银花、连翘、紫花地丁以加强清热解毒之功。

2）湿热壅盛证

证候：眼睑红肿，痛痒，疱疹脓疱溃烂；兼有胸闷纳呆，大便干结；舌红苔白腻或黄腻，脉滑数。

治法：清热除湿，祛风止痒。

方药：加减四物汤或除湿汤加减。胸闷纳呆，苔白腻者，选加藿香、佩兰等以加强化湿之功。

3）气阴两虚证

证候：眼睑红赤减轻，痂皮脱落；神疲乏力，纳食不佳，便溏，口干欲饮；苔薄，舌红少津，脉细。

治法：益气养阴。

方药：生脉饮加味。

（2）其他治疗

1）中成药：双黄连胶囊口服，适用于风热外侵证；生脉饮口服液口服，适用于气阴两虚证。

2）中药外敷：滑石粉或精制炉甘石粉外敷以除湿清热。

2. 西医治疗

（1）内治：全身应用抗组胺类药物，如氯苯那敏、氯雷他定片、奥洛他定片等，反应严重时可口服激素。

（2）局部治疗

1）立即中断与致敏原或刺激原的接触。

2）生理盐水或3%硼酸溶液湿敷。

3）结膜囊内滴用糖皮质激素滴眼剂，眼睑皮肤渗液停止后，可涂敷糖皮质激素眼膏，但不宜包扎。

【预防与调护】

1. 寻找致敏原，并立即中断与其接触是最主要的措施。

2. 保持患处皮肤清洁干燥，以防感染，变生他症；不宜包扎。

第二节 眼睑位置和功能异常

正常眼睑与眼球表面紧密相贴，其间有一潜在毛细间隙，其内的泪液经眼睑的瞬目运动分布于眼球的前表面，润泽眼球；上下睑睫毛充分指向前方，排列整齐，不与角膜接触，能阻挡灰尘、汗水等进入眼睑内；正常情况下上下睑能紧密闭合，睁眼时上睑能抬至瞳孔上缘；位于内眦部的上下泪点紧贴在泪阜基部，使泪液顺利进入泪道。眼睑的解剖位置正常，是保障眼球安全的必要条件，获得性或先天性眼睑位置异常可引起眼睑功能异常，引起眼表的损伤。

一、睑内翻

睑内翻(entropion)是睑缘向眼球方向卷曲,以致睫毛倒向眼球的一种眼睑位置异常状态。倒睫者可无睑内翻,但是睑内翻者定有倒睫。

本病属中医学"睑弦内翻"及"倒睫拳毛"范畴,是指睫毛倒向睑内,卷曲乱生,刺扫眼珠的眼病。该病名见于《证治准绳·杂病·七窍门》。《外台秘要》中载有"倒睛眼"一词,《秘传眼科龙木论》《审视瑶函·椒疮证》及新世纪《中医眼科学》教材均有记载。

【病因病理】

1. 西医病因病理

(1) 先天性睑内翻(congenital entropion):多见于婴幼儿,女性多于男性。由内眦赘皮牵拉,体质肥胖而鼻根部发育不饱满,或眼轮匝肌过度发育或睑板发育不良所致。

(2) 退行性睑内翻(degenerative entropion):多发生于下睑,常见于老年人。主要由下睑缩肌无力,眶隔和下睑皮肤松弛失去牵制眼轮匝肌的收缩作用,以及老年人眶脂肪减少,眼睑后面缺乏足够的支撑所致。本病亦称老年性睑内翻。

(3) 瘢痕性睑内翻(cicatricial entropion):上、下睑均可发生,为睑结膜瘢痕收缩或睑板肥厚弯曲所致,最主要的原因是沙眼,其他如结角膜炎症,先天性、化学伤及烧伤也能发生此病。

2. 中医病因病机 多为椒疮所致,系外感风热毒邪,内有脾胃积热,内外邪毒上壅胞睑,脉络阻滞,气血失和,与邪毒瘀积所致。

【临床表现】

1. 症状 眼碜涩刺痛,微痒,畏光难睁;重者视物不清。

2. 体征 先天性者常见于双眼,退行性和瘢痕性可为单眼。睑内翻致睫毛倒向眼球,刺激角膜,致角膜上皮脱落,荧光素弥漫性着染。如继发感染,可发展成角膜溃疡。如长期不愈,可致角膜云翳、斑翳、新生血管长入,视力下降。

3. 并发症 角膜溃疡、角膜瘢痕、睑球粘连等。

【辅助检查】

1. 如怀疑为沙眼并发症,应行分泌物涂片或结膜涂片查沙眼包涵体。

2. 利用荧光抗体染色、酶联免疫吸附试验等方法,检测沙眼衣原体抗原。

【诊断要点】

1. 先天性睑内翻 主要发生于婴幼儿,下睑内眦部的睑内翻致睫毛倒向眼球。多数有内眦赘皮、体质肥胖而致鼻根部发育不饱满。

2. 退行性睑内翻 多见于老年人,常伴有下睑皮肤松弛。

3. 瘢痕性睑内翻 可见睑结膜瘢痕收缩或睑板肥厚弯曲。

【治疗】

本病应针对病因进行治疗,以手术治疗为主,对于痉挛性睑内翻可行中医针灸治疗联合中药辨证论治。

1. 中医治疗

(1) 中医辨证论治

1) 风热客睑证

证候:眼微痒不适,干涩有眵,眼睑内面血脉模糊,眦部充血,有少量颗粒,色红而坚,状如花椒;舌尖红,苔薄黄,脉浮数。

治法:疏风清热。

方药:银翘散加减。眦部充血明显者,选加生地黄、牡丹皮以清热凉血退赤。

2）热毒壅盛证

证候：眼灼热痒痛，畏光流泪，沙涩难睁，眵多，眼睑内血脉模糊，充血明显，颗粒丛生；舌红苔黄，脉数。

治法：清热解毒，除风散邪。

方药：除风清脾饮加减。颗粒丛生较甚者，选加金银花、赤芍、牡丹皮以加强清热解毒退赤之功。

（2）针灸治疗：主穴取攒竹、阳白、四白；配穴取太阳、合谷、行间。亦可按摩眼局部穴位。

（3）中成药：银翘解毒丸，用于风热客睑证。

2. 西医治疗

（1）内治：急性期或严重的沙眼可口服多西环素、红霉素、螺旋霉素等。

（2）局部治疗：患眼滴 0.5% 熊胆滴眼液，0.1% 利福平滴眼液，磺胺类滴眼液；0.5% 金霉素眼膏或四环素、磺胺类眼药膏，睡前涂眼。

（3）手术治疗：先天性睑内翻，因随年龄增长，鼻梁发育，可自行消失，故不必急于手术治疗。若患儿至 5~6 岁，睫毛仍然内翻，严重刺激角膜，可考虑行穹窿部-眼睑皮肤穿线术。退行性睑内翻可手术切除多余的松弛皮肤和切断部分眼轮匝肌纤维。瘢痕性睑内翻必须手术矫正，可行睑板楔形切除术或睑板切断术。

二、睑外翻

睑外翻（ectropion）是睑缘离开眼球，向外翻转的一种眼睑位置异常状态。睑结膜常不同程度地暴露于外，常常合并有睑裂闭合不全。本病发于下睑者较多。

本病属中医学的"脾翻粘睑"范畴，是指胞睑向外倾翻转，贴于外睑之上，如伸舌舐舌之状，胞睑不能闭合的眼病。本病名首见于《证治准绳》，其载"乃脾翻贴在外睑之上，如舌舐唇之状，乃气滞血涌于内，皮急系吊于外，故不能复转"。之后的《审视瑶函》《目经大成》等著作均有记载。因中药治疗效果欠佳，故当代的中医眼科学教材未列本病。

【病因病理】

1. 西医病因病理

（1）瘢痕性睑外翻（cicatricial ectropion）：由创伤、烧伤、化学伤、眼睑溃疡（如狼疮）、眶缘骨髓炎或睑部手术等情况引起。

（2）老年性睑外翻（senile ectropion）：因慢性结膜炎、沙眼、睑缘炎或泪道阻塞，或由于老年人的眼轮匝肌功能减弱，眼睑皮肤及外眦韧带松弛使睑缘不能紧贴眼球，或因下睑本身的重量使之下坠而引起下睑外翻。

（3）麻痹性睑外翻（paralytic ectropion）：由于面神经麻痹，眼轮匝肌收缩功能丧失，因下睑本身重量而发生下坠。

2. 中医病因病机 多由椒疮后期邪毒损及胞睑内面与白睛表面，牵引胞睑所致；或由饮食不节，脾胃损伤，脾虚肝旺所致。

【临床表现】

1. 症状 常流泪（溢泪）。

2. 体征 上睑或下睑外翻。

3. 并发症 如结膜炎、角膜炎、皮肤湿疹等。

【诊断与鉴别诊断】

1. 诊断要点

（1）常有外伤、沙眼、结膜炎、面神经麻痹以及流泪等病史及诱因。

（2）具有典型的上睑及下睑外翻,轻者睑缘与眼球离开,溢泪。重者睑缘外翻,使部分和全部睑结膜暴露在外。

2. 鉴别诊断

眼睑闭合不全:指上下眼睑不能完全闭合,致部分眼球暴露。

【治疗】

麻痹性睑外翻可用中药及针灸治疗;瘢痕性及老年性睑外翻通常需要手术治疗。

1. 中医治疗

（1）中医辨证论治

1）血热瘀滞证

证候:眼内沙涩畏光,流泪,眼睑厚硬、外翻,睑结膜充血;舌质暗红,苔黄,脉数。

治法:清热凉血,活血化瘀。

方药:归芍红花散加减。眵泪多,沙涩畏光者,加金银花、桑叶、菊花等以增强清热解毒之力。

2）脾虚肝旺证

证候:眼睑外翻,畏光流泪,并见角膜生翳,多眵;偏食,纳差形瘦,烦躁不宁;舌淡苔薄,脉细数。

治法:健脾清热消积。

方药:肥儿丸加减。角膜生翳者,选加石决明、谷精草以助清肝明目。

（2）针灸治疗:常取太阳、阳白、丝竹空、睛明、足三里、攒竹等穴。

2. 西医治疗

（1）如并发结膜炎,应确定病原菌并做药物敏感试验,针对原发病积极治疗。

（2）局部治疗

1）滴用抗生素滴眼液,如0.5%左氧氟沙星滴眼液、0.3%妥布霉素滴眼液等,每日4次。

2）抗生素眼药膏睡前涂眼。

（3）手术治疗

1）老年性睑外翻:做"Z"形皮瓣矫正;或用"V""Y"改形术。

2）瘢痕性睑外翻:各种手术治疗的原则为增加眼睑前层的垂直长度,消除睑缘垂直方向的牵引力量,一般游离植皮术是矫正瘢痕性睑外翻的手术方法。常用耳后全层皮片,如瘢痕累及面部需做大面积游离植皮时,则需做厚层皮片移植。

【预防与调护】

1. 避免发生外伤。

2. 注意眼部卫生。

3. 经常用人工泪液滴眼,以防暴露性角膜炎。

三、眼睑闭合不全

眼睑闭合不全（hypophasis）,俗称兔眼,是指上、下睑不能完全闭合,致使眼球暴露的一种异常状态。本病可发生于任何年龄,无明显的季节性。

本病属中医学"鹘眼凝睛"范畴,是指以眼珠突出、红赤如鹘鸟之眼,呈凝视状为特征的眼病。本病名首见于《秘传眼科龙木论》,其载"五轮目硬难回转,鹘眼凝睛是本形,欲知根深向处起,脑中风热脏中蒸……"《目经大成》载:"此症项强面赤燥,目如火,胀于睑间,不能开闭。若野庙凶神,如花缸金鱼之目,凸而定凝,故曰鱼睛不夜。"之后在《审视瑶函》《银海指南》对本病也有论述。

【病因病理】

1. 西医病因病理　本病病因复杂。

（1）面神经麻痹造成眼轮匝肌麻痹,使下睑松弛下坠,即麻痹性眼睑闭合不全。本病临床上多见于面神经核下性(周围性)麻痹。

（2）眼睑缩短,不能遮盖眼球,多为先天性上、下睑过短或缺损,或因眼睑脓肿、烧伤、创伤而引起瘢痕性收缩等。

（3）眼球突起,超过眼睑所能遮盖的程度,如"水牛眼"葡萄肿,或眶内容物增多,如眶内肿瘤、眶蜂窝织炎及组织水肿等。

（4）格雷夫斯眼病,重度眼球突出造成眼睑闭合不全。

（5）全身麻痹或重度昏迷时发生功能性睑裂闭合不全。

（6）生理性眼睑闭合不全,在熟睡情况下发生,可能是眼轮匝肌张力减弱的表现。

2. 中医病因病机　多因正气不足,脉络空虚,卫外不固,风邪乘虚入中经络导致气血痹阻,邪致少阳络脉、阳明络脉经筋失于濡养以致肌肉纵缓不收而发。

【临床表现】

1. 症状　溢泪、畏光。

2. 体征　睑裂闭合不全,可引起结膜充血和干燥,若眼睑不能紧贴眼球,泪点不能与泪湖密切接触而出现溢泪。

3. 并发症　暴露性角膜炎、结膜炎、泪点外翻。

【辅助检查】

1. 眼部 B 型超声　确定有无胞内肿物。

2. 眼眶 CT 扫描　确定眼外肌增粗情况,确定眶内有无其他异常。

【诊断与鉴别诊断】

1. 诊断要点

（1）病史与症状:溢泪、畏光。

（2）体征:睑裂闭合不全,严重者可并发暴露性角膜炎、结膜炎、泪点外翻。

（3）辅助检查有助于病因诊断。

2. 鉴别诊断

睑外翻:①瘢痕性睑外翻:可因外伤(如烧伤、化学伤等)发生。②老年性睑外翻:眼睑及外眦韧带松弛,同时有慢性结膜炎、沙眼、睑缘炎或泪道阻塞等。③麻痹性睑外翻:同时患有面神经麻痹、眼轮匝肌收缩功能丧失。

【治疗】

对本病的治疗必须采取中西医结合的办法,针对病因,减少并发症的发生。在病因未除之前,应及早采取有效措施保护角膜。

1. 中医治疗

（1）针灸疗法:对于本病露睛流泪,口角下垂,病侧不能皱眉,蹙额闭目,露齿,鼓颊和噘嘴等,治宜祛风散寒、通经活络,选取太阳、阳白、地仓透颊车、翳风、合谷。亦可取太阳、阳白、地仓、颊车疏调局部经气,温经散寒,濡润筋肉;取翳风疏解风寒,取合谷循经远取。人中沟歪斜配地仓透水沟,体弱者配足三里。毫针刺,平泻平补,亦可温灸。

（2）电针疗法:参照刺灸法选穴,刺激量以患者能接受为宜。早期患者不宜用电针法。

（3）穴位注射法:参照刺灸法选穴,予维生素 B_1 和维生素 B_{12} 或胞磷胆碱注射液穴位注射。

（4）穴位贴敷法：参照刺灸法选穴，将马钱子锉成粉末 1~2 分，撒于胶布上，然后贴于穴位处；或用蓖麻仁捣烂加少许麝香，取绿豆粒大 1 团，贴敷于穴位上。

2. 西医治疗

（1）病因治疗：针对原发病积极治疗。

（2）内治：予神经营养剂维生素 B_1 肌内注射，予三磷酸腺苷注射液静脉滴注；活动期甲状腺相关眼病可予激素治疗。

（3）局部治疗

1）滴用人工泪液润泽眼部，若合并结膜炎症者可予抗生素滴眼液，如 0.5% 左氧氟沙星滴眼液、0.3% 妥布霉素滴眼液等，每日 4 次。

2）抗生素眼药膏睡前涂眼。

（4）手术治疗

1）对睑外翻及组织缺损的病例，应及时手术矫正。

2）格雷夫斯眼病的进行性眼球突出，应紧急行眼眶放射治疗，使组织水肿减轻。

3）眼球突出严重者，可采取眼眶减压术以维持视神经的功能、保护角膜不暴露、改善外观。

【预防与调护】

1. 首先应寻找病因，及早采取措施保护角膜。

2. 轻者结膜囊内涂大量抗生素眼膏，然后牵引上、下眼睑，使之相互靠拢。

3. 用眼垫覆盖以保护角膜，或用透明塑料或胶片做成锥形空罩，覆盖眼上，其周围以粘膏固定，利用泪液蒸发使眼球表面常保持湿润。

四、上睑下垂

上睑下垂（ptosis）系指上睑提肌和 Müller's 肌的功能不全或丧失，而导致上睑呈部分或全部下垂。本病可单侧或双侧发病，有先天性和后天性两类。

本病属中医学"上胞下垂"的范畴，是指上胞乏力不能升举，以致睑裂变窄，掩盖部分或全部瞳神的眼病。又称"睢目""侵风""眼睑垂缓""胞垂"，严重者称"睑废"。以睢目为病名，首载于《诸病源候论·目病诸候》，书中对其症状做了形象的描述，即"其皮缓纵，垂复于目，则不能开，世呼为睢目，亦名侵风。"而《目经大成·睑废》中以"手攀上睑向明开"，说明上睑下垂的严重症状。

【病因病理】

1. 西医病因病理

（1）先天性睑下垂（congenital ptosis）：有遗传性，为常染色体显性遗传或隐性遗传。其由动眼神经发育不全或上睑提肌发育不全所致。单纯性上睑下垂可能与上睑提肌及上直肌存在发育不全有密切关系。部分患者同时呈现两种肌肉的功能障碍，故同时出现眼球上转功能受限。

（2）后天性上睑下垂（acquired ptosis）：因动眼神经麻痹、上睑提肌损伤、交感神经疾病、重症肌无力及机械性开睑运动障碍等而致。

2. 中医病因病机 本病多因先天禀赋不足，命门火衰，脾阳不足，睑肌发育不全，胞睑乏力而不能升举；或因脾虚中气不足，清阳不升，睑肌失养，上胞无力提举；或因脾虚聚湿生痰，风邪客睑，风痰阻络，胞睑筋脉迟缓而下垂。

【临床表现】

1. 症状 上睑下垂，影响视瞻。先天性者视物时需昂首，皱额张口。后天性者可晨起或休息后症状减轻,午后或劳累后加重,并可出现复视或偏视。

2. 体征 单侧或双眼上睑下垂,双眼平视时,上睑遮盖角膜上缘超过 2mm,有不同程度的睑裂变窄,上睑下垂遮盖部分瞳孔。

【辅助检查】

用甲基硫酸新斯的明 0.5mg 皮下或肌内注射 15~30 分钟后,可见上睑下垂减轻或消失者为重症肌无力眼睑型。头部 MRI 扫描,排除鞍鞍等部位的肿物。

【诊断与鉴别诊断】

1. 诊断要点

(1)生后即有,多为双侧性,有遗传因素。

(2)双眼向前平视时,上睑遮盖角膜上缘超过 2mm,睑裂变窄。

(3)紧压眉弓部上睑抬举困难。

2. 鉴别诊断

(1)瘢痕性上睑下垂:系上睑缺乏正常支撑所致,见于无眼球、小眼球、眼球内陷、半侧面部萎缩、老年人眼眶脂肪减少,以及外伤性眼球下移等。

(2)癔症性上睑下垂:多为双侧,系眼轮匝肌痉挛。一般睑裂变窄与眉弓上提并存,伴有癔症性表现,如黑矇及管状视野等。

【治疗】

本病先天性者,药物治疗效果不理想,宜行手术矫治;后天性者,在内服中药的基础上配合针灸治疗。

1. 中医治疗

(1)中医辨证论治

1)脾虚气弱证

证候:上睑抬举乏力,掩及瞳孔,晨起或休息后减轻,午后或劳累后加重;严重者,眼球转动不灵,视一为二;常伴有神疲乏力,食欲不振,甚至吞咽困难等;舌质淡,苔薄黄,脉弱。

治法:升阳益气。

方药:补中益气汤加减。神疲乏力、食欲不振者,选加山药、扁豆、莲子肉、砂仁以益气温中健脾。

2)风痰阻络证

证候:上睑下垂骤然发生,眼球转动不灵,目斜视,视一为二;头晕,恶心,泛吐痰涎;舌苔厚腻,脉弦滑。

治法:祛风化痰,疏经活络。

方药:正容汤加减。头晕,泛吐痰涎者,加全蝎、竹沥以助祛风化痰之力。

(2)针灸治疗:先天不足,命门火衰者,宜用补法,选取攒竹、行间、足三里、三阴交、阳白,灸神阙、气海、百会等。风痰阻络者,针风池、丰隆、太冲、申脉以祛风化痰通络。

2. 西医治疗 先天性者以手术治疗为主。如上睑遮盖瞳孔,为避免弱视应尽早手术,尤其是单眼患儿。后天性者应先行病因治疗或药物治疗,可用三磷酸腺苷、维生素 B_1 或新斯的明,提高肌肉的活动功能,久治无效时再慎重考虑手术治疗。依据上睑提肌的肌力选择手术方式,包括上睑提肌缩短术或额肌瓣悬吊术等。

评述

广义的眼睑疾病包括眼睑的先天异常、眼睑皮肤病、睑缘炎、睑腺病、睑与睫毛位置异常、眼睑神经疾病、眼睑肿瘤等。眼睑在颜面占有显要位置,对人的外观非常重要。因此,在治疗时,既要考虑到眼睑的生理结构,保持眼睑的完整性及其与眼球的正常关系,又要顾及患者的心理需要,考虑到美容问题。眼睑皮肤是全身皮肤的一部分,眼睑血管与眼眶及颜面血管均有广泛联系,眼睑神经亦与中枢神经系统有着密不可分的联系,因此,眼睑病变应特别引人注目,而且它的病变对眼球可造成极其严重的损害,所以对眼睑病变,不能疏忽大意,应及时诊断和积极治疗。对于一些常见的睑腺炎、睑缘炎、病毒性睑皮炎、接触性睑皮炎、获得性眼睑闭合不全、后天性上睑下垂等,中医辨证论治联合中药湿热敷、放血疗法、针灸治疗等中医外治方法可以取得较好疗效,并且避免了一些手术治疗带来的创伤和风险。因此,中医药的全身辨证和整体观在本病治疗中具有重要的临床价值。

● (董 玉)

复习思考题

1. 试述眼睑的解剖、生理功能、病理特点及其与脏腑的关系。
2. 试述睑腺炎的临床表现及中医特色外治法。
3. 试述睑腺炎与睑板腺囊肿的鉴别要点。
4. 试述鳞屑性睑缘炎、溃疡性睑缘炎、眦部睑缘炎的鉴别诊断。
5. 试述睑缘炎的辨证分型。
6. 试述上睑下垂的临床表现、针灸治疗方法。

◆◆◆ 第八章 ◆◆◆

泪 器 病

学习目标

1. 掌握泪器解剖及其病理特点。
2. 熟悉泪器病对应的中医病名及泪器病的辨证治疗。
3. 了解泪器病的手术方法。

泪器(lacrimal apparatus)由泪液分泌系统(secretory system)和泪液排出系统(excretory system)组成。泪液分泌系统具有分泌泪液的功能,包括泪腺、副泪腺、睑板腺、结膜杯状细胞等外分泌腺。位于眼眶颞上泪腺窝的泪腺为反射性分泌腺,分泌大部分泪液,在受到外界刺激或情感激动时分泌大量增加,起到冲洗和稀释刺激物的作用。泪液排出系统具有排泄泪液的作用,包括上、下泪点和泪小管、泪总管、泪囊和鼻泪管。泪器病分为泪腺病和泪道病两大类。泪液分泌不足是引起眼表疾病的重要因素之一。

在正常情况下,泪液的生成和排出保持平衡,大部分泪液通过排出系统引流到鼻腔,少量的泪液蒸发消失。每次瞬目和闭睑动作使泪液在眼表覆布,同时推送泪液至内眦部形成泪湖,然后通过虹吸作用进入泪点。泪液排出依赖于眼轮匝肌的"泪液泵"作用,眼睑闭合时,泪点暂时封闭,眼轮匝肌收缩,挤压泪小管和泪囊,迫使泪囊中的泪液通过鼻泪管排入鼻腔;眼睑睁开时,眼轮匝肌松弛,泪小管和泪囊因自身弹性扩张,腔内形成负压,泪湖的泪液通过重新开放的泪点被吸入泪小管和泪囊。

泪器病的主要症状是流泪。其原因有二:一是排出受阻,泪液不能流入鼻腔而溢出眼睑之外,称为溢泪(epiphora);二是泪液分泌过多,排出系统来不及排出而流出眼睑外,称为流泪(lacrimation)。临床上区分是由于泪道阻塞引起的溢泪,还是因眼表疾病刺激引起的高分泌性流泪十分重要。

泪器病属中医眼科学两眦疾病的范畴。两眦属五轮中的血轮,内应于心,心与小肠相表里,故两眦疾病与心和小肠关系密切。泪为肝之液,肾主水液,所以病变也与肝肾相关。两眦疾病的治疗多用疏风清热、清心泻火、清热解毒、补肝养血、补益肝肾等治法。

第一节　泪液排出系统疾病

一、泪道阻塞或狭窄

泪道阻塞(lacrimal duct obstruction)是眼科常见病,多发生在泪小管、泪囊与鼻泪管交界处,以及鼻泪管下口。泪道起始部(泪点、泪小管和泪总管)由于管径狭窄,位置表浅,并与结

笔记栏

膜囊毗邻相通,容易受到炎症、外伤的影响而发生阻塞。鼻泪管的下段是解剖学的狭窄段,容易受鼻腔病变的影响出现阻塞。泪道阻塞或狭窄属于中医学"迎风洒泪症"(《银海精微》)的范畴。

【病因病理】

1. 西医病因病理 泪点异常,包括泪点闭锁、狭窄、缺如或位置异常,致使泪液不能流入泪道;先天性闭锁、炎症、肿瘤、结石、外伤、异物等各种因素导致泪小管至鼻泪管狭窄或阻塞,终致泪液不能排出。鼻腔疾病也可引起鼻泪管阻塞。

2. 中医病因病机 泪为肝之液,肝血不足,精血不能上荣于目,泪窍空虚,风邪乘虚外袭引泪而出;或气血不足,肝肾两虚不能约束泪液,致冷泪常流;甚或椒疮邪毒侵及泪窍,导致窍道阻塞,泪液无以排泄而无时泪流。

【临床表现】

1. 症状 主要为溢泪,迎风流泪更甚,冬天冷风刺激时流泪加重。

2. 体征 可见泪液不时溢出睑缘。按压泪囊区,无黏液或黏液脓性分泌物自泪点流出。

3. 并发症 泪液长期浸渍,可引起慢性结膜炎,下睑和面颊部皮肤潮红,呈湿疹样改变;患者不断揩拭眼泪,长期可致下睑外翻,加重溢泪症状;病程长者可发展为慢性泪囊炎,甚至急性泪囊炎。

婴儿鼻泪管下端发育不全,或出生时鼻泪管下端的黏膜皱襞(Hasner 瓣)残留,导致婴儿溢泪。泪囊若有继发感染,可出现黏液脓性分泌物,形成新生儿泪囊炎(neonatal dacryocystitis)。

【辅助检查】

1. 泪道冲洗 可判断泪道是否通畅和泪道阻塞的部位(图 8-1)。采用钝圆针头从泪点注入生理盐水,根据冲洗液体流向判断泪道是否通畅或泪道阻塞的具体部位。通常有以下几种情况:①冲洗无阻力,液体顺利进入鼻腔或咽部,表明泪道通畅;②冲洗液完全从注入原路返回,为泪小管阻塞;③冲洗液从上泪点或下泪点注入后,液体由另一泪点反流者为泪总管阻塞;④冲洗时有阻力,且冲洗液部分自注入泪点反流、部分流入鼻腔,为鼻泪管狭窄;⑤冲洗液从另一泪点反流,同时伴有黏液脓性分泌物,为鼻泪管阻塞合并慢性泪囊炎。

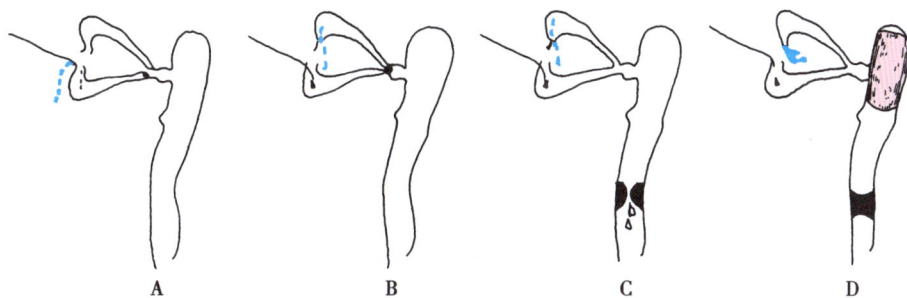

图 8-1 泪道冲洗
A.泪小管阻塞,泪道冲洗液原路反流;B.泪总管阻塞,泪道冲洗液反流(下泪小管冲洗从上泪小管反流,上泪小管冲洗从下泪小管反流);C.鼻泪管狭窄,泪道冲洗液大部分反流;D.慢性泪囊炎,泪道冲洗液反流伴脓性分泌物

ER-8-3 泪道冲洗检查

2. 染料试验 于双眼结膜囊内各滴入 2% 荧光素钠溶液,5 分钟后观察和比较双眼泪膜中荧光素的消退情况,荧光素保留较多的眼可能有相对性泪道阻塞或狭窄;或滴入 2% 荧光素钠 5 分钟后,用一湿棉棒擦拭下鼻道,若棉棒带绿黄色,说明泪道通畅或狭窄;若棉棒无染色,提示泪道阻塞。

3. 泪道探通 诊断性泪道探通有助于明确泪点、泪小管、泪总管和泪囊阻塞的部位;治疗性泪道探通主要用于婴幼儿泪道阻塞。

4. 影像学检查 用 X 线碘油造影、CT 泪囊造影,可显示泪囊大小、泪道狭窄或阻塞的部位及其程度。

【诊断与鉴别诊断】

1. 诊断要点

(1) 溢泪。

(2) 冲洗泪道时,泪道通而不畅,或不通,但均无黏液从泪点溢出。

2. 鉴别诊断

(1) 功能性溢泪:两者都有溢泪,但功能性溢泪冲洗泪道是通畅的,多见于老年人,主要原因是眼轮匝肌松弛,泪液泵作用减弱或消失,泪液排出障碍或球结膜松弛机械性阻塞了泪点。

(2) 泪小管炎:两者都有溢泪、眼红,但泪小管炎泪小管区眼睑周围红肿疼痛,压迫泪小管区有脓液或黄色豆渣样物分泌物自泪点流出,而从另一端泪点冲洗,则泪道通畅。

【治疗】

本病以手术治疗为主,围手术期可配合中医治疗。

1. 中医治疗

(1) 中医辨证论治

1) 血虚夹风证

证候:溢泪,遇风加重;可兼见面色少华,头晕目眩;舌淡苔薄,脉细。

治法:补肝养血,兼祛风邪。

方药:止泪补肝散加减。若溢泪迎风更甚者,可加白薇、菊花、石榴皮等以祛风止泪。

2) 气血不足证

证候:泪水清冷稀薄,无眼红眼痛,不耐久视;兼见面色无华,神疲乏力,健忘怔忡;舌淡苔薄,脉细弱。

治法:益气养血,收摄止泪。

方药:八珍汤加减。如迎风泪多者,加防风、白芷、菊花以祛风止泪;若遇寒泪多,畏寒肢冷者,酌加细辛、桂枝、巴戟天以温阳散寒摄泪。

3) 肝肾两虚证

证候:常流眼泪,拭之又生,泪液清冷稀薄;兼见头晕耳鸣,腰膝酸软;舌红少苔,脉细弱。

治法:补益肝肾,固摄敛泪。

方药:左归饮加减。若溢泪较甚者,加五味子、防风以收敛祛风止泪;若泪液清冷者,加巴戟天、肉苁蓉、桑螵蛸以加强温补肾阳之力而助固摄止泪之功。

(2) 针灸治疗:主穴取睛明、肝俞、太冲、合谷、风池、肾俞、涌泉、太冲。针法以补法为主,针灸并用。若溢泪清冷者,可加艾灸神阙及同侧睛明穴温针治疗。

2. 西医治疗

(1) 局部治疗:婴儿泪道阻塞或狭窄:大部分先天性 Hasner 瓣阻塞可在出生后 4~6 周自行开放,因此首选泪囊区局部按摩;若伴有泪囊炎可联合局部抗生素滴眼液。若不能自行痊愈,可考虑泪道探通术。

(2) 手术治疗

1) 泪点狭窄、闭塞或缺如:泪点狭窄可用泪点扩张器扩张或泪道探针探通;泪点闭塞或缺如可行泪点成形术。

2）睑外翻、泪点位置异常：睑外翻者可行睑外翻矫正术，使泪点复位。泪点位置异常者若因患者眼睑松弛，可予眼睑松弛矫正术；因球结膜松弛者，行部分球结膜切除术。泪点外翻也可试行电烙术，电灼泪点下方睑结膜，借助术后睑结膜瘢痕收缩使泪点复位。

3）泪小管狭窄或阻塞：泪小管狭窄可行泪小管置管术（图 8-2）；泪小管阻塞可行 Nd：YAG 泪道激光联合泪小管置管术。对于泪总管阻塞，可采用泪小管泪囊吻合术。

4）鼻泪管狭窄或阻塞：鼻泪管狭窄可行泪道探通加置管术；鼻泪管阻塞可行鼻内镜下泪囊鼻腔吻合术。

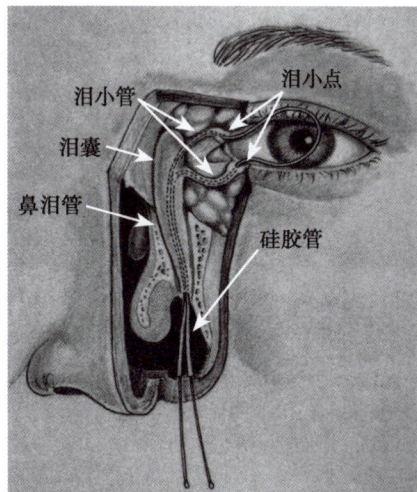

图 8-2　环形泪道置管

ER-8-4

泪道插管

【预防与调护】

1. 户外活动时可戴防护眼镜，减少强光、风沙和尘埃的刺激。

2. 增强体质，或进行睛明穴按摩，有助于改善溢泪症状。

3. 预防泪道部位的外伤、炎症，以减少泪道阻塞。

二、慢性泪囊炎

慢性泪囊炎（chronic dacryocystitis）是一种较常见的眼病，多由鼻泪管狭窄或阻塞，使泪液滞留于泪囊内，伴发细菌感染引起。本病多见于中老年女性，多为单侧发病。慢性泪囊炎属于中医学"漏睛"（《太平圣惠方》）范畴。

【病因病理】

1. 西医病因病理　常由睑缘炎、沙眼、泪道外伤、鼻炎、鼻中隔偏曲、下鼻甲肥大等因素，导致鼻泪管阻塞，泪液滞留在泪囊，伴发细菌感染引起。常见致病菌为肺炎链球菌、白念珠菌等。

2. 中医病因病机　多因外感风热，停留泪窍，泪道不畅，积伏日久，泪液受染而变稠浊；或心有伏火，脾蕴湿热，流注经络，上攻泪窍，腐而成脓。

【临床表现】

1. 症状　主要为溢泪，泪液多为黏液性或脓性分泌物。

2. 体征　结膜充血，下睑皮肤出现湿疹，用手指按压泪囊区可见黏液或脓性分泌物自泪点流出。冲洗泪道时，冲洗液自泪点反流，同时伴有黏液或脓性分泌物。

3. 并发症　若治疗不及时，引起急性感染，可并发急性泪囊炎。泪囊中的致病菌及脓性分泌物反流到结膜囊可引起结膜炎症，若角膜损伤可导致角膜溃疡。在内眼手术前，必须首先治疗泪囊感染，避免术后引起眼内感染。

【辅助检查】

泪道冲洗：冲洗液从另一泪点反流，同时伴有黏液脓性分泌物。

【诊断与鉴别诊断】

1. 诊断要点

（1）溢泪，伴黏液或脓性分泌物。

（2）按压泪囊区，有黏液或脓性分泌物自泪点流出。

（3）泪道冲洗时，冲洗液自另一泪点反流，同时伴黏液或脓性分泌物。

2. 鉴别诊断

与泪道阻塞或狭窄鉴别：两者都有溢泪，但泪道阻塞或狭窄冲洗泪道不伴黏液或脓性分泌物。

【治疗】

本病以手术治疗为主，围手术期可配合中医治疗。

1. 中医治疗

中医辨证论治

1）风热停留证

证候：患眼隐涩不舒，时而泪出，或自觉黏液粘睛，内眦皮色如常，或泪囊区稍显隆起，按之不痛，但见有黏浊泪液自泪点沁出；舌尖红，苔薄白，脉浮数。

治法：疏风清热。

方药：白薇丸加减。若泪液量多而质黏稠者，可加金银花、连翘、蒲公英以助清热解毒之功。

2）心脾湿热证

证候：内眦微红潮湿，可见脓液浸渍，拭之又生，脓多且稠；按压泪囊区时，有脓液从泪点沁出；小便黄赤；或可见舌红，苔黄腻，脉濡数。

治法：清心利湿。

方药：竹叶泻经汤加减。脓液多且黄稠者，可去羌活，加天花粉、漏芦、乳香、没药以加强清热排脓、祛瘀消滞的作用。

2. 西医治疗

（1）局部治疗：可用抗生素滴眼液滴眼，每日4~6次。滴眼前需要先挤出泪囊分泌物，也可在泪道冲洗后注入抗生素药液。

（2）手术治疗：传统手术是经皮肤鼻腔泪囊吻合术，也可行微创手术鼻内镜下鼻腔泪囊吻合术。无法行吻合术或高龄患者可考虑泪囊摘除术去除病灶，但术后溢泪症状依然存在。

【预防与调护】

1. 对患有慢性结膜炎、鼻部疾病者，应及时治疗，防止本病发生。

2. 嘱患者点眼药前，先将黏液或脓液挤出，以便药达病所。

3. 勿食辛辣炙煿等刺激性食物。

三、急性泪囊炎

急性泪囊炎（acute dacryocystitis），是以泪囊及周围组织突发红、肿、热、痛为主要临床特征的急性感染性炎症。本病常见于中老年妇女，也可见于新生儿，多单眼发病。急性泪囊炎属中医学"漏睛疮"（《疮疡全书》）范畴。

【病因病理】

1. 西医病因病理　通常是在慢性泪囊炎的基础上发生，最常见的致病菌为金黄色葡萄球菌或溶血性链球菌。儿童常见流感嗜血杆菌感染。

2. 中医病因病机　多由素有漏睛，或心经蕴热，热毒内蕴，复感风邪，风热搏结所致；或由过嗜辛辣炙煿，心脾热毒壅盛，致气血凝滞，营卫不和，结聚成疮，热盛肉腐成脓而溃；气血不足，正不胜邪，邪气留恋，蕴伏之热邪上扰泪窍。

【临床表现】

1. 症状　患眼充血、溢泪，伴脓性分泌物，泪囊区皮肤肿痛，严重时可出现畏寒、发热等全身不适。

2. 体征　泪囊区局部皮肤红肿、坚硬,压痛明显;炎症或扩展至眼睑、鼻根和面颊部,甚至引起眶蜂窝织炎。数日后泪囊区红肿局限,出现脓点,脓肿可穿破皮肤,脓液排除后炎症可减轻,但有时可形成泪囊瘘管。

3. 并发症　急性泪囊炎常并发急性结膜炎、角膜溃疡等。若炎症扩散至泪囊周围组织时,可导致面部丹毒;感染向后扩散可引起化脓性筛窦炎;也可扩散到眼眶而引起眶蜂窝织炎、全眼球炎,甚而进入颅内引起脑膜炎而致死亡。

【辅助检查】

血常规检查:白细胞总数及中性粒细胞增多。

【诊断与鉴别诊断】

1. 诊断要点

(1) 多有慢性泪囊炎病史。

(2) 泪囊区局部红、肿、热、痛,重者可波及同侧面部。

(3) 局部皮肤破溃脓出。

2. 鉴别诊断

(1) 与内眦部外睑腺炎或皮脂腺囊肿继发感染相鉴别:两者都有内眦附近皮肤红肿热痛,但内眦部外睑腺炎或皮脂腺囊肿继发感染病变部位不在泪囊,无溢泪,冲洗泪道通畅。

(2) 与急性筛窦炎和急性上颌窦炎相鉴别:两者都有疼痛,但急性筛窦炎和急性上颌窦炎以鼻塞、流脓涕、头痛为主要症状,冲洗泪道通畅,鼻窦 CT 可明确诊断。

【治疗】

本病为急性感染,其治疗必须及时使用抗生素控制感染,配合中医防止并发症,待炎症稳定后考虑手术根治。

1. 中医治疗

中医辨证论治

1) 风热上攻证

证候:患眼热泪频流,内眦部红肿疼痛,其下方隆起,可扪及肿核,疼痛拒按;头痛,或见恶寒发热;舌红,苔薄黄,脉浮数。

治法:疏风清热,消肿散结。

方药:驱风散热饮子加减。可酌情增加白芷、浙贝母、天花粉以加强消肿散结之功。

2) 热毒炽盛证

证候:患处红肿焮热,核硬拒按,疼痛难忍,热泪频流,甚而红肿漫及颜面眼睑;耳前或颌下有肿核及压痛,可兼头痛身热,心烦口渴,大便燥结,小便赤涩;舌质红,苔黄燥,脉洪数。

治法:清热解毒,消瘀散结。

方药:黄连解毒汤加减。可酌情加金银花、蒲公英、紫花地丁以加强清热解毒之功;若大便燥结者,可加大黄以通腑泄热;患处红肿热痛甚者,加郁金、乳香、没药以助活血散瘀,消肿止痛;欲成脓而未溃者,可加皂角刺、穿山甲(代)、白芷以促使脓成溃破。

3) 正虚邪留证

证候:患处微红微肿,稍有压痛,时有反复,但不溃破;或溃后漏口难敛,脓液稀少不绝;可伴畏寒肢冷,面色苍白,神疲食少;舌淡,苔薄,脉细弱。

治法:补气养血,托里排毒。

方药:托里消毒散加减。若红痛有肿核者,可加野菊花、蒲公英、郁金以助清热消肿,活血止痛;溃后漏口不敛已久,面色苍白者,宜加玄参、天花粉、白蔹以养阴清热,生肌排脓,亦可配服十全大补丸或人参养荣丸。

2. 西医治疗

（1）局部治疗：早期可局部热敷，滴抗生素滴眼液。

（2）全身治疗：应用广谱抗生素，根据病情严重程度酌情增加激素治疗。

（3）手术治疗：如炎症未能控制，脓肿形成，则应切开排脓，放置橡皮引流条，待伤口愈合，炎症完全消退后，按慢性泪囊炎处理。炎症期忌行泪道冲洗或泪道探通，以免炎症扩散。若泪囊瘘管形成，行泪囊摘除联合瘘管切除术。

【预防与调护】

1. 忌食辛辣炙煿等刺激性食物。

2. 本病病处危险三角区，急性发作时不可挤压患处，以免脓毒扩散。

3. 有慢性泪囊炎者，应及时彻底治疗。

4. 红肿热痛者，切勿采用泪道冲洗及泪道探通术。

第二节　泪液分泌系统疾病

泪腺炎

泪腺炎（dacryoadenitis）是各种原因引起的泪腺组织炎性病变的总称。根据其病变缓急分为急性泪腺炎和慢性泪腺炎。急性泪腺炎临床上较少见，一般单侧发病，主要见于儿童和青少年，多为继发感染所致。慢性泪腺炎较急性泪腺炎多见，为病程进展缓慢的一种增殖性炎症，病变多为双侧，也可由急性泪腺炎迁延而来。泪腺炎属中医学"胞肿如桃"（《银海精微》）范畴。

【病因病理】

1. 西医病因病理　急性泪腺炎多为细菌、病毒感染所致，致病菌以金黄色葡萄球菌或淋病双球菌常见。感染途径可为眼睑、结膜、眼眶或面部化脓性炎症直接扩散、远处化脓性病灶转移，或来源于全身感染。如儿童的流行性腮腺炎、麻疹、流感或成人的淋病等。慢性泪腺炎主要由于免疫反应，多为眼眶疾病的一部分，如炎性假瘤、良性淋巴上皮病等。肉瘤样病、干燥综合征、Mikulicz病及IgG4+相关疾病可累及泪腺，也可与急性泪腺炎迁延未愈相关。

2. 中医病因病机　多为风热毒邪客于胞睑肌肤之间，或脾肺壅热，上犯胞睑，或脾失健运，痰湿内聚，久之痰浊与瘀血相互搏结于胞睑所致。

【临床表现】

1. 症状　急性者单侧起病，泪腺部疼痛、溢泪或伴脓性分泌物。慢性者多双侧起病，一般无疼痛，可继发上睑下垂。

2. 体征　急性者眶外上方局部红肿、触痛，外上睑水肿呈"S"形变形；结膜充血水肿，有黏性分泌物；眼球向下、内方移位，运动受限；可伴耳前淋巴结肿大、体温升高、头痛等全身表现；触诊可扪及包块，有压痛；提起上睑，可见泪腺肿大充血。慢性者在外上眶缘下可触及较硬的包块，但多无压痛，眼球可向内下偏位，向上、外看时可有复视，但眼球突出少见。

3. 并发症　常见有泪腺瘘管或囊肿、泪腺萎缩、干眼等，严重者可并发脑膜炎、海绵窦感染及眶蜂窝织炎。

【辅助检查】

1. 眼眶及鼻窦CT　可排除眼眶内疾病及鼻窦炎，儿童或排除眶内占位建议行眼眶 MRI。

2. 病因学相关检查 血常规、C 反应蛋白水平（CRP）、病原学检查（血培养及脓液培养）和免疫相关实验室检查（如抗核抗体谱、IgG4 抗体等）。

【诊断与鉴别诊断】

1. 诊断要点

（1）外上眶缘下可触及肿大的泪腺，急性者多伴有发热、感冒等病史和眼睑红肿、压痛。

（2）上睑水肿呈"S"形弯曲变形，眼球可向内、下方移位，向上、外看时可有复视，慢性者伴上睑下垂。

2. 鉴别诊断

（1）急性者与眼睑脓肿相鉴别：两者均可见眼睑肿胀、压痛，球结膜水肿，但眼睑脓肿病灶局限后，脓肿溃破而外溢；重者可向眼眶深部蔓延，发展为眶蜂窝织炎。

（2）慢性者与眶骨膜炎、眶骨髓炎等相鉴别：两者都有眼睑皮肤充血、水肿、压痛，眼球运动受限，但眶骨膜炎、眶骨髓炎 CT 检查可见眶壁骨质破坏。

（3）与泪腺肿瘤相鉴别：两者外上眶缘下均可触及肿大的泪腺，眼球向前、下方移位，眼球上转受限，但泪腺肿瘤多伴眼球突出，部分患者可出现疼痛，于眶内泪腺窝处可触及中等硬度肿物，CT、MR 可显示肿物。

【治疗】

针对病因或原发疾病治疗。发挥中西医结合治疗优势，改善症状。

1. 中医治疗

中医辨证论治

1）风火热毒证

证候：眼红肿痛，眼睑肿胀如桃；兼见头痛身热，恶风鼻塞；苔薄黄，脉浮数。

治法：清热泻火，祛风解毒。

方药：普济消毒饮加减。眼睑红肿甚者，加金银花、生地黄、赤芍；头痛甚者，加白芷、菊花、蒺藜以祛风止痛。

2）肺热壅盛证

证候：眼红疼痛，畏光溢泪，眼睑肿胀，结膜充血、水肿；伴壮热头痛，口渴引饮，溲黄便秘；舌红，脉数。

治法：泻肺清热。

方药：桑白皮汤加减。泪腺肿胀显著者，可选加龙胆、金银花、黄芩、苦参、蒲公英以增强清热解毒之效。

3）痰瘀互结证

证候：眼睑内生有硬结，皮色如常；舌暗红或有瘀点，苔白或腻，脉弦滑。

治法：化痰散结，祛瘀消肿。

方药：化坚二陈汤合桃红四物汤加减。可加白术、山楂、鸡内金以健脾消食，化痰散结。

2. 西医治疗

（1）内治：急性者若为细菌、病毒感染，应全身应用抗生素或抗病毒药物，严重者，应配合使用激素控制炎症，但对于病毒感染者应慎用激素。慢性者针对病因或原发病予全身应用糖皮质激素、免疫抑制剂或生物制剂。

（2）局部治疗：急性者局部热敷；脓肿形成时，应及时切开引流，睑部泪腺炎可行结膜切开，眶部泪腺化脓可通过皮肤切开排脓。慢性者据病因对症予抗生素或抗病毒类滴眼液；球后注射曲安奈德注射液。

（3）手术治疗：对于以上内治或局部治疗无效者可考虑活检或手术切除。

【预防与调护】

1. 如有发生流行性感冒、肺炎、葡萄膜炎、麻疹、眶内炎症、扁桃体炎、中耳炎等病变者，应及时治疗。

2. 切忌用手挤压病变部位，以防病菌血行扩散，引起急性脓毒血症。

3. 饮食宜清淡而富含营养，忌食辛辣炙煿之品。

评述

中医对泪道的非器质性病变、急性泪囊炎早期和泪腺炎等均有较好的临床疗效。在围手术期加入中医治疗可以起到标本兼治，缩短疗程，降低复发率，巩固治疗效果的作用。中医治疗还可以避免糖皮质激素全身应用时导致的副作用。泪道激光联合泪道置管术是治疗泪道阻塞或狭窄的主要方法，控制感染和鼻腔泪囊吻合术是治疗急、慢性泪囊炎的主要手段，但如何减少术后复发仍然是临床亟待解决的关键。

（王 雁）

复习思考题

1. 试述泪道冲洗术的临床意义。

2. 试述泪道阻塞或狭窄的治疗。

3. 试述泪道阻塞或狭窄与慢性泪囊炎的鉴别要点。

4. 试述急性泪囊炎的治疗原则。

第九章

眼 表 疾 病

📥 **学习目标**

1. 掌握眼表疾病的定义、类型及治疗原则,干眼的中医证型及辨证施治。
2. 熟悉干眼的定义、病因病理、诊断标准及治疗原则。
3. 了解药物性角结膜病变的病因、临床表现及处理措施。

　　眼表疾病(ocular surface disease,OSD)是指角膜上皮、结膜上皮及泪膜三部分的疾病。眼表是指从睑缘的唇间灰线向后,经眼睑内面至穹窿再反折回来越过眼球前方、覆盖在角膜和结膜表面的整个上皮层(图 9-1)。泪膜是指覆盖于眼前表面的一层泪液膜,泪膜从前向后依次分为三层(图 9-2),即脂质层、水液层和黏液层。从广义的角度来说,眼表疾病应包括睑缘、角膜及结膜浅层疾病和可导致泪膜功能异常的疾病。而从狭义的角度来说,眼表疾病仅指由于泪液量、质或动力学的异常引起泪膜不稳定和眼表面损害而导致的眼不适症状的一类疾病。

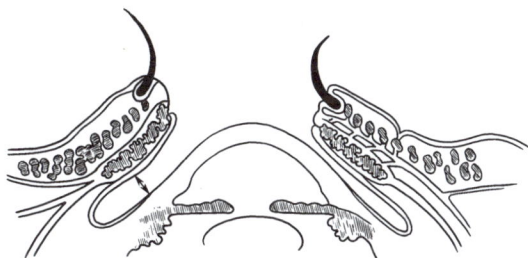

图 9-1　眼表范围(箭头所指范围)

　　本章主要就狭义的眼表疾病进行讨论,主要论述"干眼"及"药物性角结膜病变"的相关内容。《审视瑶函·运气原证白痛》对相关症状进行了描述,谓:"不肿不赤,爽快不得,沙涩

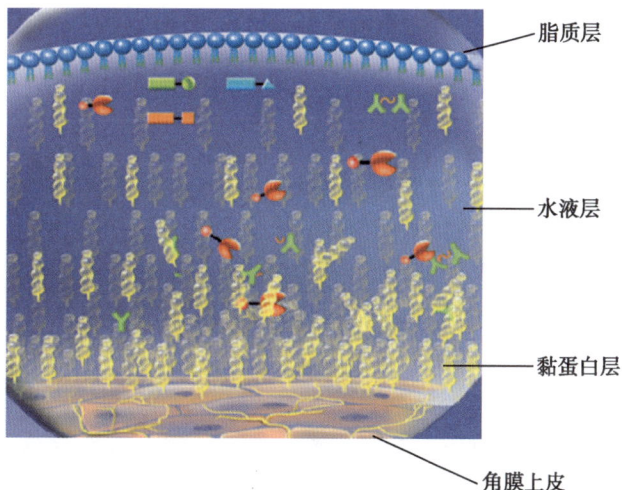

脂质层

水液层

黏蛋白层

角膜上皮

图 9-2　泪膜

昏矇,名曰白涩。"中医称该类疾病为白涩症。

第一节　眼表疾病的病理类型和治疗原则

一、病理类型

眼表的健康是通过外源性因素为眼球表面提供稳定的泪膜,以及内源性因素调控上皮干细胞,以维持正常的眼表状态。任何一种维护眼表健康的因素发生变化都将导致角膜、结膜表面和泪膜功能的失调而引起眼表疾病。临床上根据角膜、结膜上皮病变类型及印迹细胞学的方法,可将其划分为两类主要的眼表功能异常。

1. 各种病因所致的眼表功能异常　如史-约综合征、化学或热灼伤以及眼部天疱疮、多形性红斑等疾病,可导致眼表的鳞状上皮化,使角膜、结膜上皮的非角化上皮向病理性角化型化生,引起干眼。

2. 角膜缘干细胞缺失或功能低下　角膜上皮增殖能力丧失,角膜缘屏障功能下降,常以角膜上皮被结膜上皮侵占、新生血管化及炎症细胞浸润和角膜基底膜破坏为特征。

（1）损伤造成的角膜缘干细胞缺乏:如眼的化学烧伤、角膜缘多次手术或睫状体冷凝术、局部使用抗代谢药物产生的毒性损伤、角膜接触镜引起的相关性角膜病变,以及严重的微生物感染等。

（2）基质微环境异常导致的角膜缘干细胞缺乏:如先天性无虹膜、遗传性多种内分泌缺乏相关性角膜病、维生素A缺乏症、神经麻痹性角膜炎、放射线所致的角膜病、边缘性角膜溃疡、慢性角膜缘炎及翼状胬肉等。

二、治疗原则

眼表病包括角膜上皮、结膜上皮和泪膜三部分的疾病。其治疗原则包括对这三方面健康的有效维持和重建。首先积极治疗原发病,同时,药物性角结膜病变患者停用所有药物后,选用不含防腐剂包装的同种治疗用药,干眼治疗选用替代性人工泪液、暂时性或永久性泪点栓塞或封闭、手术治疗及中医辨证施治等。

第二节　干　　眼

干眼(dry eye)为多因素引起的慢性眼表疾病,是由泪液的质、量及动力学异常导致的泪膜不稳定或眼表微环境失衡,可伴有眼表炎症反应、组织损伤及神经异常,造成眼部多种不适症状和/或视功能障碍。有症状及泪膜变化,但无干眼的体征,无眼表上皮广泛损害者称为"干眼症";有症状、泪膜变化及广泛眼表上皮损伤体征者为"眼干燥症";如同时合并全身免疫性疾病者则为"干眼综合征"。

因此,干眼是指由多因素所致的一种以眼表不适症状、视觉障碍、泪膜不稳定以及有潜在眼表损害的一种常见的泪液和眼表的慢性疾病。眼表微环境强调眼表是统一整体,是依靠泪液、细胞、神经及免疫等综合因素维持平衡,一旦某个或多个因素失衡,可能会造成眼表出现一系列连锁反应,导致眼表功能失衡。神经异常指眼表的感觉神经异常,是临床部分干眼患者症状与体征分离的重要原因。该病多为双眼发病,流行病学及临床检查发现,其发病率远较人们想象的要高。

本病属中医学"白涩症"(《审视瑶函》)范畴,又名"干涩昏花症"(《证治准绳》)及"神水将枯症"(《审视瑶函》)、"神气枯瘁"(《目经大成》)。

【病因病理】

1. 西医病因病理

(1) 水液缺乏型干眼:因水液性泪液生成不足和/或质的异常而引起,如干燥综合征和许多全身性疾病引发的干眼。

(2) 蒸发过强型干眼:由于脂质层的质或量出现异常而引起,主要是由睑板腺病变所致,如睑板腺功能障碍(包括睑板腺阻塞、睑板腺囊肿、睑腺炎、睑缘炎)、瞬目异常(包括视频终端综合征、各种原因导致的神经麻痹性或暴露性眼睑闭合不全等)及全身性疾病(如皮脂腺性皮炎、酒渣鼻、银屑病等)。其中最为常见的为睑板腺功能障碍,其次为瞬目异常,见瞬目减少或间期延长而引起眼表发干,如视频终端综合征、各种原因导致的神经麻痹性或暴露性眼睑闭合不全等。

(3) 黏蛋白异常型干眼:由于各种因素造成的眼表上皮细胞(尤其杯状细胞)受损而引起。目前相关研究采用结膜印迹细胞检查法以及进行蕨样试验可了解黏蛋白缺乏,但临床尚无直接检测黏蛋白缺乏的方法,丽丝胺绿和虎红染色可间接提示缺乏黏蛋白覆盖的区域。临床眼表药物的毒性损伤、化学性眼外伤、热烧伤及角膜缘功能障碍、长期佩戴接触镜等造成的干眼一般属于此种类型。

(4) 泪液动力学异常型干眼:由泪液的动力学异常引起,包括瞬目异常(如瞬目频率降低、不完全瞬目等)、泪液排出异常、结膜松弛及眼睑异常等。

(5) 混合型干眼:临床最常见的干眼类型,为以上两种或两种以上原因所引起的干眼。

2. 中医病因病机　本病多因外感疫邪停留或余邪未尽,隐伏脾肺两经,阻碍津液之敷布;或热病后期,损伤津液,目失濡养;或日久风沙尘埃侵袭或长期于空调房及近火烟熏等刺激,致肺卫气郁不宣,化燥伤津,目失所荣;或沉酒恣燥、肥甘厚味,致脾胃蕴结湿热,郁久伤阴;或劳瞻竭视、过虑多思、房劳太过致肝肾亏虚,精血暗耗,目失濡泽;或劳作过度,体虚气衰,气机衰惫,肝肾之阴精亏虚,不能敷布精微,充泽五脏,上荣于目而致目失濡养。

【临床表现】

1. 症状　眼干涩、异物感、烧灼感,时有眼痒、眼红,喜眨眼、畏光,视物模糊,视力波动,视疲劳,不能耐受有烟尘的环境等。干燥综合征患者常伴有口干、关节痛等。

2. 体征　睑缘充血、增厚、不规整、变钝、外翻,睑板腺开口堵塞,伴有脂栓、黄色分泌物或者牙膏样物溢出;球结膜血管扩张,球结膜增厚、皱褶失去光泽;睑结膜充血、乳头增生;角膜上皮角化干燥、混浊无光泽,荧光素染色着色或丝状物附着;泪河变窄或中断,有时在下穹窿见微黄色黏丝状分泌物。轻度的干眼不影响或轻度影响视力,晚期可出现角膜缘上皮细胞功能障碍,角膜变薄、溃疡甚至穿孔,也可形成角膜瘢痕,严重影响视力。

【实验室及其他检查】

1. 泪河高度　是初步判断泪液分泌量的指标。在荧光素染色后,裂隙灯显微镜下投射在角结膜表面的光带和下睑睑缘光带交界处的泪液液平,正常高度为 $0.3 \sim 0.5\text{mm}$。

2. 泪液分泌试验　根据检测方法的不同分为 Schirmer Ⅰ 和 Schirmer Ⅱ 试验,又可分为不使用表面麻醉的试验和使用表面麻醉的试验。较常采用的是不使用表面麻醉的 Schirmer Ⅰ试验,检测的是主泪腺的分泌功能(反射性泪液分泌),表面麻醉时检测的是副泪腺的分泌功能(基础泪液分泌),Schirmer 试验观察时间为 5 分钟。不同个体之间、昼夜之间,甚至同一个体不同检查时间,检查结果有一定的差异。无表面麻醉的 Schirmer Ⅰ试验正常>10mm/

5min,表面麻醉的 Schirmer Ⅱ试验>5mm/5min。

3. 泪膜稳定性检查　泪膜破裂时间(BUT)最常用。在结膜囊内滴入 5~10μl 荧光素钠或使用荧光素试纸条,被检者瞬目数次后平视前方,测量者在裂隙灯显微镜的钴蓝光下用宽裂隙光带观察从最后一次瞬目后睁眼至角膜出现第一个黑斑即干燥斑的时间,记录为泪膜破裂时间。正常值为 10~45 秒,<10 秒为泪膜不稳定。此方法操作简单,适合干眼初筛,检查结果受年龄、种族、睑裂大小、温度和湿度等影响。

4. 眼表上皮荧光素染色　结膜囊内滴少量荧光素钠溶液,裂隙灯显微镜钴蓝光下观察。正常的角膜上皮不染色,染为绿色表示角膜上皮缺损。

5. 泪液渗透压测定　利用冰点-渗透压测量仪进行检测,是诊断干眼症较敏感的方法。一般大于 316mOsm/L 提示有干眼的可能。

6. 眼表综合分析　眼表综合分析仪可以提供较全面的干眼检查,提供客观量化的检查结果。

7. 泪液清除率(tear clearance rate,TCR)　检查了解泪液清除有无延迟。

8. 血清学检查　可了解自身抗体的存在。

除了上述检查,乳铁蛋白含量测定、角膜地形图检查、泪膜镜、活体共聚焦显微镜检查和睑板腺成像系统也可作为干眼诊断的辅助检查。

【诊断与鉴别诊断】

1. 诊断要点　干眼的诊断目前尚无国际公认的统一标准,2013 年中华医学会眼科分会角膜病学组提出目前我国的干眼诊断标准。

1) 有干燥感、异物感、烧灼感、疲劳感、不适感、视力波动等主观症状之一和 BUT≤5 秒或 SchirmerⅠ试验(无表面麻醉)≤5mm/5min 可诊断为干眼。

2) 有以上主观症状之一和 5 秒<BUT≤10 秒或 5mm/5min<Schirmer≤10mm/5min 时,同时有角结膜荧光素染色阳性可诊断为干眼。

2. 鉴别诊断

(1) 视疲劳:症状多种多样,常见的有近距离工作不能持久,出现眼及眼眶周围疼痛、视物模糊、眼睛干涩、流泪等,严重者表现为头痛、恶心、眩晕。它不是独立的疾病,而是由各种原因引起的一组疲劳综合征。其发生原因也是多种多样的,常见的有以下几种:①眼本身的原因:如近视、远视、散光等屈光不正,以及调节因素、眼肌因素、结膜炎、角膜炎、所戴眼镜不合适等;②全身因素:如神经衰弱、身体过劳、癔症或更年期的妇女;③环境因素:如光照不足或过强,光源分布不均匀或闪烁不定,注视的目标过小、过细或不稳定等。但泪膜稳定性及泪液渗透压无异常,单眼或双眼患病,验光配镜常使症状减轻或消失。

(2) 过敏性结膜炎:眼部痒感几乎是各种类型过敏性结膜炎的共同症状,但其他症状如眼红、流泪、灼热感、分泌物等常常容易与干眼混淆。过敏性结膜炎的临床表现为弥漫性结膜充血、水肿及乳头、滤泡增生等体征。泪膜稳定性及泪液渗透压多无异常,糖皮质激素、抗组胺药常能缓解症状。

(3) 睑缘炎:眼睑痒,是睑缘皮肤、睫毛毛囊及其腺体的亚急性、慢性炎症,可导致睑板腺开口堵塞、脂质分泌障碍等而引发干眼,但其还具有睑缘充血,睫毛根部附着鳞屑、袖套样痂皮等症状。睫毛镜检或共焦显微镜检见到螨虫,则诊断为螨虫性睑缘炎。

【治疗】

干眼的治疗目标是尽可能重建完整的泪膜,适当治愈形成上皮,重建眼表功能,缓解症状。完成这些目标需依赖多种途径:首先要消除引起干眼的一切诱因,此为治疗的关键及最佳方法;对于不同病情干眼患者,选择泪液补充、泪液保存、刺激分泌、抗炎等方法,或联合使用多种方法结合中医辨证论治,调整机体内环境,必要时戴硅胶眼罩、湿房镜;对重症干眼患者,除上述治疗外,需配合手术治疗。

1. 中医治疗

（1）中医辨证论治

1）肺阴不足证

证候:眼干涩明显,畏光,自汗,鼻燥咽干,或干咳无痰;舌红少津,脉细数。

治法:滋阴润肺,生津润燥。

方药:养阴清肺汤加减。可于方中加太子参、五味子以益气养阴;黑睛有细点星翳者,可加木贼、蝉蜕、密蒙花、菊花以明目退翳。

2）气阴两虚证

证候:结角膜干燥欠光泽,涩磨畏光,眼极易疲劳,视物模糊,甚则频繁眨眼或眼睑痉挛,口干少津,神疲乏力;舌淡红,苔薄,脉细。

治法:养阴益气,滋补肝肾。

方药:生脉散合杞菊地黄丸加减。可加白芍、当归以养血和营,使目得血荣;黑睛生翳者,可加青葙子、密蒙花、蝉蜕以退翳明目;白睛隐隐淡红者,可加地骨皮、桑白皮以清热退赤。

3）肝经郁热证

证候:眼干涩,畏光,睁眼不适,情致抑郁,口干舌燥;舌红,苔薄黄或黄厚,脉弦滑数。

治法:清肝泻火解郁。

方药:丹栀逍遥散加减。方中可加百合、生地黄以增养阴生津之力;黑睛星翳者,加密蒙花、菊花、石决明、谷精草以明目退翳;或可选鬼针草以清热解毒,助清肝之力。

4）热邪伤阴证

证候:眼干涩,畏光,睁眼不适,口干舌燥;舌红少津,苔薄黄,脉细数。

治法:养阴清热。

方药:阿胶黄连汤或知柏地黄汤加减。

（2）针灸治疗:针刺睛明、攒竹、瞳子髎、丝竹空、太阳、四白、迎香、风池、合谷、足三里、三阴交、太溪、太冲、水沟等穴位。也可根据病情采用头针、耳针、眼针、耳穴敷贴、雷火灸等。

（3）其他治疗:根据病情选择中药鬼针草等雾化、中药熏蒸等治疗方法。

2. 西医治疗

（1）内治:口服溴己新、盐酸毛果芸香碱或新斯的明,可以促进部分患者泪液的分泌,但疗效尚不肯定。干燥综合征患者全身应用糖皮质激素或雄激素可以抑制泪腺的免疫性炎症,改善泪腺分泌功能。

（2）局部治疗

1）泪液成分的替代治疗:对于水液缺乏性干眼,应尽量使用不含防腐剂的人工泪液,从理论上说最佳的人工泪液是自身血清,但由于其制备复杂和来源受限,临床较少应用。临床上现有品种繁多的人工泪液制剂可供选择,可根据患者的病因、病情、眼表损害情况等合理选择人工泪液。需长期使用人工泪液的患者应选用不含防腐剂的剂型,以避免防腐剂的毒性作用加重眼表和泪膜的损害。

2）抗炎和免疫制剂:眼表面的免疫反应和炎症是影响眼干燥症情十分重要的因素。对轻中度干眼可使用非甾体抗炎药,重度干眼可使用类固醇皮质激素和免疫抑制剂治疗,但应注意前者可引起眼压升高和晶状体混浊的副作用,故只能短期应用。常用的免疫抑制剂有0.05%~0.1%的环孢素或0.05%的他克莫司滴眼液。对睑缘炎引起的蒸发过强型干眼,除局部热敷、按摩和擦洗及使用人工泪液外,应配合使用抗生素眼药。

3）戴硅胶眼罩、湿房镜:提供一密闭环境,减少眼表面空气流动及泪液的蒸发以达到保留泪液的目的。

4）绷带角膜接触镜(治疗性角膜接触镜、浸水软镜):对轻症患者,尤伴有丝状角膜炎的患者可收良效,但需保持镜片湿润状态。重症患者不佩戴绷带角膜接触镜,因此类患者戴镜 5~10 分钟后,镜片即干燥脱落。

（3）手术治疗:泪点缝合、电烙或激光封闭泪点、泪小管栓塞术,以减少泪液流失;自体游离颌下腺移植再造泪腺术,增加泪液分泌。

【预防与调护】

1. 避免熬夜、过用目力,躲避风沙烟尘及密闭环境,勿滥用滴眼液。

2. 经常在电脑屏幕前工作的人员,宜将屏幕放低,使眼睛朝下看,减少睑裂的暴露面积,从而使泪液蒸发减少。同时要养成经常眨眼的习惯,每分钟最好眨眼 15~20 次,利于眼表泪膜的形成。

3. 多食富含维生素 A 的食品,如胡萝卜、豆类、动物肝脏;少食辛辣煎炒及肥甘厚味之物,并戒烟慎酒。还可自行泡制枸杞子、菊花、鬼针草代茶饮用。

4. 老年人可经常轻轻按摩眼睑,可促进泪腺分泌泪液、睑板腺分泌脂质以减少泪液蒸发,同时可促进结膜杯状细胞分泌黏蛋白,从而保持泪膜稳定、减少干眼的发生。

第三节　药物性角结膜病变

药物性角结膜病变是指患者滴用各种抗生素、抗病毒药、修复上皮药、润滑眼部药后,临床症状却不见好转,反而加重,同时患者所表现出的眼红和眼部刺激感并不能由单纯的眼部原有疾病(如炎症、过敏反应、干眼、沙眼等)引起常见外眼刺激的原因来解释,药物毒性机制可能是导致这些临床现象的根本原因。

【病因病理】

1. 西医病因病理　药物直接引起的化学反应或其分解产物或其中的防腐剂,同时部分药物引起的免疫反应和药物沉积均可引起眼表细胞结构和功能的损伤,导致或加重角结膜炎。引起药物性角结膜病变的常见药物有如下。

（1）抗病毒药:如碘苷、阿糖腺苷和三氟胸苷等,用药后可出现点状角膜病变、角膜上皮水肿、角膜上皮糜烂和假树枝状角膜病变,过度使用会引起持续的上皮缺损或溃疡,致使病情持续不愈或恶化。

（2）抗青光眼药物:如毛果芸香碱、噻吗洛尔等,常引起眼部刺激感,还可以引起点状角膜炎、角膜上皮糜烂,甚至假树枝状角膜病变。此外,噻吗洛尔还可以导致角膜知觉减退和泪液分泌量减少;严重者可引起瘢痕性类天疱疮。

（3）抗菌药物:如氨基糖苷类抗生素,此类药物中以妥布霉素最为常用且对眼部的刺激性最小,但应用后仍可能出现结膜充血、水肿。磺胺类易产生过敏反应,严重者可引起史-约综合征,导致眼表广泛损害、上皮角化、睑球粘连等。

（4）局部麻醉药:多有明显的刺激性,点药时有眼部刺痛,且由于点药后感觉减退、瞬目减少,角膜上皮出现干燥的混浊斑;反复使用或滥用局部麻醉药可产生一系列严重的角膜损伤,角膜上皮缺损多呈圆形,缺损区边缘的上皮比较隆起,基质也可出现水肿和浸润,浸润可呈环形,可因此被误诊为棘阿米巴角膜炎,严重者可出现角膜溶解。

（5）防腐剂：几乎所有的点眼剂中均含有安全浓度的防腐剂,有些药物中可能含有抗氧化剂,它们一般都有较好的耐受性,但长期频繁使用对角结膜上皮有一定的毒性,可导致结膜充血、干眼、点状角膜上皮病变、滤泡性结膜炎,有些防腐剂还可出现局部过敏反应,导致过敏性结膜炎。

2. 中医病因病机 本病多由外邪侵犯,隐伏肺经,化燥伤津,加之久病耗伤津液,正气亏虚,目失濡养所致。

【临床表现】

药物毒性反应轻者表现为结膜充血,尤以下方睑球结膜充血明显,刺激感,角膜上皮粗糙、弥漫点染,严重者可出现药物性瘢痕性类天疱疮、角膜溃疡。

1. 点状角膜病变 是最常见的药物性角膜病变,根据用药的种类、时间和病变程度不一,抗菌药物、睫状肌麻痹剂、抗青光眼药物、局部麻醉药及防腐剂均可导致角膜上皮的点状病变,一般整个角膜呈弥漫性小点状上皮病变,严重者还可导致上皮缺损。

2. 滤泡性结膜炎 许多药物均可引起滤泡性结膜炎,其发生被认为是药物的毒性反应所致,患者不伴有眼痒、结膜嗜酸细胞增多和眼睑皮炎,故不支持过敏因素。滤泡多发生在睑结膜,且下睑较上睑更为明显,有时球结膜也可出现滤泡,提示病情更为严重,滤泡多位于角膜缘或半月皱襞。引起滤泡性结膜炎的常见药物有碘苷、阿糖腺苷和三氟胸苷、毛果芸香碱、庆大霉素及磺胺类等,临床停药后,滤泡性结膜炎可逐渐消失。

3. 假性沙眼综合征 引起滤泡性结膜炎的药物也可引起假性沙眼综合征,表现为结膜瘢痕、角膜炎和角膜血管翳、泪点甚至泪小管阻塞,但角膜缘没有沙眼特征性的 Herbert 小窝。

4. 药物性瘢痕性类天疱疮 许多眼部用药引起的临床综合征类似于眼部特发性瘢痕性类天疱疮。特发性瘢痕性类天疱疮是一种自身免疫性疾病,临床表现是以慢性结膜炎、结膜缩窄、睑球粘连、倒睫、角膜病变和眼表上皮角化为特征的一系列角结膜病变,有些药物可引起与之极为相似的临床征象,常见的致病药物有碘苷、三氟胸苷、毛果芸香碱、肾上腺素和噻吗洛尔。

【诊断和鉴别诊断】

1. 诊断要点 目前药物性角结膜病变诊断无统一标准。一般来说,诊断主要根据病史、用药史、临床表现和微生物学检查,目前尚无特异性的实验室检查方法。

2. 鉴别诊断 主要与感染性角结膜病变、过敏性角结膜疾病、特发性瘢痕性类天疱疮相鉴别。

【治疗】

正确的诊断是治疗的关键,临床上由于对该病缺乏足够的认识,将已出现的药物性角结膜病变误认为是原有角结膜疾病的延续或加重,而继续用药或加用其他药物,致使临床症状进一步加重,因此对于治疗后无改善甚至加重的眼部刺激感和局部反应,要考虑药物毒性的可能,要停用该药。如确实不能停用该药时,可换用无防腐剂包装的同类药物,消除可能的防腐剂致病因素,局部停药后可应用无防腐剂的人工泪液。如角膜损害较重者,可用自体血清或小牛血清制剂治疗。

中医辨证多为正虚邪恋证。眼表疾病在中医辨证属表,药物侵犯应属风邪侵袭,用药时间较长,风邪浸淫经久,必致卫表不固,故多为正虚邪恋之证,治宜扶正祛风,方用玉屏风散加减。

【预防与调护】

充分认识眼局部用药可能造成的角结膜病变对于合理用药是非常重要的。切勿随意诊断、各种药物混杂盲目使用。

评述

　　随着环境因素的变化,生活节奏的加快及电子产品、智能手机的普遍应用,眼表疾病,尤其是干眼患病率逐年增加,已经严重影响了人们的生活质量。门诊干眼患者专科精准治疗要求越来越高,很多大型综合医院眼科均已开设了干眼专科门诊。中医眼科对眼表疾病的疗法种类丰富,除全身辨证用药外,还包括针灸、揿针、中药雾化、中药热敷、按摩理疗等。发挥中医药的优势,辨证内服中药调整患者的全身证候,特色外治加强眼局部治疗。将干眼的西医临床分型与中医辨证对应:①蒸发过强型,选加眼部中药封包热敷及按摩治疗可有效治疗睑板腺功能障碍;②泪液生成不足型,针药并用,可提高神经反射的敏感度,降低角膜-泪腺反射弧阈值,增加泪液分泌;③混合型选用上述两种方法。有眼表损害者,加退翳明目药。干眼分型的个体化治疗,在临床上取得了较好的疗效,值得大力推广。

●（李良长）

复习思考题

1. 眼表疾病的定义是什么?
2. 简述干眼的定义、分类及诊断标准。
3. 简述干眼的中医证型及辨证施治。
4. 简述药物性角结膜炎的病因、临床表现及处理措施。

扫一扫,
测一测

第十章

结 膜 病

学习目标

1. 掌握细菌性结膜炎、衣原体性结膜炎、病毒性结膜炎的概念、诊断及治疗。
2. 熟悉变应性结膜炎的诊断及治疗。
3. 了解翼状胬肉及其他结膜病的概念及治疗。

结膜（conjunctiva）是一层薄而半透明的黏膜组织。结膜起自睑缘，终止于角巩膜缘，覆盖于眼睑内面的结膜为睑结膜，覆盖于前部巩膜表面的结膜为球结膜，在两部分之间形成反折的结膜为穹窿结膜。大部分结膜暴露于外界，容易受到外部环境、理化因素的刺激和各种微生物的感染。此外，结膜与眼睑、角膜关系密切，病变常相互影响。所以，结膜疾病为眼科多发病、常见病。结膜疾病多种多样，以结膜炎症最为常见。此外，结膜的变性、增生、出血、肿瘤等也较为常见。

结膜炎按病因分类可分为感染性结膜炎与非感染性结膜炎。其病因可分为外因、内因和邻近组织的炎症蔓延。常见外因为微生物感染，如细菌、病毒、衣原体等，也见于化学性、物理性损伤，如酸碱、有毒气体，以及烟尘、光、热、紫外线等。内因常见于某些全身性疾病，如结核、梅毒、糖尿病及维生素缺乏等，均可引起结膜的炎性病变。

结膜炎常见症状为异物感、灼热感及痒涩。如炎症累及角膜，可伴有畏光、流泪及疼痛，严重者可有不同程度的视力下降。结膜炎最基本的体征就是结膜充血与分泌物增多。此外，还可伴有结膜水肿、结膜下出血、乳头增生、滤泡形成、膜或假膜形成、耳前淋巴结肿大及瘢痕形成等。某些结膜炎有很强的传染性，甚至可引起广泛流行。结膜炎的实验室病原学检查包括结膜分泌物涂片和病原体的培养，进一步的药物敏感试验可指导选择有效药物。结膜炎的治疗原则：首先要去除病因，以局部用药为主，必要时辅以全身治疗。应注意的是，急性结膜炎切勿包扎患眼，因包扎会使局部温度升高，有利于致病微生物的繁殖。

中医学将结膜病归属于外障眼病范畴，其病变主要在胞睑、白睛和两眦。在五轮学说中，眼睑属肉轮，内应于脾和胃；球结膜属气轮，内应于肺和大肠；两眦属血轮，内应于心和小肠。若脏腑功能失调，或感受六淫之邪及疫疠之气都可引起结膜疾病，或为内外因素共同作用的结果，所谓"正气存内，邪不可干""邪之所凑，其气必虚"。

第一节　细菌性结膜炎

细菌性结膜炎（bacterial conjunctivitis）是一种由致病菌感染所致的结膜组织炎症性疾病，是最常见的眼科疾病之一。本病好发于夏秋季节，有传染性，双眼先后或同时发病，可通过接触患者或污染物进行传播,常流行于学校、幼儿园等集体场所。本病按发病快慢可分为超急性、急性或亚急性、慢性,临床以结膜充血、异物感、大量黏液脓性分泌物为特征。细菌性结膜炎与中医学"暴风客热"(《银海精微》)相似。

【病因病理】

细菌性结膜炎的根本原因是细菌感染。正常情况下,人的结膜囊是存在菌群的,如表皮葡萄球菌等,但当致病菌的侵害力超过人的防御能量,或人的防御屏障受到破坏,如眼外伤、干眼等,就会发生细菌感染而致病。

1. 西医病因病理

(1)细菌性结膜炎常见的致病菌包括以下几种:

1)超急性细菌性结膜炎:淋球菌、脑膜炎球菌。

2)急性或亚急性细菌性结膜炎:表皮葡萄球菌、金黄色葡萄球菌、肺炎链球菌、流感嗜血杆菌、大肠埃希菌、铜绿假单胞菌、Koch-Weeks 杆菌。

3)慢性细菌性结膜炎:表皮葡萄球菌、金黄色葡萄球菌、摩拉杆菌、变形杆菌、大肠埃希菌、假单胞菌属。

(2)影响结膜正常防御功能的因素,如干眼、眼局部长期使用糖皮质激素、眼外伤、眼睑内翻、慢性泪囊炎等,可使致病菌更容易侵害而导致疾病的发生。

2. 中医病因病机　本病病因多因外感风热之邪,客于内热阳盛之体,外邪与内邪交织,风热相搏,客于肺经,循经上犯白睛而发病。

【临床表现】

本病有超急性、急性或亚急性、慢性之分,其临床表现分述如下。

1. 超急性细菌性结膜炎　由淋球菌或脑膜炎球菌引起,是一种发病迅速、症状较重的急性化脓性结膜炎,其潜伏期短(可为数小时),若治疗不及时,几天内即可发生角膜穿孔,甚至导致失明。

淋球菌性结膜炎常见于成人,可单眼发病,迅速累及双眼,病情进展迅速,眼痛、畏光、流泪等症状明显,结膜充血水肿,并伴有脓性分泌物。

脑膜炎球菌性结膜炎多见于儿童,潜伏期短,仅为数小时至 1 天,多为双眼同时患病,严重者可发展为化脓性脑膜炎而危及生命。

(1)症状:眼痛、畏光、流泪。

(2)体征:初起眼睑和结膜轻度水肿,继而症状迅速加重。眼睑高度水肿,球结膜充血水肿,可有假膜形成,分泌物最初为浆液性,很快转为黄色脓液,量多,不断从睑裂流出,故又名为"脓漏眼"。本病常伴耳前淋巴结肿大压痛,是引起耳前淋巴结肿大的唯一细菌性结膜炎(图 10-1)。

(3)并发症:严重者可并发角膜溃疡和穿孔,继而发展成眼内炎,导致眼球萎缩而失明。

2. 急性或亚急性细菌性结膜炎　发病急,潜伏期为 1~3 天,双眼同时或先后患病,一般 3 周内即可痊愈。

(1)症状:初起有干涩、异物感,继而自觉流泪、灼热、刺痛、异物感加重,由于分泌物多,常使上下睑毛粘在一起,晨起睁眼

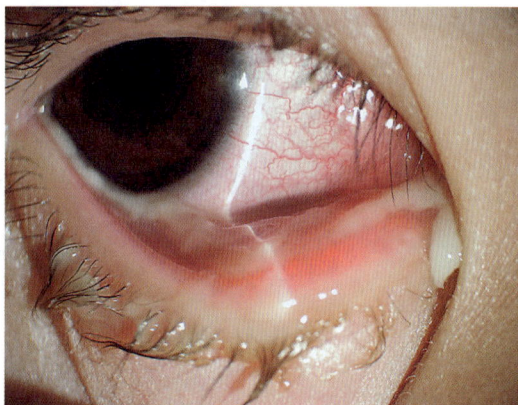

图 10-1　细菌性结膜炎

困难。视力一般不受影响,分泌物过多时,可有暂时性视物模糊和虹视。

(2) 体征:眼睑肿胀,结膜充血,以穹隆部和睑结膜最为显著。结膜表面有分泌物,分泌物先为黏液性,随后呈脓性。若为肺炎球菌、Koch-Weeks 杆菌引起的严重结膜病,结膜表面可覆盖一层假膜。Koch-Weeks 杆菌或肺炎双球菌性结膜炎可发生结膜下出血斑点。

(3) 并发症:有时可并发卡他性边缘性角膜浸润或溃疡。婴幼儿有时可并发泡性结膜炎,一般见于葡萄球菌感染者。

3. 慢性细菌性结膜炎 病情进展缓慢,病程较长,可单眼或双眼发病,临床症状较为轻微。

(1) 症状:临床症状轻微或无明显不适。主要有自觉眼痒、异物感、眼干涩或视疲劳。

(2) 体征:结膜充血,扩张的血管行径清楚。少量乳头增生和滤泡形成,以睑结膜为主。晨起内眦部有分泌物,白天眦部可见白色泡沫状分泌物。炎症持续日久者可有结膜肥厚,但无瘢痕和角膜血管翳。Morax-Axenfeld 双杆菌可引起眦部结膜炎,伴外眦角皮肤结痂、溃疡形成及睑结膜乳头和滤泡增生。

(3) 并发症:金黄色葡萄球菌引起者,常伴有溃疡性睑缘炎或角膜周边点状浸润。

【辅助检查】

病原学检查:结膜囊分泌物涂片或结膜刮片,结膜囊分泌物细菌培养或药物敏感试验可明确病因,指导治疗。细菌培养可见肺炎双球菌、Koch-weeks 杆菌、流感嗜血杆菌和葡萄球菌、淋病奈瑟菌或脑膜炎奈瑟菌等。

【诊断要点】

1. 超急性细菌性结膜炎
(1) 发病迅速,单眼发病,迅速累及双眼。
(2) 眼痛、畏光、流泪等症状明显。
(3) 结膜充血水肿,并伴有脓性分泌物。
(4) 结膜囊分泌物细菌培养可见致病菌。

2. 急性或亚急性细菌性结膜炎
(1) 发病急,潜伏期为 1~3 天,双眼同时或先后患病。
(2) 初起时干涩、异物感,继而症状加重,出现结膜充血、黏脓性分泌物。
(3) 结膜囊分泌物细菌培养可见致病菌。

3. 慢性细菌性结膜炎
(1) 病情进展缓慢,病程较长,可单眼或双眼发病。
(2) 临床症状较为轻微,可表现为轻微的干涩、异物感、瘙痒、视疲劳。
(3) 结膜轻度充血,睑结膜睑乳头增生、滤泡形成,结膜囊见黏液性或白色泡沫样分泌物。
(4) 结膜囊分泌物细菌培养可见致病菌。

【治疗】

细菌性结膜炎治疗原则以局部外治、辨证内治相结合,局部根据病原学检查结果选用敏感抗生素滴眼液,内治根据中医辨证进行施治。

1. 中医治疗
(1) 中医辨证论治
1) 风重于热证
证候:痒涩难忍,畏光流泪,眵多、黏稠色黄,眼睑微肿,球结膜充血水肿;可伴有头痛鼻塞,恶风发热;舌质红,苔薄白或微黄,脉浮数。
治法:疏风解表,辅以清热。
方药:银翘散加减。若球结膜充血严重者,可加蒲公英、菊花、紫草、牡丹皮以清热解毒,凉血退赤;眼痒多泪者,可加桑叶、白蒺藜等以疏风清热止泪。

2) 热重于风证

证候:眼部灼热、疼痛较重,畏光流泪,分泌物色黄而干,眼睑红肿,球结膜充血水肿较重;全身可见口渴咽干,大便秘结,小便短赤;舌质红,苔黄,脉数。

治法:清热泻火,辅以疏风。

方药:泻肺饮加减。若球结膜充血水肿明显者,加桑白皮、葶苈子、桔梗以泻肺利水,生地黄、牡丹皮以凉血退赤;大便秘结者加大黄、芒硝以通腑泄热。小便短赤者,可加车前子、木通、竹叶等以清热利尿。

3) 风热并重证

证候:患眼痒痛交作,畏光流泪,球结膜充血水肿,分泌物色黄黏稠,全身可见发热恶风,头痛鼻塞,口渴欲饮,大便秘结或小便短赤;舌红苔黄,脉数。

治法:疏风清热,表里双解。

方药:防风通圣散加减。临证可根据风热的轻重酌加金银花、蒲公英、野菊花以清热解毒,蔓荆子、蝉蜕、桑叶以疏风止痒。

(2) 针灸治疗

1) 体针:常选用睛明、攒竹、丝竹空、太阳、瞳子髎、合谷、曲池、风池、外关、少商等穴,每次局部取 3~4 穴,远端取 3~4 穴,每日 1 次,以泻法为主。

2) 耳针:可取眼、肝、肺、目 1、目 2 等。

(3) 其他治疗:可选用银花、黄芩、栀子、蒲公英、桑叶、防风等疏风清热中药熏洗患眼,每日 1~2 次。

2. 西医治疗

(1) 全身治疗:病情严重者,可静脉或肌内注射给药,予以青霉素或头孢曲松钠,也可联合阿奇霉素、喹诺酮类药物口服。

(2) 局部治疗

1) 抗生素滴眼剂及眼膏:选用敏感抗生素,急性阶段可 1~2 小时 1 次,慢性期可每日 3~4 次。革兰氏阳性菌所致者可选用 0.1% 利福平、0.5% 氯霉素滴眼液、甲氧嘧啶-多黏菌素 B、15% 磺胺醋酰钠等滴眼剂点眼和金霉素、红霉素眼膏涂眼。革兰氏阴性菌所致者可选用氨基糖苷类或喹诺酮类药物,如 0.3% 妥布霉素、0.3% 环丙沙星、0.3% 左氧氟沙星滴眼液或加替沙星眼用凝胶等。

2) 结膜囊冲洗:患眼分泌物多时,可选用 3% 硼酸溶液、生理盐水作结膜囊冲洗,冲洗时动作轻柔,小心操作,避免感染健康眼及损伤角膜,导致交叉感染及角膜炎并发症。

【预防与调护】

1. 注意个人卫生,避免不清洁物品或手揉搓眼睛。

2. 加强对公共场所的管理,患者使用的物品及器具需严格消毒,避免传播流行。

3. 医护人员接触患者后应严格手卫生,避免交叉感染。

第二节　衣原体性结膜炎

衣原体是介于细菌与病毒之间的一种微生物,可寄生于细胞内形成包涵体,衣原体有两个分属,1 属为沙眼衣原体,2 属为鹦鹉热衣原体,因感染衣原体而引起的结膜炎称衣原体性结膜炎(chlamydial conjunctivitis)。衣原体结膜炎包括沙眼、包涵体性结膜炎、性病淋巴肉芽肿性结膜炎、鹦鹉热性结膜炎等,在此仅介绍沙眼。

沙眼

沙眼(trachoma)是由沙眼衣原体感染所致的一种慢性传染性结膜角膜炎,因睑表面粗糙不平形似沙粒,故称沙眼。曾是我国广泛流行的一种主要的致盲性眼病,随着我国卫生条件的改善,人民生活水平的提高,沙眼已在我国得到较好控制,其发病率大大降低。本病以结膜乳头增生和滤泡形成,逐渐形成线状、网状瘢痕及角膜血管翳为特征。沙眼与中医学"椒疮"(《证治准绳·杂病·七窍门》)相似。

思政元素

汤飞凡与沙眼病原体

沙眼在 20 世纪 50 年代以前曾在我国广泛流行,也是首位的致盲性眼病。1954 年以后,汤飞凡致力于沙眼病原体的研究,1955 年他与助手张晓楼一起,通过采用鸡胚卵黄囊接种和链霉素抑菌的方法,分离出世界上第一株沙眼"病毒",他将沙眼"病毒"接种在自己眼里,结果引起典型的沙眼症状与病变,随后又从自己的眼里分离出这种"病毒"。1956 年,他发表分离沙眼病毒成功的报告,得到世界医学界的承认。国际上也把他分离出的沙眼病原体称为"汤氏病毒"。由于他的贡献,微生物学界正式确定了沙眼病原体属于介乎细菌与病毒之间的微生物,沙眼病原体被正式命名为沙眼衣原体。20世纪 70 年代后随着我国卫生条件、生活水平的提高,沙眼在我国逐步得到控制,不再是首位的致盲性眼病。1981 年 5 月在巴黎召开的第 25 届国际沙眼防治组织大会上,为汤飞凡、张晓楼颁发国际沙眼防治组织金质奖章。汤飞凡是中国微生物科学的奠基者,也是享有世界声誉的著名微生物学家之一。

【病因病理】

1. 西医病因病理 沙眼是由沙眼衣原体感染所致。1955 年我国的汤飞凡、张晓楼等用鸡胚培养的方法首次在世界上分离出沙眼衣原体,为研究、预防和治疗沙眼做出了巨大贡献。沙眼衣原体可通过多种途径传播,与患者的卫生条件、营养状况、居住环境等密切相关,主要通过接触受感染患者的分泌物和受污染的物品而传播。

2. 中医病因病机 本病多由外感风热邪毒,内有脾胃积热,内外合邪,上壅眼睑,脉络阻滞,气血失和所致。

【临床表现】

本病多发于儿童和少年时期,常双眼急性或亚急性发病,潜伏期为 5~14 天,平均 7 天。

1. 急性期

(1) 症状:畏光、流泪、异物感、眼痛。

(2) 体征:睑球结膜充血显著及脓性分泌物,睑结膜乳头增生,上下穹窿结膜布满滤泡,急性期可不留瘢痕;可伴有耳前淋巴结肿大、压痛。

2. 慢性期

(1) 症状:急性期经过 1~2 个月进入慢性期。自觉症状一般轻微,常于体检时发现。少数病例有痒感、异物感、烧灼和干燥感等症状。当合并睑内翻、倒睫、角膜溃疡时,则出现明显刺激症状,同时出现视力减退。

(2) 体征:结膜充血减轻,表现为弥漫性睑结膜及穹窿结膜充血,睑结膜肥厚、乳头增生,滤泡形成。滤泡大小不一,呈圆形、椭圆形或不规则隆起。于上睑结膜和结膜上穹窿最为显著,下睑结膜则少而轻,严重者可侵及半月皱襞。经过数年至数十年,结膜的病变逐渐被结缔组织代替而形成瘢痕,初期为白色横纹,渐渐相连呈网状瘢痕,最后可发展成白色腱样(图 10-2)。

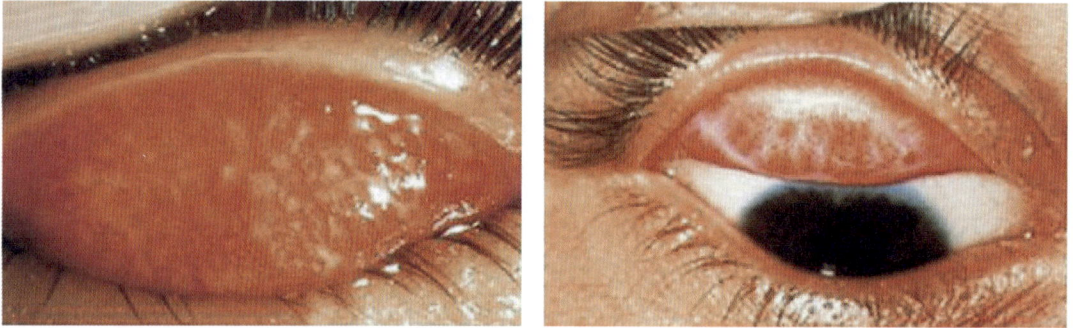

图 10-2 沙眼

沙眼衣原体感染的早期就有血管从角膜上方结膜侵入角膜缘内,且整齐地在同一水平上,重者如垂帘状,称为角膜血管翳。其末端常见浸润且形成溃疡。常发生于角膜上方 1/3,但可向中央瞳孔区发展,使角膜受损、混浊而影响视力。有时在角膜缘部尤其上部形成小的隆起滤泡,滤泡破溃形成浅的溃疡,当上皮修复后成小凹状,称 Herbert 小窝。

3. 并发症和后遗症 沙眼晚期常发生睑内翻及倒睫、上睑下垂、睑球粘连、干眼症、慢性泪囊炎、角膜血管翳等并发症和后遗症。

【沙眼分期】

1. 国际上有多种沙眼分期法,常用 MacCallan 分期法,分为 4 期。

(1)Ⅰ期(浸润初期):上睑结膜与穹窿结膜呈现充血肥厚,上方比下方明显,且发生初期滤泡与早期沙眼血管翳。

(2)Ⅱ期(活动期):上睑结膜有明显的活动性病变,即乳头、滤泡,角膜有血管翳。

(3)Ⅲ期(瘢痕前期):同我国沙眼分期Ⅱ期。

(4)Ⅳ期(瘢痕期):同我国沙眼分期Ⅲ期。

2. 1979 年全国第二届眼科学术会重新制定了我国沙眼的分期。

(1)Ⅰ期(进行活动期):上睑结膜乳头与滤泡并存,上穹窿结膜模糊不清,有角膜血管翳。

(2)Ⅱ期(退性期):上睑结膜自瘢痕出现至大部分变为瘢痕,仅留少许活动性病变。

(3)Ⅲ期(完全瘢痕期):上睑结膜活动性病变完全消失,代之以瘢痕,无传染性。

【辅助检查】

1. 结膜刮片 可查出沙眼包涵体。

2. 裂隙灯显微镜检查 可见角膜血管翳。

3. 荧光抗体染色法或酶联免疫吸附试验 可检测到沙眼衣原体抗体。

【诊断与鉴别诊断】

1. 诊断要点 沙眼的诊断至少需要符合下列项中的两项:①上穹窿部和上睑结膜乳头增生或滤泡形成;②角膜缘滤泡及后遗症;③上穹窿部和/或上眼睑出现典型瘢痕;④角膜缘上方血管翳。

典型的沙眼根据睑结膜的乳头、滤泡、角膜血管翳和结膜瘢痕等临床表现较易诊断。

2. 鉴别诊断

（1）滤泡性结膜炎：多发生于青少年及儿童，病因不清，双眼发病。眼部不适，晨起有少量分泌物；滤泡大小均匀，排列整齐，多见于下睑结膜与下穹窿；结膜充血但不肥厚。特点是不形成瘢痕，无角膜血管翳。一般不需治疗，1～2 年后可自愈，自觉症状明显时按慢性卡他性结膜炎治疗。

（2）春季结膜炎：睑结膜增生的乳头如铺路石样，大小不等，扁平粗大。上穹窿部无病变，也无角膜血管翳。特点是结膜刮片图片可见大量嗜酸性粒细胞。

【治疗】

本病应强调局部和全身用药相结合。给药的原则一方面要用衣原体敏感的药物，对衣原体敏感的药物有阿奇霉素、红霉素、四环素、磺胺嘧啶、利福平等；另一方面要保证用药的频率与足够的时间。沙眼眼局部用药每日应在 4～6 次，疗程要坚持 10 周以上。

1. 中医治疗

中医辨证论治

1）风热壅盛证

证候：眼微痒不适，干涩有分泌物；睑结膜轻度充血，有少量乳头，或见角膜血管翳；舌红，苔薄黄，脉浮数。

治法：疏风清热。

方药：银翘散加减。急性可加生地黄、牡丹皮、紫草、赤芍以清热、凉血、退赤；眼干涩较重加沙参、麦冬等以养阴生津。

2）湿热蕴结证

证候：眼灼热痒痛，沙涩不适，分泌物多而黏稠，畏光流泪；睑结膜充血明显，乳头较多，色红而坚，状若花椒，并见滤泡，角膜血管翳；舌红，苔黄，脉数。

治法：清热解毒，疏风散邪。

方药：除风清脾饮加减。湿盛者去玄参、知母，加苦参、地肤子、苍术，以杀虫、燥湿、止痒；若睑结膜充血较重，乳头较多，可酌加金银花、蒲公英、板蓝根、牡丹皮、赤芍等以增强清热解毒、凉血退赤之功；眼痒沙涩较甚，加僵蚕、白蒺藜以疏风止痒。

3）血热壅滞证

证候：眼内刺痛灼热，沙涩畏光，分泌物多，流泪；眼睑厚硬，重坠难开，睑结膜充血明显，乳头滤泡多，有白色条纹状瘢痕，角膜血管翳明显；舌质红，苔薄黄，脉数或弦。

治法：凉血散瘀，祛风清热。

方药：归芍红花散加减。若眼睑厚硬，睑结膜充血明显，乳头较多者，可酌加牡丹皮以助凉血散瘀退赤；若沙涩畏光，分泌物多，流泪较多者，可加金银花、蒲公英、板蓝根等以增强清热解毒之功；若角膜血管翳严重或角膜浸润者，可加决明子、木贼、蝉蜕以退翳明目。

2. 西医治疗

（1）内治：急性期或严重的沙眼可选用全身应用抗生素治疗，3～4 周为 1 个疗程。以下药物任选一种：阿奇霉素、四环素、多西环素、红霉素或螺旋霉素。

（2）局部治疗：应用衣原体敏感药物，滴眼液白天频繁滴眼，应在 4 次以上，眼膏睡前涂眼。常用药物有利福平眼液、氯霉素眼液、金霉素眼膏、喹诺酮类眼液或眼膏、红霉素眼膏、四环素眼膏等。

（3）手术治疗：沙眼滤泡较多，相互融合者，可使用海螵蛸棒摩擦法、滤泡压榨术等，术后坚持用药 1 周。

（4）并发症的治疗：可使用睑内翻矫正术、泪囊鼻腔吻合术、角膜移植等。

【预防与调护】

1. 加强公共事业、集体生活单位的卫生管理,加强对旅馆、游泳池、理发店等服务行业的卫生管理。

2. 注意个人卫生,提倡流动水洗脸,一人一巾。

3. 医护人员在接触患者之后必须洗手,以防交叉感染。

第三节　病毒性结膜炎

病毒性结膜炎(viral conjunctivitis)是一种常见的由病毒引起的结膜炎症,可由多种病毒引起,患者临床表现有很大不同,主要与个体免疫功能及病毒的毒力有关。临床上归纳为两组:一组主要表现为急性滤泡性病毒性结膜炎,包括流行性角结膜炎、咽结膜热、单纯疱疹病毒性结膜炎、流行性出血性结膜炎、新城鸡瘟病结膜炎;另一组表现为相对亚急性或慢性结膜炎,包括传染性软疣睑结膜炎、水痘-带状疱疹性睑结膜炎、麻疹性角结膜炎等,此组患者除有结膜炎表现外,还伴有眼睑、角膜及全身的临床表现。轻度的病毒性结膜炎有自限性,但典型患者有较严重的症状,甚至留有一定的后遗症。本部分仅介绍两种临床常见的病毒性结膜炎。

一、腺病毒性角结膜炎

腺病毒性角结膜炎分为流行性结角膜炎、咽结膜热两大类型。流行性结角膜炎是一种由腺病毒引起的急性传染性眼病,可散发,也可造成流行。临床特点是急性滤泡性或假膜性结膜炎及角膜上皮细胞下浸润。咽结膜热表现为急性滤泡性结膜炎,伴有上呼吸道感染和发热,4~9 岁儿童和青少年多发,夏冬季节容易在幼儿园及学校中流行。

《古今医统大全·眼科》称本病为"天行赤眼暴翳";《银海精微》称之为"大患后生翳"。

【病因病理】

1. **西医病因病理**　流行性结角膜炎由腺病毒感染所致,主要由腺病毒 8、19、29 和 37 型(人腺病毒 D 亚组)引起,通过接触传染,常引起流行。咽结膜热由腺病毒 3、4、7 型引发。

2. **中医病因病机**　多因外感疠气,内兼肺肝火旺,内外合邪,上攻于目而发病。

【临床表现】

本病为急性发病,潜伏期为 5~7 天。

1. **症状**　眼部有异物感、疼痛、畏光、流泪、水样分泌物。咽结膜热前驱症状为全身乏力,体温达 38.3~40℃,流泪、眼红、咽痛。

2. **体征**　眼睑水肿,球结膜水肿,睑球结膜严重充血,耳前淋巴结肿大、压痛。3天内睑结膜和穹窿结膜有大量滤泡形成,可被水肿的结膜掩盖。

发病数天后可发生角膜损害,出现皮下和浅基质层点状浸润,点状损害数量多少不等,一般直径在 0.5~1.5mm,多位于角膜中央,畏光流泪加重和视物模糊,出现腺病毒性角膜炎。角膜损害可持续数月或数年后消失。较重患者可遗留云翳,一般对视力影响不大(图 10-3)。

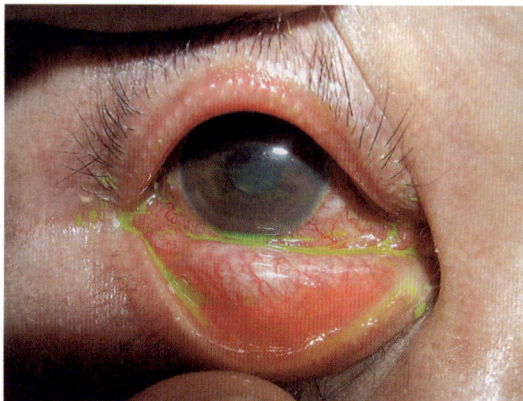

图 10-3　腺病毒性角结膜炎

咽结膜热表现为眼部滤泡性结膜炎,一过性浅层点状角膜炎,角膜上皮下混浊,耳前淋巴结肿大。常表现出 1~3 个主要体征,病程为 10 天左右,有自限性。

【辅助检查】

结膜刮片和分泌物涂片染色镜检可见单核细胞增多。

【诊断要点】

1. 双眼同时或先后发病。

2. 临床表现有异物感,疼痛,畏光,流泪,水样分泌物,眼睑水肿,球结膜水肿,睑球结膜严重充血,耳前淋巴结肿大与压痛,并发浅层点状角膜炎等。

3. 分泌物涂片染色镜检可见单核细胞增多;裂隙灯检查可见角膜上皮下和浅基质层点状浸润。

4. 新生儿结膜炎要进行结膜刮片检查,以鉴别衣原体、淋球菌等感染。

【治疗】

西医以局部用药为主,没有特效药物。中医以肺肝同治、泻火退翳为主。

1. 中医治疗

(1) 中医辨证论治

1) 风热外袭证

证候:病初起,畏光流泪,涩痒刺痛,球结膜充血,分泌物清稀,眼睑轻度水肿,结膜少量点状浸润;兼见发热,耳前淋巴结肿大,头痛,鼻塞流涕;舌红,苔薄白,脉浮数。

治法:泻肺利气,兼以退翳。

方药:泻肺饮加减。常加蝉蜕、白蒺藜以祛风退翳。

2) 热毒炽盛证

证候:患眼磣涩疼痛,流泪畏光,球结膜混合充血,视物不清,角膜浸润灶增加;兼见口苦,咽干,便秘,耳鸣;舌红,苔黄,脉弦数有力。

治法:清肝泻火,退翳明目。

方药:龙胆泻肝汤加减。可酌加蝉蜕、密蒙花以疏风清热退翳;若大便秘结,去木通,加玄明粉、大黄以通腑泄热。

3) 余热未清证

证候:眼干涩,轻度畏光流泪,视物不清;球结膜充血消退,角膜点片状薄翳;舌红少津,脉细数。

治法:养阴祛邪,退翳明目。

方药:消翳汤加减。角膜浸润明显者加石决明、蝉蜕、谷精草、海螵蛸以清肝明目退翳。

(2) 针灸治疗:同细菌性结膜炎。

(3) 中药熏洗:大青叶 10g,金银花 10g,蒲公英 10g,紫花地丁 10g,菊花 10g,防风 10g。水煎,每日 2 次,熏洗患眼。

2. 西医治疗

(1) 内治:可配合全身抗病毒治疗,如口服阿昔洛韦。

(2) 局部治疗

1) 抗病毒药常用的有 4% 吗啉双胍、0.1% 碘苷、0.1% 阿昔洛韦、更昔洛韦滴眼液,每小时滴 1 次。可与抗生素滴眼液交替滴眼,预防混合感染。

2) 局部冷敷和使用血管收缩剂,可缓解症状。

【预防与调护】

1. 本病为接触传染,传染性强,易引起流行,故传染期间应注意隔离。

2. 严格消毒患者用过的洗脸用具、物品及使用过的医疗器具。

3. 医护人员在接触患者后必须洗手消毒,以防交叉感染。

二、流行性出血性结膜炎

流行性出血性结膜炎(epidemic hemorrhagic conjunctivitis)是一种暴发流行的自限性急性结膜炎。特点是发病急,传染性强,刺激症状重,结膜滤泡,结膜下出血,角膜损伤及耳前淋巴结肿大。

《银海精微》称本病为"天行赤眼",《秘传眼科龙木论》称其为"天行后赤眼外障"。

【病因病理】

1. 西医病因病理　病原体为微小型核糖核酸(RNA)病毒中的 70 型肠道病毒,本病传染方式为接触传染,最主要的传播途径为手-眼接触。

2. 中医病因病机　外感疫疠之气,或兼肺胃积热,肺金凌木,内外合邪,交攻于目而发病。

【临床表现】

潜伏期短,大部分在 24~48 小时发病,多同时侵犯双眼,也可先后发病。

1. 症状　自觉症状明显,有明显眼红、畏光、流泪、异物感、分泌物和剧烈眼痛等。

2. 体征　眼睑及结膜充血水肿,球结膜点状或片状出血,睑结膜有滤泡;耳前淋巴结肿大。角膜上皮有一过性、细小点状的上皮型角膜炎(图 10-4)。

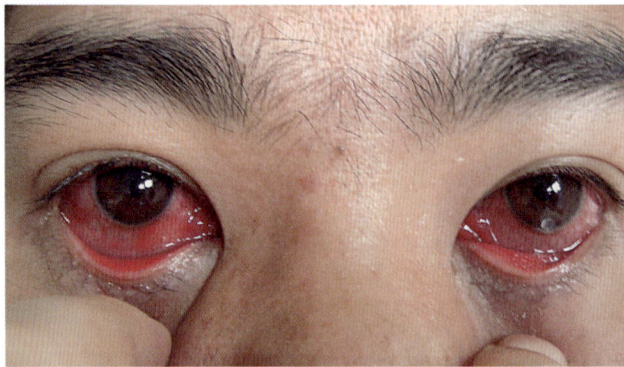

图 10-4　流行性出血性结膜炎

婴幼儿一般不患此病,如果感染,症状亦很轻微。

【辅助检查】

结膜刮片镜检提示以单核细胞为主。

【诊断要点】

1. 有接触史。

2. 急性滤泡性结膜炎的临床表现,同时有显著的结膜下出血。

3. 耳前淋巴结肿大。

【治疗】

西医治疗同腺病毒性角结膜炎。中医以疏风清热、泻火解毒为主。

1. 中医治疗

中医辨证论治

1)初感疠气证

证候:病初起,双眼同时或先后发病,碜涩灼痛,畏光流泪,球结膜下点片状出血,分泌物稀薄等眼部症状悉具,但不严重,全身症状多不明显。

治法:疏风清热。

方药:驱风散热饮子加减。可酌加金银花、黄芩、蒲公英、板蓝根等以增强清热解毒之功;若溢血严重,可加生地黄、牡丹皮、紫草以清热、凉血、退赤。

2)热毒炽盛证

证候:患眼灼热疼痛,眼睑红肿,球结膜充血明显,弥漫点片状出血,流泪,耳前淋巴结肿大;兼有头痛烦躁,或便秘溲赤;苔黄,脉数。

治法:泻火解毒。

方药:普济消毒饮加减。若眼睑红肿,球结膜充血明显,加生石膏、知母、桑白皮以清泄肺热;若球结膜出血严重,加生地黄、牡丹皮、赤芍以清热凉血;便秘可加大黄、芒硝清腑泄热。

2. 西医治疗　用药可参照腺病毒性角结膜炎。

【预防与调护】

本病的预防与调护同本节"腺病毒性角结膜炎"。

第四节　免疫性结膜炎

免疫性结膜炎(immunologic conjunctivitis)是结膜对某种致敏原的免疫反应。致敏原包括植物性、动物性、药物性、尘埃、某些化学物质及某些微生物等。速发型免疫性结膜炎是由体液免疫介导的,如枯草热性结膜炎、春季结膜炎、异位性结膜炎;迟发型免疫性结膜炎是由细胞免疫介导的,如泡性结膜炎。药物导致的结膜炎有速发和迟发两种类型。

免疫性结膜炎主要是IgE介导的Ⅰ型变态反应,此外,还有T淋巴细胞介导的Ⅳ型变态反应参与。本病通常在接触某种致敏原后6~12小时发作,48~72小时达高峰,可持续数天。组胺在整个变态反应过程中起着非常重要的作用。

一、春季结膜炎

春季结膜炎(vernal conjunctivitis)又称春季卡他性结膜炎或结角膜炎(vernal keratoconjunctivitis),是一种季节性、反复发作的免疫性结膜炎。其多在春夏发作,秋冬缓解。本病好发于儿童、少年,男性多见,常侵犯双眼,每年复发。

本病因其每年复发,故中医称之为"时复症"。该病名首载于《眼科菁华录·时复之病》。

【病因病理】

1. 西医病因病理　病因尚未明确。一般认为是对外源性过敏原的高度过敏反应。过敏原通常是花粉及各种微生物的蛋白成分、动物皮屑、羽毛、紫外线等,目前尚未能鉴定出特异性反应原。

2. 中医病因病机　多因风邪侵袭,经络受阻;或脾胃湿热内蕴,外感风邪,风湿热相搏,上壅于目;或肝血亏虚,血虚生风。

【临床表现】

症状的出现和加重与季节有关。

1. 症状　奇痒难忍,有轻微畏光、灼热、流泪及异物感,侵犯角膜时刺激症状加重。

2. 体征与临床分型　临床按病变部位可分为三型,即睑结膜型、球结膜或角膜缘型及混合型。

（1）睑结膜型：病变位于上睑结膜，一般不侵犯穹窿结膜及下睑结膜。上睑结膜有大小不等、硬韧而扁平的淡红色粗大乳头，排列如铺路石样。严重时上睑结膜有假膜形成。分泌物量少、色白、黏稠成丝状，内含大量嗜酸性粒细胞。愈后乳头完全消退，不遗留瘢痕（图10-5）。

（2）球结膜或角膜缘型：在角膜缘附近的球结膜呈黄褐色或污红色胶样增生，可扩展波及上 1/2 周或整个角膜缘（图10-6）。

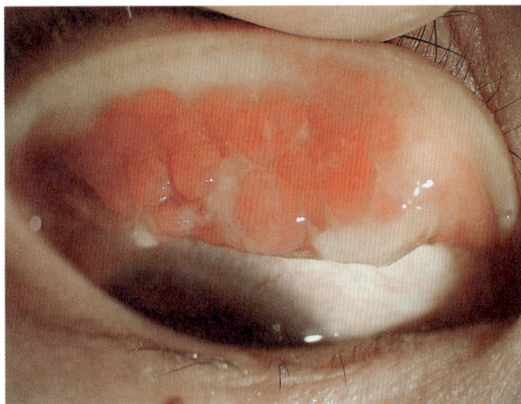

图 10-5　春季结膜炎（睑结膜型）

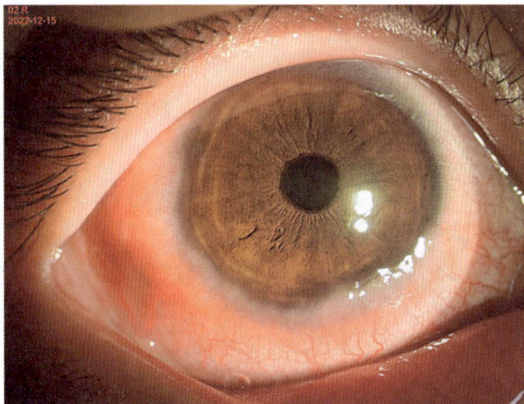

图 10-6　春季结膜炎（角膜缘型）

（3）混合型：同时兼有以上两种病变。

3. 并发症　本病临床各型均可累及角膜，常为弥漫性上皮型角膜炎，表现为角膜弥漫性上皮点状病变。偶见局部角膜炎，常为局限于上方和中央的椭圆形或三角形病灶，愈后遗留轻微的角膜瘢痕。部分患者在角膜缘病变区内出现小的灰白斑点，称为 Hornor-Trantas 结节。

【辅助检查】

1. 结膜刮片可找到较多嗜酸性粒细胞。

2. 过敏原筛选可筛选出特定过敏原。

3. 体液免疫与细胞免疫检查可见血清和泪液中 IgG 增高。

【诊断要点】

1. 男性青少年好发，季节性反复发作。

2. 典型的临床表现，如奇痒、睑结膜乳头增生呈扁平的铺路石样或角膜缘部胶样结节等。

3. 结膜分泌物中较多的嗜酸性粒细胞、血清和泪液中 IgG 增高等，可予以诊断。

【治疗】

西医治疗以对症治疗为主，包括抗组胺药物、血管收缩剂和糖皮质激素。中医治疗以疏风、清热、养血为主。本病季节性强，一般不发生合并症，有自限性，预后较好。由于患眼奇痒难忍，治疗以减轻症状为主。避开可能的过敏原，避免阳光刺激。

1. 中医治疗

（1）中医辨证论治

1）外感风热证

证候：眼部奇痒，灼热微痛，分泌物胶结如白色丝样；睑结膜遍生弥漫性滤泡，状如卵石，球结膜暗红污秽；舌红，苔薄白，脉浮数。

治法:疏风止痒。

方药:银翘散加减。若球结膜充血明显,加牡丹皮、赤芍、桑白以清热凉血退赤;痒甚者,加桑叶、菊花、刺蒺藜以增祛风止痒之功。

2)湿热熏蒸证

证候:眼部奇痒,痒涩不适,泪多畏光,分泌物胶结呈黏丝状;睑结膜弥漫性滤泡,状如卵石,球结膜污黄,或球结膜、角膜交界处呈胶样隆起;舌红,苔黄腻,脉数。

治法:清热除湿,疏风止痒。

方药:防风通圣散加减。痒甚者,加白鲜皮、地肤子、茵陈、乌梢蛇以增疏风除湿止痒之功;睑内颗粒明显及有胶样结节者,酌加郁金、川芎等以消郁除滞。

3)血虚生风证

证候:双眼痒痛较轻,干涩不适,时作时止;睑结膜滤泡颗粒大而扁平,球结膜稍污红;面色无华,或失眠多梦;舌淡,苔白,脉细或弦细。

治法:养血息风。

方药:四物汤加减。宜加僵蚕、防风、白芷、蒺藜以祛风止痒;若失眠多梦,加首乌藤、酸枣仁、合欢花、远志等以养血安神。

(2)针灸治疗:针刺取光明、承泣、外关、合谷等穴,每日1次,10日为1个疗程。

2. 西医治疗

(1)内治:采用抗组胺药物治疗,如马来酸氯苯那敏口服,病情严重者予10%葡萄糖酸钙缓慢静脉注射。

(2)局部治疗

1)血管收缩剂、抗组胺药物及细胞膜稳定剂:具体情况如下:①血管收缩剂:如0.1%肾上腺素溶液、复方萘甲唑啉等滴眼液滴眼,若长期使用易引起干眼。②抗组胺药物:如特非那定、依美斯汀滴眼,症状减轻后停药。③细胞膜稳定剂:如2%~4%色苷酸钠、洛度沙胺滴眼液滴眼,对消除瘙痒、流泪、畏光症状有明显疗效。以上药物联合应用,可改善症状。

2)糖皮质激素及非甾体抗炎药:在症状加重时,可使用糖皮质激素滴眼液或眼膏,但长期用药会引起激素性青光眼、白内障、眼表感染等。非甾体抗炎滴眼液也可减轻症状,且副作用较小,如吲哚美辛眼液、双氯芬酸钠滴眼液等,症状减轻停药,连续应用不超过7~10天。

3)免疫抑制剂:对屡发不愈的病例,可用环孢素滴眼液、他克莫司滴眼液等,有较好效果。

【预防与调护】

1. 避开可能的过敏原,避免阳光刺激。

2. 条件允许时迁至空调房或寒冷地区。

3. 避免进食辛辣厚味之品。

4. 嘱患者不要揉眼,避免引起角膜上皮损害及导致肥大细胞降解而加重症状。

二、过敏性结膜炎

过敏性结膜炎(allergic conjunctivitis)是由接触药物或其他抗原过敏而引起的结膜炎。本病分为迟发型和速发型两种,属中医学"目痒症"范畴。

【病因病理】

1. 西医病因病理

(1)速发型过敏性结膜炎:过敏原有花粉、角膜接触镜、清洗液等。

（2）迟发型过敏性结膜炎:过敏原有药物,如阿托品、新霉素、广谱抗生素、毛果芸香碱等,也有因使用化妆品、染发剂等引起迟发型结膜变态反应者。

2. 中医病因病机　多因先天禀赋不足,或后天脏腑失调,复感外邪,风热上壅于目所致。

【临床表现】

速发型过敏性结膜炎发病急剧。

1. 症状　双眼极度瘙痒,并有畏光、烧灼感等刺激症状。

2. 体征　速发型过敏性结膜炎眼睑皮肤红肿,并有小丘疹、渗出和睑缘炎等。睑球结膜充血,球结膜乳头增生、滤泡形成,以下睑为重,有少量浆液和黏液性分泌物。角膜炎不常见,极个别严重病例可出现角膜实质性损害及虹膜炎。

停用致敏药物后,症状和体征可自行消失,不留瘢痕,若再次用药可复发。

【辅助检查】

结膜囊分泌物涂片可见嗜酸性粒细胞增多。

【诊断要点】

1. 有药物或其他过敏原接触史。

2. 双眼瘙痒,畏光、烧灼感;眼睑皮肤红肿,睑球结膜充血。

3. 脱离过敏原后,炎症迅速消退。

4. 结膜囊分泌物涂片可见变性的上皮细胞及嗜酸性粒细胞增多。

【治疗】

中医治疗以疏风、清热、止痒为主。西医治疗以去除过敏原、停用致敏药物、局部短期应用糖皮质激素为主。

1. 中医治疗

（1）中医辨证论治

1）风热外袭证

证候:眼部奇痒难耐,灼热畏光,分泌物少,黏稠如丝,睑结膜充血、水肿,或破溃流水,球结膜充血,睑结膜可有乳头、滤泡;舌红,苔黄,脉数。

治法:清热疏风止痒。

方药:羌活胜风汤加减。若眼睑皮肤湿烂、痒甚者,加白鲜皮、地肤子、茵陈、乌梢蛇以增疏风除湿止痒之功;球结膜充血明显者,加桑白皮、连翘、牡丹皮等以清热泻肺,凉血退赤。

2）湿热夹风证

证候:患眼奇痒难忍,风吹日晒、揉拭眼部后加剧,泪多眵稠呈黏丝状,睑结膜遍生颗粒,状如小卵石排列,结膜污黄,角、结膜交界处呈胶样结节隆起;舌质红,苔黄腻,脉数。

治法:清热除湿,祛风止痒。

方药:除湿汤加减。常于方中加白鲜皮、地肤子、茵陈以增强除湿止痒之力;睑结膜遍生状如小卵石样颗粒及有胶样结节隆起者,可加郁金、川芎以消郁滞。

3）血虚生风证

证候:眼痒势轻,时作时止,球结膜稍充血;面色少华或萎黄;舌淡脉细。

治法:养血息风。

方药:四物汤加减。若面色少华或萎黄重者,可加黄芪、党参、茯苓、白术等益气养血健脾。

（2）局部中药洗眼或湿敷:可用艾叶、苦参、蛇床子、地肤子各15g,煎水,过滤澄清,做湿冷敷或加冷开水至1 000ml洗眼。

2. 西医治疗　本病的西医治疗可参照本节"春季结膜炎的治疗"。

【预防与调护】

避免接触过敏原,立刻停用致敏药物。

第五节 翼 状 胬 肉

翼状胬肉(pterygium)是睑裂部肥厚的结膜及结膜下的纤维血管组织,呈三角形向角膜表面攀爬的慢性进行性眼病,状似昆虫的翅膀而得名。中老年人多发,尤其是长期从事户外工作者多发。单眼或双眼发病。本病分为静止期和进行期。

中医称此病为"胬肉攀睛",该病名首载于《银海精微》。若本病处于静止期,胬肉薄而泛白,不易发展者,在《中国医学大辞典》中载为"内泛"。

【病因病理】

1. 西医病因病理 病因不清,越靠近赤道地区,此病的发病率越高,而且长期户外工作的人群发病率也偏高。故可能与紫外线照射、风沙烟尘刺激有关,还可能与营养缺乏、眼干燥、过敏等因素有关。

2. 中医病因病机 本病是内外因共同作用的结果。外因为长期风沙阳光刺激,或风热外袭。内因有虚有实:饮食不节,恣嗜肥甘厚腻、五辛酒浆,脾胃湿热蕴积,壅滞目眦,或情志过急,气郁化火,上犯于目;或劳欲过度,真阴暗耗,水不制火,虚火上炎。以上各种因素皆可导致脉络瘀滞,胬肉攀睛。

【临床表现】

本病按病变进展情况分为静止期和进行期。可单眼或双眼同时发病。可见于鼻侧或颞侧,或双侧同时发病,但以鼻侧多见。初起多无明显自觉症状,内眦部结膜充血,有胬肉自眦部向角膜生长,角膜缘发生灰白色混浊,结膜形成充血肥厚的三角形组织,尖端向角膜攀爬。胬肉分头部、颈部、体部,尖端为头部,球结膜宽大部分为体部,两者之间为颈部(图10-7)。

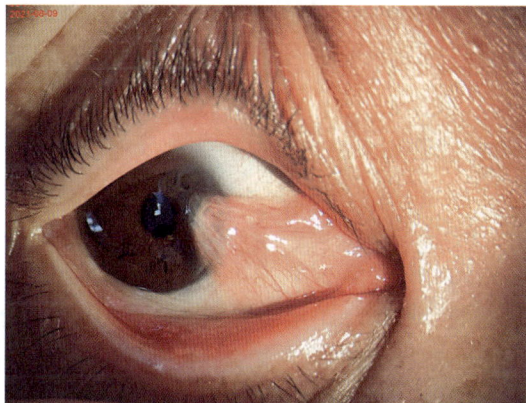

图 10-7 翼状胬肉

1. 静止期 无明显自觉症状。检查可见胬肉头部扁平,境界清晰,体部不充血或轻度充血,表面光滑呈薄膜状。

2. 进行期 眼痒涩有异物感。检查可见胬肉头部稍隆起,侵犯角膜前弹力层及基质浅层,体部肥厚,表面不平,胬肉组织充血明显。

若胬肉已爬至瞳孔缘,可引起视力下降,或发生逆规性散光。严重者或术后复发病例,可有不同程度的眼球运动受限。

【诊断与鉴别诊断】

1. 诊断要点 睑裂部有呈翼状的三角形纤维血管膜向角膜攀爬,根据此明显体征即可诊断。

2. 鉴别诊断

(1)假性翼状胬肉:有角膜溃疡、化学性烧伤病史或其他外伤史,与附近结膜组织粘连,可发生于眼球表面的任何部位。

(2)睑裂斑:通常呈黄色,不充血,基底朝向角膜缘,无向角膜攀爬趋势。

【治疗】

若胬肉较小,以局部用药和全身用药为主;若胬肉发展较快,有影响视力的趋势时,宜手术治疗。

1. 中医治疗

(1) 中医辨证论治

1) 心肺风热证

证候:沙涩感、异物感明显,畏光流泪,胬肉向角膜攀爬,体部肥厚,充血明显;舌红,苔黄,脉数。

治法:祛风清热,退翳明目。

方药:栀子胜奇散加减。充血明显者,加赤芍、牡丹皮、郁金以退赤散瘀;便秘者,去羌活、荆芥,酌加大黄以通腑泄热。

2) 脾胃实热证

证候:患眼痒涩不舒,分泌物多而黏结,胬肉头尖高起,体厚而大,赤瘀如肉,生长迅速;口渴喜饮,便秘溲赤;舌红,苔黄,脉洪数。

治法:泄热通腑。

方药:泻脾除热饮加减。体不虚者,去黄芪,加夏枯草、连翘以加强泻火散结之作用;无便秘者,去大黄、芒硝;充血重者,酌加紫草、生地黄、赤芍、牡丹皮等以清热凉血退赤。

3) 心火上炎证

证候:患眼痒涩刺痛,胬肉肥厚,结膜局限性充血,眦头尤甚;口舌生疮,心烦多梦,小便短赤;舌尖红,脉数。

治法:清心泻火。

方药:导赤散合泻心汤加减。小便短赤甚者,酌加泽泻以清热导赤;目眦疼痛,胬肉色暗红者,酌加赤芍、川芎、延胡索以凉血通络止痛。

4) 阴虚火旺证

证候:患眼痒涩间作,胬肉淡红,时轻时重;五心烦热,口渴不欲饮;舌红少苔,脉细数。

治法:滋阴降火。

方药:知柏地黄汤加减。失眠心烦重者,酌加五味子、麦冬、酸枣仁、首乌藤等以滋阴安神除烦。

(2) 针灸治疗:胬肉有发展趋势者,选用太阳、睛明、丝空竹、四白,配合风池、足三里、少商等穴针刺,每日 1 次,7 日为 1 个疗程。

2. 西医治疗

(1) 局部治疗:胬肉小但处于进行期时,用糖皮质激素类或非甾体抗炎滴眼液,如0.5%醋酸可的松滴眼液或 0.025% 地塞米松滴眼液,或吲哚美辛滴眼液,或双氯芬酸钠滴眼液,每日 2~3 次滴眼;同时给予抗生素滴眼液滴眼,以预防继发感染。

(2) 手术治疗

1) 适应证:胬肉已爬过角膜缘 2~3mm,且发展较快;或翼状胬肉反复充血,进行性加重;或翼状胬肉影响美观,患者要求手术。

2) 手术方法:手术应在显微镜下进行,现在常用术式有胬肉切除术、胬肉切除联合游离结膜瓣移植术、胬肉切除联合结膜瓣转位术、胬肉切除联合羊膜移植术、胬肉切除联合角膜缘干细胞移植术等。

3) 注意事项:胬肉术后较易复发,术中、术后抗增生药物的应用可减少复发。术中用蘸有 0.2mg/ml 的丝裂霉素 C 液的棉片放在结膜瓣下 3 分钟,然后用 20ml 生理盐水冲洗;术后可用糖皮质激素和抗生素混合滴眼液(如妥布霉素地塞米松滴眼液等)滴眼,每日3次;或用吲哚美辛滴眼液、双氯芬酸钠滴眼液,配合抗生素滴眼液,每日3次滴眼;术后5~7日可用0.2mg/ml的丝裂霉素C滴眼液,每日2次滴眼,可连续2周;或用0.05%噻替哌滴眼液,每日4次滴眼,可连续4~6周。

【预防与调护】
1. 避免紫外线与强光刺激,戒烟限酒,避免过食刺激性食物。
2. 对胬肉术后复发的患者,不宜立即进行手术,应在病情稳定6个月以后再考虑手术。

第六节 结膜变性疾病

一、睑裂斑

睑裂斑(pinguecula)又称睑裂黄斑(图10-8),是由于结膜长期暴露在紫外线、烟尘、风尘等环境中而引起的球结膜变性斑。一般无明显自觉症状。在睑裂部角膜缘外侧,出现三角形黄白色略隆起的斑块。通常先发生在鼻侧,然后才在颞侧出现。开始时为灰色,逐渐变成黄白色,三角形斑块基底朝向角膜缘,宽度为2~3mm。多见于成人及长期户外劳动者。一般不需治疗。斑体较大、影响美观者,可考虑手术切除。

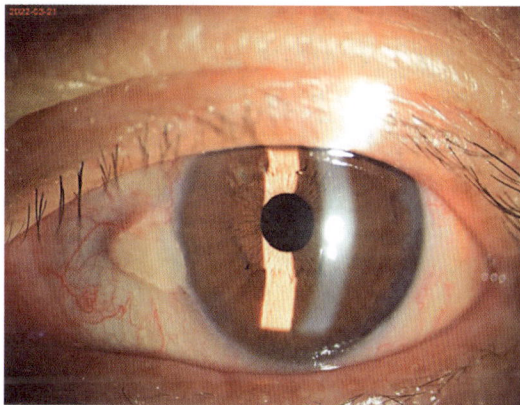

图10-8 睑裂斑

二、结膜结石

结膜结石(conjunctival concretion)是指在睑结膜表面出现的黄白色凝集物。常见于老年人、沙眼或慢性结膜炎患者。组织病理检查显示结膜结石由上皮细胞堆积和变性白细胞凝固而成,极少发生钙化,为上皮包裹性囊肿,而非真正的结石。一般无症状。当结石突出于结膜表面,可有异物感,甚至引起角膜损伤而出现刺激症状。检查可见睑结膜表面黄白色凝结物,严重者可多达几十个,或包含于结膜内,或突出于结膜表面(图10-9)。

《龙树菩萨眼论》所载的"栗子疾",《目科捷径》所载的"目中结骨"类似本病。《中医眼科学》将此病命名为"睑内结石"。中医学认为本病是由风邪客于脾经,上壅眼睑,郁久化热,津液受灼,瘀阻睑内所致。

中医多辨为脾经风热证,治疗以清热散结为主,用内疏黄连汤加减。局部一般不需治疗。当结石高出结膜有异物

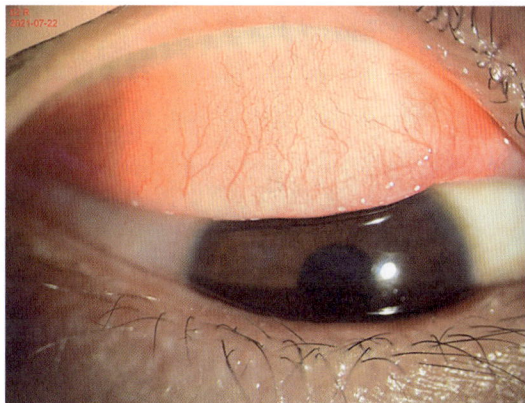

图10-9 结膜结石

感时,可在表面麻醉下用尖刀或注射针头剔除,术后用抗生素滴眼液滴眼。本病多在沙眼、慢性结膜炎的基础上发生,故需及时治疗原发病。

第七节　其他常见结膜疾病

球结膜下出血

球结膜下出血(subconjunctival hemorrhage)常由球结膜下血管破裂,血管壁渗透性增加所引起。一般单眼发病,可发生于任何年龄。

《证治准绳·七窍门》称此病为"色似胭脂症",《审视瑶函·色似胭脂症》对此病有症状及方药的论述,《中医眼科学》将此病命名为"白睛溢血"。

【病因病理】

1. 西医病因病理　常无明确病因,为自发性出血。与出血有关的原因常有外伤、腹内压升高(如剧烈咳嗽)、高血压、结膜炎症、动脉硬化、出血性疾病等。

2. 中医病因病机　热客肺经,肺气不降,迫血妄行;或年老精亏,或素体阴虚,虚火上炎,灼伤络脉,血溢络外;或剧烈咳嗽、呕吐导致气逆上冲;或酗酒过度而湿热上熏,以及妇女逆经、眼外伤等。以上因素均可导致血不循经、目络破损而血溢络外。

【临床表现】

结膜下出血,自觉症状常不明显。由于球结膜下组织疏松,出血常常积聚成片状,局部或弥漫整个睑裂部。出血初期呈鲜红色,以后逐渐变成棕黄色。出血一般在7~12天自行吸收(图10-10)。

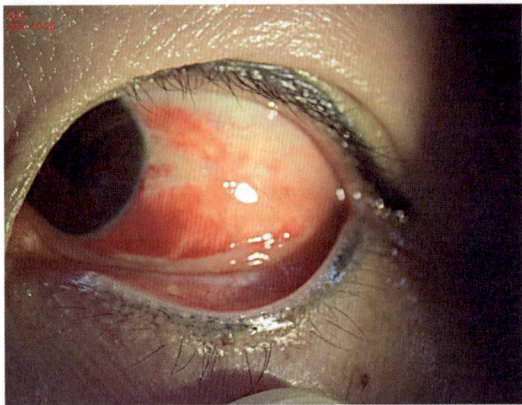

图10-10　球结膜下出血

【治疗】

西医治疗主要治疗原发病;中医以清肺散血、滋阴降火为原则。

1. 中医治疗

中医辨证论治

1)热客肺经证

证候:球结膜下出血,血色鲜红;可兼咳嗽气逆,咳痰色黄而稠,咽干口渴等;舌红,苔黄少津,脉数。

治法:清肺散血。

方药:退赤散加减。若出血量多,可加赤芍以助凉血活血散瘀之功;若失眠多梦明显,可加酸枣仁、五味子以养心安神。

2)阴虚火旺证

证候:白睛溢血,血色鲜红,反复发作;或见头晕耳鸣,颧红口干,心烦少寐;舌红少苔,脉细数。

治法:滋阴降火。

方药:知柏地黄丸加减。若夜梦多者,加酸枣仁、五味子以养心安神;若出血量多者,加丹参、赤芍以活血化瘀。

2. 西医治疗　主要针对病因治疗,由外伤引起的,如有结膜撕裂,需缝合;如为病毒感染结膜所引起,给予抗病毒治疗,用阿昔洛韦口服或静脉给药;高血压、动脉硬化引起的结膜下出血,给予降血压、抗动脉硬化治疗;若为凝血功能障碍,如血液病等引起的结膜下出血,给予止血剂加支持疗法。

【预防与调护】

少食辛辣肥甘食物;劳逸结合,以达阴平阳秘、气血调和;避免眼外伤,避免用力过猛。

评述

结膜病是眼科最常见的疾病之一,其中结膜炎症是结膜病中最常见的。结膜病一般不影响视力,但临床中常因失治误治,导致各种并发症而影响视力。结膜病治疗中存在下列一些问题:①抗生素滴眼液不合理使用。临床中结膜炎症是结膜类疾病中主要的病种,其中感染类炎症占据结膜炎症的大多数,导致临床中抗生素的滥用,破坏结膜囊正常的菌群,导致药物耐药性。②糖皮质激素滴眼液的不合理使用。免疫性结膜炎在临床中较为常见,且病情易反复,常出现糖皮质激素的不合理使用导致相应的副作用,如激素性青光眼、角膜溃疡、并发性白内障。③滴眼液的不合理使用。由于滴眼液的不合理使用,造成眼表的损伤及泪膜稳定性下降,药物相关性干眼已成为眼科临床的一个常见问题。因此各类结膜病的治疗,一定要遵循合理诊断、合理用药的原则,避免经验性用药,减少因用药的不合理带来的新的问题。

(王利民)

扫一扫,
测一测

复习思考题

1. 试述细菌性结膜炎的诊断要点。
2. 简述细菌性结膜炎的中医辨证论治。
3. 简述流行性出血性结膜炎的病因病机、临床表现。
4. 简述春季结膜炎的诊断要点和治疗原则。
5. 如何鉴别翼状胬肉与睑裂斑?

第十一章

角 膜 病

学习目标

1. 掌握单纯疱疹病毒性角膜炎、细菌性角膜溃疡、真菌性角膜溃疡的病因病理、临床表现、诊断及治疗。

2. 熟悉角膜的解剖与生理，角膜病的发病特点，中西医结合治疗角膜病的特色与优势。

3. 熟悉角膜基质炎、蚕蚀性角膜溃疡等其他角膜炎的病因病理、临床表现、诊断及治疗。

4. 了解角膜变性、角膜营养不良和角膜瘢痕等的临床表现及治疗。

角膜（cornea）位于眼球前部，和巩膜一起构成眼球最外层的纤维膜，是眼球重要的屈光间质之一。组织学上角膜从前到后可分为上皮层、前弹力层、基质层、后弹力层和内皮层共 5 层结构。上皮层表面有稀薄的泪膜，能消除上皮前表面微小不规则，可形成良好的光学面。角膜是无血管的组织，组成简单但排列却非常规则，从而保证其良好的透光性和屈光性。

上皮层分为细胞层和基底膜，上皮层损伤后可由基底层角膜缘干细胞扩增移行再生，不留瘢痕。角膜前弹力层位于基质层的前面，是上皮细胞基底膜附着的基础，其胶原纤维源于胚胎时期的角膜上皮，损伤后不能再生；前弹力层对机械性损伤的抵抗力较强，对化学性损害的抵抗力较弱。角膜基质层约占角膜厚度的 90%，主要由胶原纤维构成，包括 I 型胶原，也有 III、V 型，胶原纤维有规律地与角膜表面平行排列，形成角膜透明性，基质层损伤后由瘢痕组织修复使角膜失去透明性。角膜后弹力层位于基质层后面，由角膜内皮细胞分离而来，损伤后可以再生。内皮层为单层内皮细胞，一般认为人类角膜内皮细胞出生后不能再生，内皮细胞受损后，由邻近内皮细胞的扩展及移行来填补，当内皮细胞损失超过一定限度，会使角膜失代偿，出现角膜水肿而视力减退甚至失明。

角膜没有血管，免疫学上处于相对的"赦免状态"，角膜移植成功率非常高。角膜周边部和中央部在免疫上有差异，角膜中央区多发感染性角膜病，而角膜缘易发免疫性角膜病。角膜分布大量的神经末梢，角膜的炎症大多伴有畏光、流泪、眼睑痉挛等症状，但单纯疱疹病毒性角膜炎可使角膜知觉减退。

角膜对应中医学中的黑睛，在不同的医籍中黑睛又称为黑眼、黑仁、黑珠、乌睛、乌珠、青睛、神珠等。黑睛疾病的特点，一是发病率高，二是恢复慢，三是自觉症状明显。黑睛疾病的致病因素，以外感六淫为多见，六淫之中，以风热为多。黑睛疾病的局部表现主要是翳障。黑睛疾病初起，黑睛出现星点翳障，病位表浅，若能及时治疗，多可痊愈，不留瘢痕翳障。若治疗不及时，或正虚邪盛，则病情继续发展，翳障扩大再生，即便愈后也遗留较厚的瘢痕翳障。黑睛在五轮中属风轮，内应于肝，肝胆相表里，故黑睛疾病与肝胆功能失常关系密切，辨证也常从肝胆病机着手。

角膜病主要有炎症、外伤、先天性异常、变性和营养不良、肿瘤等。其中感染性角膜炎症占大多数。角膜病是中国主要致盲眼病之一,全面加强角膜病的防治研究是防盲工作的重点。积极采用中西医结合方法开展角膜病的防治,对防盲治盲工作有重要意义。

第一节　角　膜　炎　症

角膜炎(keratitis)是各种致病因素侵袭角膜组织导致的炎症病变的总称,在角膜病中占有重要的地位。

【病因】

角膜炎的病因主要有以下三类:

1. 感染性　感染性角膜炎在中国仍然是常见的致盲眼病,发病率高、致盲率高,严重者还可导致角膜穿孔和眼球萎缩。感染性角膜炎的病原体包括细菌、真菌、病毒、衣原体、棘阿米巴以及结核分枝杆菌和梅毒螺旋体等。细菌性角膜炎的主要致病菌以表皮葡萄球菌为首位,真菌性角膜感染在中国有逐年上升的趋势,目前真菌性角膜感染以镰刀菌居多,其次为曲霉菌。单纯疱疹病毒性角膜炎是最主要、最常见的病毒性角膜炎,其发病率高、复发率高,反复发作后可致盲。

2. 内源性　一些全身性疾病可波及角膜,如维生素 A 缺乏引起角膜软化或者干燥;一些自身免疫性疾病(如类风湿关节炎等)也可导致角膜炎症改变。

3. 局部蔓延　角膜可被邻近组织的炎症(如结膜炎、巩膜炎、虹膜睫状体炎等)所波及。

【角膜炎的病理】

角膜炎的病因虽然不同,但其病理通常具有共性。一般分为浸润期、溃疡形成期、溃疡消退期和愈合期四个阶段(图 11-1)。第一阶段为浸润期。致病因子侵入角膜后,首先引起角膜缘血管网充血,炎性渗出物及炎症细胞随即进入角膜病变区,产生的酶和毒素扩散,形成局限性灰白色混浊病灶,称角膜浸润。患眼有明显的刺激症状,治疗后角膜浸润可以吸收,角膜可恢复透明。第二阶段为溃疡形成期。坏死的角膜上皮和组织脱落形成角膜溃疡。病灶区角膜水肿,溃疡进一步向深层侵袭,致使角膜基质进行性溶解变薄,暴露有一定韧性的后弹力层,在眼压作用下,后弹力层向前膨出呈透明水珠状。继续发展则发生角膜穿孔,如破口位于角膜中央,可形成角膜瘘,偏中央可产生虹膜嵌顿。角膜穿孔后极易发生眼内感染,导致全眼球萎缩而失明。第三阶段为溃疡消退期。经有效药物治疗以及患者自身免疫

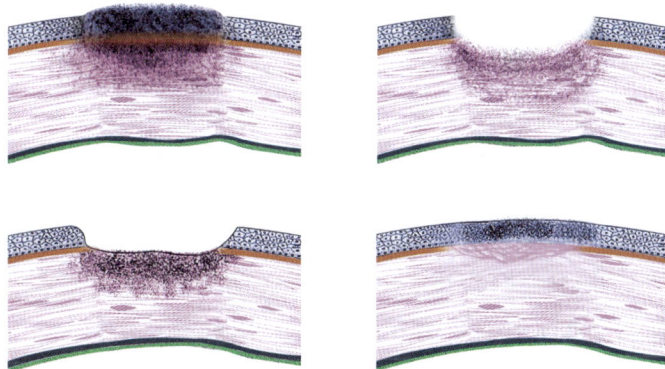

图 11-1　角膜炎四个病理阶段

力的提高,角膜炎症得到控制,溃疡部位逐渐被瘢痕组织或新生血管所充填。第四阶段为愈合期。角膜炎症得到控制,浸润逐渐吸收,溃疡部位由瘢痕组织修复,溃疡区上皮再生。溃疡面愈合后,根据溃疡深浅程度的不同,而遗留厚薄不等的瘢痕。若浅层瘢痕性混浊薄如云雾,通过混浊部分仍能看清虹膜纹理者称角膜云翳。混浊较厚略呈白色,但仍可窥见虹膜者称角膜斑翳。角膜混浊如白瓷,不能透见虹膜者称角膜白斑。如果角膜瘢痕组织中有虹膜组织嵌顿,便形成粘连性角膜白斑,如粘连虹膜广泛,房水流出受阻,则可引起继发性青光眼。在高眼压作用下,混杂在角膜瘢痕组织中的虹膜一同膨出形成黑色隆起,成为角膜葡萄肿。

【临床表现】

角膜炎最常见的症状为眼痛、畏光、流泪、眼睑痉挛和视物模糊,典型体征为睫状充血、角膜浸润和角膜溃疡。最基本和最常用的检查为裂隙灯联合荧光素染色。角膜炎发病原因不一,局部临床、角膜局限性的脓肿性病灶多提示革兰氏阳性菌感染;角膜炎进展迅速,角膜基质液化性溶解坏死多提示革兰氏阴性菌感染。真菌性角膜炎通常是羽毛状或牙膏状角膜浸润,伴有卫星病灶或伪足。

【治疗】

角膜炎的治疗原则为去除病因,积极控制感染,减轻炎症反应,促进溃疡愈合,减少瘢痕形成。治疗时应针对不同病原体选用相应抗感染药物,细菌性角膜炎应选用敏感的抗生素治疗。选用抗生素的原则,其一根据疾病临床表现及医生临床经验,其二最好根据实验室检查结果明确病原菌,选用敏感抗生素治疗。真菌性角膜炎局部使用抗真菌药物,病情严重者配合全身用药,但目前缺乏高效、低毒、广谱抗真菌药物。单纯疱疹病毒性角膜炎可使用高选择性抗疱疹病毒药物治疗,联合应用干扰素可提高疗效,目前防止复发是本病治疗的重点。

糖皮质激素的应用应严格掌握适应证,细菌性角膜炎急性期一般不宜使用糖皮质激素,慢性期病灶愈合后可酌情使用。真菌性角膜炎禁用糖皮质激素。对单纯疱疹病毒性角膜炎,非溃疡型的角膜基质炎才能使用。

角膜溃疡正确使用局部烧灼,有利于去除病灶。

中医将本病归属于“聚星障”“凝脂翳”“湿翳”等范畴,治疗上早期多以祛风清热为主,中期常用清肝泻火、通腑泄热、清热利湿为法,后期常用退翳明目之法。

角膜炎是中国主要致盲眼病之一,中西医结合在角膜炎防治方面积累了丰富经验,对防盲治盲工作有重要意义。

一、细菌性角膜炎

细菌性角膜炎(bacterial keratitis)是由细菌感染引起的化脓性角膜炎症,可导致角膜上皮脱落和基质的坏死,又称为细菌性角膜溃疡(bacterial corneal ulcer)。本病起病急,变化多,病情多较危重,如果得不到有效的治疗,易发生角膜溃疡穿孔、虹膜嵌顿、眼内炎、眼球萎缩等。即使病情控制良好,也可残留轻重不等、范围不一的角膜瘢痕、角膜新生血管、角膜葡萄肿等后遗症,严重影响视力,甚至失明。

本病与中医学“凝脂翳”相似,该病是指角膜溃疡面覆盖的坏死物状如凝脂,病名首见于《证治准绳·杂病·七窍门》,而《审视瑶函·凝脂翳症》对其临床症状和预后有较详细的描述,并以清肝泻火的四顺清凉饮子作为治疗的主方,后世医家应用至今。《目经大成》记载了本病后弹力膜突出、极易破溃这一临床特征。本病并发前房积脓则称“黄液上冲”(《目经大成》),引起角膜溃破则名为“黑翳如珠”或“蟹睛”(《证治准绳》)。

【病因病理】

1. 西医病因病理　细菌性角膜炎的致病菌很多,最主要的有四类,即葡萄球菌科、链球菌科、假单胞菌科、肠杆菌科。大部分细菌性角膜炎由这四类细菌引起,多为角膜外伤后感染或角膜异物伤后感染所致。某些局部、全身因素及用药史(如泪囊炎、干眼、接触镜、全身长期使用免疫抑制剂等)也是细菌性角膜炎发病的诱因。随着抗生素及激素的滥用,一些机会致病菌引起的感染也日渐增多。细菌进入眼部后,所产生的黏附因子与宿主细胞表面的糖类、蛋白质结合,扰乱白细胞的移动,激活纤维蛋白溶酶,诱导细胞因子的产生,引起毒素和酶的扩散,破坏角膜的完整性,形成溃疡。在人体的自然免疫和特异性免疫联合抗生素等药物作用下,阻止细菌的繁殖和基质胶原的破坏,溃疡区逐渐由瘢痕组织充填。

2. 中医病因病机　黑睛外伤,风热邪毒乘隙入目,素有漏睛者,更易发病;风热外邪入里化热,或素有肝胆火热,上炎于目,灼伤黑睛;久病耗气伤阴,正虚邪留,黑睛溃陷,久不愈合。

【临床表现】

1. 症状　一般起病急骤,常有角膜外伤史,多在角膜外伤后 24~48 小时发病。新生儿淋球菌感染多有经产道分娩史。症状明显,自觉眼痛、畏光、流泪、视物模糊、眼睑痉挛等,伴较多脓性分泌物。偶尔出现全身症状,如头痛、畏寒、发热等。淋球菌和铜绿假单胞菌所致角膜溃疡发病更快,症状更为明显。

2. 体征　眼睑、球结膜水肿,睫状充血或混合充血,病变早期角膜上出现边界清楚的上皮溃疡,溃疡下出现边界模糊、致密的浸润灶,周围组织水肿;浸润灶迅速扩大,形成溃疡,多伴脓性分泌物。

(1) 革兰氏阳性球菌角膜感染:常表现为圆形或椭圆形局灶性脓肿病灶,伴有边界清楚的灰白色基质浸润和病灶周围上皮水肿。葡萄球菌引起者可导致严重的基质脓肿和角膜穿孔。肺炎球菌引起者病灶表现为椭圆形、带匍行性边缘的中央基质溃疡,后弹力膜有放射性皱褶,常伴前房积脓。

(2) 革兰氏阴性菌角膜感染:典型的表现为快速发展的角膜液化性坏死,如铜绿假单胞菌所致的角膜溃疡,伤后数小时或 1~2 天发病,患者有剧烈眼痛,畏光流泪,眼睑红肿,球结膜混合充血水肿。

3. 并发症和后遗症　可发生虹膜睫状体炎、前房积脓、虹膜嵌顿、角膜白斑、角膜葡萄肿、粘连性角膜白斑、眼内炎、眼球萎缩等。

【辅助检查】

1. 组织涂片　从浸润灶刮取坏死组织,涂片染色查找细菌,结合临床特征大体能做出初步诊断。

2. 细菌培养加药物敏感试验　能确定病原菌及敏感药物。

3. 组织活检用　2mm 显微环钻,采集活动性溃疡边缘,标本分别送微生物和病理检查,能提高诊断阳性率。

4. 角膜共焦显微镜检查　为一种无创性检查方法,适用于早期病因诊断,并能评估治疗是否有效。

【诊断要点】

1. 角膜外伤或角膜异物剔除史,发病急,症状明显,自觉眼痛、畏光、流泪、视物模糊、眼睑痉挛等。

2. 结膜水肿、充血,角膜浸润灶及溃疡,多伴脓性分泌物。

3. 实验室检查有助于明确病原菌及敏感药物。

细菌性角膜炎

【治疗】

细菌性角膜炎对眼组织危害大,早期有效治疗至关重要。初诊的细菌性角膜炎应根据临床表现、溃疡形态给予广谱抗生素治疗,然后再根据细菌培养和药物敏感试验等实验室检查结果,及时调整使用敏感抗生素。病情控制后,局部维持用药一段时间,防止复发,特别是铜绿假单胞菌性角膜溃疡。中药的作用在于祛风清热、解毒退翳,调整全身功能状态。中西医结合治疗,可积极控制感染,促进溃疡愈合,减少瘢痕形成。

1. 中医治疗

(1) 中医辨证论治

1) 风热壅盛证

证候:病变早期,畏光流泪,视物模糊不清,角膜生翳,如覆薄脂,边缘不清;头目疼痛;舌质红,苔薄黄,脉浮数。

治法:祛风清热。

方药:新制柴连汤加减。若见混合充血,分泌物多,色黄黏稠,加金银花、蒲公英以增强清热解毒之功。

2) 肝胆火炽证

证候:病变中期,畏光流泪明显,热泪如汤,视物模糊,角膜生翳如凝脂,边缘不清,结膜混合充血,虹膜肿胀,可伴前房积脓;头目疼痛,口苦咽干,小便黄赤;舌质红,苔黄,脉弦数。

治法:清肝泻火。

方药:龙胆泻肝汤加减。若见前房积脓、大便干结者,加生石膏、知母、大黄以泻火通腑。

3) 热盛腑实证

证候:病变中期,角膜翳脂深大,边缘不清,色带黄绿,前房积脓量多,眼睑红肿,结膜混合充血,虹膜肿胀;头目剧痛,畏光流泪明显,口苦咽干,便秘溲赤;舌质红,苔黄,脉数有力。

治法:清热解毒,泻火通腑。

方药:四顺清凉饮子加减。若见前房积脓,遮满瞳孔,口干便燥者,加天花粉、生石膏、芒硝以增清热生津、泻火通腑之功。眼部红肿疼痛严重者,可加水牛角、牡丹皮、乳香、没药等以凉血化瘀;分泌物呈黄绿色,邪毒炽盛者,再加金银花、蒲公英、败酱草、菊花、千里光等清热解毒之品。

4) 气阴两虚证

证候:病变后期,角膜翳陷久未愈合,轻微睫状充血,眼内干涩;体倦便溏,或口燥咽干;舌淡红,脉细。

治法:偏阴虚者,滋阴退翳;偏气虚者,益气退翳。

方药:偏阴虚者用滋阴退翳汤加减;偏于气虚者用托里消毒散加减。宜加木贼、蝉蜕以祛风退翳。

(2) 针灸治疗:取睛明、承泣、丝竹空、攒竹、翳明、合谷、肝俞、阳白等穴。每次局部取1~2穴,远端1~2穴,交替使用,根据病情虚实而定补泻手法。

(3) 其他治疗

1) 中成药:鱼腥草注射液,适用于风热壅盛证、肝胆火炽证、热盛腑实证;清开灵注射液,适用于肝胆火炽证、热盛腑实证。

2) 中药熏洗:用金银花、野菊花、板蓝根、千里光、蔓荆子等水煎后,熏洗患眼。

2. 西医治疗

(1) 内治:抗生素全身治疗。用药途径主要为静脉滴注或肌内注射。适应证:可能眼内或全身播散的严重角膜炎,角巩膜穿通伤病史或穿孔的角膜炎,毒力极强的细菌(如淋球菌、铜绿假单胞菌等)感染导致的角膜炎,炎症波及角膜缘或巩膜。临床选药原则:病原体未明的革兰氏阳性菌感染首选头孢菌素;革兰氏阴性菌角膜炎首选氨基糖苷类;氟喹诺酮类对革兰氏阴性菌和许多革兰氏阳性菌都有抗菌作用,尤其对耐药葡萄球菌也有作用;链球菌属、淋球菌属引起的角膜炎首选青霉素,对于耐药的淋球菌感染可使用头孢曲松;万古霉素对革兰氏阳性球菌有良好的杀灭作用,尤其对耐药的表皮葡萄球菌和金黄色葡萄球菌(如耐甲氧西林的菌株)有较高的敏感性。如角膜溃疡有穿孔趋势,应降低眼压。

(2)局部治疗

1)局部抗生素类药物:包括滴眼液、眼膏、凝胶剂和缓释剂等。应用局部抗生素类药物是治疗细菌性角膜炎最有效的途径。急性期用高浓度抗生素滴眼液频繁滴眼,每15~30分钟滴眼1次;眼膏和凝胶剂可增加药物在眼表停留的时间,特别适合夜晚及儿童使用。

2)球结膜下注射:可提高角膜和前房的药物浓度,适用于病情严重或不适合滴眼的患者使用,每日或隔日1次。

3)散瞳:并发虹膜睫状体炎者应散瞳,可以减轻疼痛、缓解睫状肌痉挛和防止虹膜后粘连。

4)胶原酶抑制剂:5%依地酸钠、乙酰半胱氨酸滴眼液,可阻止角膜组织破坏,抑制溃疡发展。

5)非甾体抗炎药:双氯芬酸钠滴眼液、普拉洛芬滴眼液等,可镇痛及抑制虹膜炎症。

6)降低眼压:当溃疡较深,角膜将要穿孔时,可口服或局部使用降眼压药降低眼压。

7)亲水性软性接触镜:可帮助上皮愈合,延长药物在眼表的停留时间,防止和治疗小的角膜穿孔。

(3)手术治疗

1)局部清创:角膜溃疡明显者,应用20%硫酸锌或5%碘酊烧灼溃疡面,但应注意烧灼深度和范围,防止造成进一步损伤。

2)结膜瓣遮盖术:适用于濒于穿孔的溃疡,特别是穿孔靠近周边部者,以及各种原因不能进行角膜移植手术的患者。

3)羊膜移植术:适用于久治不愈的角膜溃疡濒于穿孔者,可采用一层或多层羊膜移植。需要注意的是,羊膜只是一层组织膜,没有抗菌活性,移植必须要在感染完全控制的条件下方能进行。

4)治疗性角膜移植:适用于药物治疗无效,病情急剧发展,可能或已经溃疡穿孔,虹膜嵌顿者。

【预防与调护】

1. 预防和治疗角膜外伤,注意劳动保护。处理角膜异物时,注意无菌操作,防止角膜感染。

2. 慢性泪囊炎患者应彻底治疗。

3. 住院患者特别是铜绿假单胞菌感染者,应采取隔离措施,预防院内交叉感染。

二、真菌性角膜炎

真菌性角膜炎(fungal keratitis)是一种由致病真菌引起的感染性角膜病变,致盲率极高。由于糖皮质激素、抗生素的广泛使用,真菌性角膜炎的发病有增多的趋势。发病前多有植物性外伤或角膜溃疡久治不愈史。一旦患病,则病程较长,若治疗不当,可发展为真菌性眼内炎而失明。

本病与中医学"湿翳"相似。湿翳的病名首见于《一草亭目科全书》。古代文献对本病描述不多,在《角膜炎证治经验》书中对本病有较详细的描述,可供参考。

【病因病理】

1. 西医病因病理 本病由真菌感染所致,热带、亚热带地区发病率高,100 余种真菌可引起眼部感染。感染眼部的真菌分为三大类:①透明丝状真菌:包括镰刀菌、曲霉菌、青霉属、枝顶孢属和放射菌属;②弯孢属:主要为月状弯孢霉菌;③念珠菌属:主要为白念珠菌。前两类引起的角膜感染多见于农民和户外工作者,主要的发病诱因是植物性外伤,或长期使用激素、抗生素导致眼表免疫改变或菌群失调。第三类真菌感染多继发于病毒性角膜炎、暴露性角膜炎、干眼等患者,或患糖尿病及免疫性疾病导致全身免疫力低下者。中国首位致病真菌为镰孢菌属。真菌进入角膜后大量繁殖,引起组织坏死和炎症反应,进一步侵蚀周围组织胶原,导致炎症向深层及周边发展。真菌可以穿过后弹力层进入前房和眼后段,引起真菌性眼内炎。

2. 中医病因病机 多因植物性眼外伤后,特别是夏秋季节,气候炎热潮湿,湿热毒邪乘伤侵入黑睛,或久病湿邪内蕴化热,熏灼黑睛所致。本病因湿邪留恋难去,故多数病程长,缠绵难愈。

【临床表现】

1. 病史 多有植物性眼外伤史,如树枝、稻草刺伤等;或有长期使用激素和抗生素史。

2. 症状 起病缓慢,刺激症状较轻,异物感、视物模糊。

3. 体征 混合充血。角膜浸润灶呈白色或乳白色,致密,表面欠光泽呈牙膏样或苔垢样外观,溃疡周围因胶原溶解而出现浅沟或因真菌抗原-抗体反应而形成免疫环,有时在角膜感染灶旁可见伪足或卫星样浸润灶,角膜后可有斑块状脓样沉着物。前房积脓呈灰白色,较黏稠。部分真菌感染不同菌属有一定特征性:弯孢属感染病变多局限于浅基质层,呈乳毛状浸润,进展较慢,角膜穿孔等并发症发生率低,对那他霉素敏感;茄病镰刀菌感染病程进展较快,易引起角膜穿孔;曲霉菌属感染进展速度较茄病镰刀菌慢,药物疗效较好;丝状真菌穿透性强,可进入前房侵犯虹膜和眼内组织,形成顽固的真菌性虹膜炎、眼内炎、并发性白内障、继发性青光眼等。

【辅助检查】

1. 角膜刮片 革兰氏染色和 Giemsa 染色是早期诊断真菌感染最常用、最快速的方法,其他染色法还有 10%~20%氢氧化钾湿片法、乌洛托品银染色、PAS 染色等。

2. 真菌培养 30~37℃培养 3~4 天即可见真菌生长,培养时间为 4~6 周,阳性者取材镜检及联合药物敏感试验。

3. 角膜组织活检 适用于角膜刮片和培养均为阴性,而临床又高度怀疑者。

4. 角膜共焦显微镜检查 为一种无创性检查,可发现病灶内真菌病原体。

5. 其他检查 PCR 技术和其他免疫荧光染色、电子显微镜检查等。

【诊断与鉴别诊断】

1. 诊断要点

(1) 常有植物性等角膜外伤病史,或角膜手术病史,或长期大量使用广谱抗生素、糖皮质激素及免疫抑制剂史。

(2) 起病相对缓慢,病程长,刺激症状常较轻,抗细菌治疗无效。

(3) 角膜病灶呈灰白色,微隆起,外观干燥且粗糙似牙膏状,表面坏死组织易刮除,周围可见伪足或卫星灶,角膜后可见斑块状沉着物,伴有黏稠的前房积脓。

(4) 刮片或活检可检测到菌丝,培养可能有真菌生长,或其他辅助检查有助于诊断。

2. 鉴别诊断 本病需与细菌性角膜炎相鉴别。细菌性角膜炎发病前多有角膜外伤史及慢性泪囊炎病史,起病急,发展快,变症多,易于发生前房积脓和溃疡穿孔,无反复发作,细菌培养阳性等。

【治疗】

真菌性角膜炎临床治疗较棘手,一方面是诊断比较困难,另一方面与致病真菌侵袭力强、毒性、耐药性以及患者伴发的炎症反应强烈等有关。真菌性角膜炎一旦确诊应采取中西医结合的方法积极治疗,局部或全身使用抗真菌药物;中医治疗主要从湿热论治,以清热利湿为主要治法,根据湿热的偏重而调整治法。在药物治疗的同时,可根据病情的不同采取不同的手术治疗,包括清创术、结膜瓣遮盖术和角膜移植术。本病在病变局限时已得到控制者,可以获得较好的预后;若出现真菌侵入眼内导致真菌性眼内炎者,则预后非常差,甚至导致眼球摘除。

1. 中医治疗

(1) 中医辨证论治

1) 湿重于热证

证候:患眼畏光流泪,疼痛较轻,混合充血或睫状充血,角膜表面稍隆起,形圆而色白,表面如豆腐渣样;多伴不思饮食,口淡无味;舌苔厚腻而白,脉缓。

治法:祛湿清热。

方药:三仁汤加减。若泪液黏稠者,加黄芩、茵陈以清热利湿;口淡纳差者,可加茯苓、苍术以健脾燥湿。

2) 热重于湿证

证候:患眼磣涩疼痛,畏光不适,流泪黏稠,混合充血,角膜混浊,表面粗糙不平,状如豆腐渣,多伴前房积脓;常伴小便黄,大便秘结;舌红,苔黄腻,脉濡数。

治法:清热化湿。

方药:甘露消毒丹加减。前房积脓较甚者,加薏苡仁、桔梗、玄参以清热解毒排脓;大便秘结者,加大黄泡服。

(2) 中药熏眼:用苦参、白鲜皮、车前草、金银花、龙胆、秦皮等煎水,用药气熏眼,以增强清热祛湿之功。

2. 西医治疗

(1) 内治:病情重者可以全身使用抗真菌药,但要注意监测全身用药的毒副作用。咪康唑或 0.2% 氟康唑静脉滴注;或伊曲康唑 100~200mg 口服,每日 1 次。

(2) 局部治疗

1) 抗真菌药物:如 0.25% 两性霉素 B 滴眼液、5% 那他霉素滴眼液、2% 酮康唑滴眼液、0.2% 氟康唑滴眼液、0.5% 咪康唑滴眼液、1% 氟胞嘧啶滴眼液、1% 咪康唑眼膏等。目前两性霉素 B、那他霉素滴眼液为一线药物。如病原菌是丝状菌属,则首选 5% 那他霉素滴眼液;如病原菌是酵母菌属,则可选用以上各类滴眼液。抗真菌药物联合使用可增强协同作用,降低毒副作用。目前较为常用的联用方案有氟胞嘧啶+两性霉素 B 或氟康唑,利福平+两性霉素 B 等。滴眼液 0.5~1 小时滴眼 1 次,增加病灶区药物浓度,晚上涂抗真菌眼膏。感染明显控制后逐渐减少使用次数。病情严重者可球结膜下注射咪康唑或两性霉素 B,隔日 1 次。

2) 免疫抑制剂:环孢素(CsA)和他克莫司滴眼液,实验证实两者可明显抑制茄病镰刀菌、尖胞镰刀菌及烟曲霉菌的生长,对白念珠菌则无效,但与氟康唑联用时可增强抗念珠菌效果。

3) 其他药物:0.02% 聚六亚甲基双胍(PHMB)可显著抑制镰刀菌的生长。1% 碘胺嘧啶银眼膏对曲霉菌和镰孢菌有良好的治疗作用。1% 氯己定洗眼液有一定抗真菌作用。

4）局部睫状肌麻痹剂：如2%后马托品、1%硫酸阿托品滴眼液或眼膏，可以预防眼内炎症引起的虹膜后粘连。

（3）手术治疗：手术治疗的目的是控制炎症和维持眼球的完整性。手术后，眼表面和全身应用抗真菌药物要持续一段时间，术后局部糖皮质激素应用仍有争议，可以局部应用他克莫司和环孢素，能够抑制真菌生长和免疫抑制减轻炎症反应。目前手术治疗有以下几种：

1）清创术：早期病变局限，可刮除病变组织，清除病原体，促进药物渗透和吸收。

2）结膜瓣遮盖术：清除角膜真菌，增强局部血供，提高药物的渗透性和局部药物浓度，达到杀灭真菌以及促进伤口愈合的目的，缺点是遗留角膜瘢痕。

3）羊膜移植术：必须在感染已完全控制后方能使用。

4）板层角膜移植：适用于病灶可以板层切除的病例。

5）治疗性角膜移植：适用于角膜溃疡接近或已经穿孔者，可采用穿透性角膜移植术，切除病灶的范围最少应包括病灶周围0.5mm的透明角膜。

【预防与调护】

1. 预防和避免角膜外伤，特别是植物性外伤。
2. 眼部疾病特别是角膜病患者禁止滥用激素及抗生素，以防止真菌的继发感染。
3. 本病忌用糖皮质激素。
4. 溃疡近穿孔或已穿孔者，禁止施压眼部。

三、单纯疱疹病毒性角膜炎

单纯疱疹病毒性角膜炎（herpes simplex keratitis，HSK）是由单纯疱疹病毒（herpes simplex virus，HSV）引起的角膜感染，简称单疱角膜炎。本病是一种严重的世界性致盲性角膜病，是临床上的常见病，常为单眼发病，少数患者可有双眼先后或同时发病，无性别差异，可发生于任何年龄。因目前尚无控制复发的特效药物，常因反复发作，角膜混浊逐渐加重而终至失明。

本病属于中医学"聚星障"等范畴。其病名首见于《证治准绳·七窍门》，之后的《审视瑶函》《目经大成》《张氏医通》等均沿用此病名。《原机启微》中"风热不制之病"和"七情五贼劳役饥饱之病"所论述的病因病机、临床特征、治疗方药等，对本病的证治有重要指导意义。

【病因病理】

1. 西医病因病理 HSV是一种常感染人类的DNA病毒，分为两个血清型，即HSV-Ⅰ和HSV-Ⅱ。大多数眼部感染由Ⅰ型引起，Ⅱ型偶尔引起眼部感染。HSV引起感染分为原发和复发两种类型。原发性的HSV-Ⅰ感染常发生在6个月至5岁的小儿，绝大部分无临床症状。HSV在进入末梢神经后，沿轴突到达神经元胞体，并进入颈上神经节和三叉神经节内的神经元胞核内，在神经节内病毒呈潜伏状态。当机体抵抗力下降、全身或局部使用糖皮质激素及免疫抑制剂时，潜伏的病毒活化，并沿着神经轴突逆行至感觉神经末梢，引起HSV复发性、溶细胞性感染。免疫因素尤其是细胞免疫在疾病发生、发展过程中起重要作用。

2. 中医病因病机 本病多因外感风热，上犯黑睛，致生星翳；肝经伏火，复受风邪，内外合邪，交攻于目；或因饮食不节，内伤脾胃，酿成脾胃湿热，土反侮木，熏蒸黑睛；或因素体阴虚，热病伤阴，阴津亏乏，兼夹风邪。

【临床表现】

1. 症状 本病可有发热、疲劳、外伤、精神压力、月经、免疫缺陷病、全身或局部使用糖皮质激素及免疫抑制剂、既往单纯疱疹病毒性角膜炎等病史。轻者没有症状或眼内轻度异物感、畏光、流泪、视物模糊;重者眼痛、灼热、眼睑痉挛、视力明显下降。

2. 体征　结膜充血;角膜混浊、浸润、水肿,不同的病变致角膜有多种表现形态,如树枝状、地图状、盘状等。

3. 并发症　可并发角膜新生血管、虹膜睫状体炎、基质瘢痕、穿孔以及继发细菌感染等。

4. 临床分型　本病分为原发感染和复发感染两种类型。

（1）原发感染:HSK 原发感染常见于幼儿,有全身发热和耳前淋巴结肿大,唇部或皮肤单纯疱疹病毒感染,但有自限性。眼部受累表现为急性滤泡性结膜炎、假膜性结膜炎、眼睑皮肤疱疹,部分患儿出现点状或树枝状角膜炎,不到 10% 的患者发生角膜基质炎和葡萄膜炎。

（2）复发感染:有多种表现形式,常见的类型有如下几种:

1）上皮性角膜炎（epithelial keratitis）:最早表现为角膜疱疹,一般数小时后疱疹扩大融合,中央上皮脱落,形成典型的树枝状溃疡,溃疡边缘的上皮内存在着活化的病毒,树枝状溃疡进一步扩大,可形成地图状角膜溃疡。此外,上皮性角膜炎还可表现为浅基质层浸润及附近的角膜缘充血的边缘性角膜溃疡。

2）神经营养性角膜病变（neurotrophic keratopathy）:病变既不是免疫性的,也非感染因素,而是由角膜神经损伤、泪液减少所致;长期的局部用药,尤其是抗病毒药物,可加重角膜病变。本病早期角膜表面粗糙、失去正常的光泽,随后可发生点状上皮糜烂,进一步可发展为持续性上皮缺损及基质溃疡,称为神经营养性溃疡。

3）基质性角膜炎（stromal keratitis）:表现为两种形式:坏死性基质性角膜炎和免疫性基质性角膜炎。坏死性基质性角膜炎临床较少见,表现为角膜溃疡、坏死、致密的基质层浸润,严重者可发生角膜变薄甚至穿孔。免疫性基质性角膜炎多有上皮性角膜炎病史,临床表现为基质浸润、盘状水肿,常伴有前房的炎症反应,还可出现免疫环和基质新生血管。

4）角膜内皮炎（endotheliitis）:角膜内皮炎可分为盘状角膜内皮炎、弥漫性角膜内皮炎和线状角膜内皮炎 3 种,其病变特点为角膜基质水肿及相应炎症区域的角膜后沉着物（KP）,而非水肿区则没有 KP,伴有虹膜炎,基质水肿可表现为盘状、弥漫性、扇形或半圆形等不同形状。

【辅助检查】

1. 组织培养　不但可以分离出病毒,还可以鉴定出病毒类型,有利于确诊。

2. 免疫学方法　可以检测出病毒抗原的存在,以协助诊断。使用抗病毒药物后,病毒培养结果可为阴性,此时病毒抗原阳性的结果就可确诊。

3. 分子生物学技术——聚合酶链反应　可以扩增和确定角膜、房水、玻璃体及泪液中病毒的 DNA,近年发展的原位 PCR 技术的敏感性和特异性更高。

【诊断与鉴别诊断】

1. 诊断要点　目前临床上 HSK 的诊断主要是根据病史、角膜病变的形态及可靠的实验室诊断。

（1）有反复发作的病史和复发的诱因,如发热、疲劳,抗生素治疗无效。

（2）具有典型的形态学特征,如树枝状、地图状、圆盘状等,病变区角膜知觉减退。

（3）实验室病毒分离等检查有助于诊断。

2. 鉴别诊断

（1）细菌性角膜炎:发病前多有角膜外伤史及慢性泪囊炎病史,起病急,发展快,变症多,易于发生前房积脓和溃疡穿孔,无反复发作,细菌培养阳性等。

（2）棘阿米巴角膜炎：发病前多有角膜外伤史，或戴角膜接触镜史、游泳史等。早期角膜炎的症状与体征不符，疼痛较重，早期的浸润沿角膜神经分布，呈指向角膜中央的放射状浸润，可出现化脓性角膜溃疡，甚至穿孔，不易发生新生血管等，尤其是实验室检查有利于鉴别。

【治疗】

对本病的治疗必须采取有效措施，取中西医药之长，及时控制炎症，抑制病毒在角膜内的复制，防止并发症，减少瘢痕形成。中医药在治疗单纯疱疹病毒性角膜炎方面有肯定疗效，能抗病毒，减轻症状，一定程度上可防止复发，减轻角膜瘢痕，提高视力。西医治疗本病在于合理选择抗病毒药及糖皮质激素，适时采用手术治疗，有利于缩短病程，防止并发症。

1. 中医治疗

（1）中医辨证论治

1）外感风热证

证候：角膜浅层骤生细小星翳，或散或聚，混合充血，畏光流泪，沙涩不适；伴恶风发热，头痛鼻塞，口干咽痛；苔薄黄，脉浮数。

治法：疏风清热。

方药：银翘散加减。若睫状充血明显者，可加大青叶、板蓝根、紫草以增加清热解毒之功；多泪畏光，眼痛头痛，眼睑难睁者，加羌活、防风以疏风祛邪，或改用羌活胜风汤。

2）肝胆火炽证

证候：角膜星翳联缀溃陷，扩大加深，呈树枝状或地图状，色白或微黄，混合充血；热泪频流，畏光难睁，眼痛沙涩；溲赤胁痛，口苦咽干；舌红，苔黄，脉弦数。

治法：清肝泻火。

方药：龙胆泻肝汤加减。大便秘结者加大黄、生石膏以泻火通便；服药后胃中不适加茯苓、枳壳以护胃气。

3）湿热蕴蒸证

证候：角膜生翳溃腐，状如地图，或角膜肿胀增厚，混浊不清，形如圆盘，睫状充血，热泪胶黏，反复发作，病情缠绵；头重胸闷，纳少便溏；舌红，苔黄腻，脉濡数。

治法：化湿清热。

方药：三仁汤加减。角膜腐溃，肿胀红赤显著者，可选加茵陈、栀子、黄芩、黄连以清湿热；若舌苔白滑者，加苍术、陈皮、藿香以增燥湿之力。

4）阴虚夹风证

证候：角膜生翳，迁延不愈，或时愈时发，轻度睫状充血，眼内干涩，口干咽燥；舌红少津，脉细或细数。

治法：滋阴祛风。

方药：加减地黄丸加减。睫状充血明显者，加知母、黄柏以降虚火，或用养阴清肺汤；红赤不显者，加赤芍、丹参、木贼、蝉蜕以活血退翳；高热病后，兼见气短乏力者，加党参、麦冬、五味子以益气生津。

（2）针灸治疗：可选用睛明、四白、丝竹空、攒竹、合谷、足三里、光明、肝俞等穴针刺，每次局部取2穴，远端取2穴，交替使用，根据病情虚实，酌情使用补泻手法。

（3）其他治疗

1）中成药：主要用于外感风热及肝胆火炽证，可选鱼腥草注射液、清开灵注射液、抗病毒冲剂等。

2）中药熏洗：用金银花、连翘、蒲公英、大青叶、薄荷、紫草、黄芩水煎熏洗，亦可煎水做湿热敷。

2. 西医治疗

（1）内治：严重病例给予阿昔洛韦 200mg 口服，每日 4 次；或阿昔洛韦 400mg 口服，每日 2 次，持续 1 年，可减少 HSK 的复发率。

（2）局部治疗

1）抗病毒药物：常用药物有阿昔洛韦滴眼液和眼膏，其是目前最有效的抗单纯疱疹病毒药；其他常用药物有三氟胸腺嘧啶核苷、环胞苷、碘苷、利巴韦林；中药鱼腥草滴眼液、板蓝根滴眼液等。急性期每 1~2 小时滴眼 1 次，睡前涂眼膏。

2）糖皮质激素：有利于抗炎和免疫抑制，减轻基质坏死、瘢痕形成和血管化，主要用于基质和内皮性角膜炎，以能控制炎症的最低浓度和最少用药次数为原则，而且必须配合抗病毒药物，一旦炎症控制应逐渐减量至停药。

3）其他药物：干扰素有非特异性的广谱抗病毒活性，联合应用抗病毒药物可显著缩短疗程，目前有重组干扰素滴眼液。环孢素，是免疫抑制剂。球结膜下注射：0.2% 阿糖胞苷或鱼腥草注射液。

4）硫酸阿托品滴眼液或眼膏，在并发虹膜睫状体炎时使用。

5）局部清创：角膜溃疡明显者，应用 20% 硫酸锌或 5% 碘酊烧灼溃疡面。

（3）手术治疗

1）结膜瓣遮盖术：适用于濒于穿孔的溃疡以及各种原因不能进行角膜移植手术的患者。

2）板层角膜移植术：主要适用于角膜有小穿孔的患者。

3）穿透性角膜移植术：适用于已穿孔或严重角膜瘢痕影响视力者。

4）羊膜移植术：适用于久治不愈的持续性上皮缺损或神经营养性上皮病变。

【预防与调护】

1. 锻炼身体，增强体质，避免过度疲劳等，是预防本病的重要措施之一。

2. 感冒发热时如有眼部不适，及时到医院就诊。

3. 注意糖皮质激素的合理及正确使用。

4. 饮食宜清淡而富有营养，忌食辛辣等刺激性食品。

四、棘阿米巴角膜炎

棘阿米巴角膜炎（acanthamoeba keratitis）是由棘阿米巴原虫感染所致的一种慢性、进行性角膜溃疡病变。1974 年在世界上首次报道该病。近年该病发病率有逐年增多的趋势，临床表现为慢性、进行性的角膜溃疡，严重影响视力，诊断和治疗比较困难，病程长。

本病中医古籍无相应描述，近代中医眼科专家著述亦较少涉及。

【病因病理】

1. 西医病因病理　棘阿米巴原虫在自然界中普遍存在，有滋养体和包囊两种形式。滋养体是棘阿米巴的活动期，包囊是静止状态。目前已知棘阿米巴属有近 20 种，其中可引起角膜感染的有 5 种，以卡氏棘阿米巴最为常见。

大多数患者发病与外伤及配戴角膜接触镜有关，机体免疫功能降低为发病基础。

2. 中医病因病机　本病早期乃风热外袭，风轮受损所致，中晚期多由湿热交蒸，阴津受损，侵袭黑睛所致。

【临床表现】

1. 病史　常有角膜接触被棘阿米巴污染的水源，特别是配戴角膜接触镜史。

2. 症状　患眼有异物感、畏光、流泪,伴视力减退,眼痛剧烈。多数病程达数月之久。

3. 体征　角膜浸润先表现为上皮水疱、混浊,缺损上皮病灶融合呈假树枝状或地图状,继而发展为盘状角膜炎或基质内脓肿。角膜病灶早期表现酷似病毒性角膜炎上皮型的病灶,或者出现单个或多个点状、星状乃至斑状灰白色上皮下浸润灶,或沿神经纤维浸润。进展后典型病灶为角膜中央或旁中央的环形浸润混浊,环的中央部分比较透明,环与周围透明角膜的界限比较清楚,外观酷似病毒性角膜炎的实质型,病情继续发展,环形病灶变成白色圆盘状病灶,圆盘的直径为 4~6mm,多居中,盘与其周围角膜的境界比较清楚,病灶区上皮粗糙,实质层水肿增厚,甚至形成脓肿、角膜溃疡、溶解,但很少形成坏死性溃疡穿孔。可有后弹力层皱褶、角膜后沉着物及前房积脓;可发生上皮反复剥脱。

4. 并发症　较少病例发生棘阿米巴性角巩膜炎,临床表现为弥漫性前巩膜炎,个别有后巩膜炎、神经炎,症状重,治疗棘手,发生机制尚不清。

【辅助检查】

1. 组织涂片　常用的染色方法有 Giemsa 染色、PAS 染色、革兰氏染色和增强荧光白染色(荧光显微镜检查),可见棘阿米巴。

2. 组织活检　用环钻钻取角膜做组织活检,三重染色,可见棘阿米巴。

3. 组织培养　用铺上大肠埃希菌的无营养琼脂,可使标本棘阿米巴生长。

4. 角膜共焦显微镜检查　有助于棘阿米巴角膜炎的活体诊断。

【诊断与鉴别诊断】

1. 诊断要点

(1) 常有角膜接触被棘阿米巴污染的物体史,有时病因不清。患眼有异物感、畏光、流泪,伴视力减退,剧烈眼痛。常为单眼发病,多数病程长。

(2) 体征:初期表现为上皮混浊,呈假树枝状或局部点状浸润,逐渐扩展成基质浸润及沿角膜神经分布的放射状浸润,角膜中央或旁中央的环形浸润混浊;病情继续发展,环形病灶变成白色圆盘状病灶,直径为 4~6mm,盘距角膜缘各方的距离大致相等,盘与其周围角膜的境界比较清楚,病灶区上皮粗糙,实质层水肿增厚。可有后弹力层皱褶、角膜后沉着物,常有前房积脓。

(3) 从角膜病灶中取材涂片染色、活体共焦显微镜检查可找到棘阿米巴原虫;或从角膜刮片培养出棘阿米巴。

2. 鉴别诊断　见表 11-1。

表 11-1　棘阿米巴角膜炎与单纯疱疹病毒性角膜炎、真菌性角膜炎的鉴别

病名	棘阿米巴角膜炎	单纯疱疹病毒性角膜炎	真菌性角膜炎
病原菌	棘阿米巴原虫	单纯疱疹病毒	真菌
诱因	配戴角膜接触镜、角膜外伤、接触污物	感冒、发热、劳累	植物性角膜外伤、滥用抗生素和激素
病程	迁延难愈	长,易复发	起病缓,发展慢
自觉症状	严重神经痛	疼痛、畏光、流泪	轻
病变形态	假树枝状、局部点状、放射状浸润,角膜环形浸润	星状、树枝状、地图状、盘状混浊	如豆腐渣,表面干燥、粗糙,易刮下
治疗反应	药物治疗反应不明显	抗病毒有效	抗真菌有效

【治疗】

阿米巴包囊对各种治疗药物的抵抗力都很强,因此棘阿米巴角膜炎治疗较为棘手。

1. 中医治疗

（1）中医辨证论治

1）风热外袭证

证候：角膜浅层水疱，细小星翳或如树枝状，抱轮红赤；畏光流泪，沙涩不适；舌尖红，苔薄黄，脉浮数。

治法：疏风清热。

方药：银翘散加减。如角膜水肿，流泪重，苔白润，脉滑数，加羌活、苍术、滑石以增强祛湿之功。

2）湿热夹风证

证候：常单眼发病，眼痛难睁，角膜生翳，中央溃陷，四周高起，久溃难敛，睫状充血或混合充血；畏光流泪，沙涩不适；舌质红，苔黄腻，脉濡数。

治法：清热利湿，杀虫解毒。

方药：甘露饮加减。眼痛流泪者，加荆芥、防风以祛风散邪；前房积脓者，加知母、生石膏以清胃泻火；大便秘结者，加大黄、玄明粉以通腑泄热。

（2）中药熏洗：荆芥 15g，金银花 15g，黄芩 15g，苍术 15g，千里光 20g，木贼 15g。煎水，澄清过滤，清洗患眼，或煎水做湿热敷。

2. 西医治疗

（1）内治

1）口服咪唑类抗真菌药物：酮康唑，在治疗中起辅助作用，需联合用药。

2）抗厌氧菌药物：甲硝唑口服。

3）镇痛剂：非甾体抗炎药，如吲哚美辛口服或吲哚美辛栓纳肛。

（2）局部治疗

1）需要 2~3 种生物杀灭剂联合应用，治疗时间长，并逐渐减量，疗程 4 个月以上。糖皮质激素的应用有加重病情的危险，一般不主张使用。包括：0.02% 氯己定、二咪或联咪类药（羟乙磺酸双溴丙脒或羟乙磺酸丙氧苯脒滴眼液滴眼）、咪唑类（咪康唑或酮康唑滴眼液）、抗生素类（新霉素、多黏菌素 B、杆菌肽滴眼液）。

2）局部清创：适用于疾病早期，可试行病灶区角膜上皮刮除。

3）洗眼：可采用 0.02%~0.1% 氯己定、0.5%~2.5% 聚维酮碘洗眼，每日 2 次。

（3）手术治疗：目前国内缺乏有效的抗棘阿米巴药，在药物治疗无效、角膜炎症进行性加重的情况下，应及时手术，切除病灶，控制炎症，挽救视力和眼球。

【预防与调护】

1. 避免接触被棘阿米巴污染的水源或污染的角膜接触镜、清洗镜片药液。

2. 预防眼外伤。

3. 临床角膜炎常规治疗效果欠佳时，应考虑棘阿米巴感染的可能。

五、角膜基质炎

角膜基质炎（interstitial keratitis）是角膜基质非化脓性炎症，特点为角膜基质细胞浸润和血管化，通常不累及角膜上皮和内皮。本病多属于抗原-抗体反应，发病年龄一般在 5~20 岁，病程长。女性发病多于男性。

本病属中医学"混睛障"范畴，又名混障证、混睛外障、混睛，病名见于《审视瑶函》。《秘传眼科龙木论》指出本病病因"是毒风在肝脏"，治疗上"服凉肝散，点七宝膏，服退翳丸"。

【病因病理】

1. 西医病因病理　先天性梅毒为最常见的病因,其他病原体如单纯疱疹、结核、带状疱疹、麻风亦可引起本病。血液循环抗体与抗原在角膜基质内发生的剧烈免疫反应,导致本病的发生与发展。

2. 中医病因病机　本病系肝经风热,上扰于目,侵袭黑睛;或肝胆热毒,循经上攻,气血瘀滞;湿热内蕴,熏蒸于目,上损黑睛;或阴津耗损,虚火上炎,发为本病。

【临床表现】

1. 症状　早期即可有眼痛、畏光、流泪等刺激症状,视物模糊。

2. 体征　早期在角膜实质层可见典型的扇形角膜炎症浸润,角膜后沉着物,角膜基质深层新生血管如红色毛刷状;随着炎症进展,病变扩展至角膜中央,角膜混浊水肿,炎症消退后,部分患者遗留厚薄不同的瘢痕,萎缩的血管在基质层内表现为灰白色纤细丝状物,称为幻影血管。先天性梅毒等全身病者可见全身体征。

3. 并发症　易伴发前葡萄膜炎。

【辅助检查】

1. 梅毒血清学检查　包括非梅毒螺旋体血清学试验筛选及判定治疗的效果,梅毒螺旋体血清学判定试验。

2. 特异性密螺旋体抗体试验　密螺旋体抗体血凝试验为梅毒的特异性抗体的确诊试验。

3. 结核菌素试验　应用结核菌素进行皮肤试验,结核菌素试验阳性反应表明受试者曾感染过结核分枝杆菌,但不一定患有结核病。

【诊断与鉴别诊断】

1. 诊断要点

（1）先天性梅毒性角膜基质炎多发生于5~20岁青少年,双眼受累,合并牙齿及小腿胫骨等先天性梅毒改变;后天性少见,单眼发病。结核所致者单眼多见。

（2）眼痛、畏光、流泪明显。

（3）多从角膜周边基质开始发生浸润,渐向中央扩展,伴新生血管。

（4）辅助检查有助于病因学的确定。

2. 鉴别诊断　本病需与单纯疱疹病毒性角膜基质炎相鉴别。后者为单纯疱疹病毒感染,同时或以前患过角膜上皮炎,反复发作。其分为两种类型:非坏死性角膜基质炎,可见角膜基质中央水肿,不伴炎症细胞浸润和新生血管,后弹力层可有皱褶;坏死性角膜基质炎,表现为角膜基质内单个或多个黄白色坏死浸润灶,可伴一条或多条新生血管,但非毛刷状。

【治疗】

本病病程长,病因治疗至关重要,合理使用激素可减轻角膜基质和虹膜的炎症;联合中药辨证论治,有利于减轻症状,缩短病程,防止并发症。

1. 中医治疗

中医辨证论治

1）肝经风热证

证候:角膜深层混浊,睫状充血,眼痛,畏光流泪;鼻塞流涕;舌质红,苔薄黄,脉浮数。

治法:疏风清热。

方药:羌活胜风汤加减。若为梅毒引起者,加土茯苓重剂以解毒驱梅;结膜充血明显者,加金银花、连翘、蒲公英以清热解毒。

2）肝胆热毒证

证候:角膜深层肿胀混浊,混合充血,患眼刺痛流泪;口苦咽干,便秘溲黄;舌质红,苔黄,脉弦数。

治法:清肝解毒,凉血化瘀。

方药:银花解毒汤加减。若为梅毒引起者,加土茯苓重剂以解毒驱梅;角膜肿胀者,加车前子、茺蔚子以利水消肿;角膜新生血管多者,加当归尾、桃仁、红花以活血化瘀;口渴欲饮者,加生石膏、知母以清热。

3)湿热内蕴证

证候:角膜深层混浊,肿胀增厚,睫状充血或混合充血,患眼胀痛,流泪畏光;头重胸闷,纳少便溏;舌质红,舌苔黄腻,脉濡数。

治法:清热化湿。

方药:甘露消毒丹加减。角膜肿胀明显者,加车前子、泽泻以利水渗湿;食少纳呆者,加陈皮、茯苓以行气化湿;若湿热日久,阴津渐耗,原方去木通、滑石,加麦冬、石斛、生地黄以养阴生津。

4)阴虚火旺证

证候:日久不愈,病情迁延,或反复发作,角膜肿胀不显,深层混浊轻重不一,患眼干涩隐痛,轻度睫状充血;口燥咽干;舌红少津,脉细数。

治法:滋阴降火。

方药:滋阴降火汤加减。四肢乏力,脾虚气弱,加党参、茯苓、山药以健脾益气;腰膝酸软者,加菟丝子、枸杞子以滋补肝肾;病至后期,酌加蝉蜕、木贼等退翳之品。

2.西医治疗

(1)内治

1)梅毒所致者遵照全身驱梅治疗原则,梅毒一经确诊即应进行驱梅治疗。

2)结核所致者行全身抗结核治疗,通常分强化治疗阶段和巩固治疗阶段。

(2)局部治疗

1)糖皮质激素:如地塞米松、泼尼松龙、氟米龙滴眼液等。

2)散瞳剂:复方托品酰胺滴眼液;合并葡萄膜炎者应用1%硫酸阿托品滴眼液或眼膏。

3)中药滴眼液:鱼腥草滴眼液滴眼。

4)球结膜下注射:曲安奈德0.3~0.5ml靠近上方角膜缘球结膜下注射,每2周1次。

(3)手术治疗:角膜移植适用于角膜瘢痕形成造成视力严重障碍者。

【预防与调护】

1.积极预防与治疗梅毒、结核等原发病。

2.本病病程长,应坚持治疗,定期随诊。

3.饮食宜清淡,忌辛辣刺激之品。患者畏光强烈,可戴深色眼镜。

六、神经麻痹性角膜炎

神经麻痹性角膜炎(neuroparalytic keratitis)为三叉神经损伤,导致角膜的敏感性下降及营养障碍,角膜上皮干燥及易受机械性损伤所致的一类角膜炎。本病属于非感染性角膜炎。

中医对本病暂无相关论述。

【病因病理】

三叉神经损伤后,角膜失去知觉及反射性瞬目破坏,上皮容易损伤;三叉神经损伤引起的角膜营养障碍,易继发感染。遗传性因素也可导致本病,包括遗传性感觉神经缺失和家族性自主神经异常。

【临床表现】

1. 症状　三叉神经遭受外伤、手术、炎症或肿瘤等破坏,导致角膜失去知觉及反射性瞬目功能丧失;角膜敏感性下降,角膜知觉减退,主观症状轻微。

2. 体征　角膜干燥,病变多位于中央或旁中央下方的角膜,角膜上皮点状糜烂,逐渐融合成大片上皮缺损灶。

3. 并发症　暴露性角膜病变渐严重,或有角膜溃疡伴前房积脓。

遗传性感觉神经缺失者,由于有髓鞘神经纤维的减少,角膜上皮缺损范围增大。家族性自主神经异常的患者,眼部表现为角膜知觉减退及哭泣时无泪,角膜病变可表现为点状甚至化脓性角膜溃疡。

【辅助检查】

前房积脓者应排除继发细菌或真菌感染,做相应的微生物培养及药物敏感试验。

【诊断要点】

1. 有三叉神经受损(炎症、外伤、肿瘤压迫、手术损伤等)病史。

2. 角膜知觉缺失,瞬目反射减弱。

3. 早期角膜上皮点状荧光素着色,进而大片脱落,继发感染可造成化脓性角膜溃疡。

4. 体征严重,症状相对较轻。

【治疗】

保护和维持角膜的湿润及眼表的稳定。积极治疗导致三叉神经损害的原发疾病。

1. 局部治疗

(1) 不含防腐剂的人工泪液、眼膏;抗生素滴眼液、眼膏预防感染;神经生长因子[如碱性成纤维细胞生长因子(bFGF)、表皮生长因子(EGF)]等滴眼修复上皮。

(2) 配戴软性角膜接触镜,角膜上皮缺损早期可行患眼包扎。

(3) 肉毒素 A 行上提睑肌注射,造成暂时性上睑下垂。

(4) 如病情已演变成化脓性角膜溃疡,则按角膜溃疡原则处理。

2. 手术治疗

(1) 药物治疗无效可行睑缘缝合术,减少泪液蒸发,防止眼表干燥以保护角膜。

(2) 羊膜遮盖术:适用于久治不愈的角膜上皮缺损。

(3) 板层角膜移植术:适用于溃疡较深可能穿孔者。

【预防与调护】

1. 加强保护,防止头面部外伤。

2. 积极治疗炎症、肿瘤可能引起的三叉神经功能障碍原发病。

七、暴露性角膜炎

暴露性角膜炎(exposure keratitis)是角膜失去眼睑保护而暴露在空气中,导致角膜干燥、上皮脱落,继发感染所致的角膜炎症。

中医无相应论述,可参照本节相关论述。

【病因病理】

引起角膜暴露的常见原因:眼睑缺损,甲状腺相关性眼病或眼眶肿瘤引起的眼球突出,眼睑外翻,手术源性上睑滞留或闭合不全,面神经麻痹,深昏迷或深麻醉不能自主眨眼等。上述因素导致角膜上皮干燥、粗糙,上皮脱落,继发感染而致本病。

【临床表现】

1. 病史　有角膜暴露的原发病。

2. 症状　畏光,流泪,视物模糊。

3. 体征　病变多位于下 1/3 角膜。检查见暴露部位的角膜、结膜干燥、粗糙,失去光泽,结膜充血、肥厚,角膜上皮点状逐渐成片状缺损,伴新生血管形成;可继发细菌或真菌感染,表现为相应角膜溃疡症状和体征。

【辅助检查】

继发细菌或真菌感染,可做相应的微生物培养及药物敏感试验。

【诊断与鉴别诊断】

1. 诊断要点

(1) 导致角膜暴露的原发病。

(2) 下 1/3 角膜及周围结膜干燥、少光泽,伴角膜新生血管形成。

2. 鉴别诊断　本病需与神经麻痹性角膜炎相鉴别。后者有三叉神经受累病史,角膜知觉消失,体征严重但症状相对较轻。

【治疗】

1. 去除暴露因素,保护和维持角膜的湿润及泪膜的稳定。

2. 根据角膜暴露的原因做眼睑缺损修补术、眼睑植皮术等;如因上睑下垂手术所致,应立即手术处理恢复闭睑功能。

3. 滴人工泪液,睡前涂眼膏保护。

4. 配戴软性角膜接触镜。

5. 若角膜溃疡形成,则按角膜溃疡原则处理。

八、蚕蚀性角膜溃疡

蚕蚀性角膜溃疡(mooren's ulcer)是一种慢性、进行性、边缘性、疼痛性角膜溃疡,是治疗比较棘手的眼病。本病主要见于年轻或老年患者,多单眼发病,约 25% 的患者可双眼先后发病。

本病与中医学"花翳白陷"相似。花翳白陷的病名首见于《秘传眼科龙木论》,本病外显症状比较明显,故古代医家论述颇多。

【病因病理】

1. 西医病因病理　目前本病确切病因不清,可能的因素包括外伤、手术或感染(如寄生虫感染、梅毒、结核、带状疱疹、丙型肝炎等)。所述因素改变了正常角膜的抗原,导致补体活化,中性粒细胞浸润和释放胶原酶等免疫反应,角膜坏死释放出更多的抗原,这一恶性循环继续进行,直至角膜基质破坏。研究发现,患者的结膜含有大量的浆细胞、淋巴细胞和组织细胞浸润,邻近角膜溃疡灶的结膜有胶原溶解酶产生,患者血清中显示角膜、结膜上皮抗体,而且血清的免疫复合物水平比正常人群高。

2. 中医病因病机　多因风热毒邪侵袭于目,肺肝素有积热,金盛克木,黑睛溃陷;或脏腑积热,蓄于肺肝,循经上袭,风轮、气轮受损;或素体阳虚,或过用寒凉损伤阳气,肝经受损,黑睛溃陷,气血瘀滞。

【临床表现】

1. 症状　剧烈眼痛,畏光流泪,视力下降。

2. 体征　病变初期,周边部角膜浅基质层浸润,几周内浸润区角膜上皮缺损,溃疡形成,缺损区与周边角膜之间无透明角膜间隔,先向四周扩展,而后向角膜中央蔓延,溃疡向深层发展,可引起角膜穿孔;如继发感染,则穿孔的可能性更大。浸润缘呈潜掘状,在溃疡进行的同时,先前的基质溃疡面形成浓密的纤维血管膜。

ER-11-6

蚕食性角膜
溃疡

笔记栏

单眼患病者常见于老年人,男女比例相似,病程进展缓慢;双眼发病者,进展迅速,常伴有寄生虫血症,治疗效果差。

【辅助检查】

1. 裂隙灯检查可排除细菌性周边部角膜溃疡。

2. 红细胞沉降率(血沉)、类风湿因子、补体结合试验、抗中性粒细胞胞质抗体、结核抗体、荧光螺旋抗体吸收试验等,以排除其他疾病。

【诊断与鉴别诊断】

1. 诊断要点

(1) 多发生于中年或老年,单眼或两眼先后发病。

(2) 起病前可无明显诱因,病程长,刺激症状严重,疼痛剧烈,夜间更甚。

(3) 早期仅在角膜缘出现灰色斑点浸润;然后逐渐扩展发生溃疡,溃疡特点为由角膜缘向两侧及中央发展,形似蚕食桑叶状,进行性边缘呈穿凿状,病变一边发展一边修复,并有大量新生血管,严重者可发生穿孔。

(4) 排除引起周边部角膜溃疡的胶原血管性疾病,如类风湿关节炎、韦格纳肉芽肿病等。

2. 鉴别诊断

(1) Terrien's周边角膜变性:是一种周边角膜变薄的疾病,通常位于上方周边角膜,双眼发病,一般无眼痛和炎症。角膜上皮完整,变薄区缓慢向中央角膜进展,但往往遗留中央岛状角膜,进行缘非穿凿状,常伴有角膜新生血管。

(2) 感染性角膜溃疡:多有外伤史,起病急,发展快,溃疡呈脓性,刮片或培养可找到病原菌。

(3) 胶原血管性疾病引起的周边性角膜溃疡:本病常以局部的结膜炎或巩膜外层炎起病,继而出现角膜浸润,常有眼痛,角膜上皮脱落,角膜基质溶解和溃疡,由周边向中央发展。合并周边性角膜溃疡的胶原血管性疾病包括类风湿关节炎、韦格纳肉芽肿病、结节性多动脉炎、复发性多软骨炎、系统性红斑狼疮等。

【治疗】

本病缺乏特效治疗,治疗较棘手。中西医结合采用局部、全身及手术综合疗法,有一定疗效。

1. 中医治疗

(1) 中医辨证论治

1) 肺肝风热证

证候:角膜边缘骤生翳障,逐渐溃陷扩大,睫状充血或混合充血;畏光流泪,碜涩疼痛;舌红,苔薄黄,脉浮数。

治法:疏风清热。

方药:加味修肝散加减。结膜充血明显、肺火偏甚者,加桑白皮、重用黄芩以清肺热;角膜溃陷渐大者,加龙胆以清肝火。

2) 热炽腑实证

证候:角膜生翳溃陷,从四周蔓生,善变速长,遮掩瞳孔,混合充血,视物模糊,碜涩畏光,热泪频流,头目疼痛;多伴发热口渴,溲黄便结;舌红,苔黄,脉数有力。

治法:通腑泄热。

方药:泻肝汤加减。混合充血严重,角膜溃陷迅速者,可加桑白皮、夏枯草以泻肺清肝。

3）阳虚寒凝证

证候:角膜生翳溃陷,状如蚕蚀,病久迁延,结膜充血;视物模糊,头眼疼痛;全身兼见四肢不温;舌淡无苔和白滑苔,脉沉细。

治法:温经通络。

方药:当归四逆汤加减。伴气血瘀滞者,加红花、苏木以活血通脉;角膜混浊翳障者,加木贼、蝉蜕、谷精草以退翳消障。

（2）中药熏洗:金银花、蒲公英、防风、黄连、当归尾,煎水过滤洗眼,或湿热敷。

2. 西医治疗

（1）内治

1）糖皮质激素:口服泼尼松 5~7 天,如果溃疡开始愈合,糖皮质激素逐渐减量至停药。

2）免疫抑制剂:环磷酰胺、甲氨蝶呤、环孢素等。

3）维生素:维生素 A、维生素 B_2、维生素 C。

（2）局部治疗

1）糖皮质激素滴眼液、胶原酶抑制剂滴眼液、免疫抑制剂(环孢素油制剂或他克莫司滴眼液)。抗生素滴眼液或眼膏预防感染。

2）散瞳药,其他清热解毒类中药(如鱼腥草滴眼液)。

（3）手术治疗

1）角结膜切除术:结膜切除范围包括溃疡两侧各超过 2 个钟点位,向后暴露 3~4mm 巩膜,联合病变角巩膜浅层刮除。本法适用于轻型患者。

2）新鲜羊膜移植:角膜病灶清创,病灶相邻球结膜做 4~6mm 切除,然后用羊膜覆盖角结膜创面并缝合。本法适用于周边部、小范围、浅病灶。

3）板层角膜移植:适用于溃疡深达 1/2 角膜,范围较大者,可采用新月形、指环形或全板层,局部球结膜切除可联合羊膜移植。

4）全层角膜移植:适用于角膜已穿破者。

5）角膜移植者,移植片均应带有正常角膜缘(含干细胞)组织。手术后继用 1% ~ 2% 环孢素油制剂或他克莫司滴眼液预防复发。

【预防与调护】

1. 本病病程长,应坚持治疗,直至角膜愈合。

2. 注意眼压及角膜变薄情况,防止角膜穿孔。

3. 忌食辛辣刺激之品,以防助火。

第二节 角膜变性与角膜营养不良

一、角膜老年环

角膜老年环(cornea arcus senilis)是角膜周边部基质内的类脂质沉着,是一种与年龄相关有遗传倾向的退行性变化。年龄越大患病率越高,超过 80 岁的老年人几乎 100% 有老年环。

【病因】

其发病与脂代谢紊乱,特别是低密度脂蛋白异常有关。

ER-11-8

角膜变性

【临床表现】

双眼发病,病变先出现在角膜上下方,然后才连接成环状,约 1mm 宽,呈灰白色,与角膜缘之间有一狭窄透明带相隔。偶尔见于青壮年,特称"青年环",但病变仅局限于角膜缘的一部分,一般属于先天异常。

【治疗】

本病无须治疗。

二、带状角膜病变

带状角膜病变(band-shaped keratopathy)是一种主要累及前弹力层的表浅角膜钙化变性,多继发于各种眼部或全身系统性疾病。

【病因】

本病常见原因为:①慢性炎症性眼部疾病,如葡萄膜炎、角膜炎等;②维生素 D 中毒,结节病、甲状旁腺功能亢进;③长期使用含汞滴眼液;④眼内长期硅油存留;⑤遗传性疾病,如遗传性原发性带状角膜变性;⑥慢性肾衰竭所致的高钙血症。

【临床表现】

1. 症状　可有异物感、畏光、流泪、视物模糊。

2. 体征　早期在睑裂部角膜缘前弹力层出现细点状灰白色钙质沉着,病变外侧与角膜缘之间有一透明区,内侧呈火焰状逐渐向中央角膜发展,两端融合成一个完整的带状混浊,由于钙盐沉着逐渐变成白色斑片状。

【治疗】

1. 积极治疗原发病。

2. 早期病例局部使用依地酸二钠(EDTA-2Na)滴眼液,通过螯合作用去除钙质。

3. 角膜混浊严重者,滴表面麻醉剂后刮去角膜上皮。

4. 配戴含依地酸二钠的接触镜或胶原帽。

5. 角膜中央区混浊严重者可行板层角膜移植术,或准分子激光切削。

三、边缘性角膜变性

边缘性角膜变性(marginal degeneration)又称 Terrien 边缘变性(Terrien marginal degeneration,TMD),是一种少见的角膜变性,以双侧周边部角膜扩张膨隆、基质变薄、穿孔、虹膜脱出、新生血管生长和脂质沉着为特征,往往眼球严重受损。其表现为慢性及双侧性,但双眼可先后发病,进展缓慢,病程长。男女发病比为 3∶1,发病年龄在 10~70 岁,约 70% 在 40 岁之前发病。

【病因病理】

边缘性角膜变性发病原因至今不明确,可能与以下因素有关:

1. 免疫性疾病　TMD 好发于角膜边缘,角膜缘是免疫反应活跃的部位,TMD 的发生与风湿性疾病有关。

2. 炎症性疾病　部分患者伴有刺激症状,病理切片可发现炎症细胞。

3. 泪液异常　部分患者泪液中溶酶体高于正常。

4. 其他　角膜缘营养障碍、变性等。

TMD 早期角膜变薄区前弹力膜和基质裂解为原纤维,角膜基质胶原纤维被吞噬破坏,基质内可见变形的角膜细胞、空泡样细胞、纤维细胞、多形核细胞、巨噬细胞、浆细胞、淋巴细胞等,但角膜内皮形态及数量正常。

【临床表现】

1. 症状　视力慢性进行性下降,不规则散光且无法矫正,一般无明显疼痛及畏光。

2. 体征　单眼或双眼对称性角膜边缘部变薄膨隆,以鼻上象限多见,若干年后形成全周边缘性角膜变薄扩张,伴浅层新生血管,最薄区仅残留上皮和后弹力层,易穿孔。

【诊断与鉴别诊断】

1. 诊断要点　视力慢性进行性下降,角膜边缘部变薄膨隆。

2. 鉴别诊断　本病需与蚕蚀性角膜溃疡相鉴别。后者病程长,疼痛剧烈,溃疡特点为由角膜缘向两侧及中央发展,形似蚕食桑叶形状,进行性边缘如穿凿状,病变边发展边修复。

【治疗】

目前比较公认的治疗方法是角膜移植术和表层角膜镜片术。

1. 角膜移植术　目的重建角膜的正常厚度和曲率,减少散光,修补穿孔。

2. 表层角膜镜片术　目的是增加病变区角膜厚度,防止角膜组织膨隆。

四、大泡性角膜病变

大泡性角膜病变(bullous keratopathy)是由于各种原因导致角膜内皮细胞失代偿,引起的角膜基质和上皮下持续性水肿及形成的泡状隆起状态,是角膜内皮细胞失代偿所继发的上皮病变。

古代中医眼科对本病无记载。

【病因病理】

1. 西医病因病理　引起本病的常见原因有以下几种:①眼前段手术尤其是白内障摘除术,术中机械损伤,人工晶状体植入,白内障术后玻璃体接触角膜;②绝对期青光眼、角膜内皮炎、单纯疱疹病毒或带状疱疹病毒感染、角膜移植术后内皮排斥反应、前房内硅油损伤内皮、激光引起的角膜内皮损伤、角膜内皮营养不良等。内皮细胞损害至其生理量限值以下时,内皮失去液体屏障和主动液泵功能,引起不同程度的水肿,导致本病。

2. 中医病因病机　多因肝胆湿热,上熏黑睛;或肝阴血不足,目失濡养,酿成本病。

【临床表现】

1. 病史　有各种导致内皮损伤的病史,特别是内眼手术史。

2. 症状　视力下降,晨起明显,午后稍轻;疼痛,畏光,流泪,难于睁眼,特别是角膜上皮水疱破裂时最为明显。

3. 体征　角膜基质增厚水肿,上皮弥漫性水肿,表面粗糙,有大小不等之水疱;角膜后层皱褶混浊,模糊不清。

【辅助检查】

裂隙灯显微镜下病变明显。

【治疗】

1. 全身治疗

(1) 中医辨证论治

1) 肝胆湿热证

证候:角膜水肿,表面水疱较多,睫状充血,眼疼痛剧烈伴畏光流泪;便秘尿赤;舌质红,苔黄腻,脉滑数。

治法:清肝利胆化湿。

方药:龙胆泻肝汤加减。伴头痛者,加羌活、白芷以祛风止痛;结膜充血明显者,加金银花、大青叶以清热解毒;便秘尿黄者,加大黄、车前子以通腑利尿。

2)肝血亏虚证

证候:角膜水肿如雾状,表面水疱一个或多个,轻度睫状充血,眼干涩痛,畏光流泪;面色少华;舌质淡,脉细。

治法:补血养肝。

方药:明目地黄丸加减。舌质偏红者,加牡丹皮、玄参以滋阴凉血;水疱多者,加车前草、泽泻以利水;角膜混浊明显者,加蝉蜕、木贼以明目退翳。

2. 局部治疗

(1)高渗剂:50%高渗葡萄糖、90%甘油或5%~8%氯化钠配成滴眼液滴眼,睡前涂5%氯化钠眼膏,以减轻水肿。

(2)角膜上皮及角膜内皮营养剂。

(3)抗生素滴眼液,上皮缺损时预防感染。

(4)非甾体抗炎药:减轻炎症反应,对白内障术后手术损伤所产生的大泡性角膜病变,早期大剂量激素局部及全身使用效果好。

(5)角膜接触镜:可吸收角膜水分,减少水疱,防止水疱破裂。

3. 手术治疗 角膜层间烧灼术、角膜层间晶状体囊膜植入术、穿透性角膜移植术、深板层角膜内皮移植术。

五、角膜营养不良

角膜营养不良(corneal dystrophy)是一类与遗传有关的双眼性、原发性角膜病变,具有特征性的病理组织改变。一般发病双眼对称,多侵犯角膜中央,表现为家族遗传性,起病多在20岁以前。病变缓慢发展,起初只侵犯角膜一层,晚期可累及多层。除非继发感染,一般无明显炎症现象及新生血管。

目前临床上多采用解剖部位分类法,将本病分为角膜前部营养不良、实质层角膜营养不良及后部角膜营养不良三类,每一类又有多个病种,本部分各举一种常见的典型病种介绍如下:

(一)上皮基底膜营养不良

上皮基底膜营养不良(epithelial basement membrane dystrophy)又称地图样-点状-指纹状营养不良,是最常见的前部角膜营养不良。

【病因病理】

本病可能为常染色体显性遗传,组织病理学检查可见基底膜增厚,并向上生长,基底膜下微小囊肿形成。

【临床表现】

双眼对称性发病,以成年女性多见。

1. 症状 视力下降,异物感,畏光,流泪,常反复发作。

2. 体征 角膜中央上皮层及基底膜内可见灰白色点状、斑状、地图样、指纹状混浊,上皮反复性剥脱。

【治疗】

1. 早期一般无须特殊治疗。

2. 轻症可用人工泪液滴眼。

3. 软性角膜接触镜:适用于上皮剥脱者。

4. 上皮刮除术 表面麻醉下行上皮刮除术,涂抗生素眼膏后绷带包扎。

5. 准分子激光治疗性角膜切削术(PRK) 适用于去除糜烂角膜上皮。

6. 板层角膜移植 适用于严重病例。

(二)颗粒状角膜营养不良

颗粒状角膜营养不良(granular dystrophy)属角膜基质层营养不良的常见类型,10~20岁发病,早期症状不明显,双眼对称性发展,青春期后才表现典型。

【病因病理】

本病属常染色体显性遗传,外显率高,为5q31染色体位点上的角膜上皮基因发生改变所致,国内有连续数代遗传的家系报道。病理组织学检查角膜颗粒为玻璃样物质,但颗粒物的确切性质和来源仍然不清,可能是细胞膜蛋白或磷脂异常合成或代谢的产物。

【临床表现】

10~20岁发病,双眼对称性发展,青春期后明显。

1. 症状 早期无症状,随病情发展而出现视物模糊;角膜上皮糜烂时可出现眼红与畏光。

2. 体征 角膜中央前弹力层下出现灰白色点状、圆形或不规则团块,形态各异,逐步向角膜实质深层发展,病灶之间角膜完全正常透明。

【辅助检查】

取标本行组织病理检查有特征性改变。

【治疗】

1. 早期无须治疗。

2. 角膜营养剂 适用于角膜上皮出现糜烂时。

3. 抗生素 可睡前涂抗生素眼膏预防继发感染。

4. 角膜移植术 适用于视力下降明显影响工作与生活时,但术后可复发。

(三)Fuch角膜内皮营养不良

Fuch角膜内皮营养不良(Fuch's endothelial dystrophy)是从角膜内皮的进行性损害,最后发展为以角膜内皮失代偿为特征的营养不良性疾病。

【病因病理】

本病可能为常染色体显性遗传。病理组织学检查显示角膜后弹力层散在疣样病灶,形成角膜小滴,凸向前房,其尖端内皮细胞变薄,内皮细胞总数减少。

【临床表现】

双眼患病,病程发展缓慢。

1. 症状 早期无自觉症状;基质和上皮水肿时,出现视力下降、虹视和雾视;发展为大泡性角膜病变时,出现疼痛、畏光及流泪。

2. 体征 角膜后弹力层出现滴状赘疣,推压角膜突出于前房;后弹力层广泛增厚;有时内皮面有色素沉着。

【辅助检查】

裂隙灯显微镜检查病变更清晰。

【治疗】

1. 早期病例无症状,可不治疗。

2. 角膜水肿病例,可用高渗脱水治疗,用5%氯化钠或蜂蜜滴眼液滴眼,每日3次。

3. 发生大泡性角膜病变者,可配戴治疗性角膜绷带镜,局部滴高渗剂、抗生素滴眼液防继发感染。

4. 视力严重受损的中晚期病例,可行穿透性角膜移植。

第三节 角膜新生血管

正常角膜无血管,如毛细血管进入透明角膜1~2mm以上即为病态,称角膜新生血管(corneal neovascularization,CRNV)。新生血管可呈网状、束状、放射状,自角膜缘向角膜中央生长,或沿瘢痕延伸。本病可不同程度影响视力,同时也是同种异体角膜移植术后发生排斥反应的重要因素。角膜新生血管由浅入深均可发生,分为上皮表面、上皮下、基质浅层和深层,前两者血管来源于表层角膜周围血管网,后两者分别来自深层角膜周围血管网和虹膜大动脉环或虹膜的放射状血管。本病中医之称之为"黑睛赤脉"或"黑睛血翳"。

【病因病理】

1. 西医病因病理 引起角膜新生血管的原因很多,主要的原因如下:

(1) 感染:包括细菌、病毒、衣原体及其他病原微生物。

(2) 角膜外伤:包括机械性损伤、热灼伤、酸碱化学伤、手术后缝线刺激。

(3) 变态反应性角膜病:如变态反应性角膜炎。

(4) 自身免疫性角膜病:如蚕蚀性角膜溃疡等。

(5) 角膜占位性病变:各种肿瘤可伴发新生血管。

(6) 其他:包括角膜接触镜、严重干眼、长期高眼压,以及某些全身性疾病,如糖尿病、尿毒症等。

现代观点认为,角膜血管的生成和抑制存在一种内在调节的复杂而精细的平衡,病理状态下,血管形成刺激因子显著上调,促进新生血管形成,恢复期血管形成刺激因子的水平下调。新生血管的形成机制目前有很多学说,如缺氧、白细胞介导、细胞因子平衡失调、角膜水肿破坏机械屏障等。上述机制产生一系列的反应,导致新生血管形成。

2. 中医病因病机 多因风热外邪侵袭肺肝,上犯于目,血热壅滞;或心肝积热,上壅于目,气血壅滞,热瘀互结,日久致黑睛变生赤脉。

【临床表现】

1. 正常角膜无血管区出现了异常血管。

2. 裂隙灯下可见角膜表面、上皮下、基质内新生血管形成,表现为网状、束状、放射状、膜状,多与结膜血管有联系(图11-2)。基质浅层的新生血管走行弯曲,深层新生血管呈毛刷状直行。如密集大量的血管长入角膜,伴角膜上皮组织隆起则形成胶样粉红色外观。

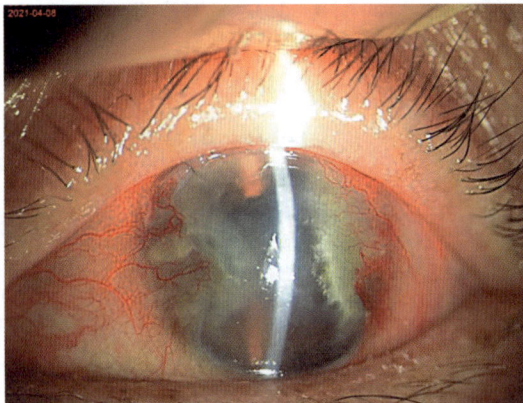

图11-2 角膜新生血管

【治疗】

原则是积极去除诱发角膜新生血管的原因。中医眼科历经数千年积累了多种治疗角膜血管翳的方法,但其确切疗效尚需进一步研究。比如中药局部滴眼液或眼膏,应深入剂型改革,稳定质量,减少刺激。发掘疗效好、刺激少、化学性质稳定的外用制剂,是今后治疗角膜新生血管较有前途的方法。

1. 中医治疗

中医辨证论治

1)肺肝风热,血热壅滞证

证候:新生血管自上而下或从四周向角膜中央生长,沙涩痒痛,视物模糊,流泪畏光;舌质红,苔黄,脉数。

治法:疏风清热,凉血化瘀。

方药:归芍红花散加减。若新生血管粗大、结膜充血明显,加龙胆以清肝热;角膜混浊,视物模糊,加蝉蜕、密蒙花以退赤退翳。

2)心肝积热,热瘀互结证

证候:角膜血翳满布,结膜充血呈紫红色,畏光,眼珠刺痛;口苦咽干;舌红,苔黄,脉数。

治法:清心泻肝,凉血化瘀。

方药:破血红花散加减。若心中烦热,小便短赤,加生地黄、竹叶以泻心火;眼珠疼痛,加夏枯草以清热。

2. 西医治疗

(1)内治:去除诱发角膜新生血管的原因是治疗的根本,如积极治疗角膜炎症、控制感染、防止化学性眼外伤或热灼伤。

(2)局部治疗

1)激素类滴眼液:如氟米龙、甲泼尼龙滴眼,可减轻角膜新生血管的形成和发展。

2)氩激光:直接光凝新生血管。

3)光动力学疗法:将光敏剂静脉注入组织血液循环或局部用于眼表面,经激光束激活后,可选择性阻断新生血管。

(3)手术治疗:包括角膜缘干细胞移植、羊膜移植重建眼表面等。

【预防与调护】

积极治疗各种角膜炎性病变,预防角膜外伤,正确配戴角膜接触镜等,消除新生血管诱因。

第四节 角膜瘢痕

角膜瘢痕是指角膜因炎症、外伤、手术等愈后遗留的厚薄不等的不透明体,为角膜病愈后的表现。因厚薄、部位不同角膜瘢痕对视力产生不同程度的影响,严重者可致失明。另外,角膜愈合后所形成的瘢痕,抗张力不如正常角膜,一旦受到挫伤,容易从瘢痕处裂开。角膜瘢痕根据其厚薄及嵌顿组织的不同常分为角膜云翳(corneal nebula)、角膜斑翳(corneal macula)、角膜白斑(corneal leucoma)、粘连性角膜白斑(adherent leukoma of cornea)。

中医眼科将角膜混浊称为"翳",而瘢痕性混浊称为"宿翳"。依翳的厚薄形态的不同,有不同的命名。角膜薄翳称为冰瑕翳,角膜斑翳谓之云翳,角膜白斑称为厚翳,粘连性角膜白斑称为斑脂翳。《证治准绳·杂病·七窍门》认为宿翳"若滑涩沉深及患久者,虽极治亦难尽去",说明翳宜及早医治,否则翳障老定,成年痼疾很难医治。

【病因病理】

1. 西医病因病理　因炎症、外伤、手术等损伤角膜前弹力层和基质层,愈合过程中成纤维细胞增生,伤口由纤维结缔组织所填充,形成厚薄、大小不同的瘢痕。

2. 中医病因病机　本病的形成是在黑睛损伤的恢复期,其由正气已虚,邪气未尽,血热瘀滞所致。邪热伤阴,阴虚邪恋,黑睛混浊;久病伤气,气虚邪留,而致本病。

【临床表现】

1. 视力无影响或视物模糊　因角膜瘢痕厚薄、部位的不同而对视力产生不同程度的影响,如位于周边部的角膜云翳,视力可完全正常,而位于视轴部的角膜白斑可致失明。

2. 结膜无充血。

3. 角膜云翳　角膜浅层灰白色云雾状混浊(图 11-3),通过混浊部分能看清虹膜纹理。

4. 角膜斑翳　混浊较厚略呈白色,但仍可透见虹膜。

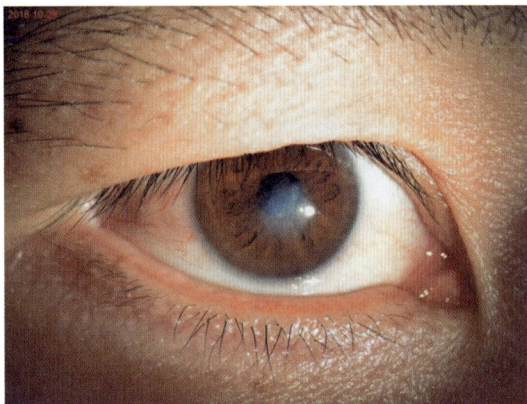

图 11-3　角膜瘢痕

5. 角膜白斑　混浊很厚呈瓷白色,不能透见虹膜。

6. 粘连性角膜白斑　角膜瘢痕组织中有虹膜嵌顿。

【治疗】

本病治疗的关键是早期对角膜创伤进行积极有效的治疗,合理应用生长因子,减少瘢痕的形成。中医中药治疗的重点是位于视轴部的冰瑕翳及云翳影响视力者,内服中药配合局部退翳中药点眼,可在一定程度上减轻宿翳。临床应根据不同疾病的特点,积极治疗原发病。

1. 中医治疗

(1) 中医辨证论治

宿翳障证

证候:角膜新翳已退,宿翳形成,翳面光滑,边缘清楚,眼无红痛。

治法:退翳明目。

方药:拨云退翳丸加减。方中可加苏木、红花以活血退翳。

(2) 局部外治:外用消朦眼膏、八宝眼膏涂眼,每晚睡前 1 次。

2. 西医治疗　主要是手术治疗。

(1) 板层角膜移植术:适用于后弹力层以前部分的角膜混浊。

(2) 穿透性角膜移植:适用于角膜白斑特别是中央部白斑者。

(3) 准分子激光治疗性角膜切削术:适用于角膜中央前弹力层和浅基质层瘢痕,角膜表面不平整、上皮基底膜异常等。

【预防与调护】

积极治疗各种角膜炎性病变,预防角膜外伤,正确配戴角膜接触镜等。

思政元素

角膜盲与角膜捐献

因角膜发生病变,光线无法通过角膜进入眼内,导致失明,被称为角膜盲。角膜盲是仅次于白内障的第二大致盲眼病,在我国约有 400 万的角膜盲患者在黑暗中期待重见光明。角膜捐献是解决角膜盲,让患者重建光明的有效手段,但每年仅有 8 000 例患者成功实施角膜移植。在我国角膜捐献采取的是无偿自愿的原则,自愿捐献是解决角膜供体不足的唯一办法。为角膜盲患者重见光明,越来越多的人加入角膜捐献的行列,这当中有角膜劝捐员、有无偿自愿捐献者。歌手姚贝娜生前最后一个决定是捐献自己的角膜;眼科青年医生王辉把他对患者最后的关爱化成了身后捐献出来的角膜;伟人邓小平生前留下遗言将他的角膜捐献,骨灰撒入大海。正是他们的大爱,点亮了一个个角膜盲患者的黑暗世界,让他们重见光明。

角膜捐献,让大爱驱逐黑暗,点亮光明。

评述

角膜是人眼球最重要的屈光介质,角膜病发病率高、危害大,角膜病仍是我国主要致盲的眼病之一,加强角膜病的防治研究是防盲工作的重点。近年来,随着分子生物学、免疫学、遗传学,以及组织工程等基础、交叉学科的飞速发展,角膜病的基础研究与临床诊治已经取得了长足的进步。

眼角膜的免疫学研究中发现了单纯疱疹病毒(herpes simplex virus,HSVT)可潜伏于人体的三叉神经节和角膜内,部分正常人角膜内也存在 HSV 核苷酸序列。HSK 的发生与 HSV 病毒抗原引起的 T 淋巴细胞介导的迟发型变态反应有关,调节机体免疫状态可提高该病毒感染的治愈率。分子生物学技术的发展,使我们已知一些变性角膜病的发病机制是由遗传或其他原因致使基因突变、基因位点异常引起的。以此为基础,基因治疗作为一种新的技术手段已经在各种角膜疾病的治疗中显示出了极大的应用前景。一些角膜病中的细胞凋亡、细胞因子及生长因子表达异常方面的研究都取得了进展,而基因工程药物和眼用缓释药物的研究为创新性药物研究开辟了新的途径。在组织工程学研究方面,已经在体外成功地用组织工程技术重建出结构较规则、透明度较高的角膜组织。角膜缘干细胞移植,目前已在羊膜上培养出自体或异体角膜缘干细胞,并应用于角膜移植以治疗严重的眼表疾病,取得了很好的效果。

在角膜病的辅助检查方面,角膜地形图、共焦显微镜、超声生物显微镜、角膜 OCT、聚合酶链反应(PCR)等新技术的应用,提高了角膜病的诊治水平。PCR 技术对于检测单纯疱疹病毒 DNA、棘阿米巴原虫、真菌 DNA 等具有速度快、特异性强和敏感性高的特点,有较好的临床应用前景。共聚焦角膜显微镜检查具有活体、动态、无创等特点,且分辨率高,能直接观测角膜各层结构和神经纤维,能活体观察炎症细胞、真菌等,对角膜病基础研究和临床诊疗具有较高的价值。

中西医结合治疗角膜病具有独特的优势和较好的疗效,如在抗病毒、抑制免疫反应等方面取得了诸多进展。在中西医结合治疗 HSK 方面,根据其病因病理采用体外组织培养技术,筛选出具有抗 HSV-Ⅰ作用的青木香、薄荷、蒲公英、鱼腥草等中草药。黄芪能抑制多种病毒,可促进诱生干扰素及增加巨噬细胞的吞噬功能,从而提高免疫功能。党参、白术、黄芩有免疫促进作用。抗单纯疱疹病毒的实验研究发现,鱼腥草滴眼液、黄精多糖滴眼液、双秦滴眼液、消单灵滴眼液等对实验性 HSK 有明显疗效。在临床中采用中西医结合治疗角膜病具有较广阔的前景,中西医结合不但在角膜炎症方面治疗效果较好,在角膜变性、免疫性疾病方面也有较多进展;随着角膜的分子遗传、组织工程等新技术的应用,中西医联合应用将会有更广阔的空间和领域。

● (张富文　王利民)

复习思考题

1. 试述角膜病的发病特点及其演变规律、预后转归。
2. 简述角膜的组织解剖结构与生理功能特点。
3. 试述单疱病毒性角膜炎的发病机制与临床表现。
4. 如何鉴别病毒性角膜炎、细菌性角膜炎和真菌性角膜炎?
5. 花翳白陷是指现代医学的什么病? 有何临床特征? 治疗要点是什么?

第十二章

巩 膜 病

PPT 课件

ER-12-1

学习目标

1. 掌握巩膜外层炎和巩膜炎的概念、中医病因病机、临床表现、诊断及中医辨证论治。

2. 熟悉巩膜外层炎和巩膜炎的西医病因病理、鉴别诊断及西医治疗方法。

3. 了解后巩膜葡萄肿的概念、分类、病因及治疗方法。

巩膜是眼球壁的外层,构成纤维膜的后 5/6,保护球内组织、维持眼球形态。巩膜外被筋膜和结膜覆盖,内与脉络膜上腔相邻。巩膜主要由结缔组织组成,无细胞结构,不与外界直接接触,血管和神经较少,故较少患病。其病理改变通常为胶原纤维的变性、坏死,炎症细胞浸润和肉芽组织增殖。

巩膜疾病中以炎症最为常见,巩膜变性疾病次之。巩膜炎的病因较复杂且不易确定,大多与系统性结缔组织疾病有关,少数为感染所致。巩膜炎症性病变常可累及其邻近组织,如角膜、葡萄膜等。巩膜组织修复能力差,其临床特点为病程长,反复发作,药物治疗反应差。

巩膜属中医白睛之里层,故巩膜疾病归属于中医眼科的白睛疾病范畴;白睛暴露在外,易受风热外邪及疫疠之气侵袭而发病,故白睛疾病在中医属外障眼病。白睛在五轮学说中属气轮,在脏属肺,肺与大肠相表里,故发病多责之于肺和大肠,治疗上首当理肺,畅其宣降,复其治节,病证又多有虚实之分,如为外感六淫,宜疏解外邪,大肠阳明热结者则通腑泄热。然而,白睛是机体的一部分,其发病不仅与肺和大肠密切相关,而且与其他脏腑也有密切的关系。因此,临床上在对巩膜疾病进行辨证时,必须要有整体观念,综合局部和全身情况,进行审证求因。

第一节 巩膜外层炎

巩膜外层炎(episcleritis)是以眼红,或伴有疼痛为特征的巩膜表层血管与结缔组织的非特异性炎症,俗称表层巩膜炎。病变常位于睑裂区,即角膜缘至直肌附着线之间的区域内,可在同一部位或其他部位复发。女性发病率是男性的 3 倍,好发于 20~50 岁的青壮年。多数患者为单眼发病,约 1/3 的患者双眼同时或先后发病。一般病情较轻,有自限性,可反复发病,预后多不留痕迹。

本病属中医学"火疳"轻症范畴,病名始见于《证治准绳·杂病·七窍门》。《目经大成·五色疡》又名"火疡"。

【病因病理】

1. 西医病因病理　目前病因尚未完全清楚,可能与免疫性反应有关。1/3 的患者有局部或全身性疾病,如系统性红斑狼疮、类风湿关节炎、痤疮、酒渣鼻、痛风、血管胶原性疾病等。组织病理学检查镜下,巩膜外层炎主要表现为慢性非肉芽肿性炎症的特点,表层巩膜组织水肿、充血,伴有大量淋巴细胞和浆细胞浸润。

2. 中医病因病机　《证治准绳·杂病·七窍门》认为本病是"火之实邪在于金部,火克金,鬼贼之邪,故害最急"。《审视瑶函》言:"火疳生如红豆形,热毒应知患不轻。两眦目家犹可缓,气轮犯克急难停。重则破泉成血漏,轻时亦有十分疼。清凉调治无疑惑,免致终身目不明。"此外,瘰疬、梅毒等全身性疾病常可引发本病。

(1) 肺经蕴热或热毒蕴结白睛,滞结为疳。

(2) 心肺热毒内蕴,火郁不得宣泄,上犯白睛。

(3) 素患痹证,风湿久郁经络,夹热、夹瘀,循经上犯于白睛。

(4) 肺阴不足,或久病伤阴,虚火上炎,上攻白睛。

【临床表现】

巩膜外层炎在临床上分为结节性巩膜外层炎与单纯性巩膜外层炎,其症状体征亦有所不同。

1. 结节性巩膜外层炎(nodular episcleritis)

(1) 症状:畏光、流泪、疼痛,一般不影响视力。

(2) 体征:病变部位巩膜表层局限性结节,暗红色,呈圆形或椭圆形,压痛,结节表面及周围结膜充血水肿。主要表现为急性发生的 2~3mm 大小的局限性结节样隆起,可单发或多发,可自行消退但多有复发。结节不出现坏死。可被推动,提示病变位于浅层。每次发病持续 2~4 周,炎症逐渐消退。起病隐匿,病程较单纯性巩膜外层炎更长。可以双眼起病。

2. 单纯性巩膜外层炎(simple episcleritis)

(1) 症状:眼部轻微疼痛和灼热感,一般视力不受影响。

(2) 体征:40% 为双眼发病,其主要特点为急性起病,周期性发作,时间短暂。病变部位表层巩膜和球结膜充血水肿,呈暗红色外观,充血多局限于一个象限或呈扇形,有时伴有神经血管性眼睑水肿。偶有患者出现瞳孔括约肌和睫状肌痉挛,引起瞳孔缩小和暂时性近视。本病可多次反复发病,妇女多于月经期发作,但复发部位不固定。

【辅助检查】

1. UBM 检查　巩膜外层炎的 UBM 影像特征是低回声,即显示单纯表层巩膜增厚或局限性增厚。

2. 全身检查及实验室检查　有助于查找病因,如血沉、血清尿酸、类风湿因子、免疫复合物等。

【诊断与鉴别诊断】

1. 诊断要点

(1) 患眼疼痛,伴畏光流泪等刺激症状。

(2) 球结膜充血,呈象限性或扇形。充血区巩膜表层局限性暗红色结节隆起,压痛。

(3) 周期性发作,预后良,不留瘢痕。

2. 鉴别诊断

(1) 结节性巩膜外层炎与泡性结膜炎(金疳)的鉴别:两者均有结节样隆起。泡性结膜炎为结膜变态反应性病变,患者多无明显不适或感轻微磣涩不舒,结节病变部位在结膜,为灰黄色或白色小疱样隆起,周围绕以赤脉,充血呈鲜红色,疱疹按之不痛,推之随球结膜移动。

(2) 单纯性巩膜外层炎与结膜炎的鉴别:两者均可出现充血,但结膜炎的充血为弥漫性,由角膜缘向穹窿部逐渐明显,其睑结膜也受累,并且多伴有分泌物;单纯性巩膜外层炎的充血多局限在角膜缘至直肌附着点的区域内,不累及睑结膜,充血的血管呈放射状垂直走行,从角膜缘向后延伸。

(3) 单纯性巩膜外层炎与结节性巩膜外层炎的鉴别:局部改变方面,单纯性巩膜外层炎为表层巩膜浅层组织充血、水肿非常明显,病变多局限于某一象限。而结节性巩膜外层炎巩膜浅层组织充血水肿,呈局限性结节。血管改变方面,单纯性巩膜外层炎表层巩膜血管迂曲扩张呈放射状,而结节性巩膜外层炎巩膜血管丛在结节深部。充血方面,单纯性巩膜外层炎由淡红到鲜红色,结节性巩膜外层炎呈紫红色。结节方面,单纯性巩膜外层炎无结节,而结节性巩膜外层炎结节单发、表面球结膜可移动。

(4) 与巩膜炎的鉴别:巩膜炎又称"深层巩膜炎",是巩膜基质的炎症。巩膜外层炎可被误诊为巩膜炎。病变范围广泛,病情较重,疼痛剧烈,视力下降明显;巩膜充血紫暗,滴肾上腺素后不褪色,结节完全不能推动。而巩膜外层炎症状、体征均较轻,肾上腺素滴眼后,充血可迅速消退。如果血管走行迂曲,应怀疑巩膜炎的可能。

【治疗】

治疗原则:巩膜外层炎是一种良性复发性眼病,有自限性,通常可在1~2周自愈,几乎不产生永久性眼球损害。中医药在治疗巩膜外层炎方面有较好疗效,能减轻症状、减少复发。如局部应用糖皮质激素或非甾体抗炎药类药物,可迅速缓解症状,减轻炎症,中西医结合治疗能够缩短病程,减少复发,避免或减轻激素类药物的毒副作用。对伴有全身性疾病者,首先应明确病因,对因治疗的同时进行眼部对症治疗。

1. 中医治疗

(1) 中医辨证论治

1) 火毒蕴结证

证候:发病较急,患眼疼痛难睁,畏光流泪,目痛拒按,视物不清;白睛结节大而隆起,或连缀成环,周围血脉紫赤怒张;伴见口苦咽干,气粗烦躁,便秘溲赤;舌红,苔黄,脉数有力。

治法:泻火解毒,凉血散结。

方药:还阴救苦汤加减。方中温燥之药应酌情减少,加生石膏以增强清热泻火之功;加淡竹叶以清心肺上焦火热之邪。

2) 风湿热攻证

证候:发病较急,目珠胀闷而痛,且有压痛感,畏光流泪,视物不清;白睛有紫红色结节样隆起,周围有赤丝牵绊;常伴有骨节酸痛,肢节肿胀,身重酸楚,胸闷纳减,病势缠绵难愈;舌苔白腻,脉滑或濡。

治法:祛风化湿,清热散结。

方药:散风除湿活血汤加减。火疳红赤甚者,可去方中部分辛温祛风之品,选加牡丹皮、丹参以凉血活血消瘀,加桑白皮、地骨皮以清泄肺热;若骨节酸痛、肢节肿胀者,可加络石藤、海桐皮、豨莶草、秦艽等以祛风湿、通经络。

3) 肺阴不足证

证候:病情反复发作,病至后期眼感酸痛,干涩流泪,视物欠清,白睛结节不甚高隆,色紫暗,压痛不明显;口咽干燥,或潮热颧红,便秘不爽;舌红少津,脉细数。

治法:养阴清肺,兼以散结。

方药:养阴清肺汤加减。若阴虚火旺甚者,加知母、地骨皮以增滋阴降火之力;若白睛结节日久,难以消退者,以赤芍易方中白芍,酌加丹参、郁金、夏枯草、瓦楞子以清热消瘀散结。

(2) 针灸治疗:取攒竹、睛明、丝竹空、承泣、四白、太阳、合谷、曲池、百会等,每次选3~5穴,交替轮取,以泻法为主,每日1次,每次留针30分钟,10日为1个疗程。

(3) 其他治疗

1) 局部热敷:可用内服药渣再煎水湿热敷,具有行气活血、化瘀散结之功,对缓解眼部症状、促进气血运行、缩短病程有辅助作用。

2) 中药熏眼:是一种利用蒸汽作用于患处的治疗方法。临床上常用具有清热解毒的中药制剂,如蒲公英、野菊花、大青叶、板蓝根、金银花、连翘等以达到清热、祛风、活血、解毒、凉血作用,进一步促进结节吸收。

2. 西医治疗

(1) 内治:可口服非甾体抗炎药;对病情较严重者应加服糖皮质激素制剂。

(2) 局部治疗:局部滴用血管收缩剂可减轻充血。若病情较明显或发作频繁,可局部应用糖皮质激素滴眼液,如0.1%地塞米松滴眼液可有效抑制炎症,特别是对单纯性巩膜外层炎的患者有明显的疗效。可局部滴用非甾体抗炎滴眼液,如双氯芬酸钠等滴眼液也可有效抑制炎症。必要时也可结膜下注射糖皮质激素。当并发虹膜睫状体炎时,应滴用散瞳剂散瞳。

(3) 进行全身检查,积极寻找病因,针对相关病因进行治疗,可防止复发。

【预防与调护】

1. 局部冷敷,收缩血管,以减轻眼部症状。

2. 饮食宜清淡,少食辛辣炙煿之品,保持心情舒畅,戒烟酒。

3. 锻炼身体,增强体质,避免过劳是预防本病复发的重要措施之一。

4. 注意寒暖适中,避免潮湿。

5. 注意皮质类固醇的合理、正确使用。

第二节 巩 膜 炎

巩膜炎(scleritis)是发生在巩膜基质层的炎症,以眼红、眼痛、视力下降为主要临床特征,又称深层巩膜炎或巩膜实质炎。其较巩膜外层炎少见,病情和预后均比巩膜外层炎严重。巩膜炎可发生于任何年龄,好发于青壮年,女性多于男性,半数以上患者双眼先后发病,大部分患者合并有全身免疫性疾病。本病常发病急,病情顽固,易反复发作。由于反复发作,常导致巩膜变薄及相邻组织的炎症而引起并发症,故预后不佳。巩膜炎可并发角膜和葡萄膜炎症,严重者可发生巩膜葡萄肿,甚至穿孔。

本病可归属于中医学"火疳"(《证治准绳》)之重症范畴,病情严重,属眼科急症。若外眼无改变,以视力或视觉改变为主,则亦可归属"内障"范畴。

【病因病理】

1. 西医病因病理 巩膜炎的病理特征为巩膜基质层细胞浸润,胶原破坏、血管重建。巩膜炎大部分与系统性结缔组织病变有关,少数为感染所致。但也有许多患者无法查到明确病因。

2. 中医病因病机 本病发于白睛深层,其病机的关键为风湿热毒邪壅滞,且邪热多累及血分,故病机特点为热壅血瘀。

(1) 肺经蕴热,或热毒蕴结白睛,滞结为疳。

(2) 心肺热毒内蕴,火郁不得宣泄,上犯白睛。

(3) 肺肝实火,上攻白睛。

(4) 肺阴不足,或久病伤阴,虚火上炎,上攻白睛。

【临床表现】

1. 前巩膜炎(anterior scleritis) 前巩膜炎病变位于赤道前部,临床多见,可分为弥漫性、结节性和坏死性 3 种类型。多见于青壮年,女性多于男性,双眼可先后或同时发病。

(1) 症状:眼部疼痛,压痛明显,有眼红等刺激症状,有时伴同侧头痛。部分患者疼痛剧烈,夜间加重。若病变位于直肌附着处,则眼球运动可使疼痛加剧。视力下降是前部巩膜炎的主要症状。弥漫性前巩膜炎视力下降的原因是继发性角膜炎、葡萄膜炎、青光眼、白内障、黄斑水肿,但比坏死性前巩膜炎要轻得多。

(2) 体征

1) 结节性前巩膜炎(nodular anterior scleritis):约占巩膜炎的 44%。病变区巩膜呈弥漫性或局限的紫红色充血、隆起,有压痛,结节不能推动。结节可单发或多发。多伴有巩膜外层炎。

2) 弥漫性前巩膜炎(diffuse anterior scleritis):约占巩膜炎的 40%,巩膜弥漫性充血,巩膜上组织水肿,病变可累及部分巩膜,也可累及整个前巩膜。可在结膜囊滴 0.1% 肾上腺素,以便确认有无深层充血及结节形成。

3) 坏死性前巩膜炎(necrotizing anterior scleritis):较少见,是最具破坏性的一种巩膜炎。常为双眼发病。常伴有严重自身免疫性疾病。发病初期表现为局限性巩膜炎性斑块,周围严重充血,压痛明显,视力预后差。若未及时治疗,病灶可迅速向周围和向后蔓延扩展,炎症范围可扩至整个眼球前段和周边角膜,产生角膜溃疡、葡萄膜炎和青光眼并发症。严重者可发生巩膜变薄、软化、坏死、葡萄肿形成,露出其下的葡萄膜。

2. 后巩膜炎(posterior scleritis) 是指发生于赤道后方及视神经周围巩膜的一种炎症。其严重程度足以导致眼球后部组织的破坏,使视功能严重损害。本病临床较少见,一般眼前部无明显改变,诊断较困难,因此易漏诊。常见于中年人,女性多于男性,多为单眼发病。

(1) 症状:眼痛、视力下降、偶尔会出现眼球运动受限。如发生葡萄膜炎、渗出性视网膜脱离、视神经病变等并发症,视力可明显下降。

(2) 体征:眼睑及球结膜水肿,充血不明显或无充血,眼球可轻度突出,压痛,因眼外肌受累可致眼球运动受限及复视。眼底可见视盘水肿、脉络膜视网膜皱褶和条纹、渗出性视网膜脱离、黄斑水肿、局限性隆起等。可有眼压升高。

3. 并发症 可并发葡萄膜炎、角膜炎、白内障、继发性青光眼、视网膜炎、巩膜葡萄肿等。

【辅助检查】

1. 实验室检查 血常规、血沉、血清尿酸测定、结核菌素试验、免疫学指标等。

2. B 型超声检查 用于诊断本病,尤其后巩膜炎,是最有价值的检查方法。检查显示后部巩膜增厚等。

3. CT 或 MRI 检查 检查显示后部巩膜增厚,有助于诊断。

4. UBM 检查 结节性前巩膜炎的 UBM 影像显示在结节部位的巩膜水肿增厚,呈较弱回声,边界清晰。弥漫性前巩膜炎的 UBM 影像显示弥漫性巩膜增厚,呈略低回声。坏死性巩膜炎的早期 UBM 影像显示弥漫的低回声区、呈斑点状,巩膜明显增厚;病情加重时,UBM

可显示巩膜小洞,或在巩膜组织中形成更弥漫的低回声改变;在恢复期 UBM 常可显示典型的巩膜变薄。

【诊断与鉴别诊断】

1. 诊断要点 根据典型的临床表现诊断前巩膜炎并不困难,后巩膜炎一般眼前部无明显改变,诊断较困难。眼底检查在后巩膜炎的诊断中十分重要。

(1) 前巩膜炎:以眼红、眼痛和不同程度的视力下降为主要症状。临床可根据 3 种不同类型前巩膜炎的体征特点和相关病史诊断。

1) 结节性前巩膜炎:局部巩膜呈紫红色充血,结节隆起,压痛明显,不能推动。

2) 弥漫性前巩膜炎:表现为巩膜呈弥漫性充血、球结膜水肿。

3) 坏死性前巩膜炎:表现为局限性巩膜炎性斑块,压痛明显,视力预后差,进展迅速,严重者发生坏死。

(2) 后巩膜炎:诊断比较困难,多单眼发病。

1) 表现为不同程度的持续性眼痛、压痛,视力下降。

2) 眼睑及球结膜水肿。

3) 眼球突出、眼球运动受限和复视。

4) 严重者出现玻璃体混浊、葡萄膜炎、视盘水肿、黄斑水肿、渗出性视网膜脱离、脉络膜皱褶。

5) B 型超声、CT 或 MRI 显示后部巩膜增厚。

2. 鉴别诊断

(1) 巩膜外层炎:根据病史,外眼和裂隙灯检查可以鉴别诊断巩膜炎与巩膜外层炎。

(2) 眶蜂窝织炎:后巩膜炎需与眶蜂窝织炎相鉴别。眶蜂窝织炎是以眼球突出、运动受限和疼痛为特征的眶内软组织急性感染性病变,眼球向正前方突出,伴有眼睑和球结膜高度充血、水肿,常伴有高热、寒战等全身症状,中性粒细胞升高。后巩膜炎与眶蜂窝织炎两者均能引起单侧或双侧眼球突出、眼球表面充血、眼球运动受限、脉络膜皱褶和视盘水肿等表现。但眶蜂窝织炎眼球突出更明显,并伴有发热、血常规异常等全身表现。而后巩膜炎球结膜水肿更为明显。CT、超声波及血常规检查有助于诊断。

(3) 眶炎性假瘤:尤其眼眶急性炎性假瘤,有许多症状和体征与后巩膜炎相似,两者均为急性发作,中或重度疼痛,眼睑水肿,上睑下垂,结膜充血和水肿,眼球运动障碍,部分患者眶缘可触及结节状肿物。B 型超声检查均显示巩膜增厚和结膜囊水肿。CT 检查有助于鉴别诊断,CT 显示眶炎性假瘤眶内多可见到炎性肿块。还可从 B 型超声检查和 CT 检查结果判断是巩膜增厚还是眼球壁周围炎症引起的水肿。

(4) 格雷夫斯眼病:两者都能引起单侧或双侧眼球突出,眼球表面充血、眼球运动受限、脉络膜皱褶和视盘水肿等表现,严重的巩膜炎亦可伴有眼外肌肥大。不同之处,格雷夫斯眼病引起的疼痛比巩膜炎轻得多,且超声波扫描无巩膜增厚;格雷夫斯眼病可见上睑退缩,向下注视时上睑不能随着下垂,常有甲状腺病史或体征及 Werner 试验阳性。

【治疗】

巩膜炎应及早发现和及时治疗,应积极寻找病因,并对其进行有针对性的治疗。西医治疗本病在于对病情严重者局部或全身使用糖皮质激素、免疫抑制剂等,有利于尽早控制炎症、减轻组织损害。临床实践应中西医结合方法治疗本病,可提高疗效、缩短病程、减轻糖皮质激素和免疫抑制剂的副作用,促进痊愈。

1. 中医治疗

(1) 中医辨证论治:本病发于白睛深层,其病机的关键为风湿热毒邪壅滞,且邪热多累及血分,故对本病的治疗应注意在辨证论治的基础上加用凉血活血散结之品。

1) 肺热亢盛证

证候:发病稍缓,眼痛流泪,前部巩膜局限性隆起、压痛、色泽暗红,结膜充血水肿,伴有咽痛便秘;舌红苔黄,脉数。

治法:清热泻肺,利气散结。

方药:泻肺汤加减。疼痛明显者,加赤芍、红花、郁金以化瘀散结止痛;热甚者,加连翘、生石膏等以加强清热之功。

2) 心肺热毒证

证候:发病较急,疼痛较重,畏光流泪,视物不清,巩膜结节隆起赤紫,压痛明显,周围及表面血管扩张;常伴有口苦咽干,心烦失眠,便秘溲赤;舌红苔黄,脉数有力。

治法:泻火解毒,凉血散结。

方药:还阴救苦汤加减。临证时,上方可去苍术、升麻等以防辛温助火,加石膏、金银花以增强清热泻火之功。

3) 肺肝实热证

证候:患眼胀痛难忍,畏光流泪,视力下降明显,巩膜深层结节大而隆起显著,色泽紫暗,甚至出现多个环绕角膜,疼痛拒按,球结膜充血水肿;伴有烦躁易怒,口苦耳鸣;舌边尖红,苔黄,脉弦数。

治法:清肝泻肺,解毒散结。

方药:泻肝散加减。结节高耸紫暗者,加赤芍、郁金、生地黄、红花、夏枯草以凉血散瘀,软坚散结;疼痛剧烈者,加乳香、没药、鸡血藤以凉血止痛。

4) 肺虚阴伤证

证候:反复发作日久,眼感酸痛,视物不清,巩膜结节低平,色暗,压痛不明显;咽干口燥,便秘不爽;舌红少津,脉细数。

治法:养阴清热,兼以散结。

方药:养阴清肺汤加减。火旺者,加知母、地骨皮、连翘以清降虚火;结节日久不消者,加郁金、赤芍、夏枯草以祛瘀散结。

(2) 针灸治疗:取双侧攒竹、睛明、丝竹空、承泣、太阳、肺俞、列缺、合谷、曲池、太冲。每次选穴 4~5 个,每日 1 次。

2. 西医治疗 应给予抗炎治疗,出现并发症者,对症处理。根据患者个体的不同,给予个性化治疗。

(1) 内治:进行抗炎治疗。可根据病情选用非甾体抗炎药,如口服吲哚美辛等;糖皮质激素,如甲泼尼龙等;免疫抑制剂,如环磷酰胺等;生物制剂,如单克隆抗体等。用药期间,密切关注药物的不良反应。

(2) 局部治疗:局部滴用非甾体抗炎药和糖皮质激素可减轻炎症反应。球后注射糖皮质激素能缓解炎症,并减轻疼痛。但应慎用球周注射,特别是坏死性巩膜炎患者,以免造成巩膜穿孔。

散瞳剂的使用:当并发虹膜睫状体炎时,应滴用散瞳剂散瞳。

(3) 并发症治疗:如并发青光眼时应及时降低眼压。

(4) 手术治疗:对坏死性巩膜炎发生巩膜穿孔的病例可考虑做异体巩膜移植术联合眼球筋膜瓣覆盖加固。对自身免疫性疾病相关的巩膜炎,应切除坏死组织,以清除抗原。

术后局部或全身应用免疫抑制剂。巩膜炎出现并发症时按相应的疾病处理原则进行。若波及眼内及眼眶者,则按相应病症处理。

【预防与调护】
1. 忌辛辣炙煿之品,清淡饮食。
2. 保持心情舒畅,戒烟酒。
3. 避免潮湿,注意寒暖适中,减轻眼部症状,缩短病程。

第三节 巩膜葡萄肿

由于巩膜的先天异常或病理损害使其变薄、抵抗力减弱时,在眼压作用下,变薄的巩膜以及深层的葡萄膜向外扩张膨出,并显露出葡萄膜颜色而呈蓝黑色,称为巩膜葡萄肿(scleral staphyloma)。患者多有严重视力障碍。巩膜葡萄肿根据其膨胀范围,分为部分巩膜葡萄肿与全巩膜葡萄肿,部分巩膜葡萄肿又分为前巩膜葡萄肿(anterior staphyloma)、赤道部葡萄肿(equatorial staphyloma)、后巩膜葡萄肿(posterior staphyloma)。按解剖部位又分为前部、赤道部和后葡萄肿。

巩膜葡萄肿的治疗,主要是对因治疗。对巩膜局部的处理,可以行巩膜移植加固术,但如病因不除,对症的疗效很难长期奏效。

评述

巩膜病是指眼球巩膜所有的疾病,包括巩膜炎、巩膜葡萄肿等,以炎症居多。巩膜是眼球壁的最外层,表面有球结膜和筋膜覆盖,不与外界直接接触。巩膜主要由胶原纤维和弹性纤维交织而成,巩膜血管和神经较少,故巩膜病较少,但是一旦罹患病变,病程长,易复发。病因以全身性疾病为主,特别是结缔组织疾病。西医治疗主要是去除病因,局部和全身应用非甾体抗炎药、糖皮质激素、免疫抑制剂、生物制剂等。但缺乏根治的手段,而且容易产生一系列不良反应及并发症。中医药治疗巩膜炎的历史悠久,临床上有着良好疗效。临床上主张个性化治疗,局部治疗与全身治疗相结合,中医治疗与西医治疗相结合,发挥中医的优势,四诊合参,运用整体观念和辨证论治,能缩短病程、减少复发、减轻西药的毒副作用,进而减少巩膜损害,使患者的生活质量大大提高。

(回世洋)

扫一扫,
测一测

ER-12-2

复习思考题

1. 巩膜外层炎、前巩膜炎与后巩膜炎在临床表现上有何异同?
2. 巩膜外层炎需要与哪些疾病进行鉴别? 鉴别要点有哪些?
3. 巩膜炎需要与哪些疾病进行鉴别? 鉴别要点有哪些?
4. 巩膜外层炎的诊断要点有哪些?
5. 什么是巩膜葡萄肿? 临床分为哪几种类型?

第十三章

晶 状 体 病

PPT 课件

学习目标

1. 掌握年龄相关性白内障的病因、分类和处理原则。
2. 熟悉晶状体病的中医病名、证候和辨证论治。
3. 熟悉白内障手术与人工晶状体植入术的适应证、术前检查和手术方法。
4. 了解白内障的定义和分类,先天性白内障、外伤性白内障、代谢性白内障、并发性白内障、药物及中毒性白内障、放射性白内障、后发性白内障的临床表现和处理原则。

晶状体是一种无血管且与周围组织无直接联系的透明组织,其营养主要来自房水,虽具有复杂的代谢过程,但其病理变化较单纯。晶状体疾病主要有两类:一类是晶状体失去透明性而产生混浊,即白内障(cataract);另一类是晶状体离开正常位置,即晶状体异位和脱位。以上两类晶状体疾病,均可引起严重的视力障碍,特别是白内障,不仅是临床常见病,更是致盲的主要原因。因此,本章重点讨论白内障。

中医学将晶状体称为晶珠,古称黄精或睛珠。根据晶珠混浊的程度、颜色、形态、位置深浅等不同,而有不同的命名。但大体说来,一般将后天性白内障称为圆翳内障、如银内障、滑翳内障、涩翳内障、浮翳内障、白翳黄心内障、黑水凝翳内障、冰翳内障、水晶翳内障、偃月翳内障、仰月翳内障、沉翳内障、散翳内障、横翳内障、丝风翳内障、枣花翳内障、瞳仁淡白内障等;将并发性白内障称为如金内障、银风内障、金花内障、青盲翳等;将外伤性白内障称为惊振内障;将先天性白内障称为胎患内障。

晶珠混浊属内障眼病的范畴,归属于五轮学说中的水轮疾病。本病除与肾和膀胱有关外,与五脏六腑,特别是肝、脾二脏均有密切的关系。其成因比较复杂,除主要由七情内伤、先天不足、老年体虚等导致脏腑功能失调、气血失和而引起外,亦可由外伤等直接引起。临床上除检查发现各种形态和程度的晶状体混浊外,患者唯一的自觉症状是视物模糊。因此,临床辨证时应结合患者的全身情况及舌脉详细审查,以定脏腑气血虚实而后论治。如属肝肾两亏者,宜滋补肝肾;脾虚气弱者宜补脾益气;肝热上扰者应清热平肝;阴虚夹湿热者应滋阴清热,宽中利湿;外伤血瘀者则以活血化瘀为主;等等。本病发展缓慢,病程冗长,中药内治宜于早期,可望减轻、终止,或延缓晶状体混浊的发展。若晶状体混浊严重,已明显影响视力,药物难以奏效,宜给予手术治疗。

笔记栏

思政元素

"金针拨障术"手术千年回望

中医药学有"金针拨障术"治疗白内障的记载,最早见于唐代王焘的《外台秘要》。其载:"此宜用金篦决,一针之后,豁若开云而见白日。针讫,宜服大黄丸,不宜大泄。"在一千多年前我国已能施行这项手术,显示中医学和中医眼科学的博大精深以及辉煌历史。清朝黄庭镜所著《目经大成》归纳金针拨障为"八法",即审机、点睛、射复、探骊、扰海、卷帘、圆镜、完璧。强调手术切口的定位方法"针锋对金位,去风轮与锐眦相半,正中插入,毫发不偏"。1958 年著名中医眼科专家唐由之教授研究改良金针拨障八法,改进手术器械和手术切口,将古代的圆形针改为头部扁平形的拨障针,并采取睫状体平坦部进针。又进一步研究成功"针拨套出术",将切口扩大至 7mm,用套出器将白内障套出,克服了针拨内障术将白内障留在眼内的缺点。

第一节　白　内　障

白内障的成因,尤其是年龄相关性白内障的发病机制,除某些糖尿病性白内障外,多数还不十分清楚。一般认为白内障是综合因素所致,与老化、遗传、免疫、辐射、过度调节、全身及局部代谢紊乱等因素有关。

白内障有多种分类方法,具体如下:

1. 根据病因,分为外伤性白内障、并发性白内障、代谢性白内障、药物及中毒性白内障、发育性白内障、后发性白内障。

2. 根据发生年龄,分为先天性白内障、婴儿性白内障、青年性白内障、成年性白内障、老年性白内障。

3. 根据混浊部位,分为皮质性白内障、核性白内障、囊下性白内障、囊性白内障。

4. 根据混浊程度,分为未熟期白内障、肿胀期白内障、成熟期白内障、过熟期白内障。

5. 根据混浊的形态,分为点状白内障、冠状白内障、板层状白内障、其他形态白内障。

6. 根据是否进展,分为静止性白内障、进行性白内障。

在裂隙灯显微镜检查下,大多数成人的正常晶状体均有不同程度的轻微混浊;老年人晶状体核硬化,光学密度增高,皮质纤维有淡的放射状纹理,这些均为生理性改变而不属于白内障。

晶状体轻度混浊不影响视力者,没有临床意义,当混浊使视力下降者,才认为是临床意义的白内障。在流行病学调查中,将晶状体混浊并使视力下降到 0.7 或以下者作为诊断指标。白内障的治疗,目前尚无特效方法。对于能够明确病因者,针对病因治疗;不能明确病因者,局部滴用改善晶状体新陈代谢及加强混浊吸收的药物。白内障成熟时,中西医均采用手术治疗。

一、年龄相关性白内障

年龄相关性白内障(age-related cataract)又称老年性白内障,是指在中老年开始发生晶状体混浊,又无糖尿病、外伤、其他眼病、皮肤病、内分泌障碍、中毒等原因的后天性白内障,是白内障中最多见的一种,年龄越大发病率越高,其致盲率居老年眼病之首。常为双眼发病,但两眼的发病时间及进展程度常不相等。随着年龄的增长,晶状体混浊程度逐渐加重,视力呈进行性减退,晶状体完全混浊,视力仅存光感。根据本病的临床表现,与中医学"圆翳内障""黄心内障"等相似。

【病因病理】

1. 西医病因病理　病因仍未完全明了。一般认为本病是在全身老化、晶状体代谢功能减退的基础上,加上多种因素的作用而形成的。近年的研究表明,白内障的形成与氧化损伤有关。年龄、职业、性别、紫外线辐射以及糖尿病、高血压、阳性家族史和营养状况等均是本病的危险因素。目前对紫外线辐射的研究较多。在我国,西藏地区的发病率最高。

2. 中医病因病机　多因年老体衰,肝肾两亏,精血不足,目失濡养;或饮食失节,脾胃虚弱,运化失常,清气不利,精微不能上承于目;或肝郁气滞,郁久化热,郁热之邪循经上扰目窍,蒸灼晶珠所致。

【临床表现】

1. 症状　常双眼患病,但发病有先后,严重程度也不一致。主要症状为眼前阴影和渐进性、无痛性视力减退。晶状体吸收水分后体积增加,屈光力增强。由于晶状体纤维肿胀和断裂,晶状体内屈光度发生不一致的改变,会出现单眼复视或多视。随着病情的发展,晶状体混浊程度增加,视力障碍逐渐加重,最后可降至眼前手动或仅存光感。

2. 体征　根据晶状体混浊部位的不同,老年性白内障可以分为皮质性、核性和后囊下3类。

(1) 皮质性白内障(cortical cataract):最为常见,按其发展过程分为4期。

1) 初发期(incipient stage):晶状体皮质内出现空泡、水裂和板层分离等晶状体吸水后的水化现象。逐渐发展为楔形混浊(图13-1),或在某一象限融合成片状混浊。散瞳后,应用检眼镜透照法或裂隙灯下检查,可在眼底红光反射中看到车辐状混浊的阴影。此时瞳孔区的晶状体未累及,一般不影响视力。

2) 膨胀期(intumescent stage)或未成熟期(immature stage):晶状体混浊加重,皮质吸水肿胀,晶状体体积增大,前房变浅,有闭角型青光眼体质的患者此时可诱发青光眼急性发作。以斜照法检查时,投照侧虹膜在深层混浊皮质上形成新月形阴影,称为虹膜投影,为此期的特点(图13-2)。患眼视力明显下降,眼底难以看清。

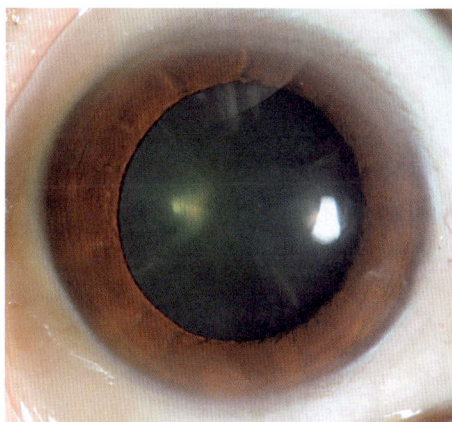

图 13-1　初发期白内障晶状体周边出现楔形混浊

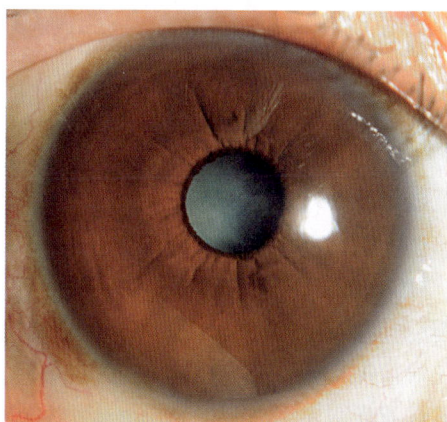

图 13-2　膨胀期白内障出现新月形虹膜投影

3) 成熟期(mature stage):膨胀期之后,晶状体内水分和分解产物经囊膜逸出,晶状体又恢复到原来体积,前房深度恢复正常。晶状体混浊逐渐加重,直至全部混浊(图13-3),虹膜

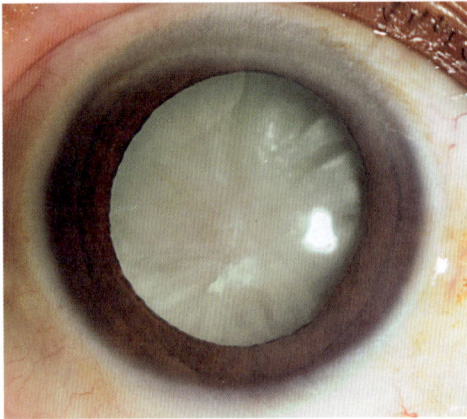

图 13-3 成熟期白内障晶状体呈乳白色完全混浊

投影消失。患者视力降至眼前手动或光感。眼底不能窥入。从初发期到成熟期可经 10 余个月至数十年不等。

4）过熟期（hypermature stage）：如果成熟期持续时间过长，经数年后晶状体水分继续丢失，体积缩小，囊膜皱缩，出现不规则的白色斑点及胆固醇结晶，前房加深，虹膜震颤。晶状体纤维分解液化，呈乳白色，棕黄色的晶状体核沉于囊袋下方，可随体位变化而移动，上方前房进一步加深，称为 Morgagnian 白内障（图 13-4）。当晶状体核下沉后，视力可突然提高。

（2）核性白内障（nuclear cataract）：较皮质性白内障少见，发病年龄较早，进展缓慢。混浊开始于胎儿核或成人核，前者较多见，逐渐发展到成人核完全混浊。初起时核呈黄色混浊，随着病程进展逐渐加深而成为黄褐色（图 13-5）、棕色、棕黑色，甚至黑色。由于核密度增加致屈光指数增强而产生核性近视，远视力下降缓慢，后期因为晶状体核的严重混浊，眼底无法看清，视力极度减退。

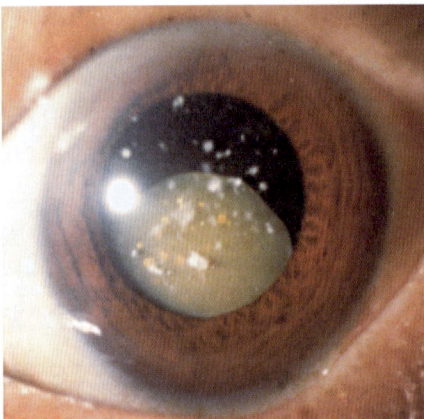

图 13-4 过熟期白内障晶状体核下沉

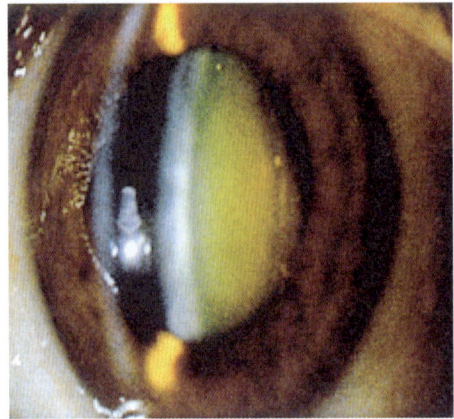

图 13-5 核性白内障晶状体核呈黄褐色混浊

（3）后囊下白内障（subcapsular cataract）：晶状体后囊膜下浅层皮质出现棕黄色混浊，为许多致密小点组成，其中有小空泡和结晶样颗粒，外观似锅巴状。由于混浊位于视轴，所以早期出现明显视力障碍。后囊膜下白内障进展缓慢，后期合并晶状体皮质和核混浊，最后发展为成熟期白内障。

3. 并发症 皮质性白内障过熟期囊膜变性，通透性增加或出现细小的破裂。当液化的皮质漏到晶状体囊膜外时，可发生晶状体蛋白诱导的葡萄膜炎。长期存在于房水中的晶状体皮质可沉积于前房角，也可被巨噬细胞吞噬、堵塞前房角引起继发性青光眼，称为晶状体溶解性青光眼。当患眼受到剧烈震动后可使晶状体囊膜破裂，晶状体核脱入前房或玻璃体内可引起继发性青光眼。过熟期白内障的晶状体悬韧带发生退行性改变，容易引起晶状体移位。

【辅助检查】

对于需手术治疗的患者，术前需进行以下辅助检查：

1. 视功能检查 检查患者的远近裸眼视力和矫正视力、光感及光定位、红绿色觉。

192

2. 测量眼压 了解是否合并青光眼。

3. 检查眼前段 应用裂隙灯活体显微镜检查角膜和虹膜。应用角膜曲率计检查角膜曲率。必要时(如曾做内眼手术者、角膜变性者和年龄大的患者)应当检查角膜内皮细胞数。

4. 检查晶状体混浊情况 散大瞳孔后应用裂隙灯显微镜检查晶状体混浊情况,特别注意晶状体核的颜色。

5. 了解眼后段的情况 尽可能地了解眼后段的情况,以便判断术后恢复情况。

6. 眼部超声检查 应用眼科 A 型超声扫描仪测量眼轴长度;应用 B 型超声扫描仪了解眼内情况。

7. 测算拟植入的人工晶状体屈光度。

8. 冲洗双眼泪道 检查是否通畅,有无黏液脓性分泌物溢出。

9. 全身辅助检查 血压检查;感染性疾病筛查(包括乙型肝炎、丙型肝炎、艾滋病、梅毒);心电图;血常规、尿常规、凝血功能、血生化(包括肝肾功能、血糖);胸透或胸部 X 线片。

【诊断及鉴别诊断】

1. 诊断要点

(1) 多于 45 岁以后发病,常为双侧性,但两眼的发病时间及进展速度可不相等。

(2) 慢性进行性视力障碍,终至不辨人物,仅存光感。无眼红、眼痛、流泪等症。

(3) 裂隙灯检查见晶状体混浊,皮质性白内障分为四期。

1) 初发期:皮质中出现水隙、空泡和板层分离,周边部皮质首先可见楔状混浊,逐渐向中央进展。

2) 膨胀期:晶状体混浊加重,饱满,前房变浅。

3) 成熟期:晶状体全部混浊,虹膜投影阴性,前房恢复正常。

4) 过熟期:晶状体纤维分解液化呈乳白色,核下沉,前房加深。

核性白内障的晶状体混浊,从核开始,呈棕色,向周围发展,影响视力。

后囊下白内障为晶状体后囊膜下盘状混浊,可逐渐发展为皮质性混浊,影响视力。

(4) 晶状体混浊不是由糖尿病、外伤、其他眼病、皮肤病、内分泌障碍及中毒等明确的原因引起的。

2. 鉴别诊断 核性白内障初期需与核硬化相鉴别。核硬化是生理现象,是由晶状体终身生长,晶状体核密度逐渐增加,颜色变深,透明度降低所造成的,但对视力无明显影响。散瞳后用透照法检查,在周边部环状红色反光中,中央有一盘状暗影。

【治疗】

本病的早、中期宜用药物治疗,以缓解晶状体混浊的发展,但手术治疗仍然是白内障的主要治疗方法。

1. 中医治疗

(1) 中医辨证论治

1) 肝肾阴虚证

证候:白内障初发期,晶状体混浊,视物昏蒙,眼内干涩;头晕耳鸣,腰膝酸软;舌红,苔薄,脉细。

治法:滋补肝肾。

方药:杞菊地黄丸加减。若精血亏虚,可加菟丝子、楮实子、当归、白芍以补益精血;头昏眼胀,加石决明、磁石以平肝潜阳;潮热盗汗者,加知母、黄柏以降虚火。

2) 脾胃气虚证

证候:白内障早期,视物模糊,面色无华;精神不振,饮食乏味;舌淡边有齿印,脉缓弱。

治法:补益脾胃。

方药:补中益气汤加减。若大便溏泄,加干姜、砂仁以温中除湿,消食健脾;兼口渴者,加麦冬、玄参以滋阴生津。

3)气血两虚证

证候:晶珠混浊,视物昏花,不耐久视;眉棱骨酸痛,面色萎黄,神疲懒言,肢软乏力;舌淡,苔薄,脉细弱。

治法:补益气血。

方药:八珍汤加减。若心虚惊悸,头晕少寐,加远志、五味子以养心安神;腰痛者,加枸杞子、桑椹以补肾。

4)肝热上扰证

证候:老年性白内障早期,晶珠混浊,视物模糊;伴头痛、口苦、咽干、大便干结;舌红,苔薄黄,脉弦数。

治法:清热平肝。

方药:石决明散加减。若大便不结,可去大黄;若心烦有眵,加黄连以清心降火。

(2)局部治疗:可用珍珠明目滴眼液点眼,每日3~4次。

(3)专病专方

1)石斛夜光丸:适用于肝肾两亏、虚火上炎所致的年龄相关性白内障的早、中期。

2)障眼明片:适用于初、中期年龄相关性白内障兼有视疲劳、困倦、头晕眼花、腰酸、健忘等症者。

3)杞菊地黄丸:适用于初、中期年龄相关性白内障证属肝肾阴虚者。

(4)针灸治疗

1)针刺治疗:常取睛明、攒竹、球后、瞳子髎、风池、太阳、翳明、肝俞、合谷、足三里、三阴交。每次局部、远端各选1~2穴,每日1次,10次为1个疗程。或取耳穴肝、脾、肾、眼、肾上腺、内分泌等针刺,每日1次,10次为1个疗程。

2)穴位注射:取合谷、曲池、养老、肝俞、肾俞、三阴交、足三里、翳明,每次2~3穴,每穴注射维生素C 0.5ml,每日或隔日1次,交替轮取,10次为1个疗程。

2. 西医治疗

(1)全身治疗:主要是口服维生素类药物,大多数资料表明,长期服用多种维生素具有延缓白内障发展的作用。如口服维生素C,每次100mg,每日3次;维生素B$_2$,每次10mg,每日3次;维生素E,每次5~10mg,每日2~3次。

(2)局部治疗:局部滴用谷胱甘肽、吡诺克辛、法可林、牛磺酸、巯基丙酰甘氨酸、半胱氨酸等滴眼液。

(3)手术治疗:白内障影响工作和生活时,以手术治疗为主。手术方式有白内障囊外摘除术、白内障囊内摘除术、白内障囊外摘除及后房型人工晶状体植入术、超声乳化白内障吸出术、白内障针拨术等。要注意选择手术时机和做好术前检查。

【预防与调护】

1. 老年性白内障未成熟时,在用药物治疗的同时,除应经常观察视力变化外,要特别注意眼压的变化,因为肿胀的晶状体可导致青光眼发作。

2. 随着晶状体混浊度的改变,眼的屈光和视力也会发生相应的变化,所以对患者配戴的眼镜应及时调整度数。

3. 读书写字时应尽量避免直射的强光,否则会增加炫光使患者感到不适。外出或室内有强光时,可适当选用有色眼镜。

二、先天性白内障

先天性白内障（congenital cataract）是一种在胎儿发育过程中，晶状体发育障碍的疾病。一般在出生前后即已存在，少数于出生后才逐渐形成。表现为双眼对称性晶状体混浊，其混浊的形态和部位各种各样，但都比较局限，一般不再发展，常伴有眼部和全身先天畸形。本病多不影响视力，少数晶状体混浊较重者可阻碍视觉发育，日久则发展为弱视。

本病的临床表现，与中医学"胎患内障"相似。

【病因病理】

1. 西医病因病理　各种影响胎儿晶状体发育的因素都可引起本病。

（1）遗传因素：约 1/3 的患者与遗传有关。常见为常染色体显性遗传。如伴有眼部其他先天异常，则常由主要异常的遗传方式所决定，通常是隐性遗传或伴性遗传。

（2）病毒感染：母亲怀孕前 3 个月宫内病毒感染，如风疹、单纯疱疹病毒感染，腮腺炎、麻疹、水痘等，可引起胎儿的晶状体混浊。这是由于此时晶状体囊膜尚未发育完全，不能抵御病毒侵犯，而且晶状体蛋白合成活跃，对病毒感染敏感。

（3）药物和放射线：母亲怀孕期，特别怀孕前 3 个月内应用一些药物，如全身应用糖皮质激素、某些抗生素，特别是磺胺类药物或暴露于 X 线中。

（4）全身性疾病：母亲怀孕期患有代谢性疾病，如糖尿病、甲状腺功能异常，或营养和维生素极度缺乏等。

2. 中医病因病机　多因先天禀赋不足；或母亲怀孕期间，将息失度，感受风寒，以及服用某些药物等，影响胎儿发育，致患者脾肾两虚，晶珠失养而混浊。

【临床表现】

1. 症状　本病一般很少影响视力，而全白内障、膜性白内障者视力明显障碍，后极性白内障、核性白内障等对视力有一定影响。

2. 体征　可单眼或双眼发病。多数为静止性，少数出生后继续发展，也有直至儿童期才影响视力者。一般根据晶状体混浊的部位、形态和程度进行分类。常见的有膜性、核性、绕核性、前极、后极、粉尘状、点状、盘状（Coppock 白内障）、缝状、珊瑚状、花冠状、硬核液化以及全白内障等（图 13-6、图 13-7）。

3. 并发症　许多先天性白内障患者常合并其他眼病或异常，如斜视、眼球震颤、先天性小眼球、视网膜和脉络膜病变、瞳孔扩大肌发育不良，以及晶状体脱位或缺损、先天性无虹膜、先天性虹膜缺损、先天性脉络膜缺损、永存瞳孔膜、大角膜、圆锥角膜、永存玻

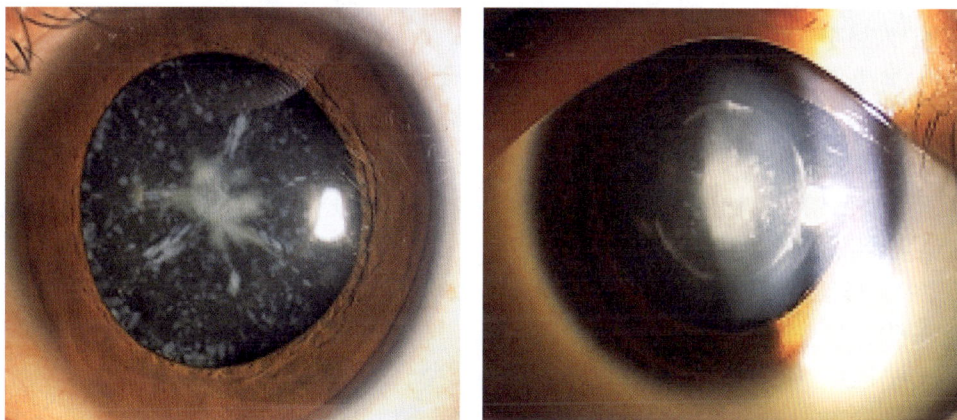

图 13-6　晶状体分别呈蓝色簇状混浊、核性粉尘状混浊

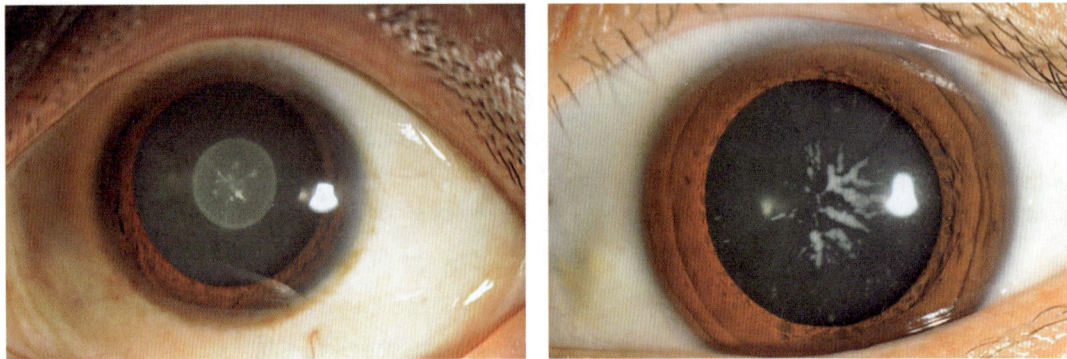

图 13-7 晶状体分别呈绕核性混浊、珊瑚状混浊

璃体动脉等。

【辅助检查】

可针对不同情况选择实验室检查,如先天性白内障合并其他系统畸形时,可完成染色体核型分析和分带检查;糖尿病、新生儿低血糖症时应进行血糖、尿糖和酮体检查;合并肾病,可检查尿常规和尿氨基酸。怀疑合并代谢病时,进行血氨基酸水平测定。此外,还可选做尿苯丙酮酸测定、同型胱氨酸尿的定性检查、半乳糖尿的筛选等。

【诊断与鉴别诊断】

1. 诊断要点

(1) 患儿出生后即存在不同程度的晶状体混浊。可与其他先天性眼病或全身先天畸形同时存在。

(2) 双眼患病,多数静止不变。

(3) 排除继发性和外伤性晶状体混浊。

2. 鉴别诊断

(1) 视网膜母细胞瘤:先天性白内障与视网膜母细胞瘤均有视力减退病史,均为儿童时期发病。视网膜母细胞瘤瞳孔呈黄白色反光,肿瘤表现有血管;眶 X 线平片可见钙斑;B 型超声可见强回声占位性病变,可有钙斑声影。

(2) 永存原始玻璃体增生症:见于足月顺产婴儿,单眼发病。患眼前房浅,眼轴短,晶状体后灰白色纤维膜,可伴永存玻璃体动脉。

(3) 外层渗出性视网膜病变:多为单眼患病,男性多见。视网膜有白黄色病变,表面有微血管瘤,毛细血管扩张,严重者因视网膜广泛脱离而在瞳孔区出现黄白色反光,B 型超声检查时可以鉴别。

(4) 早产儿视网膜病变综合征:低体重早产儿,有高浓度氧气吸入史;双眼发病。眼底检查:视网膜血管扩张、视网膜有新生血管和水肿、视网膜脱离等。

【治疗】

对于本病的治疗目标是恢复视力,减少弱视和盲目的发生。对视力影响不大者,一般不需治疗。若明显影响视力者,可选择手术治疗。若白内障发展、术后皮质残留、术后有弱视者,可用中医辨证治疗。

1. 中医治疗

(1) 中医辨证论治

1) 脾虚气弱证

证候:晶状体混浊,视物模糊,或晶状体手术后已有弱视,或视久眼睑喜垂闭;饮食不振,四肢乏力;舌质淡,苔薄白,脉缓弱。

治法:健脾益气。

方药:参苓白术散加减。若目中干涩不适,加石斛、玉竹、枸杞子以养阴增液;若兼血虚,合四物汤以补血。

2)肝肾亏虚证

证候:先天性白内障日益加重,视力明显障碍,眼有干涩感;头晕耳鸣;舌淡,苔薄白,脉弱。

治法:补益肝肾。

方药:杞菊地黄丸加减。可选加益智、女贞子、桑椹、菟丝子等以补肾填精明目。

(2)针灸治疗:同年龄相关性白内障。

2. 西医治疗

(1)目前没有对本病有效的全身应用的西药。

(2)手术治疗:明显影响视力的全白内障、绕核性白内障,可选择晶状体切除术(lensectomy)或晶状体吸出术。一般认为宜尽早手术,手术越早,获得良好视力的机会越大。但对因风疹病毒引起者不宜过早手术,这是因为在感染后早期,风疹病毒在晶状体内还存在,手术可使晶状体内潜伏的病毒释放而引起虹膜睫状体炎,有可能因炎症而引起眼球萎缩。

(3)屈光矫正和视力训练:用于无晶状体眼,以防治弱视,促进融合功能的发育。常用的矫正方法如下。①眼镜矫正:简单易行,容易调整更换。适用于双眼患者。②角膜接触镜:适用于大多数单眼的无晶状体患儿,但经常取戴比较麻烦,容易发生角膜上皮损伤和感染。③人工晶状体植入:由于显微手术技术的发展和人工晶状体质量的提高,儿童施行人工晶状体(IOL)植入手术已被接受,尤其是单眼患者。目前认为,一般最早在2岁时进行手术。

【预防与调护】

对于先天性白内障的预防,主要是针对引起本病的原因进行预防。有白内障家族史者,要在婚前行染色体检查。另外,要注意孕妇的营养,特别要注意补钙和补充维生素 A 等。在怀孕早期应避免感染某些病毒,特别是风疹、麻疹、水痘及腮腺炎等,以减少本病的发生。

三、外伤性白内障

外伤性白内障(traumatic cataract)是指眼部受到钝挫伤、穿通伤、辐射性损伤及电击伤等引起的晶状体混浊。本病多见于儿童或年轻人,常单眼发生,临床上除表现为不同程度的晶状体混浊外,常伴有眼部或其他组织器官的损伤。其预后的好坏与损伤的程度有关。

根据本病的临床表现,其与中医学的"惊振内障"相似。

【病因病理】

1. 西医病因病理　西医学认为,本病多因眼部钝挫伤、穿通伤致晶状体囊膜破裂,房水进入晶状体内,造成晶状体纤维混浊、肿胀;或由于机械性外力损伤晶状体和脉络膜,使晶状体代谢障碍而发生混浊。另外,辐射线和电击等物理性因素,可对晶状体及其他眼内组织产生热、电离、电解等作用,而使晶状体混浊。

2. 中医病因病机　本病多因钝器击伤眼部,气血失和,脉络郁遏,目中清纯之气失运,晶珠失养,致气滞膏凝,渐成内障;或因锐器刺伤,晶珠破裂,膏脂外溢,迅速凝结而成内障。此外,也可由放射线、电击等引起。

【临床表现】

1. 症状　主要表现为视物模糊,视力障碍与伤害程度有关。如果瞳孔区晶状体受伤,则视力很快减退。当晶状体囊膜广泛受伤时,除视力障碍外,还伴有眼前段炎症或继发性青光眼的症状,如眼部疼痛、畏光、流泪等。

2. 体征 可见眼睑瘀肿,眼前部充血,在球结膜、巩膜或角膜上可发现穿通伤口。虹膜受损(图13-8),瞳孔变形,房水闪辉,甚至前房积血等。至于晶状体混浊,则由于外伤性质不同,其混浊的部位和程度亦有所不同,现分述于下:

（1） 挫伤性白内障(contusive cataract):挫伤时瞳孔缘部色素上皮细胞脱落,晶状体前囊出现环形混浊,称为 Vossius 环状混浊,其下可有浅层皮质混浊。挫伤严重时晶状体囊膜破裂,房水进入晶状体而形成白内障。

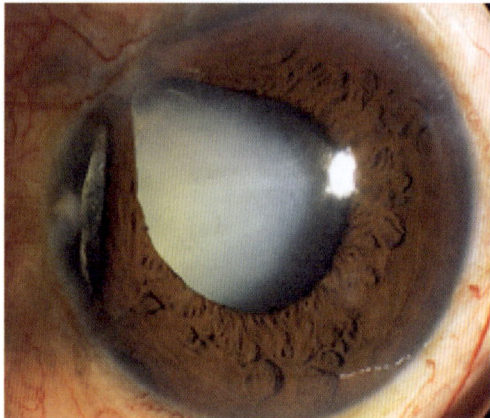

图 13-8 外伤性白内障伴虹膜根部离断

（2） 穿通伤性白内障(penetrating cataract):眼球穿通伤的同时可使晶状体囊破裂,房水进入晶状体囊内,造成局限性或完全性混浊。若较多的晶状体皮质溢出至前房,从而阻塞前房角时,可以导致继发性青光眼。

（3） 辐射性白内障(radiating cataract):多由于工业或医疗防护措施不当,致长期接触射线或一次大剂量接触射线引起,包括红外线、微波、中子辐射、γ 射线和 X 线照射等。晶状体混浊常开始于后囊或后上皮质,多缓慢发展成全白内障。

（4） 电击性白内障(electric cataract):触电或雷电均可引起晶状体局限性或完全性混浊。

【辅助检查】

需手术的患者可参照年龄相关性白内障术前辅助检查,必要时进行眼部 CT、MRI 扫描,以了解外伤的严重程度。

【诊断要点】

1. 有眼部钝挫伤、穿通伤、辐射伤、电击伤等外伤史。

2. 有不同程度的晶状体混浊。

3. 有不同程度的视力障碍。

4. 可伴有眼部或其他组织器官的损伤。

【治疗】

对本病的治疗,在早期积极的药物治疗是必要的。用西药以预防感染、继发性葡萄膜炎、继发性青光眼;中医一般以祛风清热、活血化瘀治疗为主。若晶状体混浊明显影响视力时,应手术治疗。

1. 中医治疗

（1） 中医辨证论治

1） 气滞血瘀证

证候:眼球胀痛,头痛,视力下降;眼睑瘀血肿胀,结膜下出血,前房积血,瞳孔不圆或偏斜,晶状体混浊;全身可无兼症;舌暗红,舌边有瘀斑,脉涩。

治法:行气活血,祛风止痛。

方药:除风益损汤加减。若眼睑、结膜瘀血肿胀较甚,加桃仁、红花、田三七以活血祛瘀;前房积血,去川芎,加白茅根、侧柏叶、炒蒲黄以凉血止血,待血止成瘀后改用坠血明目饮加减;出现睫状充血,加决明子、蔓荆子、夏枯草、柴胡以祛风清热。

2） 风毒夹瘀证

证候:眼球疼痛难忍,畏光流泪,视力骤降;眼睑红肿,混合充血,前房积脓,晶状体混浊或破碎,皮质溢出;口干口苦,小便黄,大便结;舌红,苔黄,脉数。

治法:祛风泄热,活血解毒。

方药:分珠散加减。若热毒清除,病势减轻,可改用除风益损汤或坠血明目饮加减。

3）肝肾阴虚证

证候:辐射及电击伤后晶状体混浊,程度较轻,视物模糊,眼内干涩;舌质红,少苔,脉细或数。

治法:滋阴平肝,活血退翳。

方药:滋阴退翳汤加减。若大便干结,加决明子、麻子仁以润肠通便;眼前有点状黑影,加枸杞子、桑椹以滋补肾阴。

（2）针灸治疗

1）针刺治疗:同本节"年龄相关性白内障"。

2）穴位注射:同本节"年龄相关性白内障"。

（3）其他治疗:穿通性外伤性白内障的早期,可用50%鱼腥草滴眼液滴眼,每日4~5次;炎症消退后可用八宝眼粉点眼,每日2~3次,或用珍珠明目滴眼液滴眼,每日3~4次。

2. 西医治疗　如为眼球穿通伤所致的外伤性白内障,不论是否感染,都必须及时使用广谱抗生素,若晶状体破裂,皮质进入前房时,可用糖皮质激素和降眼压药物。此外,破伤风抗毒素的使用也不可忽略。

（1）局部治疗

1）局部用抗生素滴眼液及眼膏。

2）糖皮质激素滴眼液滴眼。

3）若有虹膜炎症者,宜用散瞳剂。

（2）手术治疗:当晶状体混浊明显影响视力时,应行白内障摘除术。晶状体破裂、皮质进入前房时,可用糖皮质激素和降眼压药,待病情控制后,手术摘除白内障。如经治疗,炎症反应不减轻或眼压升高不能控制,或晶状体皮质与角膜内皮质接触时,应尽早手术。外伤性白内障多为单眼,白内障摘除术后应尽量植入人工晶状体。

【预防与调护】

本病预防的关键是防止眼外伤。要加强安全教育,注重劳动保护,健全规章制度,遵守操作规程。

四、代谢性白内障

代谢性白内障(metabolic cataract)是指因代谢障碍引起的晶状体混浊(图13-9)。常见的有糖尿病性白内障、半乳糖性白内障、低血钙性白内障等。本部分重点介绍糖尿病性白内障。

糖尿病性白内障(diabetic cataract)是并发于糖尿病患者的晶状体混浊,是糖尿病的并发症之一,占糖尿病患者的60%~65%。临床上糖尿病性白内障可分为两类:一类发生于年龄较大的糖尿病患者,称为成年性糖尿病性白内障,其症状、体征与一般年龄相关性白内障相似;另一类发生于青少年糖尿病患者,称

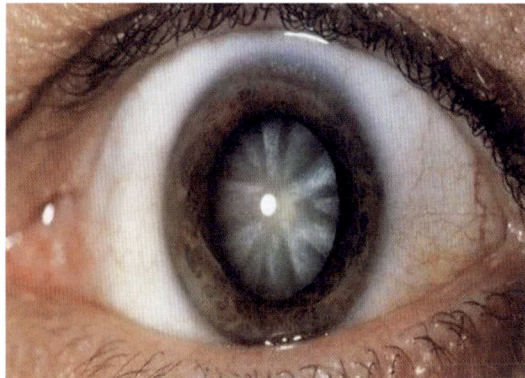

图 13-9　代谢性白内障

为真性糖尿病性白内障,发病率为10%左右,其特点是发病迅速,发展快,晶状体可在数日至数月内完全混浊。根据本病的临床表现,与中医学"由消渴变为雀目或内障"相似。

【病因病理】

1. 西医病因病理　目前本病病因较为明确,发生机制尚无最后定论,晶状体内糖代谢紊乱是其重要的病理基础。糖尿病时血糖升高,晶状体内葡萄糖增多,己糖激酶作用饱和,醛糖还原酶的作用活化,葡萄糖转化为山梨醇。山梨醇不能透过晶状体囊膜,在晶状体内大量积聚,使晶状体内渗透压增加,吸收水分,纤维肿胀变性,导致混浊。

2. 中医病因病机　本病多因饮食不节,情志失调,或素体阴虚,以致燥热偏胜,阴精亏耗,肾阴不足,肝失涵养,肝肾精血不能上承于目,晶珠失养而混浊。

【临床表现】

1. 成年性糖尿病性白内障的症状和体征与一般年龄相关性白内障相似,只是糖尿病患者白内障的发病率较高,发病年龄较早,进展较快,容易成熟。临床上此型多见。

2. 真性糖尿病性白内障多见于青少年1型糖尿病患者。本病多为双眼发病,发展迅速,可于短时间内发展为完全性白内障。常伴屈光改变:当血糖升高时,血液中无机盐含量减少,房水渗入晶状体内,使之更加变凸而成为近视;当血糖降低时,晶状体内水分渗出,晶状体变为扁平而形成远视。

【辅助检查】

需手术的患者可参照年龄相关性白内障术前辅助检查。

【诊断与鉴别诊断】

1. 诊断要点

(1) 有糖尿病史。

(2) 晶状体混浊发生较早,有些发展较快,视力减退。

(3) 部分患者随着血糖的升降,其屈光状态可发生相应的改变。

2. 鉴别诊断　本病需与年龄相关性白内障相鉴别。后者可无糖尿病病史,发病较晚,多在45岁以后发病,发展缓慢。晶状体混浊多开始于皮质深层,特别在赤道部皮质发生点片状混浊,逐渐发展成放射状混浊。

【治疗】

对本病的治疗首先要积极治疗糖尿病,并用中西药物控制白内障。当白内障明显影响视力时,可考虑手术摘除。

1. 中医治疗

(1) 中医辨证论治

1) 阴虚火炎证

证候:晶状体混浊早期,视力减退;形体消瘦,尿频量多,口干欲饮;舌燥,舌红少津,脉细数。

治法:滋阴降火。

方药:知柏地黄汤加减。若口渴多饮,加石斛、天花粉以养阴生津,加芦根以清热;心烦易躁,加麦冬、玄参以养心滋阴,加栀子以清热除烦;眼底出血,加生地黄、赤芍、白茅根、田三七以凉血止血;晶状体混浊发展较快者,加石决明、磁石、珍珠母以平肝明目。

2) 气阴两虚证

证候:晶状体混浊,视物不清;神疲乏力,气短懒言,口干咽燥,舌胖嫩、紫暗或有瘀斑,脉细无力。

治法:益气养阴

方药:生脉散和六味地黄汤加减。若气虚症状明显,可加黄芪、白术以增强益气作用,若阴虚症状明显,可加黄精、石斛、生地黄等以增强滋补肝肾的作用。

（2）专病专方:知柏地黄丸,适用于糖尿病性白内障,证属阴虚火炎者。每次9g,每日2次。

（3）针灸治疗:同年龄相关性白内障。

2. 西医治疗

（1）全身治疗:积极治疗糖尿病,控制血糖。

（2）局部治疗:同年龄相关性白内障。

（3）手术治疗:当白内障明显影响视力,妨碍工作和生活时,可在血糖得到较好控制下进行白内障摘除术和人工晶体植入术。如有糖尿病视网膜病变,宜在白内障手术前做视网膜激光光凝术。手术后应继续治疗眼底病变。

【预防与调护】

1. 注意生活调摄对于本病具有十分重要的意义,尤其是节制饮食,具有基础治疗的重要作用。在保证机体营养需要的情况下,应限制淀粉和油脂的摄入,忌食糖类,饮食宜以适量米、麦、杂食,配以蔬菜、豆类、瘦肉、鸡蛋等,定时定量进餐等。

2. 戒烟酒、浓茶和咖啡等。

3. 保持情志平和,制定并实施有规律的生活起居制度。

4. 若行手术治疗,术前必须控制血糖并尽量祛除周身感染病灶。术后应积极预防感染与出血。

五、并发性白内障

并发性白内障(complicated cataract)是由于眼部的炎症或退行性病变,影响晶状体的营养和代谢而引起的晶状体混浊(图13-10)。其中以慢性葡萄膜炎并发者较为多见。临床表现在原发眼病的基础上,晶状体逐渐混浊。本病多为单眼发病,亦可为双眼发病。根据本病临床表现的不同,与中医学"金花内障""如金内障""银风内障"等相似。

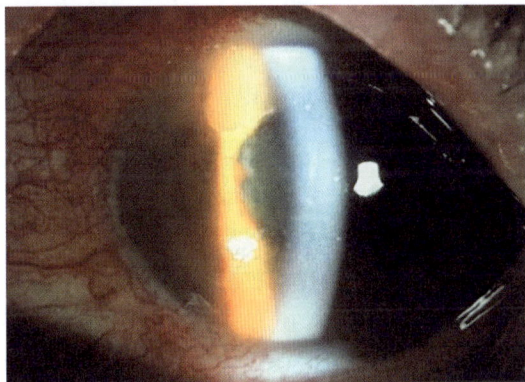

图 13-10 并发性白内障

【病因病理】

1. 西医病因病理 由于眼部炎症或退行性病变,引起眼内环境的改变,使晶状体营养或代谢发生障碍,导致混浊。本病常见于角膜溃疡、葡萄膜炎、青光眼、视网膜色素变性、视网膜脱离、眼内肿瘤、高度近视及低眼压等。

2. 中医病因病机 本病多因肝经风热或头风痰火上攻于目;或因肾精亏虚,水不涵木,晶珠失养而成。

【临床表现】

1. 症状 患者自觉视物模糊,视力的好坏依原发病的轻重及晶状体混浊的程度而定,并有原发眼病的表现。

2. 体征 晶状体混浊的发展变化很大程度上取决于眼部病变的进展过程。眼前段疾病所致的白内障多由前囊膜或前皮质开始,眼后段疾病则相反。由青光眼引起者多由前皮质及核开始,高度近视引起者多为核性混浊。

【辅助检查】

可参照年龄相关性白内障术前辅助检查。必要时选择适当的辅助检查(如眼部超声、

CT、MRI 等)确定原发病。

【诊断要点】

1. 有慢性葡萄膜炎、青光眼、高度近视等原发眼病史。

2. 晶状体混浊出现于原发眼病之后,且混浊的程度与原发眼病的轻重成正比关系。

3. 有不同程度的视力下降。

【治疗】

对于本病的治疗首先要积极治疗原发病,若晶状体混浊明显,已影响工作和生活,又适于手术者,则应行白内障手术。

1. 中医治疗

(1) 中医辨证论治

1) 肝经风热证

证候:晶状体混浊,眼痛目赤,或有畏光流泪;舌质红,苔黄,脉数。常见于虹膜睫状体炎、化脓性角膜炎引起的并发性白内障。

治法:祛风清热。

方药:新制柴连汤加减。若晶状体前囊附有虹膜色素者,加赤芍、牡丹皮、丹参以凉血活血化瘀。

2) 头风痰火证

证候:晶状体混浊,眼胀头痛,视物模糊;舌质红,苔白滑,脉弦。常见于青光眼引起的并发性白内障。

治法:清热祛痰,和胃降逆。

方药:黄连温胆汤加减。若头痛目赤,加磁石、石决明、天麻以平肝息风。

3) 肾阴亏虚证

证候:晶状体混浊,视物昏花,眼内干涩;头昏耳鸣;舌质红,少苔,脉细。见于各种慢性眼病后期的并发性白内障。

治法:滋阴明目。

方药:杞菊地黄丸加减。若兼瘀者,加丹参、牛膝以活血化瘀;若阴虚火旺者,加知母、黄柏以滋阴降火。

(2) 针灸治疗:同本节"年龄相关性白内障"。

(3) 专病专方:同本节"年龄相关性白内障"。

2. 西医治疗:积极治疗原发病,针对导致白内障的不同原发病采取相应的治疗措施。

(1) 局部治疗:同本节"年龄相关性白内障"。

(2) 手术治疗:对晶状体明显混浊、已影响工作和生活者,如患眼光定位准确,红绿色觉正常,可进行手术摘除白内障。不同类型葡萄膜炎引起的白内障,对手术反应不同,应根据原发病的类型,在眼部炎症控制后,才可行白内障手术,是否植入人工晶状体应慎重考虑。手术前后,局部或全身应用糖皮质激素的剂量要加大,时间要延长。

六、药物及中毒性白内障

长期应用或接触一些对晶状体有毒性作用的药物或化学物质引起的晶状体混浊,称为药物及中毒性白内障。

【病因病理】

常用药物有糖皮质激素、氯丙嗪、抗肿瘤药物、缩瞳剂等,化学药品有三硝基甲苯、二硝基酚、萘和汞等。其致病机制因致病原因不同而异,有些尚不十分清楚。

【临床表现】

1. 病史 患者有药物或化学物质接触史。

2. 症状 自觉眼前有阴影,视力不同程度减退。

3. 体征 可见不同形态及不同程度的晶状体混浊。

(1) 糖皮质激素所致的白内障:长期口服或滴用糖皮质激素所致。晶状体后囊下出现小点状混浊、空泡和结晶等,停药后混浊可逐渐消退。若长期应用可发展成为完全性白内障。

(2) 缩瞳剂所致的白内障:某些缩瞳剂如毛果芸香碱等长期应用可引起晶状体前囊下混浊,停药后混浊不易消失,但可停止进展。

(3) 氯丙嗪所致的白内障:氯丙嗪为抗精神病药,长期大量服用后可引起角膜和晶状体毒性。开始晶状体表面细点状混浊,之后增加,前囊下排列成大色素点,中央密集,重者呈花斑状。

(4) 三硝基甲苯所致的白内障:三硝基甲苯是制造黄色炸药的主要原料。长期接触的工人,晶状体周边部出现密集的小点混浊,逐渐进展为楔形并相互连接构成花瓣状或盘状混浊。

【辅助检查】

可参照年龄相关性白内障术前辅助检查。

【诊断要点】

根据接触药物和化学药品史,以及晶状体混浊的形态、位置等,可以做出诊断。

【治疗】

1. 如发现患有药物及中毒性白内障,应停用药物,脱离与化学物质的接触。

2. 可参照年龄相关性白内障治疗。

【预防与调护】

应注意合理用药,避免接触有毒物质。如果长期应用或接触可能导致白内障的药物或化学物质时,应定期检查晶状体情况。

七、放射性白内障

放射性白内障(radiation cataract)是指因放射线所致的晶状体混浊。

【病因病理】

电磁波中从γ射线到质子、中子、电子、微波辐射等都可导致白内障。其中γ射线、X线、中子、质子和电子会引起靶组织的离子化,损伤细胞 DNA,引起蛋白转录和合成障碍,主要影响晶状体赤道部分裂较旺盛的上皮细胞,以及赤道部晶状体纤维,导致晶状体后囊下皮质混浊。红外线辐射是通过引起晶状体局部温度升高,使晶状体蛋白变性凝固产生混浊。微波性白内障主要由微波对生物体的热效应以及非热效应引起。

【临床表现】

1. 电离辐射所致白内障(ionizing radiation cataract) 晶状体对电离辐射异常敏感,一次X 射线辐射强度在 20rad 以上即可产生白内障,表现为后囊斑点状混浊或前囊下朝向赤道部的羽毛状混浊。

2. 红外线所致白内障(infra-red cataract) 多发生于玻璃厂和炼钢厂的工人中。主要因为晶状体和色素虹膜大量吸收热量而引起。强烈的热辐射可导致晶状体前囊剥脱,混浊从前极部或后极部皮质外层开始,呈金黄色结晶样光泽,逐渐向皮质伸展或发展为板层混浊。

3. 微波所致白内障(microwave cataract) 微波来源于太阳射线、宇宙射线和电视、雷达、微波炉等。大剂量的微波可产生类似于红外线的热辐射作用。晶状体对微波敏感。因微波的剂量不同可产生晶状体不同程度的损害，类似于红外线所致的白内障。晶状体出现皮质点状混浊、后囊膜下混浊和前皮质羽状混浊。

【辅助检查】

可参照年龄相关性白内障术前辅助检查。

【诊断要点】

根据长期接触放射线的病史，以及晶状体混浊的形态、位置等，可做出诊断。

【治疗】

1. 当放射性白内障明显影响患者工作和生活时，可手术摘除并植入人工晶状体。
2. 可参照年龄相关性白内障治疗。

【预防与调护】

接触放射线时应配戴防护眼镜。

八、后发性白内障

后发性白内障（after-cataract）是指白内障囊外摘除术后，或外伤性白内障部分皮质吸收后所形成的晶状体后囊膜混浊（posterior capsular opacities，PCO）。囊外白内障摘除术后持续存在的囊膜下晶状体上皮细胞可增生，形成 Elschnig 珠样小体（图 13-11）。这些上皮细胞可发生肌成纤维细胞样分化及收缩，使晶状体后囊膜产生皱褶。残留的部分皮质可加重混浊，导致视物变形和视力下降。它是白内障囊外摘除术后最常见的并发症，在成人，术后发生率为 30%~50%，在儿童则几乎为 100%。

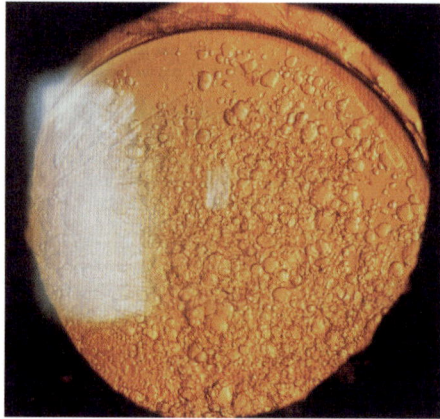

图 13-11　白内障摘除术后后囊膜 Elschnig 珠样小体形成及混浊

【病因病理】

1. 西医病因病理　由于白内障手术或晶状体外伤后，皮质吸收不全，以致残留皮质吸水而肿胀；或囊膜上皮细胞增生变性，再加上炎症反应、出血、胆固醇及钙盐沉积等因素，在瞳孔区形成膜组织。

2. 中医病因病机　多因行白内障手术或眼珠受伤，损伤目中脉络，气血凝滞，目失濡润，残存的晶珠组织失养而变混浊；或白内障手术时因摘除不干净，残存的晶珠组织再生，形成后发性内障。

【临床表现】

1. 症状　患者自觉视力减退。
2. 体征　晶状体后囊膜出现厚薄不均的机化组织，从而出现混浊状态，常伴有虹膜后粘连。

【辅助检查】

可参照年龄相关性白内障术前辅助检查。

【诊断要点】

1. 有白内障囊外摘除或抽吸术或晶状体外伤史。
2. 晶状体后囊混浊，并有厚薄不等的白色机化膜状组织。
3. 常伴有虹膜后粘连。
4. 视力障碍，其障碍程度取决于机化物的厚度及有无并发症。

【治疗】

对后发性白内障的治疗通常因人而异,较轻者可予适当药物治疗,明显影响视力者行后囊膜切开术。

1. 中医治疗

中医辨证论治

1)气滞血瘀证

证候:白内障术后或晶状体外伤后,瞳孔区有白色机化膜,视力下降,虹膜粘连;舌质暗,苔薄白,脉缓或弦。

治法:行气活血,退翳明目。

方药:桃红四物汤加味。若机化膜日久,加海藻软坚散结。

2)血瘀夹风证

证候:白内障术后或晶状体外伤后早期,瞳孔区出现机化物,结膜充血,虹膜部分粘连,视力下降;舌质红,苔薄,脉浮或缓。

治法:除风益损,清热散瘀。

方药:除风益损汤加味。可选加木贼、蝉蜕、密蒙花、连翘等以祛风清热,退翳明目。

2. 西医治疗

(1)内治:可酌情全身应用糖皮质激素等以防治术后炎症反应。

(2)局部治疗:同年龄相关性白内障。

(3)手术治疗:当后发性白内障明显影响视力时,可用 Nd:YAG 激光将瞳孔区的晶状体后囊膜切开。如无条件施行激光治疗,或囊膜过厚时,可做手术将瞳孔区的晶状体后囊膜刺开或剪开。术后滴用糖皮质激素,预防炎症反应,并观察眼压的变化。

【预防与调护】

为了预防后发性白内障的发生,做白内障囊外摘除、抽吸术等手术时应在手术显微镜下进行,并尽量吸尽皮质,手术操作要轻巧,减少术后炎症反应。

第二节 晶状体异位和脱位

正常情况下,晶状体由晶状体悬韧带悬挂于睫状体上,位于瞳孔区正后方,其前后轴与视轴几乎一致。如果晶状体悬韧带部分或全部断裂或缺损,可使悬挂力减弱或不对称,导致晶状体的位置异常。若出生时晶状体就不在正常位置,称为晶状体异位。若出生后因先天因素、外伤或一些疾病使晶状体位置改变,称为晶状体脱位。

【病因病理】

先天性悬韧带发育不良或松弛无力;外伤引起悬韧带断裂;眼内一些病变,如葡萄肿、牛眼或眼球扩张,使悬韧带机械性伸长,眼内炎症,如睫状体炎使悬韧带变性,均能导致晶状体脱位或半脱位。

【临床表现】

外伤性晶状体脱位者,有眼部挫伤史及眼外其他损伤体征。先天性晶状体脱位多为遗传病,如见于马方综合征和同型胱氨酸尿症。

1. 晶状体半脱位 瞳孔区可见部分晶状体,散瞳后可见部分晶状体赤道悬韧带断裂,可伴局部前房加深、虹膜震颤和玻璃体疝。检眼镜下可见双影,系部分光线通过晶状体、部分未通过晶状体所致。患者可出现高度近视和单眼复视,也可继发青光眼。

2. 晶状体全脱位　晶状体悬韧带全部断裂,可致晶状体脱位。

（1）晶状体脱位至前房内:晶状体多沉于前房下方,呈油滴状。

（2）晶状体脱位至玻璃体腔内:早期可在下方玻璃体腔见到可活动的透明晶状体,后期晶状体变混浊,并与视网膜粘连固定。

（3）晶状体嵌于瞳孔区:晶状体一部分突出于前房内。

（4）晶状体脱位至球结膜下:严重外伤时,晶状体可脱位至球结膜下,甚至眼外。

【辅助检查】

可参照年龄相关性白内障术前辅助检查。眼部超声检查可以了解晶状体脱位的程度、位置。

【诊断要点】

根据病史、症状和裂隙灯下检查结果,可以做出较明确的诊断。

【治疗】

根据晶状体脱位的程度进行治疗。

1. 晶状体半脱位　对晶状体尚透明、未引起严重并发症的晶状体半脱位者,可密切随访。部分患者用凸透镜或角膜接触镜矫正可以获得部分有用视力。

2. 晶状体全脱位　脱入前房内和嵌于瞳孔区的晶状体应立即手术摘除。脱入玻璃体腔者,如无症状可以随诊观察。如果发生并发症,如晶状体过敏性葡萄膜炎、继发性青光眼或视网膜脱离时需将晶状体取出。如脱位于结膜下时,应手术取出晶状体并缝合角巩膜伤口。当伤口接近或超过角膜缘后 6mm 时,应在其周围冷凝,以防止发生视网膜脱离。

评述

晶状体疾病主要包括晶状体混浊产生的白内障和晶状体异位、脱位,两者均可引起严重的视力障碍,特别是白内障,不仅是临床常见病,更是致盲的主要原因。随着医学技术及认知的不断革新,对白内障的发病机制研究也在不断深入,目前认为其发病机制与年龄、紫外线照射、遗传及营养不良等多种因素有关。

目前尽管白内障的治疗以手术为主,但从初患白内障至手术前,有一段相当漫长的时间,无疑对患者的视觉质量和生活会产生影响,因此,积极地防治早期白内障,可延缓发展进程,早期老年性白内障患者往往感觉视物易疲劳、视力下降等,可进行中医辨证论治。中医称白内障为圆翳内障,认为人年老体衰、肝亏肾虚、脾虚气弱、气血两亏、肝热犯目等导致晶珠混浊,引发本病,本在肝、脾、肾,标在目窍。肝肾不足、下元亏虚,治以滋补肝肾、益精明目之品,可用杞菊地黄丸、大补阴丸等加减;脾气不足、中焦运化失常,治以益气健脾、利水扶中之方,多选补中益气汤、四君子汤、参苓白术散等加减;气血两虚、目失所养,治宜益气养血、明目开窍,常用八珍汤加减;肝风上扬、热扰清窍,治以清热平肝、明目退障之法,多用石决明散、龙胆泻肝丸等加减。西医方面,可选用的滴眼液有吡诺克辛、法可林、谷胱甘肽、苄达赖氨酸,或补充微量元素及维生素等。

手术治疗是目前治疗中、晚期白内障的主要手段,现代白内障手术的理念与之前有较大变化,由单纯白内障复明手术转变为屈光白内障手术,尤其人工晶状体的选择,从开始的硬性人工晶体,到单焦点球面、非球面折叠晶体,再到目前的散光晶体以及双焦点、三焦点人工晶体,等等,功能性人工晶体的使用,大大提高了白内障患者的生活质量,手术设计不断优化,未来的白内障手术会更加标准化、精细化、人性化。而中医药也在白内障围手术期,尤其术后干眼症等方面发挥着重要作用。

（梁凤鸣）

复习思考题

1. 简述年龄相关性白内障的概念、临床表现、病因病机、诊断依据及辨证论治。
2. 简述晶状体混浊及晶状体核硬度分级标准。
3. 简述白内障手术的适应证、术前检查及手术方法。
4. 简述后发性白内障的概念、临床表现、病因病机和诊断依据及辨证论治。

❖❖❖ 第十四章 ❖❖❖

玻 璃 体 病

📚 学习目标

1. 掌握玻璃体病的发病原因、玻璃体液化与后脱离的概念与临床表现、玻璃体积血中西医结合的治疗原则与方法。

2. 熟悉玻璃体炎症的治疗和增生性玻璃体视网膜病变的病因病理。

3. 了解家族性渗出性玻璃体视网膜病变的病因病理及临床表现。

玻璃体为透明胶体,位于视网膜之前,是眼的重要屈光间质,具有三大物理特性,即黏弹性、渗透性和透明性。因有一定的黏弹性才有减震和保持晶状体及视网膜稳定的能力;借一定的渗透性使眼球保持必要的眼内液及营养物质;而透明才能将外界物体清晰地聚焦到视网膜上。玻璃体丰富的水分,对保持这三种特性起着重要作用。

玻璃体本身无血管和神经组织,仅皮质部分有活动细胞,所以其正常代谢活动低下,且不能再生,在很大程度上依赖于周围组织的正常生理功能,因此原发病变相对较少,继发性病变占了大多数。玻璃体虽无原发炎症,但却是一个良好的培养基,若细菌侵入,则可大量繁殖,形成脓肿。继发性病变大多是在邻近组织病变的影响下被动地发生和发展的,如玻璃体积血、玻璃体炎症、玻璃体内肿瘤等。由于玻璃体与视网膜的关系密切,它也会作用于原发病变,导致原发病变加重,从而形成恶性循环。

中医学称玻璃体为神膏,《目经大成》将其形态描述为"风轮下一圈收放者为金井,井内黑水曰神膏,有如卵白涂以墨汁。"神膏与血、津液以及所化生之水有密切联系。《审视瑶函》说"夫血化为真水,在脏腑而为津液,升于目而为膏汁,得之则真水足而光明",并明确指出"血养水,水养膏,膏护瞳神"。若气血津液运化失常,则可损及神膏,而危害视功能。本病病因复杂,诊查时应借助裂隙灯显微镜、三面接触镜、检眼镜以及眼部超声波等以了解局部病理改变,采用全身与局部、辨病与辨证的中西医结合的治疗方法。

中医学对玻璃体病的命名主要根据自觉症状和视力损伤的程度,将其分属于"云雾移睛""暴盲"等范畴。其治疗主要是审因论治,炎症性病变多以清热利湿为主;出血性病变多以活血利水为主;退行性病变多以补益为主。近年开展的玻璃体显微手术,为玻璃体病的治疗开辟了新的途径。

第一节　玻璃体变性与后脱离

玻璃体变性与后脱离是玻璃体的性质与形态发生改变,这两类病变常同时出现。

一、玻璃体变性

玻璃体变性(vitreous degeneration)主要表现为玻璃体凝胶主体发生改变。本病常发生在老年人、高度近视、玻璃体积血、眼外伤、玻璃体炎症、玻璃体内药物治疗,以及视网膜光凝、电凝、冷凝术后。

(一)玻璃体液化

玻璃体液化(synchysis)是玻璃体由凝胶变为溶胶的胶体化学改变,玻璃体出现含水的腔隙,多见于老年人和高度近视患者,尤其是有高度近视的老年人。

本病与中医学的"蝇翅黑花"(《银海精微》)相似。《圣济总录》对本病的病因及临床表现描述为"肾水既虚,肝无以滋养,故见于目者,始则眈眈不能瞩远,久则昏暗,时见黑花飞蝇"。《东医宝鉴》称之为"眼见黑花飞蝇",并对其病因病机进行了论述。

【病因病理】

1. 西医病因病理　本病由多种因素导致玻璃体透明质酸解聚,由凝胶状态变为溶胶状态,为玻璃体新陈代谢障碍引起的胶体平衡破坏所致。液化一般从玻璃体中央开始,出现一液化腔,以后逐渐扩大,亦可从多个较小的液化腔融合成一个较大的液化腔。本病最常见于高度近视老年人的退行性改变。此外,眼外伤、葡萄膜炎、眼内出血、金属异物以及眼受超声、放射、热灼等损伤亦可引起,但均比较少见。

2. 中医病因病机　本病多因肝肾亏损,精血亏虚;或脾胃虚弱,气血不足,神膏失养而致玻璃体混浊。

【临床表现】

1. 症状　患眼前有黑点或丝絮状飘浮物,在明亮处或白色背景下更为明显;若飘浮物停留在视线中央,可影响视力。

2. 体征　裂隙灯显微镜下见液化区呈黑色空间,其间充填透明液体,失去了正常玻璃体所具有的光学结构,可见细长而屈曲的膜样纤维光带随眼球运动而飘动,在其上有时还可见到许多细小的白色颗粒;未液化区可发生收缩或移位,重叠而成小片状或膜状混浊物,薄而松弛如绸带;同时还可见玻璃体前界膜模糊或消失。检眼镜下可见点状、丝状或絮状物飘浮。

3. 并发症　玻璃体液化不断进行,由于玻璃体底部粘连紧密,所以玻璃体内液体不易向前发展而在后部积聚,致玻璃体后界膜与视网膜之间出现脱离。

【诊断要点】

1. 眼前有黑点或丝絮状飘浮物。

2. 有典型的玻璃体液化腔。

【治疗】

1. 中医辨证论治

(1)肝肾亏损证

证候:眼前有黑点或丝絮状飘浮物,玻璃体有液化腔及混浊物飘动;可伴有头晕耳鸣,腰膝酸软;舌红少苔,脉细。

治法:补益肝肾。

方药:加减驻景丸加减。若见目涩咽干者,加女贞子、麦冬以滋阴润燥;眩晕明显者加菟丝子、桑椹以养精补血。

(2)心脾两虚证

证候:眼前有黑点或丝絮状飘浮物,玻璃体有液化腔及混浊物飘动;可伴有心悸失眠,眩晕健忘,神疲食少,腹胀便溏;舌淡,脉细。

治法:补益心脾。

方药:天王补心丹加减。若见气短乏力者,加山药、黄精以健脾益气;心烦失眠者,加百合、合欢皮以养血安神。

2. 西医治疗　目前西医尚无有效疗法。

（二）星状玻璃体变性

星状玻璃体变性(asteroid hyalosis),又称雪状或白色闪辉症、类星体玻璃体炎、玻璃体星状小体等,多见于60岁以上的老年人,但发病年龄远远早于就诊年龄。男性多于女性,多为单眼发病,双眼少见。

本病与中医学的"云雾移睛"(《证治准绳》)相似。

【病因病理】

1. 西医病因病理　原因未明。玻璃体中有大量白色球形或碟形闪光小体,可能是由玻璃体纤维变性所致。病理标本在电镜下扫描观察,小体表面由胶原纤维包绕,还附有许多卫星状小颗粒。这些小体的化学成分主要为含钙的脂肪酸盐。

2. 中医病因病机　本病多由年老体弱,肝肾亏损,精血不能上荣于目,神膏失养所致。

【临床表现】

1. 症状　多无自觉症状,或眼前有暗影飘动。

2. 体征　裂隙灯显微镜下,光束中可见白色闪亮的球形或碟形体,称之为星状小体。数量少则十几个,多则难以计数,散布于整个或部分玻璃体腔内。当眼球转动时,可见微微飘动,静止时恢复至原来位置而不下沉。

【诊断要点】

1. 多无自觉症状,或眼前有暗影飘动。

2. 裂隙灯显微镜光束中可见白色闪亮的球形或碟形体。

【治疗】

目前尚无有效疗法,可予补益肝肾、养精明目的中药,方选四物五子汤加减以保护视功能。

（三）闪辉样玻璃体变性

闪辉样玻璃体变性(synchysis scintillans),又称胆固醇结晶沉着症,常有糖尿病、血管粥样硬化、眼底出血性疾病和眼外伤等病史,多双眼发病。

本病与中医学的"蝇翅黑花"(《银海精微》)相似。

【病因病理】

1. 西医病因病理　确切病因不明,可由于玻璃体积血吸收不彻底,导致胆固醇结晶沉着,或眼内血管硬化,引起玻璃体营养障碍,或玻璃体液化,或陈旧性葡萄膜炎等使玻璃体pH值改变,致正常酸碱平衡与矿物质新陈代谢失调,胆固醇结晶积聚于玻璃体。结晶主要是胆固醇,亦可为磷酸盐、碳酸钙、酪氨酸等。

2. 中医病因病机　本病多因脾失健运,聚湿生痰,痰浊上泛,积聚于神膏,或肝郁气滞,血行不畅,或外伤目络,血溢脉外,凝积于神膏。

【临床表现】

1. 症状　多无自觉症状,或眼前有蚊蝇样黑影飘动。

2. 体征　检眼镜下见液化的玻璃体内有大量扁平多角形结晶小体,呈金黄色或银白色。当眼球转动时,迅速漂浮摆动,漂浮幅度较大,眼球静止时又沉向下方,多位于前部玻璃体中。

【诊断要点】

1. 眼前或有蚊蝇样黑影飘动。

2. 检眼镜下见液化的玻璃体内有大量扁平多角形的结晶小体,呈金黄色或银白色。当眼球转动时,迅速漂浮摆动。

【治疗】

目前尚无有效疗法,可予健脾燥湿化痰、疏肝解郁理气、活血化瘀通络的中药,以控制病情的发展。

二、玻璃体后脱离

玻璃体后脱离(posterior vitreous detachment,PVD)指玻璃体皮质与视网膜的分离,可分完全和不全两种。本病多由玻璃体液化或玻璃体机化物引起玻璃体收缩等因素所致,常见于高度近视或年老体弱玻璃体液化者。

本病与中医学的"云雾移睛"及"神光自见"(《证治准绳》)相似。《证治准绳》记载:"云雾移睛证,谓人自见目外有如蝇蛇、旗旆、蛱蝶、绦环等状之物,色或青黑粉白微黄者,在眼外空中飞扬撩乱。"又曰:"神光自见证,谓目外自见神光出现,每如电闪掣,甚则如火焰霞明,时发时止。"其描述了玻璃体后脱离的主要临床症状。

【病因病理】

1. 西医病因病理 尚未液化的胶样玻璃体较水样液稍重,当液腔移至后部视网膜时,胶样的玻璃体下沉并前移,引起玻璃体后皮质与视网膜分开,形成玻璃体脱离。不全脱离为玻璃体后界面与视网膜内面之间存在不同程度的病理性粘连,且常有玻璃体后皮质增厚;完全脱离为玻璃体广泛液化,严重者可见玻璃体塌陷。此外,还有一种特殊形态的玻璃体后脱离,是玻璃体后界面与视网膜存在范围广泛的病理性粘连,玻璃体脱离后,增厚的后皮质外层仍附着于视网膜上,实际上是玻璃体的层间分离。

2. 中医病因病机 本病常因脏腑功能失调而致,多见于肝肾亏损,精不上承,或心脾两虚,气血不足,神膏失养;亦可因眼部其他疾病或撞击伤目而致。

【临床表现】

1. 症状 患眼前有云雾暗影或环形暗影飘动,眼球转动时尤为明显;常伴有闪光感,头部剧烈运动时加重。

2. 体征 裂隙灯显微镜下见有一"空虚"的光学空间,并见游离状混浊物,混浊物中可见一半透明的类似环形物,称为 Weiss 环,或在视盘边缘前下方有不规则的团块弧形混浊,眼球转动时混浊物摆动幅度增大(图 14-1)。随着病情发展,后部可见淡灰色后界膜,其后方为光学空间。检眼镜下见玻璃体内有浮动的混浊物,后极部呈一环形混浊,环内有类似门上钥匙的小孔,或其他不规则形态,后界层混浊后面可有一些球状改变。

3. 并发症

(1) 视网膜裂孔与脱离:发生玻璃体后脱离时,部分病例可能产生视网膜裂孔,此外,它又是引起玻璃体积血的重要原因。原有视网膜变性及视网膜、玻璃体与脉络膜间的组织渗透功能失调,则容易发生粘连牵引,产生视网膜裂孔,甚至视网膜脱离。

(2) 玻璃体积血:玻璃体脱离

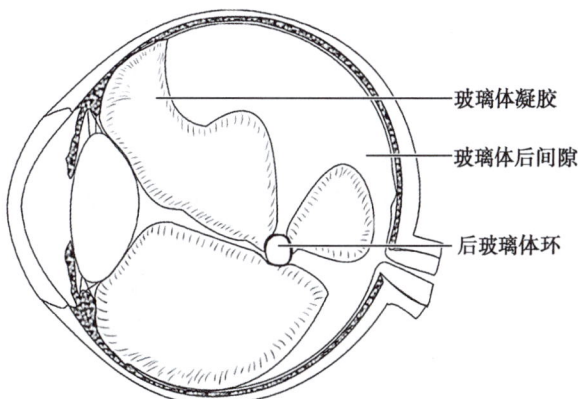

玻璃体凝胶
玻璃体后间隙
后玻璃体环

图 14-1 玻璃体后脱离

引起视网膜脱离,若病变区有血管破裂,则可导致玻璃体积血。

　　(3) 玻璃体劈裂:玻璃体后界面与视网膜存在广泛的病理性粘连,玻璃体脱离后,增厚的后皮质外层仍附着于视网膜上,称为玻璃体劈裂。

　　【辅助检查】

　　若眼底始终无法窥清,应行眼部 B 型超声检查并定期随访,不仅能显示玻璃体后脱离与视网膜脱离,以及玻璃体与视网膜之间的粘连,还能显示玻璃体混浊与积血,可作为手术前的重要参考。

　　【诊断要点】

　　1. 眼前出现不同形状的飘浮物,随眼球转动而改变位置,常伴有闪光感。

　　2. 玻璃体可发现游离状混浊物,且有光学空间和后界膜出现。可有典型的环状混浊,环内有如同门上钥匙的小孔洞。

　　【治疗】

　　1. 目前尚无有效疗法,可予滋补肝肾、补益心脾、活血化瘀的中药控制病情发展。

　　2. 玻璃体后脱离应重点考虑其并发症的治疗,散瞳后使用三面镜或检眼镜详细检查眼底,若无法窥清,则考虑使用眼部 B 型超声检查,一旦发现有视网膜脱离,即应考虑玻璃体切割术;若只是合并视网膜裂孔,可考虑施行激光治疗封闭裂孔。

第二节　玻璃体积血

　　玻璃体积血(vitreous hemorrhage)是指由眼内组织病变或眼外伤引起视网膜或葡萄膜血管破裂,血液流入和积聚在玻璃体腔内,导致视功能障碍的常见疾病。

　　本病与中医学的"云雾移睛""暴盲""血灌瞳神"(《证治准绳》)相似。《审视瑶函》描述了"云雾移睛"症状,谓"云雾移睛……自视目外,有物舒张,或如蝇蚊飞伏;或如旗斾飘扬,有如粉蝶带青黄",指出本病因积血量的多少及位置的差异而症状有所不同。《张氏医通》记载了"血灌瞳神"的主要病因及预后。

　　【病因病理】

　　1. 西医病因病理　玻璃体本身无血管,玻璃体积血是因为各种原因造成其周边组织的血管破裂,血液进入并积聚其体腔。常见的有视网膜血管性疾病,如视网膜静脉阻塞、视网膜静脉周围炎、糖尿病视网膜病变等;或眼外伤、眼部手术以及视网膜裂孔、年龄相关性黄斑变性、眼内肿瘤、玻璃体后脱离。出血可进入玻璃体凝胶的间隙中,而当玻璃体为一完整凝胶时,来自视网膜血管的出血常被局限于玻璃体与视网膜之间的间隙中,称为视网膜前出血。玻璃体积血长期不吸收会导致玻璃体变性及增生性病变。

　　2. 中医病因病机　本病多因情志内伤,肝郁气滞,血行不畅,脉络瘀阻,久则脉络破损出血;或肝肾阴亏,虚火内生,上炎于目,血不循经而外溢;或脾虚气弱,血失统摄,血溢脉外;或撞击伤目,或手术创伤,目络受损出血。由此血液进入神膏而引起本病。

　　【临床表现】

　　1. 症状　主要为视力障碍。一般少量出血仅有眼前蚊蝇或云雾暗影飘荡;出血量较多则有红视症或眼前黑影遮挡;大量出血则突感眼前一片漆黑,仅见手动或光感。

　　2. 体征　少量出血者,玻璃体呈弥漫性或尘埃状混浊;出血较多者,玻璃体有片状、块状或絮状混浊;大量积血时,检眼镜下仅见红光反射或无红光反射,裂隙灯显微镜下可见深部积血表面有无数散在或凝集的红细胞或碎片。有时出血流入玻璃体液化腔里或脱离的玻璃体下腔内,常可形成有水平面半圆形的出血斑。玻璃体积血在正常玻璃体中多局限不动。若原有或出血后引起玻璃体变性,出血块可随眼球转动而移动,然后下沉。血块经溶血后逐渐消失,但血红蛋白或红细胞破坏产物则呈弥漫黄褐色颗粒浮散在玻璃体甚至房水中。

3. 并发症　玻璃体积血经久不吸收,特别是接近视盘者常常引起增生性视网膜病变;积血遮盖黄斑部,严重影响中心视力,其纤维组织收缩可牵引视网膜造成黄斑异位,甚至视网膜脱离。

【辅助检查】

眼部 B 型超声检查可见玻璃体有均匀点状回声或斑块状回声;陈旧性积血者回声不均匀。

【诊断与鉴别诊断】

1. 诊断要点

(1) 眼前有暗影遮挡,视力不同程度下降。

(2) 玻璃体有特殊的出血性混浊。

(3) 常有导致玻璃体积血的原发病表现。

2. 鉴别诊断

(1) 玻璃体变性:玻璃体可见点状、丝状、网状及块状混浊,但无血性物,视力亦无显著变化。

(2) 玻璃体炎症:玻璃体可见尘状、白点状、灰白云块状炎性混浊,并有眼前段、后段炎症反应。

【治疗】

遵循"急则治其标"的原则,以止血为先;积血稳定后,以消散积血为主;若病久血水互结,以养阴活血利水为主。同时,应积极寻找病因,及时治疗原发病。

1. 中医治疗

(1) 中医辨证论治

1) 气滞血瘀证

证候:眼前黑影遮挡,视力下降,玻璃体有积血;可伴情志不舒,胸闷胁胀,烦躁易怒;舌暗红,苔薄,脉弦或涩。

治法:行气活血。

方药:血府逐瘀汤加减。若有头痛眩晕者,去柴胡、当归,加钩藤、石决明;血瘀化热者,加牡丹皮、栀子以清散瘀热。

2) 虚火上炎证

证候:眼前黑影飘荡,视力下降,玻璃体有积血;可伴口干咽燥,虚烦不眠,手足心热;舌红少苔,脉细数。

治法:滋阴降火。

方药:知柏地黄丸加减。有新鲜出血者,可加女贞子、旱莲草以滋阴凉血止血;寐差多梦者加合欢皮、炒酸枣仁安神定志。

3) 脾不统血证

证候:眼前有蚊蝇飞舞或黑影遮挡,视力下降,玻璃体有积血;可伴神疲乏力,纳差便溏;舌淡苔薄,脉细弱。

治法:健脾摄血。

方药:归脾汤加减。若头晕心悸者,加黄精、鸡血藤以益气养血;积血较久者,加地龙、茺蔚子以行血消瘀。

（2）其他治疗

1）中成药：①复方丹参滴丸，适用于气滞血瘀证；②血栓通注射液，适用于气滞血瘀证；③黄芪注射液，适用于气虚血瘀证。

2）眼部电控药物离子导入：可选用丹参注射液、川芎嗪注射液、普罗碘铵注射液等导入，每日1次，10次为1个疗程。

2. 西医治疗

（1）内治

1）止血药物：肾上腺色腙，每次10mg，肌内注射，每日2~3次；或凝血酶，每次1000U，肌内注射，每日1次；或氨甲苯酸注射液，每次200mg，静脉滴注，每日1~2次。

2）促吸收药物：可用透明质酸酶1500U加普罗碘铵400mg，肌内注射，每日1次或隔日1次。

3）促纤溶药物：尿激酶，每次5000~10000U静脉滴注，每日1次；或蝮蛇抗栓酶，每次每千克体重0.005~0.012U，静脉缓慢滴注，治疗过程需定期检查凝血酶原时间。此种药物应慎用，其可能引起眼底进一步出血。

（2）手术治疗：玻璃体积血经药物积极治疗3个月以上，大量玻璃体积血仍不能吸收，特别是有玻璃体视网膜粘连、黄斑部视网膜前膜形成或牵拉性视网膜脱离时，应及早行玻璃体切割术；眼球穿通伤引起的严重玻璃体积血，应在2周左右手术，不宜过早或过迟；糖尿病视网膜病变造成的玻璃体积血，在血糖控制良好的情况下，若药物治疗无效，可考虑手术治疗，如切除病变玻璃体及新生血管，同时术中辅以视网膜激光光凝术。

【预防与调护】

1. 出血早期宜卧床休息，必要时包扎双眼。

2. 饮食应清淡，并保持大便通畅。

第三节　其他玻璃体病

一、玻璃体炎症

玻璃体炎症（inflammation in vitreous）可分为感染性炎症和非感染性炎症。临床上以感染性炎症较为多见，感染性玻璃体炎属眼科急症，若失治会对眼球造成较大伤害而损及视力。

本病与中医学的"云雾移睛"（《证治准绳》）相似。早在《诸病源候论》中就有对本病主症"视见蜚蝇黄黑"的描述，其病因为"风痰劳热"。《张氏医通》还提出本病"其原皆属胆肾。黑者胆肾自病……或白或黄者，因痰火伤肺脾清纯之气也。"

【病因病理】

1. 西医病因病理　感染性炎症其外源性感染者，多发于眼外伤、内眼手术和角巩膜穿孔后，病原体由外界直接进入玻璃体内而发病，致病菌以葡萄球菌多见，其次为链球菌，亦可见部分革兰氏阴性菌，还可见真菌；内源性感染者多由体内病原菌经血液循环播散进入眼内所致。非感染性炎症多由葡萄膜炎引起。

2. 中医病因病机　本病多因肝胆郁热，化火上炎；或湿热熏蒸，或痰湿内蕴，浊气上犯，目中清纯之气受扰。

【临床表现】

1. 症状 眼前云雾样黑影飘浮,视力有不同程度的下降;或伴有眼痛。

2. 体征 玻璃体呈尘埃状、白点状、丝絮状、灰白色云团状混浊;细菌性眼内炎常伴有角结膜水肿、睫状充血、前房渗出或积脓、眼底红光反射消失;葡萄膜炎引发者常伴有角膜后灰白色沉着物、前房内有浮游体、瞳孔后粘连、视网膜水肿和渗出。

【辅助检查】

1. 房水和玻璃体涂片 细菌学检查及细菌培养可找到致病菌。

2. 眼部 B 型超声检查 可见玻璃体密度增加。

【诊断与鉴别诊断】

1. 诊断要点

(1) 眼前黑影随眼球转动而呈无规律运动。

(2) 玻璃体有尘埃状、白点状、丝絮状、灰白色云团状混浊的典型体征。

(3) 眼部 B 型超声检查对玻璃体混浊严重者有重要诊断价值。

(4) 实验室检查是诊断感染性玻璃体炎症的重要依据。

2. 鉴别诊断

(1) 玻璃体变性:玻璃体常呈网状、丝状及条块状混浊,多见于老年人和高度近视者,眼前段正常,无眼红与眼痛症状。

(2) 玻璃体积血:玻璃体可见新鲜积血或棕黄色混浊,视力减退不一,无眼前段炎症反应。患者常有糖尿病、高血压、视网膜动脉硬化及眼外伤病史。

【治疗】

非感染性玻璃体炎治疗参考第十六章第一节中"后葡萄膜炎"的治疗。感染性玻璃体炎为眼科急重症,应尽早明确诊断及确定病原,选择有效抗生素,并辨证使用中药,对于玻璃体化脓者,在药物治疗的同时,可行玻璃体切割术。

1. 中医辨证论治

(1) 肝胆火炽证

证候:玻璃体混浊,睫状充血,前房可有浮游体或积脓;眼痛,眼前黑影飘动,视力下降;可伴有烦躁易怒,口苦咽干,溺短便结;舌红,苔黄,脉弦数。

治法:清肝泻胆。

方药:龙胆泻肝汤加减。若睫状充血明显者,加牡丹皮、赤芍、紫草以凉血退赤;大便秘结者,加大黄、芒硝以泄热通便,引热下行。

(2) 湿热蕴结证

证候:玻璃体混浊,角结膜水肿,房水不清;眼前云雾浮动,视力下降;可伴有头痛身重,胸闷纳呆,心烦口苦;舌红,苔黄腻,脉濡数。

治法:清热利湿。

方药:猪苓散加减。若角结膜水肿显著者,加桑白皮、泽兰以宣肺利湿;便溏者,加薏苡仁、厚朴以健脾利湿。

2. 西医治疗

(1) 内治

1) 抗生素:常用两种或两种以上抗生素,如万古霉素、头孢菌素类联合静脉滴注,疗程为 1 周或更长。

2) 抗真菌药:真菌感染严重者,可口服氟康唑或给予两性霉素 B 静脉滴注;念珠菌属感染者,可选用敏感的氟胞嘧啶,口服吸收后可达到较高的血药浓度和组织浓度。

（2）局部治疗

1）滴眼液：主要对眼前段炎症有效，常用两种或两种以上广谱抗生素滴眼液，如庆大霉素、万古霉素或头孢菌素类联合使用，2~3小时滴眼1次。

2）结膜下注射：房水可达到有效浓度，常用庆大霉素2万U，头孢唑啉100mg或万古霉素25mg做结膜下注射，每日1次。

3）玻璃体腔内注射：对于细菌性玻璃体炎症，常采用此种给药方式，注射药物可选择妥布霉素+头孢唑啉+地塞米松，或庆大霉素+万古霉素+地塞米松。

（3）手术治疗：对病程迁延，久不吸收，且较浓厚者，可采用玻璃体切割术，常配合玻璃体腔内注射。

【预防与调护】

1. 避免眼外伤，内眼手术要严格执行无菌操作。

2. 发病后应注意休息，饮食宜清淡，保持大便通畅。

二、增生性玻璃体视网膜病变

增生性玻璃体视网膜病变（proliferative vitreoretinopathy，PVR）是指在孔源性视网膜脱离或其复位术后，或眼球穿通伤后，由于玻璃体内及视网膜表面的细胞膜增生和收缩，造成牵拉性视网膜脱离的病变。

中医古典医籍中无本病的专门记载，但根据其发病阶段及初发症状的不同，多将其归属于中医学"暴盲""云雾移睛"或"视瞻昏渺"范畴，属于"外不见证，从内而蔽"的内障眼病。有些患者主诉的"闪光感"则与"神光自现"（《审视瑶函》）、"电光夜照"（《目经大成》）相似。

【病因病理】

1. 西医病因病理　在视网膜及其周围组织损伤（如裂孔、外伤等）情况下，血-视网膜屏障被破坏，血源性细胞因子和活性物质进入眼内后，视网膜色素上皮细胞、神经胶质细胞及成纤维细胞等在内、外源性因子作用下移行、增生，并向成纤维细胞样细胞形态转变，同时合成和分泌胶原，形成有收缩能力的细胞性膜，膜的收缩导致视网膜固定皱褶和牵引性视网膜脱离，视网膜色素上皮细胞是PVR形成中的最重要细胞成分。此病常见于视网膜复位术中冷凝或电凝过强、巨大视网膜裂孔、多发性视网膜裂孔、长期孔源性视网膜脱离、多次眼内手术、眼外伤及眼内炎症等。

2. 中医病因病机　本病多由视衣脱离术后或真睛破损脉络受损，气血津液运行失常，津液集聚为痰，血行郁滞为瘀，痰瘀互结于视衣前或神膏内所致。

【临床表现】

1. 症状　有不同程度的视力下降，视物变形，或视野缺损。

2. 体征　美国视网膜学会命名委员会根据视网膜表面膜及视网膜脱离的程度和范围，将PVR分为A、B、C1~C3、D1~D3四级。此种分类方法简单明确，目前在临床上仍然被广泛应用。

A级：玻璃体仅见色素颗粒样混浊。

B级：视网膜表面皱褶形成，裂孔边缘翻卷，血管扭曲抬高。

C级：脱离的视网膜出现全层皱褶，活动度降低。若仅累及一个象限为C1级；累及2个象限为C2级；累及3个象限为C3级。

D级：全视网膜呈全层固定皱褶，发生漏斗状视网膜脱离。若可见后极部视网膜，视网膜呈宽漏斗状脱离为D1级；可见视盘，视网膜呈窄漏斗状脱离为D2级；看不见视盘，视网膜呈闭合漏斗状脱离为 D3 级。

【辅助检查】

眼部 B 型超声检查显示玻璃体内有不规则点状、斑块状或条状回声,并可见视网膜脱离征。

【诊断与鉴别诊断】

1. 诊断要点

(1) 有孔源性视网膜脱离、视网膜多次手术、玻璃体积血、眼外伤等病史。

(2) 玻璃体及视网膜出现增生性改变。

2. 鉴别诊断

(1) 退行性玻璃体混浊:多见于老年人和高度近视者,玻璃体常呈网状、丝状及条块状混浊。

(2) 炎性玻璃体混浊:常由葡萄膜炎、眼内炎及穿通伤后的感染引起,玻璃体有白色点状、线状或絮状混浊。

【治疗】

本病以手术治疗为主,术前术后可用中药、糖皮质激素及抗代谢药等辅助治疗。

1. 中医辨证治疗 可用于手术前后,以活血化瘀、软坚散结为治法,方选桃红四物汤合涤痰汤加减,以减轻手术反应,减少并发症的发生。

2. 西医治疗

(1) 内治

1) 糖皮质激素:口服或静脉滴注,以控制手术的炎症反应。

2) 抗代谢药物:如柔红霉素、视黄酸等,以防止术后视网膜表面细胞的再次增生。

(2) 手术治疗

1) 对 A 级、B 级、C1 级及 C2 级病例,可选用巩膜外加压术、环扎、放液、巩膜外冷凝术等。

2) 对 C3 级及 D 级病例,可施行玻璃体内手术,如剥膜、增生条索剪切,以及电凝、光凝、充填等,必要时对阻止复位的视网膜进行切除。

【预防与调护】

应及时治疗诱发病。

三、玻璃体寄生虫病

玻璃体寄生虫病(parasitic infestation)是指寄生虫通过不同的途径进入玻璃体引起的病变,玻璃体寄生虫病主要为玻璃体囊虫病,多见于猪囊尾蚴病。

【病因病理】

玻璃体囊虫病多因有钩绦虫(猪绦虫),偶见无钩绦虫(牛绦虫)的虫卵被人误食胃中,经胃液将卵膜溶化后,囊尾蚴游离出来经黏膜至血液,再经脉络膜穿过视网膜后进入玻璃体,亦可经视网膜中央动脉分支到视网膜或玻璃体中而发病。

【临床表现】

1. 症状 视力下降,主要取决于囊尾蚴所在部位;视野中出现黑影晃动或局部缺损。

2. 体征 囊虫在玻璃体中可呈游离状态,检眼镜下可见其附在视网膜内面呈灰白色或发绿、发蓝的圆形半透明泡,囊壁白色反光呈珠贝色光泽,囊泡中央呈灰白或黄白色,即为头部,近边缘处有环形虹光反射。此外,常可见囊虫蠕动变形,当以检眼镜强光照射时,其头部伸出如象鼻状,仔细观察可见出口部吸盘中的腭片。

3. 并发症 可伴有葡萄膜炎、玻璃体混浊及视网膜脱离。

【辅助检查】

血清酶联免疫吸附试验(ELISA)绦虫抗体检查呈阳性。

【诊断要点】

1. 有食感染尾蚴的生猪肉史。

2. 不同程度的视力减退。

3. 玻璃体可见半透明圆形囊尾蚴,在强光照射下可见囊尾蚴头部移动。

【治疗】

1. 内治 可服用驱囊虫药物。

2. 手术治疗 早期可采用空针吸取;若虫体周围有机化,可用镊子和小钩等夹出;若伴有玻璃体混浊,可行玻璃体切割术。

四、家族性渗出性玻璃体视网膜病变

家族性渗出性玻璃体视网膜病变(familial exudative vitreoretinopathy)为双侧且缓慢进展的玻璃体异常。

【病因病理】

1. 西医病因病理 本病类似于早产儿视网膜病变综合征,但没有早产及出生后吸氧史,为常染色体显性遗传。

2. 中医病因病机 多因先天禀赋不足或后天失养,致神膏及视衣异常。

【临床表现】

1. 症状 可有眼前黑影、视力下降。

2. 体征 根据病变程度可分为三期:第一期为玻璃体后脱离合并有雪花状混浊;第二期为玻璃体增厚,周边视网膜有新生血管和纤维膜形成;第三期为视网膜内及视网膜下渗出,玻璃体纤维化,最终由于纤维血管增生,发生牵拉性或合并孔源性视网膜脱离。

3. 并发症 可合并白内障、新生血管性青光眼及玻璃体积血。

【辅助检查】

荧光素眼底血管造影:显示视网膜血管分支众多,分布密集,在赤道部附近呈扇形中止,末端吻合,有异常血管渗漏。周边视网膜毛细血管有无灌注区。

【诊断与鉴别诊断】

1. 诊断要点

(1) 眼前黑影、视力下降。

(2) 早期有玻璃体病变,病情发展同时出现视网膜病变。

(3) 荧光素眼底血管造影可为本病提供重要依据。

2. 鉴别诊断

(1) 早产儿视网膜病变综合征:有玻璃体及视网膜病变,且有早产、低体重、吸氧史,无家族史。

(2) 外层渗出性视网膜病变:无玻璃体病变,无广泛的玻璃体视网膜粘连,且渗出也不限于周边眼底。

【治疗】

1. 中医治疗 手术前后可用滋补肝肾、益气养阴的中药辅助治疗。

2. 西医治疗 有新生血管者,应对新生血管及无血管区进行激光光凝或冷凝治疗;有黄斑异位、视网膜条纹、囊样视网膜水肿、黄斑视网膜前膜形成及视网膜脱离者,可行玻璃体切割和巩膜扣带术。

评述

　　玻璃体为无血管黏液性胶样透明组织,作为继发性病变的玻璃体积血,应遵循"标本缓急"的治疗原则,依据病因、病程的不同,早期应以辨证论治,给予行气、滋阴、化痰、活血利水、软坚散结的中药以增强疗效;积血稳定后,以消散积血为主要治法;积血较久,可以采用养阴增液活血利水中药治疗。同时,如选择吸收快、作用迅速的给药方式,疗效更佳。如经药物积极治疗 3 个月以上无效者,应及早行玻璃体切割术。玻璃体变性,目前西医尚无有效疗法,部分患者以补益肝肾、健脾燥湿、养精明目的方药治疗,可减轻症状。增生性玻璃体视网膜病变以手术治疗为主,术后可采用活血化瘀、软坚散结的方药,以减轻手术反应,减少并发症的发生。

(俞 洋)

扫一扫,
测一测

复习思考题

1. 玻璃体病的主要发病原因是什么?
2. 如何开展玻璃体积血的中西医结合治疗?
3. 增生性玻璃体视网膜病变的西医病因病理是什么?

◆◆◆ 第十五章 ◆◆◆

青 光 眼

青光眼(glaucoma)是以特征性视神经萎缩和视野缺损为主要特征的一组疾病,是临床上的常见病和主要致盲眼病。据统计,中国人群中青光眼的发病率为 0.21% ~1.64% ,40 岁以上的发病率约为 2.5%。随着中国人口平均寿命的延长,其致盲人数在全体盲人中所占比例逐年增高(现居致盲眼病的第 2 位或第 3 位)。本病有一定的遗传倾向,在患者的直系亲属中,10% ~15%的个体可能发生青光眼。因而加强对青光眼的早期诊断、早期治疗显得更有意义。

眼压是眼球内容物作用于眼球内壁的压力。中国正常人眼压是 10 ~21mmHg(1mmHg = 0.133kPa)。从统计学的观点来分析,有 4.55%的正常人眼压超过 21mmHg(平均值±2 个标准差),0.27%的正常人眼压超过 24mmHg(平均值±3 个标准差)而没有青光眼状态。也就是说,这些人的眼压虽然超过一般正常人的上限,但并未引起视神经的损害。因此不能简单机械地把眼压>21mmHg 认为是病理值,而应该将眼压分为正常、可疑病理及病理三个范围。认清正常眼压及病理性眼压的界限,对青光眼的诊疗有一定意义。当 24 小时眼压差超过8mmHg,高压超过 21mmHg 或两眼眼压差大于 5mmHg 时,应视为异常,临床上需要进一步检查。

生理性眼压的稳定性,主要有赖于房水生成量与排出量的动态平衡,它是维持角膜透明度、含水量和屈折率的必要条件。房水自睫状突生成后,经后房越过瞳孔到达前房,然后经前房角的小梁网进入 Schlemm 管,再通过巩膜内的集合管至睫状前静脉。眼压的高低主要取决于房水循环中的三个因素,即睫状突生成房水的速率、房水通过小梁网流出的阻力和上巩膜静脉压。如果房水生成量不变,则房水循环途径中任何一环发生阻碍,房水不能顺利流通,眼压即可升高,这就是青光眼的基本病理生理过程。而治疗青光眼也是着眼于采用各种方法,使房水生成和排出恢复平衡,以达到降低眼压、保存视功能的目的。

高眼压是青光眼损害的重要因素,但不是唯一的因素。临床应注意:一些人眼压虽已超过统计学的正常上限,但经长期观察并不出现视神经和视野的损害,称为高眼压症(ocular hypertension);而有些人的眼压虽在正常范围,却发生了典型的青光眼视神经萎缩和视野缺损,称为正常眼压性青光眼(normal tension glaucoma, NTG)。这说明高眼压并非都是青光眼,而正常眼压也不能排除青光眼。临床上还有部分患者在眼压得以控制后,视神经萎缩和视野缺损仍在进行性发展,提示除了眼压之外,青光眼的发病还有其他因素参与。

如何早期诊断青光眼,尤其是原发性开角型青光眼的早期诊断显得尤为重要。早期诊断青光眼目前多依赖于眼底视盘及视网膜神经纤维检查、静态视野检查及电生理检查。在原发性闭角型青光眼的早期阶段,其眼压、视盘和视野检查可以是正常的,这是由于闭角型青光眼具有眼球解剖上浅前房及窄房角等特点所决定的,因此,早期发现必须注意进行前房深度及前房角镜检查。

青光眼视神经损害的机制,目前主要有机械学说和缺血学说两种。机械学说认为本病是由视神经纤维直接受压,轴浆流中断所致;缺血学说认为本病是由视神经供血不足,对眼压的耐受性降低所致。目前一般认为,青光眼的视神经损害很可能是上述两者的联合作用。除眼压升高外,糖尿病、心脑血管疾病、血液流变学异常等,也会引起视神经供血不足,都可能是青光眼的危险因素。因此,对青光眼的治疗,除了要降低眼压外,还要改善视神经的血液供应,进行视神经保护性治疗。

青光眼治疗的目的是降低眼压和保护视功能。其治疗的方法主要有药物、激光、手术治疗等。一般先用药物治疗降低眼压,若用药后眼压不降,且视功能仍在下降,则当选择手术治疗。但闭角型青光眼一经确诊,就须手术治疗。在视神经保护性治疗方面,采用益气养阴、活血通络等中药及针刺治疗等可取得一定疗效,且中医药具有一定的优势。

临床上根据房角形态是开角或闭角、病理机制明确或不明确,以及发病年龄三个主要因素,一般将青光眼分为原发性、继发性和先天性三大类。①原发性青光眼:包括闭角型青光眼(又分急性闭角型青光眼、慢性闭角型青光眼)、开角型青光眼。②继发性青光眼。③先天性青光眼:包括婴幼儿型青光眼、青少年型青光眼、先天性青光眼伴有其他先天异常。

中医学对青光眼的认识早在隋唐时期的眼科文献中就有记载,《诸病源候论·目病诸候·目青盲有翳候》说:"白黑二睛,无有损伤,瞳子分明,但不见物,名为青盲。更加以风热乘之,气不外泄,蕴积于睛间而生翳,似蝇翅者,覆瞳子上,故谓青盲翳也。"青盲翳相当于开角型青光眼和闭角型青光眼的慢性期。《外台秘要》说:"若有人苦患眼渐膜膜,状如青盲相似,而眼中一无所有,此名黑盲……如瞳子大者,名曰乌风。如瞳子翳绿色者,名曰绿翳青盲。"以后根据青光眼的证候类型、临床特征、预后转归等,称为青风、绿风、黄风、乌风、黑风内障,如《太平圣惠方》中已有青风内障、绿风内障、乌风内障、黑风内障之分。近代中国中医、中西医结合眼科工作者,遵循中医学基本理论,运用现代科学技术和方法,对青光眼进行了多方面的临床观察与实验研究,积累了一些经验,并取得了一定的进展。

第一节 原发性青光眼

原发性青光眼(primary glaucoma)指发病机制尚未充分明了的一类青光眼,是主要的青光眼类型。原发性青光眼一般系双侧性,但二眼的发病可有先后,严重程度也常不相同。根据眼压升高时前房角的状态是开放还是关闭,又分为开角型青光眼(open angle glaucoma,OAG)和闭角型青光眼(angle-closure glaucoma,ACG)。目前中国以 ACG 居多,而欧美则以OAG 多见。

一、原发性闭角型青光眼

原发性闭角型青光眼(primary angle closure glaucoma,PACG)是一种由于周边虹膜堵塞小梁网,或与小梁网产生永久性粘连,房水外流受阻而引起的以眼压升高、视功能损害为主要表现的严重眼病,是原发性青光眼中较常见的一种类型,患眼具有房角狭窄、周边虹膜容易与小梁网接触的解剖特征。临床上根据眼压升高的急与缓,有急性与慢性闭角型青光眼之分。闭角型青光眼的发病有地域、种族、性别、年龄上的差异:主要分布在亚洲地区,尤其是在中国;黄种人最多见,黑种人次之,白种人最少。急性闭角型青光眼多见于40岁以上中老年人,50~70岁者最多,30岁以下很少发病;女性更常见,男女之比约为1:3。双眼先后或同时发病。阅读、疲劳、情绪激动、暗室停留时间过长、局部或全身应用抗胆碱药物,均可使瞳孔散大,周边虹膜松弛而诱发本病。而慢性闭角型青光眼男性较多见,发病年龄较急性闭角型青光眼者为早。本病如能及早预防和治疗,可控制病情发展或保持一定视力;若误治或失治,则易导致失明。目前中国闭角型青光眼的患病率为1.79%,40岁以上人群为2.5%,与开角型青光眼的比例约为3:1。

根据本病的临床表现,与中医学的"绿风内障"(《太平圣惠方》)相似。

【病因病理】

1. 西医病因病理　闭角型青光眼的病因尚未完全阐明。其局部解剖结构变异主要有眼轴较短、角膜较小,前房浅,房角狭窄,且晶状体较厚、位置相对靠前,使瞳孔缘与晶状体前表面接触紧密,房水越过瞳孔时阻力增加。随着年龄的增长,由于晶状体厚度增加,与虹膜更加贴近,以致房水经过晶状体与虹膜之间的空隙时阻力增加,形成生理性瞳孔阻滞,导致后房压力比前房高,当瞳孔中等度散大时,则周边虹膜更加前移,在房角入口处与小梁面相贴,房角关闭,以致房水排出受阻,引起眼压急剧升高,这是急性ACG最常见的局部解剖因素。本病与周边虹膜肥厚、睫状体位置前移,堵塞房角,也有密切关系。其诱发因素主要有近距离过度用眼、情绪激动、悲哀哭泣、精神创伤、过度劳累、气候突变、暴饮暴食、药物散瞳、长期暗室工作等。

慢性ACG眼球的解剖变异程度较急性ACG者为轻,瞳孔阻滞现象也不如急性ACG明显。其眼压升高,也是由于周边虹膜与小梁网发生粘连,使小梁网功能受损所致。但其房角粘连是由点到面逐步发展的,小梁网损害为渐进性,眼压水平也随着房角粘连范围的缓慢扩展而逐步上升。

2. 中医病因病机　本病的病因与发病多因七情内伤,情志不舒,郁久化火,火动风生,肝胆风火上扰;或肝气乘脾,聚湿生痰,痰郁化热生风,肝风痰火上扰清窍;或肝气郁结,气机阻滞,疏泄失权,气火上逆;或劳神过度,嗜欲太过,阴精内损,肝肾阴虚,阴不制阳,风阳上扰;或脾胃虚寒,浊气不化,饮邪上犯;或肝肾阴虚,水不制火,虚火上炎等,导致气血失和,眼孔不通,目中玄府闭塞,气滞血瘀,神水瘀滞,酿生本病。

【临床表现】

本病有急性、慢性之分,其临床表现分述如下:

1. 急性闭角型青光眼　分为几个不同的临床阶段(分期),不同的病期各有其特点。

(1) 临床前期:当一眼已确诊为急性闭角型青光眼,另一眼具有局部解剖结构变异,即使没有任何症状,也可诊断为临床前期;或双眼在急性发作前,没有任何自觉症状,但具有前房浅、虹膜膨隆、房角狭窄等局部表现,又有家族史,暗室试验阳性(眼压明显升高),但未发作,也可诊断为临床前期。

(2) 前驱期(先兆期):自觉症状和他觉症状均较轻微,表现为一过性或反复多次的小发作,如一过性虹视、雾视、眼胀,或伴同侧鼻根部酸胀、额部疼痛。这些症状经休息后可以自行缓解或消失。若即刻检查可发现眼压升高,常在40mmHg以上,眼局部轻度充血或不充血,角膜轻度雾状混浊,前房浅,瞳孔稍扩大,对光反射迟钝等。

（3）急性发作期：表现为起病急骤，症状显著。自觉患眼剧烈胀痛，甚至眼胀欲脱，伴同侧头痛，虹视，畏光、流泪，视力急剧下降，严重者仅留眼前指数或光感，可伴有恶心、呕吐等全身症状。检查可见眼睑水肿，混合性充血，角膜上皮水肿呈雾状或毛玻璃状，角膜后色素沉着，前房极浅，周边前房几乎完全消失，瞳孔呈中度散大，常呈竖椭圆形及淡绿色，光反射消失。眼压明显升高，一般在 50mmHg 以上，个别严重病例可高出本人舒张压。发作时由于角膜水肿，眼底多看不清。高眼压缓解后，症状减轻或消失，视力好转，但常留下角膜后色素沉着、虹膜扇形萎缩、房角广泛性后粘连、瞳孔无法恢复正常形态和大小等眼前段组织损伤改变。由于高眼压而引起的瞳孔区晶状体前囊下呈多数性、卵圆形或点片状灰白色混浊，称为青光眼斑。临床上凡出现上述改变，说明曾有过急性闭角型青光眼的大发作。

（4）间歇期：小发作后自行缓解，小梁网尚未受到严重损害者，称为间歇期。其诊断的主要依据：有明确的小发作史；房角是开放或为大部分开放；不用药或单用少量缩瞳剂即能使眼压稳定在正常水平。急性大发作经积极治疗后，症状和体征消失，视力部分或完全恢复，也可进入间歇期，但随时有急性发作的可能。

（5）慢性期：急性大发作或反复小发作后，病情呈慢性进展，视力下降，视野改变，房角广泛粘连，小梁网功能大部分遭受破坏，眼压中度升高，眼底视盘呈病理性凹陷及萎缩，并出现相应视野缺损。

（6）绝对期：持续性高眼压，使视神经遭受严重损害，视力全部丧失，有时可出现眼部剧烈疼痛。

2. 慢性闭角型青光眼　在发作时眼前部没有充血，自觉症状也不明显，如果不检查房角易被误诊为开角型青光眼。

本病发作时常有虹视，其他自觉症状如头痛、眼胀、视物模糊等，都比较轻微，眼压中度升高，多在 40mmHg 左右，发作时房角大部或全部关闭，经过充分休息和睡眠后，房角可再开放，眼压下降，症状消失。以后病情发展，反复发作，房角发生粘连，随之眼压持续升高，房水流畅系数下降。晚期则出现视神经萎缩，视野缺损。如治疗不当，最后会完全失明。

【辅助检查】

1. 光学相干断层扫描　可通过测量视盘周围的视网膜神经纤维层厚度、视盘边缘和视盘大小等参数来评估青光眼的发生和发展情况。

2. 超声生物显微镜检查　可计算房角开放的程度，并了解眼局部组织结构的变异。

【诊断与鉴别诊断】

1. 诊断要点

（1）急性闭角型青光眼急性发作期

1）视力急剧下降。

2）眼压突然升高。

3）角膜水肿，瞳孔呈竖椭圆形散大且带绿色外观。

4）眼前部混合充血。

5）前房极浅，前房角闭塞。

6）伴有剧烈的眼胀痛、同侧头痛、恶心、呕吐等。

（2）慢性闭角型青光眼：症状不明显时，要观察高眼压和正常眼压下的前房角状态。当眼压升高时房角变窄，甚至小梁网完全不能看见，而眼压下降至正常范围时，房角变宽一些，且眼前部不充血，视野缺损，眼底有青光眼改变，便可诊断本病。

1）周边前房浅,中央前房深度略浅或接近正常,虹膜膨隆现象不明显。

2）房角中等狭窄,有不同程度的虹膜周边前粘连。

3）眼压中度升高,常在 40mmHg 左右。

4）眼底有典型的青光眼性视盘凹陷。

5）伴有不同程度的青光眼性视野缺损。

2. 鉴别诊断　急性闭角型青光眼应与急性虹膜睫状体炎和急性结膜炎相鉴别(表 15-1)。

表 15-1　急性闭角型青光眼、急性虹膜睫状体炎和急性结膜炎鉴别

	急性闭角型青光眼	急性虹膜睫状体炎	急性结膜炎
眼痛	剧烈胀痛难忍	眼痛可忍,夜间甚	无
恶心呕吐	可有	无	无
视力	剧降	明显下降	正常
分泌物	无	无	黏液脓性
虹视	有	无	无(如有,冲洗后即无)
充血	混合充血	睫状充血或混合充血	结膜充血
角膜	水肿呈雾状混浊、色素性 KP	透明,角膜后有沉着物	透明
前房	浅	正常	正常
房水	闪辉	混浊	正常
瞳孔	散大	缩小	正常
眼压	明显升高	正常、低或轻度升高	正常

另外,本病如合并恶心、呕吐、腹泻等胃肠道症状时,应注意眼部检查,与急性胃肠炎进行鉴别。

【治疗】

闭角型青光眼一经确诊就必须手术治疗,但术前必须使用药物将眼压降至正常范围。急性闭角型青光眼由于容易致盲,还必须进行紧急救治。术前中医辨证论治,可减轻患者的自觉症状,改善局部体征;术后使用祛风活血中药,可减少术后反应,并提高患者的视功能。

急性闭角型青光眼的处理程序:先用高渗剂、缩瞳剂、β 受体阻滞剂及碳酸酐酶抑制剂等迅速降低眼压,使已闭塞的房角开放;待眼压下降后及时选择适当手术防止再发。

1. 中医治疗

(1) 中医辨证论治

1) 肝郁化火证

证候:头目胀痛,视物昏蒙,虹视,角膜雾状混浊,瞳孔散大,眼压增高;情志不舒,胸闷嗳气,食少纳呆,呕吐泛恶,口苦;舌红,苔黄,脉弦数。

治法:清热疏肝,降逆和胃。

方药:丹栀逍遥散加减。若肝郁化火而生风者,可去薄荷、生姜,加羚羊角、钩藤、夏枯草等以平肝息风。

2) 风火攻目证

证候:眼胀欲脱,头痛剧烈,视力锐减,角膜水肿,瞳孔散大呈淡绿色,眼压显著增高,混

合充血;烦躁口干;舌红,苔薄黄,脉弦数。

治法:清热泻火,凉肝息风。

方药:绿风羚羊饮加减。若混合充血明显,加赤芍、牛膝以凉血散瘀;若恶心呕吐,加竹茹、法半夏以和胃降逆;大便秘结,加芒硝以泻腑通便;溲赤短少,加猪苓、木通以清利小便;口苦胁痛,加龙胆、栀子以清泄肝胆;若热极生风,阴血已伤,用羚羊钩藤汤(《通俗伤寒论》)以凉肝息风。

3)痰火上壅证

证候:眼症同风火攻目证;伴有面赤身热,动辄头晕,恶心呕吐,胸闷不爽,溲赤便秘;舌红,苔黄腻,脉弦滑数。

治法:降火逐痰,平肝息风。

方药:将军定痛丸加减。若痰火酿瘀、视野渐小者,加丹参、川芎以活血行气化瘀;若痰火扰心、夜寐不安者,加太子参、牡丹皮、朱砂以清热养血安神;若口干舌红者,加牡丹皮、钩藤、苦丁茶以清热生津。

4)饮邪上犯证

证候:头痛眼胀,痛牵颠顶,眼压增高,视物昏蒙,瞳孔散大;干呕吐涎沫,食少神疲,四肢不温;舌淡,苔白,脉沉弦。

治法:温肝暖胃,降逆止痛。

方药:吴茱萸汤加减。若头晕目眩、腰膝酸软者,加牛膝、杜仲以补肝肾;足冷者,加桂枝以温通经脉;头痛重者,加细辛以散寒止痛。

5)阴虚阳亢证

证候:眼胀头痛,视物模糊,虹视,眼压中度升高,瞳孔散大,时愈时发;腰膝酸软,面红咽干,眩晕耳鸣;舌红少苔,脉弦细。

治法:滋阴养血,平肝息风。

方药:阿胶鸡子黄汤加减。若见五心烦热,加知母、黄柏以降虚火,或改用知柏地黄汤以滋阴降火。

(2)中成药

1)复明片:适用于慢性期肝肾阴虚患者。

2)杞菊地黄丸:适用于慢性期肝肾阴虚患者。

3)石斛夜光丸:适用于慢性期肝肾不足患者。

4)逍遥丸:适用于慢性期肝郁气滞者。

(3)针灸治疗

1)体针:常选用太冲、行间、内关、足三里、合谷、曲池、风池、承泣、睛明、攒竹、翳明、球后等穴,每次局部取2穴,远端取2穴,交替使用。每日1次,10次为1个疗程,强刺激。

2)耳针:可取耳尖、目1、目2、眼降压点、肝阳1、肝阳2、内分泌等。

2. 西医治疗

(1)局部治疗

1)缩瞳剂:1%~2%毛果芸香碱滴眼液,急性大发作时,每3~5分钟滴眼1次,共3次,然后每30分钟滴眼1次,共4次,以后改为1小时滴眼1次,待眼压降低、瞳孔缩小,改为每日滴4次。

2)β受体阻滞剂:常用的有0.25%~0.5%噻吗洛尔滴眼液、0.25%~0.5%倍他洛尔滴眼液、0.3%美替洛尔滴眼液等,每日1~2次滴眼。有哮喘、严重的慢性阻塞性肺疾病、窦性心动过缓、房室传导阻滞、心力衰竭、心源性休克等病史的患者禁止使用。

（2）全身用药

1）碳酸酐酶抑制剂：能抑制房水分泌，常用乙酰唑胺或醋甲唑胺。同时服氯化钾和碳酸氢钠以减少不良反应的发生。对磺胺类过敏及肾功能与肾上腺皮质功能严重减退者禁用。

2）高渗剂：本类药能提高血浆渗透压，吸取眼内水分，使眼压迅速下降，但作用时间短，一般仅用在术前降压。临床常用甘露醇静脉滴注，用量为 $1\sim2g/kg$ 体重。

（3）手术治疗：抗青光眼手术术式颇多，临床应根据个体需求选择合适的手术。常见手术如下：①激光手术：氩激光周边虹膜成形术、Nd:YAG 激光虹膜切开术等；②解除瞳孔阻滞手术：周边虹膜切除术、小梁切开术、青光眼白内障联合手术等；③滤过性手术：小梁切除术、非穿透性小梁手术、青光眼引流装置植入术等；④微创手术或微小切口手术：房角切开术、穿透性 Schlemm 管成形术等；⑤减少房水生成的手术：睫状体冷凝或光凝术等。

【预防与调护】

闭角型青光眼是常见的不可逆性致盲眼病，必须贯彻预防为主的方针，宣传有关青光眼的知识，争取做到早期诊断、早期治疗。对已确诊的闭角型青光眼患者，应积极治疗，定期检查眼压和视野。由于急躁恼怒、抑郁悲伤、过度兴奋与劳累紧张均可使本病发作，因此，有易患青光眼体质者，必须保持心情开朗，避免情绪过度激动。平时要摄生有当，起居有常，饮食有节，劳逸得当。室内光线要充足，不宜做暗室工作，不看或少看电视。老年人要慎用或不用散瞳剂。由于本病发病属双侧性，其发作可有先有后，如一眼已确诊，另眼虽未发作，亦须密切予以观察，定期检查，或考虑采取必要的预防性措施，如做预防性虹膜切除。对疑似病例，应追踪观察，必要时做激发试验，以明确诊断，及早治疗。

二、原发性开角型青光眼

原发性开角型青光眼（primary open angle glaucoma，POAG）是一种由眼压升高而致视神经损害、视野缺损，最后导致失明的眼病，其主要特点是眼压虽然升高，而房角宽而开放，即房水外流受阻于小梁网-Schlemm 管系统。本病病情进展相当缓慢，且无明显的自觉症状，故不易早期发现，部分患者直到视野损害明显时才就诊。其多见于 $20\sim60$ 岁，男性略多于女性，多为双眼发病。

根据本病的临床表现，与中医学的"青风内障"（《太平圣惠方》）相似。

【病因病理】

1. 西医病因病理　本病病因尚不完全明了，可能与遗传等有关。其房水排出障碍已由房水动力学研究所证实，但阻滞房水流出的确切部位还不够清楚。目前一般认为房水外流受阻于小梁网-Schlemm 管系统。组织学检查提示小梁网胶原纤维和弹性纤维变性，小梁内皮细胞脱落或增生，小梁条索增厚，网眼变窄或闭塞，Schlemm 管内壁下的近小管结缔组织内有高电子密度斑块物质沉着，Schlemm 管壁内皮细胞的空泡减少等。

2. 中医病因病机　多因情志抑郁，忧愤悖怒，肝气郁结，郁而化火，上扰清窍；或素有头风痰火，又因情志不舒，肝郁化火，痰火相搏，升扰于目；或劳瞻竭视，真阴暗耗，肝肾阴亏，阴不潜阳，肝阳上亢等，以致气血不和，脉络不利，玄府闭塞，神水瘀积，酿生本病。

【临床表现】

1. 症状　本病一般为双眼发病，但可有先后轻重之分。发病较为隐蔽，进展相当缓慢。除少数人由于过度疲劳或失眠后眼压升高出现眼胀、头痛、视物模糊或虹视外，多数人早期自觉症状不明显或无自觉症状。但随着病情进展，眼胀、头痛等自觉症状可以加重。晚期可见视野缩小、视力减退或失明。

226

2. 体征　检查可见双眼眼压、视盘、视野改变及瞳孔对光反射不对称。

（1）眼压:早期表现为眼压的不稳定性,有时眼压可在正常范围,一天之内仅有数小时眼压升高,测量 24 小时眼压曲线可发现眼压高峰和较大的波动值(眼压差≥8mmHg),有助于本病的诊断。眼压的总体水平多较正常值偏高,随着病情发展,眼压逐渐明显增高。

（2）眼前段:多无明显异常。检查前房可见其深浅正常或较深,虹膜平坦,房角开放。在双眼视神经损害程度不一致时,可发现相对性传入性瞳孔障碍(Marcus Gann 征)。

（3）眼底:主要为视盘的改变,表现为:视盘凹陷进行性扩大加深,垂直径杯/盘(C/D)值增大,常>0.6;或两眼杯/盘比不对称,杯/盘比之差值>0.2;视盘上或盘周浅表裂片状出血;视网膜神经纤维层缺损;病至晚期,视盘边缘呈穿凿状,盘沿几乎消失,视盘血管偏向鼻侧,呈屈膝状爬出,视盘颜色苍白。有的病例在视盘上还可见视网膜中央动脉搏动。

（4）视野:视野缺损是诊断青光眼和评估病情的重要指标。早期视野缺损主要有孤立的旁中心暗点、弓形暗点、与生理盲点相连的鼻侧阶梯。旁中心暗点多见于 5°~25°,生理盲点的上、下方。在进展期可出现弓形暗点、环状暗点、鼻侧视野缺损和向心性视野收缩。发展到晚期形成中心管状视野或仅存颞侧视岛。

由于部分晚期甚至仅存管状视野的青光眼患者的中心视力仍可保留在 1.0 左右,因而以往认为青光眼对中心视力的影响不大。但近年研究发现,除视野改变外,青光眼对黄斑功能也有损害,表现为获得性色觉障碍、视觉对比敏感度下降,以及图形 ERG、VEP 的异常等。但这些指标异常的特异性不如视野变化得强。

【辅助检查】

1. 色觉检查　可有色觉障碍。青光眼患者的蓝-黄色觉比红-绿色觉易受侵犯且更严重。

2. 对比敏感度检查　青光眼患者的空间对比敏感度下降;时间对比敏感度检查时可见在青光眼的旁中心视野有弥漫性闪烁敏感度下降。

3. 眼电生理检查　图形 ERG 振幅下降,图形 VEP 峰潜时延迟等。

4. 视盘立体照相或计算机辅助的眼底视盘影像分析　如偏振光或激光共焦扫描等定量分析,可判断视盘细微的形态结构变化,有助于本病的诊断。

5. 无赤光眼底检查、眼底照相或光学相干断层扫描等检查　可发现青光眼视网膜神经纤维层的萎缩和缺损改变,且其改变早于视盘和视野的损害,是青光眼眼底结构改变的最早表现之一。

【诊断与鉴别诊断】

1. 诊断要点　本病多无自觉症状,在早期极易漏诊,很大程度上依据健康体检来发现。其主要诊断指标为眼压升高、视盘损害和视野缺损。此三项指标中,只要其中两项为阳性,房角检查为开角,诊断即可成立。

（1）眼压升高(Goldmann 眼压计)≥24mmHg,或 24 小时眼压波动幅度差>8mmHg。

（2）典型的视野缺损,有可重复性旁中心暗点和鼻侧阶梯。

（3）视盘损害,C/D>0.6,或双眼 C/D 差值>0.2。

（4）房角检查为宽角,永久开放,不随眼压高低变化。

（5）对比敏感度下降、获得性色觉异常等。

2. 鉴别诊断　开角型青光眼应注意与慢性闭角型青光眼相鉴别。

慢性闭角型青光眼因自觉症状不明显,易被漏诊或误诊为开角型青光眼。但闭角型青光眼常有典型的小发作史,视盘凹陷常较开角型青光眼浅,其房角常为窄角并有粘连;而开角型青光眼常无自觉症状,视盘凹陷较闭角型深,其房角绝大多数为宽角。最主要的鉴别方法是在高眼压情况下检查房角,如房角开放则为开角型青光眼。

【治疗】

本病若通过药物能使眼压控制在安全水平,视野和视盘损害不继续加重者,可不行手术治疗;若药物治疗无效或无法耐受长期用药者,需激光或手术治疗。中医辨证论治和专方专药,可保护视功能和缓解患者的临床症状。

1. 中医治疗

(1) 中医辨证论治

1) 气郁化火证

证候:常在情绪波动后出现头目胀痛,或有虹视,眼压升高;情志不舒,胸胁满闷,食少神疲,心烦口苦;舌红,苔黄,脉弦细数。

治法:疏肝清热。

方药:丹栀逍遥散加减。若因肝郁而阴血亏虚较甚者,加熟地黄、女贞子、桑椹以滋阴养血;若肝郁化火生风,去薄荷、生姜,加夏枯草、菊花、钩藤、羚羊角等以增清热平肝息风之力。

2) 痰火升扰证

证候:头眩目痛,眼压偏高;心烦而悸,食少痰多,胸闷恶心,口苦;舌红,苔黄而腻,脉弦滑或滑数。

治法:清热祛痰,和胃降逆。

方药:黄连温胆汤加减。胸闷恶心,加瓜蒌、胆南星以清热化痰;目胀眼痛明显,加郁金、柴胡以理气活血止痛。

3) 阴虚阳亢证

证候:劳倦后眼症加重,头痛目胀,眼压偏高,瞳孔略有散大,视物昏蒙;心烦面红;舌红少苔,脉弦细。

治法:滋阴潜阳。

方药:平肝熄风汤加减。若心烦失眠,加酸枣仁、茯神以养心安神;阴虚风动而头眩者,可改用阿胶鸡子黄汤以滋阴养血、柔肝息风。

4) 肝肾两亏证

证候:病久瞳孔渐散,中心视力日减,视野明显缩窄,眼球胀硬,头晕耳鸣,失眠健忘,腰膝酸软,舌红少苔或无苔,脉沉细数;或面白肢冷,精神倦怠,夜间多尿,舌淡苔白,脉沉细。

治法:补益肝肾。

方药:偏阴虚者,用杞菊地黄丸加减。偏阳虚者,可用金匮肾气丸加减。若嫌力薄,可加菟丝子、五味子等以补肝肾明目;若兼气血不足,可酌加黄芪、党参、当归、川芎、白芍等以补益气血。

(2) 针灸治疗:常选用攒竹、睛明、承泣、球后、太阳、风池、合谷、内关、三阴交、阳陵泉等,每次选局部穴 2 个、远道穴 3 个,交替使用,10 次为 1 个疗程,强刺激。或针刺耳穴目 1、目 2、眼降压点、肝阳 1、肝阳 2 等。

(3) 中成药

1) 益脉康片:适用于经药物或手术治疗后眼压已控制的青光眼视野缺损者,并可用于治疗青光眼性视神经病变,有助于扩大或保持视野。

2) 复明片:适用于早、中期肝肾阴虚者。

3) 杞菊地黄丸:适用于肝肾阴虚者。

4）石斛夜光丸:适用于肝肾不足者。

2. 西医治疗

（1）内治

1）碳酸酐酶抑制剂:如乙酰唑胺或醋甲唑胺。同时服氯化钾和碳酸氢钠以减少不良反应的发生。过敏及肾功能与肾上腺皮质功能严重减退者禁用。

2）高渗剂:临床常用甘露醇静脉滴注,用量为 1~2g/kg 体重。

（2）局部治疗:本病若局部滴用 1~2 种药物即可使眼压控制在安全水平,视野和眼底改变不再进展,患者能配合治疗并定期复查,则可先试用药物治疗。药物使用以浓度最低、次数最少、效果最好为原则。先从低浓度开始,若眼压不能控制者改用高浓度;若仍不能控制者,改用其他降眼压药或联合用药,保持眼压在正常范围。局部常用的药物如下:

1）β 受体阻滞剂:常用的有 0.25%~0.5%噻吗洛尔滴眼液、0.25%~0.5%倍他洛尔滴眼液、0.3%美替洛尔滴眼液等,每日 1~2 次滴眼。有哮喘、严重的慢性阻塞性肺疾病、窦性心动过缓、房室传导阻滞、心力衰竭、心源性休克等病史者禁止使用。

2）前列腺素制剂:0.004%曲伏前列素滴眼液、0.005%拉坦前列素滴眼液、0.12%乌诺前列酮异丙酯滴眼液或 0.03%贝美前列素滴眼液等,通过增加葡萄膜巩膜旁道房水引流来降低眼压。

3）肾上腺素受体激动剂:目前常用 0.2%溴莫尼定滴眼液,严重高血压、冠心病患者不宜使用。

4）碳酸酐酶抑制剂:1%布林佐胺滴眼液、多佐胺滴眼液等。

5）缩瞳剂:如 1%~2%毛果芸香碱滴眼液,每日 3~4 次滴眼。

（3）手术治疗:应根据年龄、疾病程度、药物治疗反应等因素,综合考虑和选择手术方式,让患者获得最大益处。常见的术式如下:①激光手术:选择性激光小梁成形术等。②滤过性手术:小梁切除术、非穿透性小梁手术、青光眼引流装置植入术等。③微创手术或微小切口手术:小梁消融术、房角切开术、黏小管成形术、房水流出通路重建术、外路小梁切开术、房角镜下内路小梁切开术等。④减少房水生成手术:睫状体冷凝或光凝术等。

【预防与调护】

1. 本病病因比较复杂,目前尚难以从根本上防止发病,关键在于早期发现和早期治疗,力求减低对视功能的损害,避免致盲的严重后果。首先要开展对本病有关知识的宣传,在 30 岁以上成人中进行普查,以发现早期病例。其次,有以下可疑本病的患者,应及时到医院就诊,做进一步检查:①主诉有一过性虹视、雾视现象,并伴有头痛,但不能用其他原因解释者;②不能解释的视疲劳,不明原因的视力下降,特别是戴镜或频换眼镜仍感不适者;③家族中有本病患者,而本人兼有不明原因的视力下降或其他可疑症状者;④一眼已患本病者的"健眼",视盘或视野有可疑变化者;⑤24 小时内眼压波动幅度大于 8mmHg 或眼压高于 24mmHg 者。

2. 本病患者要保持心情舒畅,避免情绪波动,生活有规律,少用目力,不要暴饮暴食,戒除烟酒;要注意保持大便通畅,使内火有下导之机;饮食宜清淡,少食辛热炙煿之物,避免酿成脾胃湿热。近年来,有学者发现颈椎病对眼压有影响,对颈椎小关节错位者要及时检查复位,排除对眼压影响的因素。

三、特殊类型青光眼

这类青光眼有其独特之处,与前述的闭角型和开角型青光眼不同,但又多属于原发性青光眼范畴。

（一）高褶虹膜性青光眼

高褶虹膜（plateau iris）结构是指虹膜根部前插在睫状体上,虹膜周边部呈角状高褶向前再转向瞳孔区的解剖结构。其特征是形成的房角窄、浅,虹膜平坦,但中央前房并不浅。本病较少见,女性患者较多,常有闭角型青光眼家族史,多发于30～50岁,较瞳孔阻滞性闭角型青光眼年轻。其房角可自发关闭,或瞳孔扩大后关闭,尤其是在周边虹膜切除术后瞳孔扩大仍会发生房角关闭,有时呈急性闭角型青光眼样发作,说明相对瞳孔阻滞因素在发病(房角关闭)机制中所起的作用远较在虹膜膨隆型的浅前房闭角型青光眼中的要小。依据虹膜褶的高度的高低可分为完全性和不完全性两种。完全性即虹膜褶较高,多为急性表现;不完全性因虹膜褶较低,多为慢性过程。

【病因病理】

由于高褶虹膜的特殊解剖结构,容易引起房角关闭,影响房水流出通道,使房水流出受阻,眼压升高,发生青光眼。

【临床表现】

1. 症状　眼球胀痛,视力下降。

2. 体征　高褶虹膜,眼压升高,房角关闭。

【辅助检查】

1. 房角检查　在暗光下呈关闭状,亮光下呈开放状。

2. UBM检查　有助诊断。可见前房中央深度正常,而虹膜周边部向前隆起,房角因此狭窄。

【治疗】

高褶虹膜性青光眼的治疗需用缩瞳剂,也可施行激光周边虹膜成形术来拉平高褶虹膜加宽房角。如果已发生粘连,房角功能破坏,则只能施行滤过性手术治疗。

（二）正常眼压性青光眼

正常眼压性青光眼（normal tension glaucoma,NTG）具有与开角型青光眼类似的视盘凹陷扩大和视野缺损,但缺乏眼压升高的证据,一般认为与高眼压性开角型青光眼是同一类原发性青光眼的不同表现型,曾称低压性青光眼,但眼压实际上是在统计学正常值范围内,所以称正常眼压性青光眼。国外报道,本病占开角型青光眼的20%～50%,尤以日本、韩国最多,40～60岁年龄组较多,女性明显多于男性。

正常眼压性青光眼一般进展较慢,影响其预后的因素有在正常范围内相对较高的眼压、较深的局部性视杯切迹、视盘出血、全身低血压和血液循环不足、血液流变学异常等。

【病因病理】

高眼压是导致青光眼性视神经损害的重要危险因素,而在NTG患者中,其眼压在正常范围内,因此人们对青光眼性视神经损害机制提出了质疑,许多学者认为至少有两种导致视神经损害的机制存在。NTG的发病机制尚不清楚,目前仍然存在血管因素、机械因素和自身免疫因素三种学说。

1. 血管因素学说　该学说认为血压、眼压、血管阻力及血管自身调节机制以及血液黏度或凝固性的异常等因素可导致视盘血管的血流减少。

2. 机械学说　该学说认为由于眼球正常或存在某些解剖方面的异常,眼球不能耐受正常的眼压而导致视神经的损害。

3. 自身免疫缺陷学说　该学说认为自身免疫调节功能的紊乱,致使患者本身视网膜及神经纤维中的某些成分改变并表现自身抗原性,引发自身免疫反应,导致视神经及视网膜的损害。

总之,以上三种学说中的一种不能完全解释 NTG 的发病机制,国外有人认为是血管因素、局部解剖因素及眼压等共同起作用,可能与眼的结构特别是视盘的组织结构差异,导致其对缺血和眼压异常敏感有关。

【临床表现】

1. 症状　主诉为视力减退和视野缺损,早期往往由于无症状和中心视力尚好而延误。

2. 体征　主要是眼底视盘的改变。与高眼压性青光眼比较,正常眼压性青光眼的杯凹较浅,颞侧和颞下象限的盘沿更窄,视盘周围的晕轮(halos)和萎缩征较多,视盘出血发生率较高。视盘杯凹与视野损害不成比例,即同样的视野缺损,正常眼压性青光眼的 C/D 比值较高眼压性青光眼的 C/D 比值要大。视野损害的特征:视野缺损使靠近固视点的概率较大,上半缺损较多,局限性缺损较多,且损害较深,边界较陡。虽然这类青光眼的眼压在正常范围内,但存在日夜波动,平均眼压偏于正常范围的高限一侧(19~20mmHg),说明这类青光眼的视神经损害阈值降低,不能承受相对"正常"的眼压。一般认为与视神经和视网膜神经节细胞缺血损伤有关。其易患危险因素有近视、血压异常(低血压或高血压)、血流动力学危象(如失血、休克)、血液流变学改变(如高血黏度等)、全身心血管疾病尤其是周围血管痉挛(如雷诺病、偏头痛)等。

【诊断与鉴别诊断】

1. 诊断要点　目前正常眼压性青光眼的诊断参照的是伴有高眼压的原发性开角型青光眼(high pressure-primary open-angle glaucoma,HPG)的诊断标准,其主要指标包括:青光眼性眼底和视野损害,自然状态下眼压峰值不超过 21mmHg,房角开放,排除其他可能导致视神经损害的有关病变以及中央角膜厚度对眼压测量值的影响。

(1) 眼压:最高值不超过 21mmHg,对于正常眼压性青光眼,眼压已经失去定性的价值,测量的目的在于与 HPG 进行鉴别。

(2) 眼底和视野改变:由于眼压已经失去定性的意义,因此视野和眼底改变就显得格外重要。需要注意的是,视盘损害与视野状态之间不像 HPG 那样密切,所以,当眼底改变或视野改变只有一条时,似乎确诊尚不充分,需要两者相互印证,由此也增加了确诊的难度。

(3) 房角:处于开放状态,但应该注意正常眼压性青光眼的房角常为解剖上狭窄但功能上开放的状态。

2. 鉴别诊断　需与下列情况相鉴别:①具有较大昼夜眼压波动的高眼压性开角型青光眼,可进行 24 小时眼压监测,尤其是夜间眼压的监测。②已经缓解的高眼压性青光眼遗留有扩大的视盘杯凹和视野损害。③非青光眼性视神经病变,如各类视神经萎缩、缺血性视神经病变等。

【治疗】

本病的治疗主要是降低眼压和改善循环,保护视神经。通常认为以降低原先眼压水平的 1/3 为好,药物宜选择不影响血管收缩的降眼压药,如碳酸酐酶抑制剂、前列腺素类衍生物和有扩张血管作用的降眼压药。一般来说,药物难以控制眼压或病情仍在进展,才考虑手术治疗。可采用较薄(1/4~1/3 厚)巩膜瓣的小梁切除术或非穿透小梁手术来获得较低的眼压。目前重视改善眼局部血供的治疗,常选用钙通道阻滞剂和 5-羟色胺拮抗剂等,有利于增进视网膜视神经的血液循环,同时应用视神经保护剂(如抗自由基药物和阻断谷氨酸神经毒性药物),是较为理想的治疗。目前这方面的特效药物尚待临床评价。

(三) 色素性青光眼

色素性青光眼是一种以色素颗粒沉积于房角为特征的青光眼。有色素播散综合征(pigment dispersion syndrome)与色素性青光眼(pigmentary glaucoma)之分。色素播散综合征是中部及周边部虹膜后凹,与晶状体悬韧带接触、摩擦,导致色素释放。色素性青光眼的小梁网功能存在异常,影响小梁网房水外流的原因,不是色素颗粒的单纯性阻塞,而是与小梁内皮细胞吞噬功能异常等有关。色素性青光眼在西方国家占青光眼的 1%～1.5%,中国少见。不伴有眼压升高的色素播散综合征占人群的 2.45%(白种人),男女相同,而色素性青光眼多累及男性,近视是危险因素。

【病因病理】

色素性青光眼的确切发病机制尚不清楚。已有研究表明,色素播散综合征和色素性青光眼的虹膜色素播散与虹膜向后弯曲增大、虹膜止端在睫状体上的位置较正常人明显靠后、逆向性瞳孔阻滞、虹膜血管低灌流等有关。房水流出通道的形态测量表明,色素性青光眼房水流出受阻与房水流出管道和盲管表面积减少有关。小梁网的小梁细胞密度减少和坏死与小梁细胞大量吞噬和消化色素有关。

【临床表现】

裂隙灯下可见到 Krukenberg 梭,呈垂直向,位于角膜后中央区中下部的角膜内皮上梭形色素沉着,下端稍宽。虹膜的前表面也可有色素沉着,多在轮沟内。周边虹膜透光缺损呈整个环状的散在分布。整个前房角尤其是后 3/4 的小梁网有明显的深棕色、黑色色素沉着,小梁网色素沉着的程度通常为 3～4 级。色素播散过程分为活动期和静止期。如果眼压<21mmHg,称色素播散综合征;如眼压>21mmHg,则称色素性青光眼。色素播散综合征中约 1/3 的患者发生青光眼。

根据其特征性表现,临床易于做出诊断,用 UBM 可提供纵切面观察周边虹膜后凹的形态及其与晶状体悬韧带的关系,有助于诊断。需要与其他小梁网色素异常病理状况相鉴别。

【治疗】

1. 药物治疗　低浓度毛果芸香碱滴眼液等缩瞳剂作用尚待研究观察。房水生成抑制剂可降低眼压但不利于色素清除。

2. 激光治疗　选择性激光小梁成形术针对升高的眼压治疗;做周边虹膜成形术的同时做周边虹膜切开术可以解除瞳孔反向阻滞。

3. 手术治疗　周边虹膜切除术,术后见到虹膜变得平坦,其效果需长期随访验证;滤过性手术适用于已有明显视神经或视功能损害的患眼。

(四)剥脱性青光眼

剥脱性青光眼(exfoliative glaucoma),又名剥脱综合征(exfoliation syndrome),为一类常伴发青光眼的系统性、特发性疾病。在剥脱性青光眼(exofoliation glaucoma)患眼内可见到灰色斑片样物质,曾有老年性剥脱(senile exfoliation)和青光眼囊片(glaucoma capsulare)、假性剥脱(pseudoexfoliation)等名称。剥脱综合征可见于世界各个地区,以北欧最多,以 50 岁以上患者多见,无明显遗传性,与白内障呈正相关。剥脱综合征男女比为 1:3,但男性患者发生青光眼者约比女性多一倍。欧洲地区多累及双眼,美洲地区多累及单眼。

【病因病理】

本病发生机制目前尚未明了,普遍认为是一种以细胞表面相关物质的过多产生或异常破损为特征的细胞外间质疾病。剥脱性青光眼的典型表现为开角型青光眼,系剥脱物质和色素颗粒共同阻塞小梁网,以及小梁网内皮细胞功能异常所致。25% 的病例可呈急性眼压升高,部分病例可伴发闭角型青光眼。

【临床表现】

1. 眼压升高,房角大多开放,部分病例可伴发房角关闭。

2. 灰白色物质沉积在晶状体前表面,是剥脱综合征最多见的重要诊断体征。典型分三个区带:相对匀质的中央盘区;周边的颗粒层带;分隔两者的清洁区。该剥脱物质可见于虹膜、瞳孔缘、角膜内皮、前房角、晶状体悬韧带和睫状体,白内障摘除术后可见于晶状体后囊膜,以及人工晶状体、玻璃体前界面和玻璃体条索上。对侧眼也可有同样的剥脱物质存在。此外剥脱物质也存在于眼球外的局部组织,以及眶外组织器官中,主要局限在结缔组织或筋膜部分。晶状体表面的剥脱物质也引起虹膜色素上皮的破损和色素颗粒的释放。

【诊断与鉴别诊断】

1. 诊断要点

(1) 眼压升高,房角大多开放,部分病例可伴发房角关闭。

(2) 在晶状体前表面有灰白色物质沉积。

2. 鉴别诊断　需与色素播散综合征和囊膜剥离疾病(capsular delamination,也称真性剥脱)相鉴别,后者见于高温作业者,伴白内障但少有青光眼,系热源性白内障形成的卷起透明膜。另外,虹膜睫状体炎或铜异物等引起的毒性剥脱,外伤所致的损伤性剥脱,根据有关病史和体征,不难鉴别。

【治疗】

剥脱性青光眼平均眼压较高,视功能损害进展较快,对药物治疗的反应也差。药物治疗降眼压可选用 β 受体阻滞剂、碳酸酐酶抑制剂等,缩瞳剂既能减少瞳孔运动,减少剥脱物质和色素播散,又可改善房水引流,但易于形成后粘连,有的病例应用后出现病情加重。激光小梁成形术用于开角型青光眼,周边虹膜切开术用于瞳孔阻滞的解除,如上述治疗无效,则只能施行小梁切除手术治疗。

第二节　高 眼 压 症

眼压高于统计学的正常上限,但未检测出视盘和视野的损害,房角开放,临床上称为高眼压症(ocular hypertension,OHT)或可疑青光眼(suspected glaucoma)。据统计,在 40 岁以上的人群中,约有 7% 的人眼压超过 21mmHg。大多数高眼压症患者经长期随访观察,并不出现视盘和视野的损害,其中仅有大约 10% 的个体可能发展为青光眼。

高眼压症的确切病因目前尚不清楚。部分学者认为高眼压症代表了正常人群中眼压水平分布曲线的高限,其高眼压并不是病理状态,因为大部分的高眼压症患者经过多年追踪观察,仍然未发现有视盘和视野损害的发生。但也有学者认为高眼压症可能是尚未引起视盘和视野损害的早期原发性开角型青光眼,因为高眼压症中原发性开角型青光眼的发病率高于正常人群,认为将此病命名为高眼压症并不合适,而应归类于可疑青光眼或尚未发生损害的原发性开角型青光眼。

【临床表现】

1. 症状　本病自觉症状多不明显,或在情绪波动后或劳倦后出现眼球轻度胀痛,或伴有头部不适。

2. 体征　主要为眼压升高,超过 21mmHg。

【诊断要点】

1. 眼压升高,超过 21mmHg。

2. 无其他青光眼的阳性体征。

值得注意的是,高眼压症的诊断仅依靠单一眼压指标,因此在测眼压时应充分注意测量误差。眼压测量值受多种因素的影响,其主要误差因素之一是中央角膜厚度(central corneal thickness,CCT)。由于正常人 CCT 的变异较大,而且 CCT 与压平眼压测量值高度相关,CCT 越厚,测得的眼压值就越高,因此,一些 CCT 较厚的正常人易被误诊为高眼压症。所以,临床上有必要根据个体 CCT 对眼压测量值进行校正,以获得较为真实的眼压值。

【治疗】

对高眼压症是否进行治疗,目前意见尚不一致。一般认为,不提倡对所有高眼压者一概进行治疗,对轻度的高眼压症如眼压<30mmHg,不伴有可造成视野损害的危险因素,倾向于定期随访观察而暂不做治疗;对有如眼压>30mmHg、阳性青光眼家族史、高度近视、视盘大凹陷、对侧眼为原发性开角型青光眼及患有糖尿病、心脑血管疾病、高黏血症等危险因素者,倾向于采用保护性的降眼压治疗。

【预防与调护】

1. 注意生活作息规律,饮食有节。
2. 保持心情舒畅,切不可忧虑过度。

第三节　继发性青光眼

继发性青光眼(secondary glaucoma)是由于某些眼部或全身性疾病,干扰或破坏了正常的房水循环,使房水出路受阻而引起眼压升高的一组青光眼。其病因比较明确。继发性青光眼多单眼患病,一般无家族性。根据其在高眼压状态下房角是开放还是关闭,也可分为开角型和闭角型两大类。常见的继发性青光眼有睫状环阻滞性青光眼(ciliary-block glaucoma)、新生血管性青光眼(neovascular glaucoma)、青光眼睫状体炎综合征(glaucomatocyclitic crises)、糖皮质激素性青光眼(corticosteroid-induced glaucoma)、虹膜角膜内皮综合征(iridocorneal endothelial syndrome,ICE)、晶状体源性青光眼、虹膜睫状体炎引起的继发性青光眼、眼钝挫伤引起的继发性青光眼、视网膜玻璃体手术后继发性青光眼等。由于继发性青光眼除了眼压升高这一危害因素外,还有较为严重的原发病存在,且后者常已使眼组织遭受破坏,因此,本病在诊断和治疗上比原发性青光眼更为复杂,预后较差。

一、睫状环阻滞性青光眼

睫状环阻滞性青光眼(ciliary-block glaucoma)又称恶性青光眼(malignant glaucoma)或房水引流错向性青光眼(aqueous misdirection glaucoma),是一组多因素的难治性青光眼,因为闭角型青光眼术后眼压不但未下降反而升高,病情更加严重。由于睫状环小而晶状体过大,睫状环与晶状体之间间隙狭窄,房水流通受阻而引起本病。本病多为继发性,呈闭角型,多见于眼前段手术,特别是抗青光眼滤过性手术之后,亦可由长期使用缩瞳剂而引发。除眼压升高外,前房极度变浅或消失,缩瞳无效、散瞳缓解是其特征。本病为双眼发病,男女均可发生,但以女性居多。如治疗不当,常可导致失明。根据本病的临床表现,与中医学"绿风内障"(《太平圣惠方》)相似。

【病因病理】

1. 西医病因病理　本病主要是局部解剖因素的异常,如眼球小、角膜小、睫状环小、短眼轴及晶状体过大。因睫状环与晶状体之间的间隙变窄,抗青光眼手术、外伤、葡萄膜炎或点缩瞳剂等诱发因素导致睫状体水肿或睫状肌收缩,致使睫状体与晶状体或玻璃体相贴,发生睫状环阻滞,后房的房水不能进入前房而向后逆流并积聚在玻璃体内,又将晶状体和虹膜向前推挤,使前房变浅,房角闭塞,眼压升高。

2. 中医病因病机　素有头风痰火,又因七情内伤,肝之阴阳失调,肝阳亢盛,阳亢动风,风阳上扰清窍;或已患绿风内障,复因手术创伤,脉络受损,组织肿胀,气血瘀滞,眼孔不通,玄府闭塞,神水瘀积而成本病。

【临床表现】

1. 症状　本病常有诱发因素,最常见的是抗闭角型青光眼术后数小时、数日或数月,或长期点用缩瞳剂后。发作时与急性闭角型青光眼发作期相同,即眼球胀痛并头痛,视力下降,严重者可有恶心呕吐。

2. 体征　眼压升高,眼前部混合充血,角膜雾浊水肿,前房中部及周边普遍极浅,甚至虹膜与角膜紧紧相贴,用裂隙灯检查通过虹膜缺损区或可见睫状突与晶状体赤道相连,玻璃体腔内可有房水透明区。

如有下列情况者,要警惕本病的发生。如闭角型青光眼,眼压难以控制,术前眼压较高;角膜横径<10.5mm;虹膜明显膨隆,前房极浅;眼轴较短;一眼已发生,另眼必须高度警惕。

【辅助检查】

超声生物显微镜(UBM)可见各方位睫状体前旋,与晶体赤道部接触。眼部超声(B型超声)或可见晶状体后水囊腔。

【诊断与鉴别诊断】

1. 诊断要点

(1) 本病常发生于小眼球、小角膜、短眼轴、前房浅、睫状环小、晶状体过大的患者。

(2) 常发生于抗青光眼术后或长期使用缩瞳剂之后。

(3) 眼压持续升高。

(4) 前房极浅或消失,虹膜与角膜相贴。

(5) 点缩瞳剂及一般抗青光眼手术无效。

2. 鉴别诊断

(1) 本病应与急性闭角型青光眼相鉴别。急性闭角型青光眼多发生于老年女性,前房周边部变浅而轴部一般仅中度变浅,双眼前房深度基本相同,应用缩瞳剂可使眼压下降。睫状环阻滞性青光眼可发生于任何年龄,前房轴部及周边部普遍变浅,另一眼前房可以正常,用缩瞳剂治疗无效,甚至恶化,而使用睫状肌麻痹剂散瞳可使眼压下降。

(2) 需要与类似的病理状况相鉴别:类似病理状况如下。①瞳孔阻滞性青光眼:可以通过周边虹膜切除(开)术后前房加深来加以区别。②脉络膜上腔出血:可发生在手术中或手术后数天内,如量多可造成浅前房和高眼压,B型超声检查可明确。③脉络膜脱离:一般为伴有低眼压的浅前房,易于识别,但如果恢复较慢,时间较长,眼外引流的滤过泡消失,瘢痕化后眼压可升高,应注意分析辨别。

【治疗】

治疗原则:睫状环阻滞性青光眼一旦确诊,应立即采取积极措施,如睫状肌麻痹剂散瞳、降眼压、抗炎、激光光凝、手术治疗等,以恢复前房,降低眼压。中医药治疗有助于降低眼压和改善局部症状。

1. 中医治疗

中医辨证论治

风火上扰证

证候:青光眼术后或滴缩瞳剂后,骤然发病,头目疼痛加剧,眼胀欲脱,头痛如劈,恶心呕吐,混合充血,角膜雾状混浊,前房极浅,眼珠胀硬,眼压增高,持续不降;口苦口干,便秘尿赤;舌红苔黄,脉弦数。

治法:清肝息风,活血利水。

方药:绿风羚羊饮加减。大便干结者,加大黄以清热通便;恶心呕吐,加法半夏、赭石以和胃降逆;若体质肥胖并常有头晕,为有痰湿,合温胆汤以清热祛痰。服药后症状减轻,应以调理肝之阴阳为主。

2. 西医治疗

(1)内治

1)应用降眼压药物,如50%甘油盐水口服,或20%甘露醇快速静脉滴注、乙酰唑胺口服等,使玻璃体脱水浓缩,降低眼压。

2)全身应用糖皮质激素抗炎治疗,以减少组织水肿和炎症反应,促进睫状环阻滞的解除。

(2)局部治疗

1)睫状肌麻痹散瞳剂:常选用1%~4%硫酸阿托品滴眼液和5%~10%去氧肾上腺素滴眼液,每日4~5次,夜间加用硫酸阿托品眼膏,以松弛睫状肌,加强晶状体悬韧带的张力,使晶状体后移。也可局部使用糖皮质激素抗炎治疗,以减少组织水肿和炎症反应,促进睫状环阻滞的解除。

2)激光治疗:常选用氩激光,可直视或经房角镜做睫状突的激光光凝术,使其皱缩而解除阻滞。也可用Nd:YAG激光做玻璃体前界膜的切开治疗,使玻璃体内积液向前引流。

(3)手术治疗:如药物治疗无效,则需手术治疗。可行抽吸玻璃体积液术(从睫状体平部做一巩膜切口,用18号针头插入玻璃体腔,抽出积液1~1.5ml,使前房加深,术后再滴睫状肌麻痹剂),并重建前房;必要时做晶状体及前段玻璃体切割术,这是根治的方法。

【预防与调护】

对具有小眼球、小角膜、短眼轴、前房浅、房角窄、用药物不能控制眼压的闭角型青光眼,或另一眼曾发生过睫状环阻滞性青光眼的患者,应提高警惕,不要轻易施行降眼压手术。对急性闭角型青光眼,手术前应尽量用药物降低眼压,手术中勿使房水流出过猛,术后应滴睫状肌麻痹剂散瞳,直至前房恢复为止。本病若误滴缩瞳剂会加重病情,与一般青光眼局部用药相反,需特别注意。

二、新生血管性青光眼

新生血管性青光眼(neovascular glaucoma)是一组以虹膜和房角新生血管为特征的难治性青光眼,指虹膜和小梁表面有新生的纤维血管膜,使虹膜与小梁和房角后壁粘连,以致眼压升高的严重眼病。由于虹膜上的新生血管形成血管丛,致使虹膜组织模糊不清,色呈暗红,为虹膜红变,故又称红变性青光眼(rubeotic glaucoma)。因新生血管极易破裂,以致反复发生前房积血,故又名出血性青光眼(hemorrhagic glaucoma)。本病病情顽固,预后不良,常导致失明。根据本病的临床表现,与中医学"乌风内障"(《太平圣惠方》)相似。

缺血型视网膜中央静脉阻塞中有18%~60%发生新生血管性青光眼,多在静脉阻塞后2~3个月时发现,80%的病例在6个月内发生。增生性糖尿病视网膜病变中约22%发生新生血管性青光眼,成人双眼新生血管性青光眼或虹膜新生血管化几乎均为糖尿病视网膜病变所致。白内障手术、玻璃体视网膜手术后更易发生新生血管性青光眼。其他较多见的伴发新生血管性青光眼的眼部疾病有视网膜中央动脉阻塞、眼内肿瘤(如恶性黑色素瘤和视网膜母细胞瘤)、视网膜脱离手术后、慢性葡萄膜炎、早产儿视网膜病变综合征、颈动脉阻塞等。

【病因病理】

1. 西医病因病理　本病继发于视网膜中央静脉阻塞、糖尿病视网膜病变、视网膜静脉周围炎等血液循环障碍的疾病,致广泛性眼后段和局限性眼前段缺血、缺氧,产生过多血管生长因子,导致虹膜新生血管形成,发展至小梁网,小梁网及房角被纤维血管膜覆盖,房水循环受阻所致。

2. 中医病因病机　多因肝火上炎,肝风上扰,风火攻目,蒸灼目络;或风痰上壅,阻闭目络;或气滞血瘀,脉络瘀阻,玄府闭塞,神水瘀积,而发为本病。

【临床表现】

1. 病史　本病常先有视网膜中央静脉阻塞、视网膜中央动脉阻塞、糖尿病视网膜病变、视网膜静脉周围炎等眼病。

2. 症状　早期自觉症状较轻,随着病情发展,表现为眼球剧烈疼痛,畏光,视力急降,常为眼前指数或手动。

3. 体征　早期眼压正常,仅见瞳孔缘虹膜周围有细小新生血管,并向虹膜根部进展,继之虹膜新生血管融合,色暗红,房角与小梁均有新生血管。患者眼压升高(常在 60mmHg 以上),中到重度睫状充血,角膜水肿,瞳孔散大,瞳孔领色素上皮层外翻;若脆弱的新生血管破裂,则发生前房积血,甚至出血流入玻璃体内;如能查见眼底,则可见下述眼底病变,如视网膜不同程度出血,或新生血管形成,或呈增生性视网膜病变;视盘一般变化不大,但也可有新生血管膜形成。房角检查见小梁新生血管膜形成,虹膜周边前粘连,甚至房角完全闭塞。

【诊断与鉴别诊断】

1. 诊断要点

(1) 眼内常有引起视网膜缺血缺氧的疾病,如视网膜中央静脉阻塞、糖尿病视网膜病变、视网膜中央动脉阻塞等。

(2) 虹膜表面有新生血管(虹膜红变)。

(3) 房角周边粘连,前房角小梁网上可见新生血管和纤维膜。

(4) 眼压升高,常在 60mmHg 以上,瞳孔散大,中到重度睫状充血。

(5) 有头目剧烈疼痛等青光眼症状。

2. 鉴别诊断

(1) 与外伤出血引起的青光眼相鉴别:外伤造成前房或玻璃体积血,出血量多,房角小梁间隙被血液残渣、溶解的红细胞及变性细胞所阻塞,引起眼压增高。

(2) 与原发性青光眼相鉴别:原发性开角型青光眼容易发生视网膜中央静脉阻塞,因为高眼压使中央静脉在筛板区受压而出现血流障碍,易促使血栓形成。青光眼与视网膜中央静脉阻塞的因果关系容易混淆。

新生血管性青光眼与以上疾病区别的关键在于仔细检查虹膜及房角,具有虹膜新生血管及房角粘连者方可诊断为新生血管性青光眼。不能把有视网膜中央静脉阻塞又有高眼压者一概诊为新生血管性青光眼而遗漏原发性开角型青光眼。

【治疗】

对于虹膜新生血管,可采用全视网膜激光光凝术或全视网膜冷凝术,以预防青光眼的发生。当发生新生血管性青光眼时,加用降眼压药物治疗,手术需行滤过性手术加抗代谢药物,或人工引流装置植入手术,但预后极差,术中易出血,滤过道瘢痕化。对于眼压不能控制且已无有用视力的终末期或绝对期新生血管性青光眼,减缓眼痛等症状作为主要治疗目的。

1. 中医治疗

中医辨证论治

1）风火攻目证

证候：眼胀欲脱，头痛如劈，眼压增高，眼球胀硬，睫状充血，角膜雾浊，瞳孔中等散大，或虹膜红变；舌红苔黄，脉弦。

治法：清肝熄火，活血清热。

方药：羚羊角饮子加减。大便干结者，加大黄以清热通便；恶心呕吐者，加法半夏以和胃止呕。

2）风痰上扰证

证候：头目抽痛，眼压增高，眼胀明显，虹膜红变，瞳孔散大；胸闷不适；舌苔白滑而腻，脉滑或濡。

治法：祛风除痰。

方药：白附子散加减。若头晕眼胀，加僵蚕、羚羊角、石决明以平肝息风；若前房积血，舌质紫暗，加牡丹皮、三七以祛瘀止血。

3）气滞血瘀证

证候：眼底出血，久不吸收，静脉怒张迂曲，时断时续，动脉狭细；眼胀头痛，眼压增高，虹膜红变；舌紫暗，脉弦数。

治法：活血化瘀，利水平肝。

方药：血府逐瘀汤加减。可加泽兰、车前子以利水明目，石决明平肝潜阳，三七粉活血止血；前房有新鲜出血者，去桃仁、红花、川芎，加大黄、黄芩、白茅根、大蓟、小蓟等宜凉血止血。

2. 西医治疗

（1）内治：为了降低眼压，可口服乙酰唑胺以减少房水生成，亦可口服甘油、异山梨醇及静脉滴注高渗剂等。

（2）局部治疗：局部滴用散瞳剂、0.5%噻吗洛尔滴眼液及激素类眼液。后期疼痛明显，乃由新生血管膜牵拉所致，可给予局部1%阿托品滴眼液止痛。

（3）手术治疗：玻璃体腔注射抗血管内皮细胞生长因子药物，可以有效改善视网膜缺血及消除眼前段新生血管，对防止术中术后前房积血和延长滤过泡寿命也有一定作用。药物治疗无效者，可行手术治疗，如滤过性手术加抗代谢药物，或人工引流装置植入手术。视功能已丧失者，可采用睫状体破坏性手术，如睫状体冷凝、热凝、光凝等，部分患者眼压可以得到控制。对不能或不愿接受上述手术者，可行球后乙醇注射解痛，最终可行眼球摘除术。

【预防与调护】

视网膜静脉阻塞、糖尿病视网膜病变患者，当发现视网膜有缺血现象时，应考虑做全视网膜光凝术，以预防虹膜红变。当虹膜已出现新生血管时，亦可应用全视网膜激光凝固术，来防止本病的发生。另外，采用中医药辨证治疗视网膜中央静脉阻塞，以防止继发性青光眼，也是一个有效途径。由于本病疼痛难忍，治疗困难，医护人员要多安慰患者，病者亦要积极配合治疗。

三、青光眼睫状体炎综合征

青光眼睫状体炎综合征即青光眼睫状体炎危象（glaucomatocyclitic crises），又称 Posner-Schlossmann 综合征，是前部葡萄膜炎伴青光眼的一种特殊形式，以既有明显眼压升高，又同时伴有角膜后沉着物的睫状体炎为特征，为常见的继发性开角型青光眼。本病多发生于

20～50 岁的青壮年,女性多于男性,以单眼发病居多,偶可双眼发病,起病甚急,常反复发作。如不伴有原发性青光眼,则预后良好。

【病因病理】

1. 西医病因病理　本病病因及发病机制尚不明确。近年来发现,发作期内房水中前列腺素,尤其是前列腺素 E 的浓度较高,间歇期时又恢复正常水平,认为是前列腺素介导的炎症反应。同时,本病与劳累,尤其是脑力疲劳和精神紧张也有关。部分病例与病毒性感染可能相关。

2. 中医病因病机　本病的发生与机体气血津液的运行输布失常有关。由于肝的疏泄功能关系着整个人体气机的通畅,脾的运化对水湿津液的代谢至关重要。若七情所伤,肝失疏泄,气机郁滞,气血失调,气滞血瘀,神水瘀积;或肝木犯脾,脾失健运,津液停聚,化为痰湿,上犯目窍,玄府不通,神水滞留而成本病。

【临床表现】

1. 症状　本病多骤然起病,单眼发生,轻度头痛,眼胀不适,视物模糊,虹视。

2. 体征　眼压中等程度升高,通常为 40～60mmHg,前房不浅,瞳孔轻度散大或散大不明显,对光反射好;又有睫状体炎的表现,如睫状充血,角膜后壁有灰白色、大小不一数目不多的沉着物,多为羊脂状 KP,也可见细小灰白色 KP,大多数沉积在角膜下方 1/3 区域。房水 Tyndall 征阳性,但一般较轻。患者房角开放,无粘连,从不发生瞳孔后粘连,也无瞳孔缩小。

本病反复发作,炎症发作和眼压升高可持续数小时至数周,多在 1～2 周能自行缓解,缓解后眼压、房水流畅系数、视野、激发试验等均属正常。

【诊断要点】

1. 自觉症状轻,视物模糊,眼胀不适,无头目剧痛。

2. 眼压中度升高,前房不浅,房角开放,眼压升高与自觉症状不成比例。

3. 角膜后壁有数量不多、大小不等的灰白色沉着物,大的如羊脂状。

4. 虽反复发作,但不发生瞳孔后粘连。

【治疗】

本病是一种自限性疾病,局部使用糖皮质激素虽有利于控制炎症,但又可升高眼压,应尽量缩短使用时间。高眼压时可用降眼压药物治疗,如发生视功能损害,可施行眼外引流手术治疗。中医药治疗有利于控制炎症、降低眼压和改善眼部症状。

1. 中医治疗

（1）中医辨证论治

1）肝郁气滞证

证候:眼胀不适,视物模糊,虹视,眼压偏高;情志不舒,胸胁胀满,烦躁易怒,妇女月经不调,行经则发,经后缓解,口苦咽干;舌质红,苔薄黄,脉弦。

治法:疏肝理气,活血利水。

方药:丹栀逍遥散加减。若眼胀明显,加香附、川芎以疏肝行气;眼压较高,舌质紫暗,加泽泻、丹参以利水活血。

2）痰湿上泛证

证候:目胀头重,视物不清,角膜后沉着物(KP)呈灰白色羊脂状,间有虹视,眼压偏高;胸闷纳少;舌红,苔白腻,脉弦滑。

治法:祛痰化湿,利水明目。

方药:温胆汤加减。若舌苔黄腻,加黄连以清热除湿;羊脂状角膜后沉着物迟迟不退者,

青光眼睫状体综合征羊脂状 KP

加党参、薏苡仁、肉豆蔻以健脾化湿;月经不调者,合四物汤;脾虚者,合四君子汤。

（2）中成药:可应用知柏地黄丸。本品适用于青光眼睫状体炎综合征间歇期治疗,如能坚持服药,可阻止其反复发作。

2. 西医治疗

（1）内治:口服吲哚美辛,每次 25~50mg,每日 3 次。如表现为原发性开角型青光眼,则按该病处理。

（2）局部治疗

1）在发作期,局部滴用 0.5% 可的松或 0.1% 地塞米松滴眼液。眼压偏高时,滴用 0.25%~0.5% 噻吗洛尔滴眼液。也可使用非甾体抗炎滴眼液控制炎症反应。

2）部分反复发作的病例局部可滴用睫状肌麻痹剂滴眼液、干扰素和抗病毒滴眼液。

（3）手术治疗:高眼压时如发生视功能损害,可施行眼外引流手术治疗。

【预防与调护】

本病患者应少用眼,勿过劳,饮食宜清淡,少食辛辣肥甘厚味,以免化火生痰。本病与一般青光眼不同,不宜滴缩瞳剂。

四、糖皮质激素性青光眼

糖皮质激素性青光眼(glucocorticoid-induced glaucoma)是糖皮质激素诱导的一种开角型青光眼,通常与眼局部滴用糖皮质激素制剂有关,也可见于全身应用糖皮质激素者,近年来有逐步增多的趋势。依据糖皮质激素的来源将其分为内源性和外源性两类。常见的是医源性用药治疗,其途径有眼局部表面给药,眼周组织内给药(球后、球旁、结膜下注射)和全身性应用(口服、肌内注射、吸入、静脉滴注及皮肤用药),其中以眼表给药最多。糖皮质激素诱致的高眼压反应易感人群为原发性开角型青光眼患者及其一级亲属,高度近视、糖尿病、结缔组织病尤其是类风湿关节炎患者、儿童等,这些人较普通人易感。病理生理学研究表明,糖皮质激素诱致的眼压升高是小梁细胞功能和细胞外基质改变,房水外流通道阻力增加之故。

【临床表现】

临床表现出眼压升高可发生在开始治疗后数天至数年内,除个别患者有类似急性青光眼的症状外,大部分病例的眼压是逐步上升的。临床征象在婴幼儿类似先天性青光眼表现,年纪较大的儿童类似青少年型青光眼,成人则类似原发性开角型青光眼。其发生时间及程度与所用药物的剂量、用法、给药途径、用药时间长短,以及药物导致眼压升高的潜在可能性等相关,也与个体反应、存在的其他眼病和全身性疾病有关。多数易感者常在表面滴用糖皮质激素后 2~6 周表现出眼压升高。

糖皮质激素诱致的潜在升眼压效应最常见的是倍他米松、地塞米松和泼尼松龙,较少有眼压升高危险性的是氟甲松龙(fluorometholone)和甲羟孕酮(medrysone)。临床上这种青光眼多见于春季卡他性结膜炎和近视手术(RK、PRK、LASIK)后的糖皮质激素治疗。近些年,以玻璃体腔注射糖皮质激素(如曲安奈德)导致的眼压增高多见。

【诊断要点】

1. 较长期使用糖皮质激素药物的病史。

2. 没有其他继发性青光眼的证据。

3. 存在糖皮质激素性青光眼的高危因素。

4. 停用后,眼压可能逐步下降。但有时难以与原发性开角型青光眼相鉴别。

【治疗】

对于这类青光眼,以预防为主。对于有高危因素的人群,尽量少用糖皮质激素,如必须使用,则选用低浓度和较少可能升高眼压的糖皮质激素,并加强随访,告知患者可能的并发症。已发生的糖皮质激素性青光眼,首先停用糖皮质激素,多数病例眼压会逐步下降,如小梁功能正常,则可完全恢复。如果小梁功能部分损害,则需加用降眼压药治疗,一些患者在足够长的药物治疗过程中可逐步恢复(修复)小梁的房水引流功能。如果降眼压药物也难以控制高眼压,尤其是伴有严重视功能损害时,以及原发疾病不能停用糖皮质激素药物治疗时,则施行眼外引流术治疗。

五、葡萄膜炎引起的青光眼

葡萄膜炎可导致严重的急、慢性青光眼,开角型或闭角型,眼压升高可继发于活动性炎症、炎症后遗症,或过量的糖皮质激素治疗。慢性葡萄膜炎发生青光眼的概率要比急性葡萄膜炎(<3 个月病程)至少高出 1 倍。

【病因病理】

急、慢性葡萄膜炎产生继发性青光眼的病理机制有多种,导致开角型青光眼的病理状况有炎症细胞、纤维素、血清蛋白及受损的组织细胞碎片等阻塞小梁网,炎症介质和毒性物质对小梁细胞损害导致功能失调,房水外流障碍。继发性闭角型青光眼的病理状况可以是非瞳孔阻滞性的周边虹膜前粘连,也可以是瞳孔阻滞性的瞳孔后粘连(瞳孔闭锁或瞳孔膜闭),阻断前后房的房水交通,并引起虹膜膨隆,加重或促使周边虹膜前粘连。

【临床表现】

急性虹膜睫状体炎(前葡萄膜炎)伴发青光眼时,前房的炎性渗出物较多较浓厚,易发生瞳孔区膜闭;也有部分仅观察到细小的 KP,也可伴发眼压升高,因此急性虹睫炎时应常规进行眼压测量。慢性或陈旧性虹膜睫状体炎所引起的继发性青光眼,如有完全的瞳孔后粘连和虹膜膨隆现象,多不难识别,但如不伴虹膜膨隆体征,应做细致的前房角检查,多可见到广泛的周边虹膜前粘连。

【治疗】

对急性虹膜睫状体炎合并高眼压时,以控制急性炎症为主,充分散瞳和足量的糖皮质激素(局部和全身)应用是关键性措施,配合降眼压药治疗,多能较快控制高眼压状况。慢性虹膜睫状体炎尤其需要系统的抗炎治疗,同时注意随访。瞳孔粘连导致虹膜膨隆时,可采用激光虹膜切开术,且切开孔宜大一些,以防炎症引起再次闭合。慢性虹膜睫状体炎合并青光眼,观察房角超过 180°粘连时,大多需施行眼外引流手术加用适量的抗代谢药,手术前后应给予适量的糖皮质激素治疗,以防手术干扰引起虹膜炎症的活动。

六、眼钝挫伤引起的青光眼

眼球钝挫伤伴发的继发性青光眼可在损伤后立即发生,也可迟至数月、数年才出现。眼压升高可以是暂时性的,也可是持续性的,可轻度升高,也可显著升高。眼压升高因钝挫伤的程度和引起眼压升高原因的差异而有所不同,常见有以下几种情况:

(一)眼内出血

钝挫伤伴发的眼内出血引起眼压升高的原因主要有以下几种情况:

1. 前房积血伴发的眼压升高 多为暂时性的,与积血量的多少有关。如前房出血量≤1/2,有 10% 的高眼压;出血量>1/2,有 25% 的高眼压。引起眼压升高的直接原因最常见的是红细胞等血液成分机械性阻塞小梁网。大量出血者血凝块可引起瞳孔阻滞,造成眼压升高。其处理主要是通过限制活动以减少再出血,药物治疗促进积血吸收以及降眼压治疗。一般都能较快控制眼压,前房积血也完全吸收。如外伤后眼压很高(常由多种原因导致眼压升高),伴全前房积血,角膜血染可能大,可行前房穿刺放血冲洗手术。如果眼压仍不能被控制,则应施行滤过性手术。

2. 血影细胞性青光眼 眼内出血后红细胞变性,形成血影细胞(ghost cells),不能通过小梁网,阻碍了房水外流,引起眼压升高。血影细胞性青光眼的临床特征:多见于玻璃体积血后约 2 周,变性的红细胞通过破损的玻璃体前界面进入前房,前房内有许多小的土黄色的血影细胞在慢慢地循环,后期可沉积形成前房积脓,房角开放。多数血影细胞性青光眼通过前房冲洗手术可解除,如存在玻璃体积血,则需行玻璃体切割术。

3. 溶血性青光眼(hemolytic glaucoma) 为大量眼内出血后数天至数周内发生的一种开角型青光眼,系含血红蛋白的巨噬细胞、红细胞碎片阻塞小梁网,小梁细胞因吞噬过多的血细胞后发生暂时功能障碍,造成房水引流受阻。临床特征是前房内可见红棕色的血细胞。房角检查见红棕色色素,房水细胞学检查有含棕色色素的巨噬细胞。这种继发的高眼压多为自限性,主要用药物控制眼压和伴发的炎症,待小梁细胞功能恢复后可逐渐清除这些阻塞物,使青光眼缓解。对于顽固性病例,需手术前房冲洗以及滤过性手术降眼压。

4. 血黄素性青光眼(hemosiderotic glaucoma) 少见,发生在长期眼内出血者,系血红蛋白从变性的红细胞内释放,小梁细胞吞噬该血红蛋白,血红蛋白中的铁离子释出,过多的铁离子可造成小梁组织的铁锈症,使小梁组织变性,失去房水引流作用。一旦发生这种青光眼,小梁网的功能已失代偿,需行滤过性手术治疗。一般也可见到其他眼部组织存在的程度不同的铁锈症。

【治疗】

中医辨证治疗

针对出血时期,进行分期治疗。

1) 外伤早期(伤后 2 周内)

治法:凉血止血。

方药:十灰散加减。如疼痛明显,可加入细辛、防风以散风止痛;如眼红明显,可加入生地黄、玄参以清热凉血。

2) 外伤中期(伤后 2~4 周)

治法:止血活血。

方药:生蒲黄汤加减。如出血反复,也可去生蒲黄汤中的川芎、郁金,选加藕节、仙鹤草、白茅根、血余炭、侧柏叶等以助止血之功。

3) 外伤后期(伤后 4 周以上)

治法:活血化瘀。

方药:血府逐瘀汤加减。如无继续出血时,若瘀血较多,可在方中加生三七、三棱、莪术、枳壳等行气破血消瘀之品。若有化热倾向,大便秘结,可加入大黄,既可泻下攻积,清热解毒,又兼活血祛瘀之功。

(二) 房角后退

钝挫伤房角后退所致的眼压升高,伤后早期发生的原因是小梁组织水肿、炎症介质释放和组织细胞碎片阻塞等,主要用糖皮质激素治疗。伤后晚期数年到十数年发生的为一慢性眼压升高过程,认为是小梁组织损伤后瘢痕修复阻碍了房水外流。多见于房角后退范围>180°的患眼,房角镜可查见程度不同、宽窄不一的房角后退体征。通常房角后退性青光眼(angle-recession glaucoma)较难用药物控制,可选择滤过性手术治疗,常需加用抗代谢药。

(三) 其他原因

钝挫性眼外伤也可造成晶状体和玻璃体解剖位置异常,或葡萄膜炎症等引起继发性青光眼。钝挫伤所伴发的青光眼往往是由多种因素共同作用所致,应注意分析观察,抓住主要的病因,治疗时有所侧重,但又要全面。

第四节　先天性青光眼

先天性青光眼(congenital glaucoma)是一类在胎儿发育过程中,前房角组织发育异常,小梁网-Schlemm 管系统不能发挥有效的房水引流功能而使眼压升高的眼病。一般分为婴幼儿型青光眼(infantile glaucoma)和青少年型青光眼(juvenile glaucoma)。部分患者有家族遗传史,多为双眼发病,男女之比大约为 2:1。

【病因病理】

1. 西医病因病理　本病病因尚未充分阐明。以往认为小梁网上有一层无渗透性的膜覆盖,但缺乏组织学证明。在病理组织学上,发现虹膜根部的附着点前移,有时可见到过多的虹膜突覆盖在小梁表面,葡萄膜小梁网致密而缺乏通透性等,都提示房角结构发育不完全,与胚胎后期分化不完全的房角形态相似。晚期病例还可见到 Schlemm 管闭塞,这可能是长期眼压升高的结果而不是发病的原因。

2. 中医病因病机　多由先天禀赋不足,眼部发育异常,肝肾阴虚,肝阳上亢,或肾虚不能化气行水,眼孔不通,神水瘀积所致。

【临床表现】

若为婴幼儿,90% 在 1 岁时即出现症状,早期多有畏光流泪、眼睑痉挛。角膜及眼珠不断增大,角膜横径超过 12mm,因上皮水肿而角膜外观呈毛玻璃样混浊,有时可见到后弹力层膜破裂及条状基质混浊。瞳孔散大,眼压升高,房角异常及青光眼性视盘凹陷。这些都是先天性青光眼的主要特征。

若为青少年型,一般在 6~30 岁以前发病,其表现与原发性开角型青光眼基本一致,症状隐匿,病久可有视盘凹陷萎缩及视野缺损。

【诊断要点】

1. 婴幼儿角膜、眼球较同年龄者增大,有水眼之称。

2. 畏光流泪,眼睑痉挛。患儿常因不适而哭闹。

3. 眼压增高,角膜混浊,前房角发育异常,视盘凹陷萎缩及视野缺损。

【治疗】

1. 中医治疗

中医辨证论治

1)阴虚阳亢证

证候:角膜及眼球增大,眼目胀痛;畏光流泪,烦躁面红;舌红少苔,脉弦细。

治法:滋阴潜阳。

方药:阿胶鸡子黄汤加减。如烦躁异常,可加羚羊角粉以清肝息风,加车前子以利水明目。

2)肝肾虚弱证

证候:患儿双眼角膜及眼球胀大,目昏少神,瞳孔稍大,眼底视盘凹陷扩大加深;腰腿酸软;舌淡红,脉沉细。

治法:补益肝肾。

方药:补肾丸加减。

2. 西医治疗　先天性青光眼原则上一旦诊断应尽早手术治疗。抗青光眼药物在儿童的全身不良反应严重,耐受性差,仅用作短期的过渡治疗,或用于不能手术的儿童。药物治疗的原则是选择低浓度和全身影响小的制剂。

(1) 内治:口服乙酰唑胺,按 5~10mg/kg 体重,每日 3~4 次。

(2) 局部治疗:如 0.25% 噻吗洛尔滴眼液、0.25% 倍他洛尔滴眼液、1% 毛果芸香碱滴眼液等滴眼,每日 2 次。

(3) 手术治疗:手术是治疗本病的主要措施。对 3 岁以下患儿,约 80% 的病例可望通过房角切开术或小梁切开术控制眼压。3 岁以上及所有伴角膜混浊影响视力的病例则以选用小梁切除术为妥。眼压控制后,还需矫正常常合并存在的近视性屈光不正,以防弱视形成。从手术效果来看,首次手术成功率较高,房角切开术或小梁切开术可多次进行,如失败则选用小梁切除术。

评述

近 20 年来,青光眼的基础和临床研究均取得了较大的进展。如在基础研究方面,通过对正常及闭角型青光眼的前房深度测定及眼活体结构超声测定的比较研究,发现闭角型青光眼患者具有晶状体较厚、相对位置较前、眼轴较短、前房浅及角膜直径较小等特点,这些特点是发生闭角型青光眼的基本因素,加上神经血管系统及环境因素的影响,即可诱发闭角型青光眼。对人巩膜筛板结构与青光眼视神经损害关系的研究证实,高眼压的确可以使筛板的某些筛孔及某一局部的神经纤维先期受累,为青光眼视神经损害的机械学说提供了依据。实验研究表明,高眼压可阻断眼睑闭合不全视神经的逆向轴浆运输,并对猫眼视神经、筛板结构及视网膜多种酶产生影响,高眼压消除后,酶的活性可能有所恢复。在临床研究方面,青光眼的药物治疗、手术治疗(如虹膜打孔、小梁成形、睫状体光凝、睫状体冷冻、巩膜激光打孔等)及为提高滤过性手术的成功率,防止滤过性瘢痕化,局部应用丝裂霉素 C(MMC)、5-氟尿嘧啶、组织纤维酶原激活剂等,以抑制成纤维细胞的增殖,均取得了满意的效果。而中医药防治青光眼的优势如下:对经药物治疗眼压能控制而不须手术的青光眼或正常眼压性青光眼,中医药可减轻青光眼视神经的损害,保护其视功能;对于经药物治疗眼压不能长期控制而须手术治疗的青光眼,术前应用中医药可减轻眼局部症状和减轻高眼压对视神经的损害,术后应用益气活血利水中药可提高其视功能。

青光眼作为临床主要的致盲眼病,如开展大范围的流行病学调查和多中心的协作研究,有助于阐明各类青光眼发病的地区、种族、性别、年龄等方面的差异,通过提示病因和高危险因素,采取合理有效的早期干预治疗方案,能有效地降低青光眼的发生及致盲率。采用分子生物学技术手段进行原发性青光眼遗传规律性的研究,是青光眼发病机制及防治研究的一个发展趋势。近年来,随着对青光眼视神经损害机制认识的逐步深入,临床上如应用 OCT、OCTA、ICG、HRT 等针对视网膜视盘形态学改变和 PVEP、mERG、计算机视野、色觉、运动觉、对比敏感度等视功能评价的检测技术也不断完善,为青光眼的早期诊断和治疗效果评价提供了更精确的客观依据。视神经的保护治疗和视神经的创伤修复、应用胚胎干细胞或视网膜干细胞与治疗性克隆研究神经的再生,是当前研究的热点,已有研究资料显示,中医药(如滋阴益气活血中药、针灸等)在视神经的保护治疗方面具有较好的前景。随着基础医学、分子生物学、激光技术和计算机技术的快速发展,预计未来几年,在青光眼的发病机制、早期诊断、青光眼术后功能滤过泡的维持、青光眼视功能保护等方面将会取得突破性的进展。

(彭清华　俞 莹)

复习思考题

1. 原发性闭角型青光眼的临床分几期？各有何临床表现？
2. 闭角型青光眼急性发作期的临床表现是什么？
3. 原发性闭角型青光眼的西医治疗方法有哪些？
4. 原发性闭角型青光眼怎样进行中医辨证论治？
5. 原发性开角型青光眼的主要临床表现是什么？
6. 原发性开角型青光眼的各期视野改变是什么？
7. 睫状环阻滞性青光眼的临床表现和处理原则是什么？
8. 青光眼睫状体炎综合征的典型表现是什么？
9. 青光眼睫状体炎综合征的中医辨证分型为哪几型？
10. 糖皮质激素性青光眼的处理原则是什么？

PPT 课件

第十六章

葡 萄 膜 病

葡萄膜(uvea)为眼球壁的中层结构,从前向后分别为虹膜、睫状体和脉络膜。由于其富含色素及黑色素相关抗原,且血流丰富、缓慢,因而葡萄膜容易受到免疫、感染、代谢、血源性、肿瘤等因素的影响,其中以炎症最为常见,其次是肿瘤(见第二十四章第五节葡萄膜肿瘤)和先天异常(见第二十三章第七节葡萄膜先天异常)。葡萄膜病归属于中医学瞳神疾病。

本章主要介绍前葡萄膜炎、中间葡萄膜炎、后葡萄膜炎、全葡萄膜炎以及 Vogt-小柳原田综合征、眼-口-生殖器综合征、交感性眼炎、急性视网膜坏死综合征等疾病的病因病理、临床表现、诊断和中西医结合治疗。

第一节　葡　萄　膜　炎

葡萄膜炎(uveitis)是眼科常见疾病之一,其炎症不仅局限于葡萄膜本身,目前将葡萄膜、视网膜、视网膜血管、玻璃体的炎症均统称为葡萄膜炎。本病多发于中青年,一旦患病,常反复发作,病程冗长,出现多种并发症,且严重者易致盲。

葡萄膜炎由于发病部位不同,临床表现不一,在中医古籍中,《秘传眼科龙木论》最早记载该病称为"瞳神干缺",明代王肯堂《证治准绳·七窍门》则有瞳神紧小之论述。两者皆为黄仁病变,且可互相转化。发生于虹膜睫状体之炎症,表现为瞳孔缩小或因粘连引起瞳孔不规则变化,属于中医"瞳神紧小"或"瞳神干缺"范畴;而发生于后葡萄膜之炎症,表现为视力下降,则归属于"视瞻昏渺"范畴;若炎症累及玻璃体混浊,则归属于"云雾移睛"范畴。其病因十分复杂,外感六淫、内伤七情、外伤与饮食劳倦等均可引起本病。

葡萄膜炎的病因和发病机制有感染因素、自身免疫因素、创伤及理化损伤、免疫遗传机制。①感染因素:细菌、真菌、病毒、寄生虫、立克次体等可通过直接侵犯葡萄膜、视网膜、视网膜血管或眼内容物引起炎症,也可通过诱发抗原抗体及补体复合物反应而引起葡萄膜炎。感染可分为内源性和外源性(外伤或手术)。②自身免疫因素:正常眼组织中含有多种致葡萄膜炎的抗原,如视网膜 S 抗原、光感受器间维生素 A 类结合蛋白、黑素相关抗原等,在机体免疫功能紊乱时,被免疫系统所识别,可出现对这些抗原的免疫应答,从而引起葡萄膜炎。

③创伤及理化损伤:创伤和理化伤主要通过激活花生四烯酸代谢产物而引起葡萄膜炎,花生四烯酸在环氧合酶作用下形成前列腺素和血栓烷 A2,在脂氧酶作用下形成白三烯等炎症介质,又可通过导致抗原暴露从而引起自身免疫反应性炎症。④免疫遗传机制:已发现多种类型的葡萄膜炎与特定的 HLA 抗原相关,如强直性脊柱炎伴发的葡萄膜炎与 *HLA-B27* 相关,Vogt-小柳原田综合征与 *HLA-B5*、*HLA-B51*、*HLA-DR4*、*HLA-DRw53*、*CTLA4*、*OPN*、*IL-17* 等基因相关。

葡萄膜炎的分类:①按病因分为感染性和非感染性。感染性包括细菌、真菌、病毒、寄生虫、立克次体等引起的感染;非感染性包括特发性、创伤性、自身免疫性、风湿性疾病伴发的葡萄膜炎。②按临床和病理分为肉芽肿性和非肉芽肿性。③按病变部位分为前葡萄膜炎、中间葡萄膜炎、后葡萄膜炎、全葡萄膜炎。④按病程分为急性葡萄膜炎(病程小于 3 个月)和慢性葡萄膜炎(病程大于 3 个月)。

葡萄膜炎的治疗,仍是一棘手的问题。目前多采用中西医结合、局部与全身用药结合的方法进行治疗,中西医结合治疗的目的是提高临床疗效,减轻糖皮质激素的副作用,目前已取得一定成绩。

一、前葡萄膜炎

前葡萄膜炎(anterior uveitis)是一组累及虹膜和/或前部睫状体的炎症性疾病,包括虹膜炎、虹膜睫状体炎和前部睫状体炎 3 种类型,是葡萄膜炎中最常见类型,占葡萄膜炎总数的50% 左右。根据病程长短分为急性前葡萄膜炎和慢性前葡萄膜炎。

急性前葡萄膜炎属于中医学"瞳神紧小"范畴。本病名首见于《证治准绳·杂病·七窍门》,但早在《外台秘要》就已记载,其曰"瞳子渐渐细小如簪脚,甚则小如针"。

慢性前葡萄膜炎属于中医学"瞳神干缺"范畴。本病名首见于《秘传眼科龙木论·瞳人干缺外障》,但《原机启微》记载更为详细,其曰"若瞳神失去正圆,边缘参差不齐,如虫蚀样,则称瞳神干缺"。

【病因病理】

1. 西医病因病理　前葡萄膜炎的病因和发病机制有感染因素、自身免疫因素、创伤及理化损伤及免疫遗传机制(见葡萄膜炎概述)。

2. 中医病因病机　多因外感风热或肝郁化火,循经上攻目窍,黄仁受灼,瞳神展缩不灵;或外感风湿,郁久化热,或素体阳盛,内蕴热邪,复感风湿,风湿与热搏结于内,上蒸黄仁;或劳伤肝肾或久病伤阴,虚火上炎,灼伤黄仁。

【临床表现】

1. 急性葡萄膜炎

(1) 症状:起病较急,常有视力下降,眼痛,伴畏光流泪等刺激征。前房出现大量纤维蛋白渗出,或有反应性黄斑水肿,视盘水肿时,视力明显下降。

(2) 体征

1) 充血:炎症较轻者为睫状充血,严重者则表现为混合充血。

2) 角膜后沉着物(keratic precipitates,KP):由炎症细胞或色素沉积于角膜后表面所致。根据 KP 的形状,可将其分为 3 种类型,即尘状、中等大小和羊脂状。尘状 KP 主要见于非肉芽肿性前葡萄膜炎,也可见于肉芽肿性葡萄膜炎的某一个时期;中等大小 KP 主要见于Fuchs 综合征和单纯疱疹病毒性角膜炎伴发的前葡萄膜炎(图 16-1);羊脂状 KP 主要见于肉芽肿性前葡萄膜炎(图 16-2)。KP 有 3 种分布类型(图 16-3):①角膜下方的三角形分布,是最常见的一种分布形式,见于多种类型的葡萄膜炎;②角膜瞳孔区分布,主要见于 Fuchs 综合征、青光眼睫状体炎综合征和单纯疱疹病毒性角膜炎伴发的前葡萄膜炎;③角膜后弥漫性

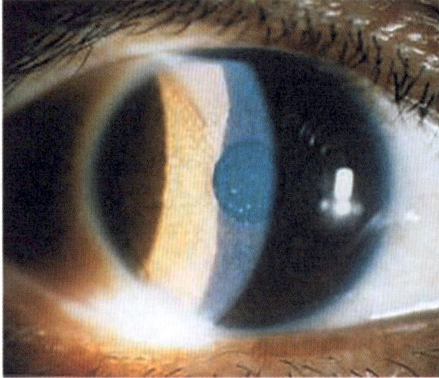

图 16-1 中等大小和尘状 KP

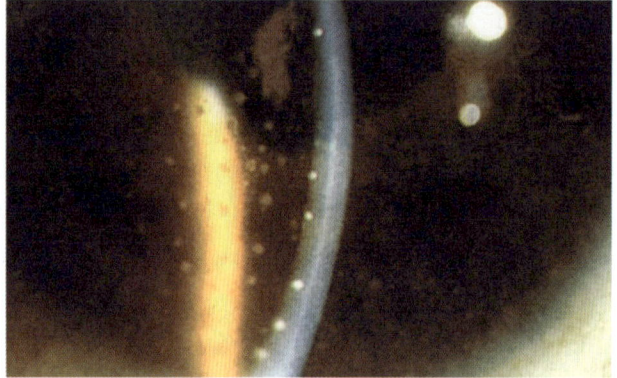

图 16-2 羊脂状 KP

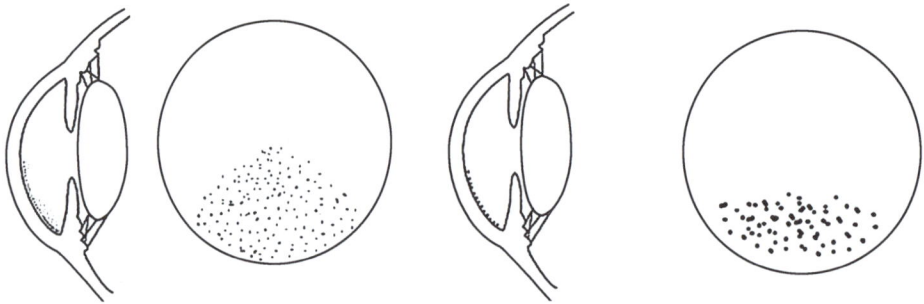

图 16-3 KP 形态与分布类型

分布,主要见于 Fuchs 综合征和单纯疱疹病毒性角膜炎伴发的前葡萄膜炎。

3)前房闪辉(anterior chamber flare):是由血-房水屏障功能破坏,蛋白进入房水所造成的,裂隙灯检查时表现为前房内白色的光束(图 16-4)。活动性前葡萄膜炎常引起前房闪辉,前葡萄膜炎消退后,血-房水屏障功能破坏可能尚需要一段时间始能恢复,所以仍可有前房闪辉。由此可见,前房闪辉并不一定代表有活动性炎症,也不是局部使用糖皮质激素的指征。

4)前房细胞(anterior chamber cell):在病理情况下,房水中可出现炎症细胞、红细胞、肿瘤细胞或色素细胞。葡萄膜炎时主要为炎症细胞,裂隙灯检查可见到大小一致的灰白色尘状颗粒(图 16-5),近虹膜面向上运动,近角膜面则向下运动。炎症细胞是反映眼前段炎症的可靠指标。当房水中大量炎症细胞沉积于下方房角内,可见到液平面,称为前房积脓(hypopyon),中医称之为“黄液上冲”。

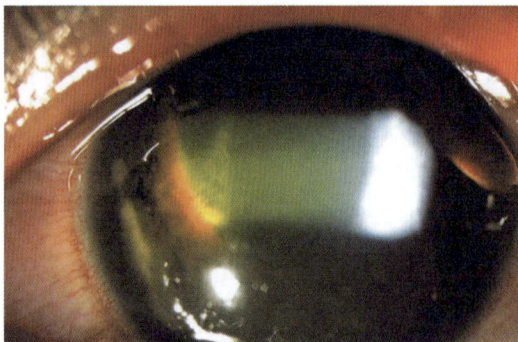

图 16-4 前房闪辉

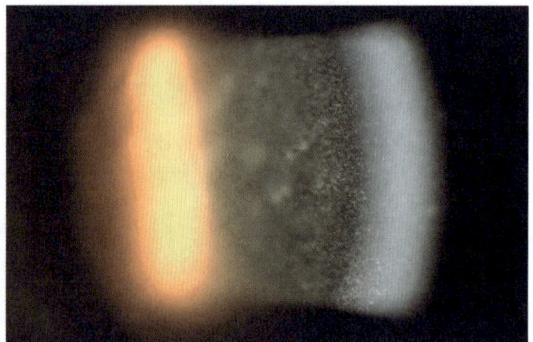

图 16-5 前房细胞

5）虹膜改变：渗出物可将虹膜与晶状体黏附在一起，称为虹膜后粘连（posterior syn-echia of the iris）；虹膜与角膜后表面黏着，称虹膜周边前粘连（anterior synechia of the iris），或若粘连发生在房角，则称房角处粘连（goniosynechia）。虹膜炎时可出现虹膜结节。

6）瞳孔改变：由于炎症刺激，致睫状肌痉挛和瞳孔括约肌的持续性收缩，故出现瞳孔缩小；若虹膜后粘连不能拉开，散瞳后常出现多种形状的瞳孔外观，如梅花状、梨状、不规则状等多种外观（图16-6）；若虹膜与晶状体发生360°的粘连，则称为瞳孔闭锁（seclusion of pu-pil）；当炎症剧烈时，前房可出现纤维膜（图16-7），如果纤维膜覆盖整个瞳孔区，则被称为瞳孔膜闭（occlusion of pupil）。当发生瞳孔闭锁或膜闭时，后房压力增加，虹膜被向前推移而呈膨隆状，称为虹膜膨隆（iris bombe）。

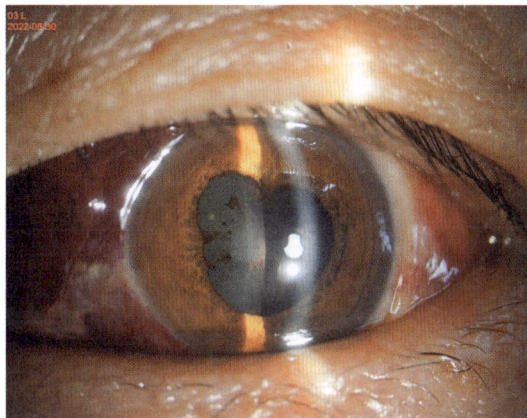

图 16-6　瞳孔改变

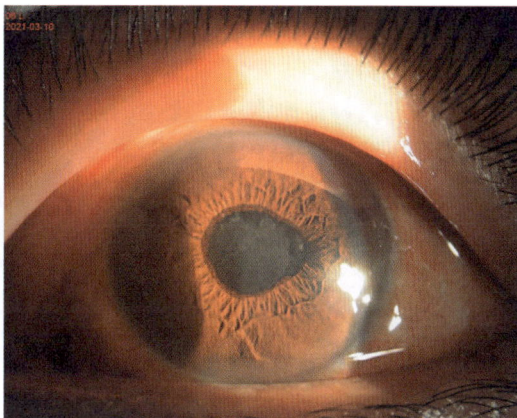

图 16-7　瞳孔区纤维膜

7）晶状体改变：当虹膜后粘连被拉开时，晶状体前表面可遗留下环形的色素沉着。

2. 慢性葡萄膜炎　患者常无睫状充血或有轻度睫状充血，KP 可为尘状、中等大小或羊脂状，虹膜出现克普结节（瞳孔缘的灰白色半透明结节）或布萨卡结节（虹膜实质内的白色或灰白色半透明结节）、虹膜水肿、脱色素、萎缩和后粘连，瞳孔改变等。

3. 并发症

（1）并发性白内障：反复发作的虹膜睫状体炎，使房水性状发生改变，从而影响晶状体的生理代谢，出现晶状体混浊，引起并发性白内障。

（2）继发性青光眼：可因以下因素引起继发性青光眼：①炎症细胞、纤维蛋白性渗出以及组织碎片阻塞小梁网；②虹膜周边前粘连或小梁网的炎症，使房水引流受阻；③瞳孔闭锁、瞳孔膜闭阻断了房水由后房进入前房。

（3）眼球萎缩：由于炎症长期未愈或反复发作，致使睫状体分泌房水减少，眼压降低，终致眼球萎缩。

【辅助检查】

血常规、血沉、C 反应蛋白、类风湿因子、免疫球蛋白、HLA-B27 抗原、胸部或骶髂关节 X 线摄片等，有助于寻找病因。

【诊断与鉴别诊断】

1. 诊断要点

（1）畏光，流泪，眼痛，视力下降。

（2）灰白色角膜后沉着物（KP）。

（3）前房闪辉，前房细胞。

（4）瞳孔缩小或呈瞳孔不规则。

2. 鉴别诊断

（1）急性结膜炎：以结膜充血，眼部分泌物增多为主要特征，视力正常或少数患者累及角膜时可出现视力轻度下降。急性葡萄膜炎可见视力下降、睫状充血、KP、前房闪辉以及前房细胞等，无眼部分泌物。

（2）急性闭角型青光眼：以眼痛、头痛、视力下降，严重者恶心、呕吐、头痛如劈为特征。检查可见角膜水肿，前房浅，瞳孔散大呈纵椭圆形，眼压升高。而急性前葡萄膜炎角膜透明、灰白色 KP、前房深度正常、瞳孔缩小或不规则、眼压多正常等。

【治疗】

西医针对病因治疗，早期散瞳，防止虹膜后粘连，配合抗炎治疗。中医以辨证论治为主，分清虚实，辨病与辨证相结合。

1. 中医治疗

（1）中医辨证论治

1）肝经风热证

证候：发病急骤，患眼疼痛，畏光流泪，视物模糊；轻度睫状充血，角膜后尘状或点状沉着物，房水混浊，瞳孔缩小；口干，咽痛；舌红苔薄黄，脉浮数。

治法：祛风清热。

方药：新制柴连汤加减。若目赤疼痛较甚，可酌加牡丹皮、生地黄、赤芍、茺蔚子以凉血活血，退赤止痛。

2）肝火上炎证

证候：患眼疼痛较剧，痛连眉棱、颞颥，睫状充血或混合充血，房水混浊，前房积脓，瞳孔缩小或不规则；全身多伴有口苦咽干，胁肋胀满，小便黄赤，大便干结；舌红苔黄，脉弦数。

治法：清肝泻火。

方药：龙胆泻肝汤加减。前房积脓者，加知母、生石膏、蒲公英、紫花地丁以清热解毒，泻火排脓。

3）风湿夹热证

证候：病势缠绵，反复发作，患眼坠痛，眉棱、颞颥胀痛，睫状或混合充血，房水混浊，瞳孔缩小或不规则，或瞳孔膜闭；伴头重胸闷，肢节酸楚疼痛；舌红苔黄腻，脉濡数或弦数。

治法：祛风除湿清热。

方药：抑阳酒连散加减。若风湿偏重者，可去生地黄、知母、寒水石、栀子寒凉泻火药物，加藿香、佩兰、半夏以辛温除湿；肢节疼痛较重，加秦艽、桂枝、乳香、没药等以通络止痛。

4）虚火上炎证

证候：病至后期，或日久不愈，目赤痛时轻时重，目睛干涩，视物昏蒙，房水轻度混浊，瞳孔不规则。伴五心潮热，口燥咽干；舌红少苔，脉细数。

治法：滋阴降火。

方药：知柏地黄汤加减。头晕目眩者，加龟甲、牡蛎、钩藤以滋阴潜阳；目睛干涩，酌加女贞子、枸杞子、墨旱莲以益精明目。

（2）针灸治疗：根据全身辨证，可针刺睛明、攒竹、瞳子髎、丝竹空、太冲、曲池、肝俞、足三里、合谷等穴。

（3）其他治疗

1）中成药：根据证型选用杞菊地黄丸、知柏地黄丸、龙胆泻肝丸等口服。

2）眼部直流电药物离子导入：丹参注射液、川芎嗪注射液、三七注射液做离子导入。

2. 西医治疗

（1）睫状肌麻痹剂：为治疗急性前葡萄膜炎的必需药物。治疗目的在于防止和拉开虹膜后粘连，避免并发症；解除睫状肌、瞳孔括约肌的痉挛，促进炎症恢复。常用药物：①复方托吡卡胺滴眼液，用于轻中度前葡萄膜炎；②1%～2%阿托品眼膏，用于严重的前葡萄膜炎，滴药后必须压迫泪囊部，以免药物进入鼻腔吸收引起全身副作用；③散瞳合剂（1%阿托品、1%可卡因、0.1%肾上腺素等量混合），用于虹膜后粘连不易拉开时，可结膜下注射0.1～0.2ml。

（2）糖皮质激素：有以下两种方法：①糖皮质激素滴眼：常用滴眼剂有醋酸氢化可的松、醋酸氟美松龙、醋酸泼尼松龙和地塞米松磷酸盐悬液或溶液。根据炎症轻重情况增减点眼次数。②糖皮质激素眼周和全身治疗：对于出现反应性视盘水肿或黄斑囊样水肿的患者，可给予地塞米松2.5mg后Tenon囊下注射。对于不宜后Tenon囊下注射或双侧急性前葡萄膜炎出现反应性黄斑水肿、视盘水肿者，可给予泼尼松口服，开始剂量为30～40mg，晨起顿服，使用一周后减量，一般治疗时间为2～4周。

（3）非甾体抗炎药：可给予普拉洛芬、双氯芬酸钠等滴眼液点眼治疗。一般不需用口服治疗。

（4）免疫抑制剂：对于顽固病例或合并有全身性疾病的患者，可考虑给予糖皮质激素联合免疫抑制剂治疗。

（5）病因治疗：由感染因素所引起的，应给予相应的抗感染治疗。

（6）并发症治疗：并发症包括继发性青光眼和并发性白内障。①继发性青光眼：可给予降眼压药物治疗，对有瞳孔阻滞者应在积极抗炎治疗下，尽早行激光虹膜切开术或行虹膜周边切除术；如果房角粘连广泛者，在炎症稳定后可行滤过性手术。②并发性白内障：应在炎症得到很好控制的情况下，行白内障摘除术和人工晶状体植入术。

【预防与调护】

1. 重视体育锻炼，增强体质，避免过度疲劳，防止感冒。

2. 注意合理和正确使用糖皮质激素，定期检测眼压，避免其副作用。

3. 注意清淡饮食，忌食辛辣刺激、肥甘厚味之品。

二、中间葡萄膜炎

中间葡萄膜炎（intermediate uveitis）是一组累及睫状体扁平部、玻璃体基底部、周边视网膜和脉络膜的炎症性和增殖性疾病。本病多见于40岁以下，常累及双眼，可同时或先后发病，通常表现为一种慢性炎症过程。

根据其发病特点，将其归属于中医学"云雾移睛""视瞻昏渺"等范畴。

【病因病理】

1. 西医病因病理　病因尚不清楚，目前存在下列几种学说，即感染学说、过敏学说、自身免疫学说和血管学说，可能与许多疾病有关。

2. 中医病因病机　素有肝胆湿热内蕴，上蒸于目窍，气血不和，经脉不畅；或脾虚湿困，聚湿生痰，上淫目系，碍及神光；或素体阴虚，虚火上炎，或邪毒久伏伤阴，阴虚火旺，灼伤脉络，发为本病。

【临床表现】

1. 症状　双眼发病，发病隐袭，轻者可无任何症状或仅出现飞蚊症，重者可有视物模糊、暂时性近视。若黄斑受累或出现白内障时，视力明显下降。少数患者可出现眼红、眼痛等表现。

2. 体征　玻璃体雪球样混浊、睫状体扁平部雪堤样（snowbank）改变、周边视网膜静脉周围炎以及炎症病灶是最常见的改变,同时也可出现眼前段受累和后极部视网膜改变。

（1）眼前段改变:可有羊脂状或尘状 KP,轻度前房闪辉,少量至中等量前房细胞,虹膜后粘连、前粘连及天幕状房角粘连。在儿童患者可出现睫状充血、房水中大量炎症细胞等急性前葡萄膜炎体征。

（2）玻璃体及睫状体扁平部改变:玻璃体雪球样混浊最为常见,多见于下方玻璃体基底部,呈大小一致的灰白色点状混浊（图16-8）。雪堤样改变是中间葡萄膜炎特征性改变,是指发生于睫状体扁平部伸向玻璃体中央的一种舌形病灶,多见于下方,严重者可累及鼻侧和颞侧,甚至所有象限。

（3）视网膜脉络膜损害:易发生下方周边部视网膜炎、视网膜血管炎和周边部视网膜脉络膜炎。

3. 并发症　可引起黄斑囊样水肿、并发性白内障、视网膜新生血管、玻璃体积血等并发症。

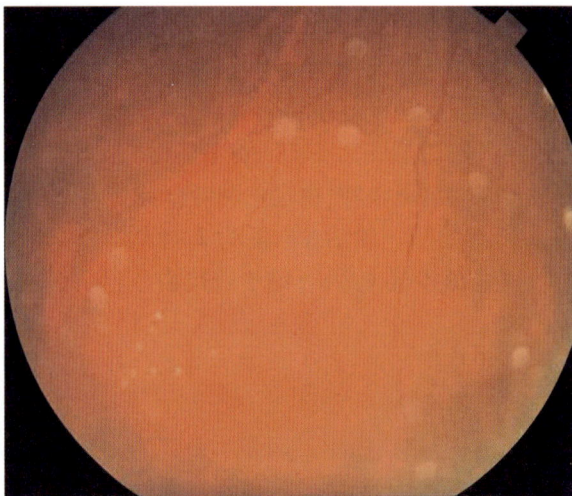

图 16-8　玻璃体雪球样混浊

【辅助检查】

1. 血常规、血沉、C 反应蛋白、类风湿因子、免疫球蛋白、胸部 X 线摄片等,有助于寻找病因。

2. 眼部检查

（1）眼部 B 型超声:可显示玻璃体混浊程度。

（2）UBM:可提示睫状体及玻璃体基底部病变。

（3）OCT:可显示视盘水肿、黄斑水肿、前膜、裂孔等病变。

（4）FFA:可观察到视盘水肿、黄斑水肿、视网膜血管炎等病变。

【诊断要点】

根据典型的玻璃体雪球样混浊、睫状体扁平部雪堤样改变以及下方周边视网膜血管炎等改变,可做出诊断。

【治疗】

西医由于本病病因不明,目前尚无特殊治疗,以控制炎症为主,同时针对其并发症给予治疗。中医以辨证论治为主,分清虚实,辨病与辨证相结合。

1. 中医治疗

（1）中医辨证论治

1）肝胆湿热证

证候:视物模糊,眼前黑影飘动,玻璃体雪球样混浊,眼底周边部可见炎性病变;口苦咽干,小便黄;舌质红,苔黄厚腻,脉弦数。

治法:清泄肝胆。

方药:龙胆泻肝汤加减。眼底出血多加蒲黄、三七等以化瘀止血;玻璃体混浊严重者可加法半夏、浙贝母、竹茹以化痰散结。

2）脾虚湿困证

证候:视物模糊,眼前黑影飘动,玻璃体雪球样混浊,睫状体平坦部呈雪堤样改变,眼底视网膜水肿,周边部可见炎性病变;全身或兼有疲乏无力,纳呆;舌苔白腻,脉濡缓。

治法:健脾燥湿,化痰散结。

方药:平胃散加减。视网膜水肿,加车前子、薏苡仁、茯苓以利水渗湿。

3)阴虚火旺证

证候:病情迁延日久,或反复发作,眼前黑影飘动,玻璃体混浊,睫状体平坦部呈雪堤样改变,眼底视网膜水肿,周边部可见炎性病变;口干,五心烦热;舌红少苔,脉细数。

治法:滋阴降火。

方药:滋阴降火汤加减。玻璃体出现机化膜者可加昆布、海藻、牡蛎以软坚散结。

(2)针灸治疗:根据全身辨证,可针刺睛明、攒竹、瞳子髎、肝俞、足三里、三阴交、合谷等穴。

(3)其他治疗:眼部直流电药物离子导入,以丹参注射液、川芎嗪注射液、三七注射液做离子导入。

2. 西医治疗 对视力大于0.5,且无明显眼前段炎症者可不予治疗,但应定期随访观察。对视力下降至0.5以下,并有明显的活动性炎症者,应积极治疗。

(1)糖皮质激素:①单眼受累,应给予糖皮质激素[地塞米松(5mg/ml),或曲安西龙(40mg/ml)或醋酸泼尼松龙(40mg/ml)]0.5ml Tenon囊下注射。②双侧受累者,宜选用泼尼松口服,初始剂量为1~1.2mg/(kg·d),随着病情好转逐渐减量,用药时间一般宜在半年以上。③眼前段受累者,应滴糖皮质激素滴眼剂和睫状肌麻痹剂。

(2)免疫抑制剂:在炎症难以控制时,可选用甲氨蝶呤、苯丁酸氮芥、环磷酰胺、环孢素等。

(3)药物治疗无效者,可行睫状体扁平部冷凝术;出现视网膜新生血管,可行激光光凝治疗。

【预防与调护】

参照本章前葡萄膜炎。

三、后葡萄膜炎

后葡萄膜炎(posterior uveitis)是一组累及脉络膜、视网膜、视网膜血管和玻璃体的炎症性疾病,临床上包括脉络膜炎、视网膜炎、脉络膜视网膜炎、视网膜脉络膜炎和视网膜血管炎等。

根据其发病特点,将其归属于中医之"云雾移睛""视瞻昏渺""暴盲"等范畴。

【病因病理】

1. 西医病因病理 本病可分为感染性和非感染性两类。前者包括病毒感染、寄生虫感染、细菌和螺旋体感染、真菌感染等;后者多为自身免疫因素。

2. 中医病因病机 由饮食不节,湿热内蕴,上扰目窍;或肝气郁结,郁久化热;或肝肾亏损,精血不足,目窍失养等所致。

【临床表现】

1. 症状 可有眼前黑影、闪光、视物模糊,合并全身性疾病者则有相应的全身症状。

2. 体征 一般不出现眼前段改变,偶尔可出现前房闪辉、少量炎症细胞。常见表现:①玻璃体内炎症细胞和混浊;②局灶性脉络膜视网膜浸润病灶,大小不一,晚期形成瘢痕;③视网膜血管炎,出现血管鞘、血管闭塞和出血等;④视网膜或黄斑水肿;⑤渗出性视网膜脱离、增生性玻璃体视网膜病变、视网膜新生血管、视网膜下新生血管或玻璃体积血等改变。

【辅助检查】

1. 血常规、血沉、C反应蛋白、类风湿因子、免疫球蛋白、眼内液检测。

2. 眼科检查 FFA、ICGA有助于诊断视网膜、脉络膜及其血管炎、脉络膜色素上皮病变。此外B型超声、OCT均有助于诊断。

【诊断要点】

1. 玻璃体内炎症细胞和混浊。

2. 局灶性脉络膜视网膜浸润病灶。

3. 视网膜血管炎。

4. 视网膜或黄斑水肿。

5. 渗出性视网膜脱离、增生性玻璃体视网膜病变、视网膜新生血管、视网膜下新生血管或玻璃体积血等改变。

【治疗】

中医以辨证论治为主,辨病与辨证相结合,能够减轻激素及免疫抑制剂的用量,缩短疗程。西医以病因治疗为主,若为感染因素,给予抗感染治疗;若为免疫因素,则局部和全身应用糖皮质激素,或联合免疫抑制剂治疗。

1. 中医治疗

（1）中医辨证论治

1）湿热内蕴证

证候:视物模糊,眼前黑影飘动,玻璃体呈尘状或小点状混浊,眼底可见视网膜水肿、渗出;全身症见头重胸闷,口干不欲饮;舌红苔黄腻,脉濡数。

治法:清热利湿。

方药:三仁汤加减。湿热偏重者可加黄芩、栀子以增强清热利湿作用;视网膜渗出久不吸收可加石菖蒲、陈皮、半夏以化痰散结。

2）肝经郁热证

证候:视物模糊,眼前黑影飘动,玻璃体呈尘状或小点状混浊,眼底可见视网膜水肿、渗出;全身症见口干咽苦,便秘,溺赤;舌暗红,苔黄,脉弦数。

治法:清热疏肝。

方药:龙胆泻肝汤加减。玻璃体混浊者加法半夏、浙贝母以化痰散结;出血者加茜草、三七、墨旱莲以祛瘀止血。

3）肝肾亏损证

证候:视力下降,眼前黑影飘动,玻璃体混浊,眼底脉络膜出现色素病灶,脉络膜萎缩,甚则视盘色淡;全身症见头晕,耳鸣,腰膝酸软,口燥咽干;舌淡,脉细无力。

治法:补益肝肾。

方药:明目地黄丸加减。脉络膜萎缩、视神经萎缩者加枸杞子、楮实子以补肝益肾明目。

（2）针灸治疗:根据全身辨证,可针刺睛明、攒竹、四白、太冲、承泣、合谷、脾俞、足三里、三阴交等穴。

（3）其他治疗:眼部直流电药物离子导入,以丹参注射液、川芎嗪注射液、三七注射液做离子导入。

2. 西医治疗

（1）若为感染因素所致者,应给予相应的抗感染治疗。

（2）由免疫因素引起的炎症,主要使用糖皮质激素、免疫抑制剂治疗。由于治疗时间长,故应定期检查血常规、肝肾功能等,以免出现严重的药物毒副作用。

【预防与调护】

参照本章第一节前葡萄膜炎。

四、全葡萄膜炎

全葡萄膜炎(generalized uveitis,or panuveitis)是指累及整个葡萄膜的炎症,常伴有视网膜、玻璃体的炎症,如果全葡萄膜炎是由感染引起的,则称为眼内炎(endophthalmitis),常见的全葡萄膜炎主要有 Vogt-小柳原田综合征、眼-口-生殖器综合征等,这些将在第二节中阐述。

第二节 几种特殊类型的葡萄膜炎

一、福格特-小柳-原田综合征

福格特-小柳-原田综合征(Vogt-Koyanagi-Harada syndrome)是以双侧肉芽肿性全葡萄膜炎为特征的疾病,常伴有脑膜刺激征、听力障碍、白癜风、毛发变白或脱落,是国内常见的葡萄膜炎类型之一。若以前葡萄膜炎为主(Vogt-小柳综合征)者,属于中医学"瞳神紧小""瞳神干缺"范畴;若以后葡萄膜炎为主者(原田综合征),属于中医学"视瞻昏渺""云雾移睛"范畴。

【病因病理】

1. 西医病因病理　由自身免疫反应所致,还与遗传因素相关。

2. 中医病因病机　由外感湿邪,郁而化热,或素体阳盛,复感湿邪,湿热搏结,阻遏目络;或肝郁化火,上攻于目;或劳瞻竭视,真阴暗耗,肝肾亏虚,虚火上炎,上扰清窍所致。

【临床表现】

1. 眼部表现

(1) 前驱期(葡萄膜炎发病前约 1 周内):患者可有头痛、颈项强直、耳鸣、听力下降和头皮过敏等改变。

(2) 后葡萄膜炎期(葡萄膜炎发生后 2 周内):典型表现为双侧弥漫性脉络膜炎、视盘炎、视网膜神经上皮脱离、视网膜脱离等。

(3) 前葡萄膜受累期(发病后 2 周~2 个月):除后葡萄膜炎期的表现外,还出现尘状KP、前房闪辉、前房细胞等,非肉芽肿性前葡萄膜炎改变。

(4) 前葡萄膜炎反复发作期(约于发病 2 个月后),典型表现为复发性肉芽肿性前葡萄膜炎,常有眼底晚霞状改变、Dalen-Fuchs 结节和眼部并发症。

上述四期并非在所有患者均出现,及时治疗可使疾病中止于某一期,并可能获得完全治愈。

2. 全身表现　可出现脱发、毛发变白、白癜风等眼外改变。

3. 并发症　包括并发性白内障、继发性青光眼或渗出性视网膜脱离。

【辅助检查】

荧光素眼底血管造影早期出现多发性细小的荧光素渗漏点,以后扩大融合呈多湖状荧光积存。

【诊断要点】

根据典型的病史、特征性的临床表现即可诊断。

1. 无外伤或内眼手术史。

2. 初发者主要表现为双侧弥漫性脉络膜炎或伴有渗出性视网膜脱离、视盘水肿,FFA显示多湖状强荧光,OCT显示双眼渗出性视网膜脱离。

3. 复发者主要表现为双侧肉芽肿性前葡萄膜炎和晚霞状眼底改变。

4. 可伴有头痛、颈项强直、脱发、白发、耳鸣、听力下降、白癜风等。

【治疗】

中医以辨证论治为主,分清虚实,辨病与辨证相结合。西医治疗应尽早应用足量、足期的糖皮质激素,控制病情发展和复发。

1. 中医治疗

（1）中医辨证论治

1）湿热上犯证

证候:患眼疼痛,视力下降,角膜后壁沉着物,房水混浊,眼底视盘水肿或伴附近视网膜及黄斑区水肿,可见黄白色渗出;伴头痛胸闷,纳呆,大便稀溏;舌红苔腻,脉濡数或滑数。

治法:清热利湿。

方药:三仁汤加减。若视盘及黄斑区水肿明显者,可加茺蔚子、泽兰等以活血利水;玻璃体混浊较重,加半夏、昆布、海藻以化痰散结。

2）肝胆火炽证

证候:视力急剧下降,或视物变形,睫状充血,角膜后沉着物,房水混浊,瞳孔缩小,玻璃体混浊,眼底视盘充血水肿,视网膜水肿、渗出;全身兼有胸胁胀痛,夜寐不安,烦躁易怒,口苦咽干;舌红苔黄,脉弦数。

治法:清泄肝胆。

方药:龙胆泻肝汤加减。眼底有机化膜者,加三棱、莪术、丹参以破瘀散结;头痛耳鸣较甚,加石决明、夏枯草以清肝泻火。

3）肝肾阴虚证

证候:病情反复发作,眼干涩不适,视力下降或视物变形,眼底呈晚霞状改变,或出现Dalen-Fuchs结节,毛发变白或脱发,四肢躯干或面部皮肤散在性白斑;兼有头晕耳鸣,腰膝酸软,听力障碍,五心潮热;舌红少苔,脉弦细数。

治法:滋阴降火。

方药:左归丸加减。视力下降加枸杞子、黄精、桑椹以补益肝肾;头痛者,加白芷、藁本以祛风止痛。

（2）针灸治疗:针刺攒竹、睛明、球后、丝竹空、合谷、三阴交、肝俞、肾俞、太溪等穴。

（3）其他治疗

1）眼部直流电药物离子导入:以丹参注射液、川芎嗪注射液、三七注射液做离子导入。

2）中成药:龙胆泻肝丸,适用于本病肝胆火炽证;知柏地黄丸或左归丸,适用于本病肝肾阴虚证。

2. 西医治疗

（1）对于初发患者,主要给予泼尼松口服,开始剂量为 $1\sim1.2mg/(kg \cdot d)$,于 $10\sim14$ 天开始减量,维持剂量为 $15\sim20mg/d$(成人剂量),治疗多需 8 个月以上。

（2）对于复发的患者,一般应给予其他免疫抑制剂,如苯丁酸氮芥、环磷酰胺、环孢素、硫唑嘌呤等,通常联合小剂量糖皮质激素治疗。

（3）对于继发性青光眼和并发性白内障,在控制炎症的同时,应给予相应的降眼压药物治疗;需要手术者须在炎症完全控制后再行手术治疗。

【预防与调护】

1. 饮食宜清淡,少食辛辣炙煿之品。

2. 心情舒畅,保持乐观心情。

3. 注意糖皮质激素和免疫抑制剂的不良反应,定期复查,避免并发症的发生。

4. 及时就诊治疗,防止病情加重或复发。

二、眼-口-生殖器综合征

眼-口-生殖器综合征(oculo-oral-genital syndrome),又称白塞综合征(Behcet disease),是一种以复发性葡萄膜炎、口腔溃疡、皮肤损害和生殖器溃疡为特征的多系统受累的疾病。本病是国内葡萄膜炎中常见的类型之一,归属于中医学"狐惑病"范畴。

【病因病理】

1. 西医病因病理 可能与细菌、疱疹病毒感染有关,主要通过诱发自身免疫应答导致 IL-23/IL-17、IL-12/IFN-γ 激活和固有免疫应答而引发本病,遗传因素在其发病中起着一定作用。

2. 中医病因病机 由火热毒邪滞留,延及经络,上下熏蒸;肝经湿热熏蒸,上犯目窍、口咽,下犯阴部;病程迁延反复,久病及肾,阴虚火旺,虚火上炎所致。

【临床表现】

1. 眼部损害 反复发作的全葡萄膜炎,呈非肉芽肿性,约 25% 的患者出现前房积脓(部分不伴睫状充血)。典型的眼底改变为视网膜炎、视网膜血管炎,后期易出现视网膜血管闭塞(幻影血管)。

2. 全身损害 ①口腔溃疡:为多发性,反复发作,疼痛明显,一般持续 7~14 天。②皮肤损害:呈多形性改变,主要表现为结节性红斑、痤疮样皮疹、溃疡性皮炎、脓肿等。针刺处出现结节或脓疱(皮肤过敏反应阳性)是此病的特征性改变。③生殖器溃疡:为疼痛性,愈后可留瘢痕。④可出现关节红肿、血栓性静脉炎、神经系统损害、消化性溃疡、附睾炎等。

3. 并发症 包括并发性白内障、继发性青光眼、增生性玻璃体视网膜病变、视网膜萎缩和视神经萎缩等。

【诊断要点】

本病的诊断可参考国际眼-口-生殖器综合征研究组制定的诊断标准。

1. 复发性口腔溃疡(1 年内至少复发 3 次)。

2. 下面四项中出现两项即可确诊:①复发性生殖器溃疡或生殖器瘢痕;②眼部损害(前葡萄膜炎、后葡萄膜炎、玻璃体内细胞或视网膜血管炎);③皮肤损害(结节性红斑、假毛囊炎或脓丘疹,或发育期后的痤疮样结节);④皮肤过敏反应试验阳性。

【治疗】

本病病程长,西医采用免疫抑制剂和糖皮质激素治疗;中医采用辨证论治,局部辨证和全身辨证结合。

1. 中医治疗

(1) 中医辨证论治

1) 火毒炽盛证

证候:患眼疼痛,视力下降,睫状体充血或混合充血,KP 较多,房水混浊较重,伴有前房积脓,玻璃体高度混浊,视网膜水肿、渗出、出血;伴口渴多饮,口舌糜烂,心烦失眠,溲赤便秘;舌质红苔黄燥,脉数有力。

治法:清热泻火,凉血解毒。

方药:普济消毒饮加生地黄、牡丹皮。房水混浊重者,加车前子、薏苡仁、泽泻以利水渗湿;睡眠差者,加远志、酸枣仁、首乌藤以养心安神。

2)肝经湿热证

证候:眼痛,视力下降,双眼反复前房积脓性葡萄膜炎,睫状充血或混合充血;口腔黏膜溃疡,阴部溃疡;口干口苦,小便短赤;舌红,苔黄腻,脉弦滑。

治法:清热利湿。

方药:龙胆泻肝汤加减。充血明显者,加牡丹皮、丹参、赤芍以凉血活血;前房积脓者,加蒲公英、紫花地丁以清热解毒。

3)阴虚火旺证

证候:病程迁延反复发作,或至疾病后期,患眼隐痛,干涩不爽,视力下降,充血不明显,少量 KP,虹膜后粘连,瞳孔变形,玻璃体混浊,视网膜少量出血;伴眩晕耳鸣,口干咽燥,五心烦热,口腔溃疡间断发作;舌红无苔,脉细数。

治法:养阴清热。

方药:知柏地黄汤加减。眼底出血者加墨旱莲、三七、仙鹤草以凉血止血;玻璃体混浊者加昆布、海藻、牡蛎以化痰散结。

(2)其他治疗

1)眼部直流电药物离子导入:以丹参注射液、川芎嗪注射液、三七注射液做离子导入。

2)中成药:龙胆泻肝丸,适用于本病肝经湿热证;知柏地黄丸,适用于本病肝肾阴虚证;雷公藤多苷片:用于本病风湿热瘀、毒邪阻滞证。

2. 西医治疗

(1)免疫抑制剂:苯丁酸氮芥 0.1mg/(kg·d)、环孢素 3~5mg/(kg·d),秋水仙碱(0.5mg,每天 2 次)或硫唑嘌呤[1~2mg/(kg·d)],待病情稳定后逐渐减量,一般治疗时间在一年以上。在治疗过程中,应每 2 周行肝肾功能和血常规检查,如发现异常应减药或停药。另外,一些生物制剂已开始试用于顽固性眼-口-生殖器综合征的治疗。

(2)糖皮质激素:不宜长期大剂量使用,出现以下情况可考虑使用:①眼前段受累,特别是出现前房积脓者可给予糖皮质激素滴眼液点眼;②出现严重的视网膜炎或视网膜血管炎,在短期内即可造成视功能严重破坏,可大剂量短期使用;③与其他免疫抑制剂联合应用,使用剂量一般为 20~30mg/d。

(3)睫状肌麻痹剂:用于眼前段受累者。

(4)并发症:①并发性白内障,应在炎症完全控制后考虑手术治疗;②继发性青光眼,在抗炎的同时,给予相应的药物治疗,手术治疗应慎重。

【预防与调护】

1. 饮食宜清淡,少食辛辣炙煿之品。

2. 注意应用糖皮质激素和免疫抑制剂的不良反应,定期复查,避免并发症的发生。

3. 注意休息,重视体能锻炼,以提高抗病能力。

4. 及时就诊治疗,防止病情加重或复发。

三、交感性眼炎

交感性眼炎(sympathetic ophthalmia)是指发生于一眼穿通伤或内眼手术后的双侧肉芽肿性葡萄膜炎,受伤眼被称为诱发眼,另一眼则被称为交感眼。从眼部受伤或手术到健眼出现炎症的时间,多发生在 2 周~2 个月以内。本病归属于中医学"云雾移睛""视瞻昏渺"

范畴。

【病因病理】

1. 西医病因病理　主要由外伤或手术造成眼内抗原暴露并激发自身免疫应答所致。病理组织检查可见肉芽肿性葡萄膜炎特征。

2. 中医病因病机　多因眼部外伤,毒邪乘虚而入,致肝胆热盛,火毒相合,上攻于目;或脾虚气弱,运化无力,痰湿上犯于目;或眼部外伤后长期服用激素,脾肾亏虚,病情迁延不愈。

【临床表现】

1. 症状　发生于眼球穿通伤或内眼手术后健眼红痛伴视力下降,一般发病隐匿。少数患者也可出现一些眼外病变,如白癜风、毛发变白、脱发、听力下降或脑膜刺激征等。

2. 体征　多为肉芽肿性炎症,表现为前葡萄膜炎、后葡萄膜炎、中间葡萄膜炎或全葡萄膜炎,其中以全葡萄膜炎为多见。可出现与 Vogt-小柳原田综合征相似的晚霞状眼底和 Dalen-Fuchs 结节。

【辅助检查】

荧光素眼底血管造影:早期多灶性渗漏及晚期染料积存现象,可伴有视盘染色。

【诊断与鉴别诊断】

1. 诊断要点

(1) 眼球穿通伤或内眼手术史。

(2) 健眼发生葡萄膜炎。

2. 鉴别诊断　Vogt-小柳原田综合征:与交感性眼炎相似,但无眼球穿通伤或内眼手术病史。

【治疗】

中医以辨证论治为主,分清虚实,辨病与辨证相结合,以清泄肝胆、利湿化痰、健脾温肾为主治疗。西医以抗炎为主,首选糖皮质激素。

1. 中医治疗

(1) 中医辨证论治

1) 肝胆火炽证

证候:眼外伤或内眼术后,头眼疼痛,视力下降,混合充血,尘状或羊脂状 KP,房水混浊,虹膜后粘连,视网膜渗出、水肿;头痛眩晕,烦躁易怒,口苦咽干;舌红苔黄,脉数或弦数。

治法:清肝泻胆,散邪祛瘀。

方药:龙胆泻肝汤加减。充血明显,加赤芍、牡丹皮、茺蔚子以凉血活血;视网膜水肿、黄白色渗出,加猪苓、浙贝母、半夏以利湿化痰。

2) 痰湿内阻证

证候:症状及眼前段表现同肝胆火炽证;眼底检查以玻璃体雪球样混浊,视网膜水肿、渗出,黄斑囊样水肿,视网膜血管鞘为主;伴食少纳呆,体倦乏力,大便溏薄;舌淡苔白腻,脉缓弱。

治法:健脾益气,利湿化痰。

方药:二陈汤加苍术、厚朴。视网膜水肿、渗出,加车前子、猪苓、泽兰以行水渗湿;食少纳呆,大便溏薄,加薏苡仁、车前子、白术以健脾渗湿。

3) 脾肾两虚证

证候:本病病程已久,缠绵不愈,或反复发作;眼部红赤疼痛不甚,眼前黑影飘动,检查见虹膜后粘连,玻璃体混浊,视网膜陈旧性渗出;伴面色无华,倦怠懒言,腰膝酸软;舌淡,脉细弱。

治法:健脾温肾。

方药:右归丸加减。脾虚明显者,加白术、茯苓、党参以健脾益气;肾虚明显者,加黄精、淫羊藿、制何首乌以补肾明目。

（2）其他治疗

1）眼部直流电药物离子导入:以丹参注射液、川芎嗪注射液、三七注射液做离子导入。

2）中成药:龙胆泻肝丸,适用于本病肝胆火炽证;右归丸,适用于本病脾肾两虚证。

2. 西医治疗

（1）对眼前段受累者,可给予糖皮质激素点眼和睫状肌麻痹剂等治疗。

（2）对于表现为后葡萄膜炎或全葡萄膜炎者,则应选择糖皮质激素口服或其他免疫抑制剂治疗。

【预防与调护】

1. 一旦发生眼外伤应及时到医院就诊,尽快治疗。

2. 眼球穿通伤后已无希望恢复视力或外观,或伤后葡萄膜炎反复发作且无视力的眼球应尽早摘除。

3. 要高度重视交感性眼炎的发生与治疗。

四、急性视网膜坏死综合征

急性视网膜坏死综合征(acute retinal necrosis syndrome,ARN)表现为视网膜坏死、以视网膜动脉炎为主的血管炎、玻璃体混浊和后期的视网膜脱离。本病可发生于任何年龄,以15~75岁多见,多单眼受累,治疗难度较大。其属于中医学"暴盲""云雾移睛""视瞻昏渺"等范畴。

【病因病理】

1. 西医病因病理　病因不清,可能由疱疹病毒感染引起。

2. 中医病因病机　本病乃阳气内盛,外感风热邪毒,内外合邪,邪毒炽盛,气血两燔,壅滞于目;或湿邪内停,聚湿生痰,阻滞气机,气滞血瘀,痰瘀互结,上攻于目。

【临床表现】

1. 症状　多隐匿发病,出现眼红、眼痛或眶周疼痛,早期出现视物模糊、眼前黑影,病变累及黄斑区时可有严重视力下降。

2. 体征　①眼前段可有轻至中度的炎症反应,易发生眼压升高;②眼后段改变主要是以视网膜坏死病灶、视网膜动脉炎为主的视网膜血管炎和玻璃体炎症反应。视网膜坏死病灶早期多见于中周部,边界清晰,呈黄白色斑块状("拇指印"状),以后融合并向后极部推进。视网膜血管炎是另一重要体征,动脉、静脉均可受累,但以动脉炎为主,可伴有视网膜出血;疾病早期可有轻度至中度玻璃体混浊,以后发展为显著的混浊,并出现纤维化;在恢复期,坏死区常形成多个视网膜裂孔,引起视网膜脱离。

【辅助检查】

1. 眼内液聚合酶链反应(PCR)检测　对急性视网膜坏死的早期诊断起重要作用。

2. 荧光素眼底血管造影　动脉期:视网膜动脉或其分支充盈延迟,病灶处脉络膜荧光被遮蔽。静脉期:视网膜静脉迂曲扩张,荧光渗漏,管壁着色。晚期:视盘强荧光,动静脉广泛闭塞。

【诊断要点】

根据视网膜坏死、以视网膜动脉炎为主的血管炎、玻璃体混浊和后期的视网膜脱离即可做出诊断。但对于不典型病例,需借助于实验室检查。

【治疗】

中医结合全身症状辨证论治,以清热解毒、化痰通络为主。西医治疗以抗病毒为主,配合糖皮质激素和手术治疗。

1. 中医治疗

（1）中医辨证论治

1）邪毒炽盛证

证候:目赤肿痛,视力急降,畏光流泪,房水混浊,角膜后沉着物,玻璃体混浊,视网膜黄白色斑块状坏死灶;面赤唇红,心烦口渴;舌尖红,苔黄,脉数。

治法:清热解毒。

方药:普济消毒饮加减。视网膜水肿者,加车前子、益母草、泽兰以活血利水消肿;视网膜出血,加牡丹皮、赤芍、蒲黄以凉血止血。

2）痰瘀互结证

证候:视力严重下降,玻璃体混浊或纤维化,视网膜小动脉管径变窄、白鞘,视网膜片状出血,视网膜坏死灶,或有视网膜裂孔、脱离;头重眩晕,胸闷脘胀;舌苔腻或舌有瘀点,脉弦滑。

治法:化痰除湿,活血通络。

方药:温胆汤合桃红四物汤。有视网膜裂孔或脱离者,加枸杞子、菟丝子、楮实子以补肾明目;玻璃体纤维化者,加昆布、海藻、瓦楞子以散瘀化痰。

（2）中成药:服用血府逐瘀口服液,其适用于本病痰瘀互结证。

2. 西医治疗

（1）抗病毒制剂:全身抗病毒治疗采用阿昔洛韦或更昔洛韦;若全身抗病毒治疗不能控制病情,应尽早给予玻璃体腔注射更昔洛韦。

（2）糖皮质激素:可抑制病毒所引起的免疫应答,减轻视网膜炎症和坏死的进展,必须在使用抗病毒药物的基础上使用糖皮质激素,可选用泼尼松 $1mg/(kg \cdot d)$ 口服治疗,1 周后逐渐减量。

（3）激光光凝及手术:光凝对预防视网膜脱离可能有一定的作用。发生视网膜脱离时,应行玻璃体切除术联合玻璃体内气体填充、硅油填充等手术,有一定的作用。

【预防与调护】

1. 尽早诊断和治疗,以保留有用视力。

2. 合理饮食,调节情志,提高机体抵抗力。

评述

葡萄膜病归属于中医瞳神的疾病。葡萄膜炎按病因分为感染性和非感染性两类,其治疗较为棘手。目前多采用中西医结合、局部与全身用药结合的方法进行治疗。前葡萄膜炎西医病因治疗,早期散瞳,防止虹膜后粘连,配合抗炎治疗;中医多辨证为肝经风热、肝火上炎、风湿夹热、虚火上炎等证,分别给予祛风清热、清肝泻火、祛风除湿清热和滋阴降火治法。中间葡萄膜炎西医由于其病因不明,目前尚无特殊治疗,以控制炎症为主,同时针对其并发症给予治疗;中医治疗以清泄肝胆、健脾燥湿、化痰散结及滋阴降火为主。后葡萄膜炎及全葡萄膜炎若为感染因素,给予抗感染治疗,若为免疫因素,则局部和全身应用糖皮质激素,或联合免疫抑制剂;中医以辨证论治为主,辨病与辨证相结合,局部与全身相结合。Vogt-小柳原田综合征西医治疗应尽早应用足量的、足期的糖皮质激素,控制病情发展和复发;中医多辨证为湿热上犯、肝胆火炽和肝肾阴虚,治宜清热利湿、清肝泻火、滋阴降火。眼-口-生殖器综合征病程长,西医采用免疫抑制剂和糖皮质激素治疗;中医辨证论治,局部辨证和全身辨证结合,分别采用清热泻火、凉血解毒,清热利湿及养阴清热之法。交感性眼炎西医以抗炎为主,首选糖皮质激素;中医以辨证论治为主,分清虚实,辨病与辨证相结合,以清泄肝胆、利湿化痰、健脾温肾为主治疗。急性视网膜坏死综合征西医治疗以抗病毒为主,配合糖皮质激素和手术治疗;中医结合全身症状辨证论治,以清热解毒、化痰通络为主。

● （曹　平）

复习思考题

1. 急性前葡萄膜炎的临床表现有哪些?
2. 前葡萄膜炎治疗为什么要使用睫状肌麻痹剂?
3. 中间葡萄膜炎的临床表现和治疗有哪些?
4. Vogt-小柳原田综合征的临床表现有哪些?
5. 试述急性视网膜坏死综合征的病因及临床表现。

第十七章

视 网 膜 病

📐 学习目标

1. 掌握视网膜中央动脉阻塞、视网膜静脉阻塞、糖尿病视网膜病变、高血压性视网膜病变、年龄相关性黄斑变性的临床表现、诊断、中西医治疗原则。

2. 熟悉视网膜病变的基本症状,中心性浆液性脉络膜视网膜病变、中心性渗出性脉络膜视网膜病变、黄斑水肿、黄斑裂孔、原发性视网膜色素变性、视网膜脱离的诊断和治疗原则。

3. 了解视网膜血管炎、视网膜病变和全身性疾病的密切关系。

视网膜(retina)为眼球后部最内层组织,其前界为锯齿缘,后界止于视盘。视网膜由神经上皮层与色素上皮层组成。神经上皮层有三级神经元,视网膜光感受器(视锥细胞和视杆细胞)、双极细胞和神经节细胞,神经节细胞的轴突构成神经纤维层,在视盘处组成视神经。神经感觉层中除神经元和神经胶质细胞外,还包括视网膜血管系统。视网膜结构复杂而精细,具有感受和传导光刺激的功能,是视功能形成的基础,其组织结构及代谢特点在视网膜病的发病上具有重要意义。

第一节　视网膜病总论

一、视网膜组织结构特点

视网膜由神经外胚叶发育而成,胚胎早期神经外胚叶形成视杯,视杯外层形成视网膜色素上皮(RPE)层,内层发育成由神经元、神经胶质和血管系统组成的神经上皮层。神经上皮层和 RPE 层之间粘连不紧密存在潜在间隙,是发生视网膜脱离的组织学基础。

RPE 有复杂的生物学功能,为神经上皮层的外层细胞提供营养,吞噬和消化光感受器细胞外节盘膜,维持新陈代谢等重要功能。RPE 与脉络膜毛细血管、玻璃膜共同组成重要的功能体,称 RPE-玻璃膜-脉络膜毛细血管复合体,对维持光感受器微环境有重要作用。

正常视网膜有两种屏障,即视网膜内屏障和外屏障。内屏障由视网膜毛细血管壁内皮细胞之间完整的封闭小带(zonula occludens)和壁内周细胞形成,亦称血-视网膜屏障(blood-retinal barrier,BRB),阻止血浆等物质渗漏到视网膜神经上皮内;外屏障由 RPE 和其间完整的封闭小带构成,亦称脉络膜-视网膜屏障(choroid-retinal barrier),具有阻止脉络膜血管的正常漏出液进入视网膜的功能。视网膜生理功能的正常有赖以上两个屏障的完整,任一屏障受损,均可引起水肿、出血、脱离等病变。

视网膜有两大血供系统,视网膜外五层的营养来自脉络膜血管系统,视网膜内五层的营养来自视网膜血管系统。黄斑中心凹无视网膜毛细血管,其营养来自脉络膜血管。

二、视网膜病变表现特点

(一)视网膜血管异常

1. 视网膜血管管径改变　正常视网膜动、静脉比为 2∶3,若因动脉痉挛、硬化或静脉扩张,管径比可为 1∶2 或 1∶3,或表现为管径粗细不均。

2. 视网膜动脉硬化　表现为动脉反光增强,管壁透明性下降,动脉呈"铜丝"或"银丝"状,同时,动静脉交叉处可出现动静脉压迫征。

3. 血管呈白鞘或白线状　表现为血管呈白线状,是由血管管壁及管周炎症细胞浸润导致的,多见于静脉,提示管壁纤维化或闭塞。

4. 视网膜异常血管　主要在视网膜病后期可出现侧支血管、视网膜新生血管脉络膜-视网膜血管吻合等。

(二)视网膜屏障功能破坏

1. 视网膜水肿　可分为细胞内水肿和细胞外水肿。细胞内水肿是由视网膜动脉阻塞造成的局部缺血缺氧,引起视网膜内层细胞水肿、肿胀。细胞外水肿是由视网膜毛细血管的内皮细胞受损,血管内血浆渗漏到神经上皮内所致,视网膜模糊呈现灰白水肿。黄斑区由于液体积聚于放射状排列的 Henle 纤维之间,而形成特殊的花瓣样外观,称为黄斑囊样水肿。

2. 视网膜渗出　由渗出液中的脂质或脂蛋白,沉积于视网膜内形成,其形态可呈弥漫性或局限性,边界清晰的黄色颗粒或斑块状,又称为硬性渗出(hard exudate)。位于黄斑区者,可沿 Henle 纤维的排列而呈星芒状或扇形。另外,渗出灶呈形态大小不规则,边界不清的棉絮状灰白斑块,称之为"棉绒斑"(cotton-wool spot),并非真正的"渗出",而是视网膜前小动脉阻塞,引起的神经纤维的微小梗死。

3. 视网膜出血　依据出血的部位不同而表现各异。①深层出血:为视网膜深层毛细血管出血,位于外丛状层与内核层之间,出血沿细胞垂直空隙延伸,呈暗红色小圆点状。深层出血多见于静脉性损害,如糖尿病视网膜病变。②浅层出血:为视网膜浅层毛细血管出血,位于神经纤维层,出血沿神经纤维的走向排列,呈线状、条状、火焰状,色鲜红。浅层出血多见于动脉性损害,如高血压性视网膜病变。③视网膜前出血:为视网膜浅层的大量出血,位于视网膜内界膜和玻璃体后界膜之间,受重力的作用,呈半月形或半球形,上方见一水平液面。

4. 渗出性视网膜脱离　视网膜外屏障破坏,脉络膜毛细血管渗漏的血浆渗入视网膜神经上皮下,形成局限性边界清晰的扁平盘状视网膜脱离。如果屏障广泛破坏,可引起显著的浆液性脱离。

(三)视网膜增生性改变

1. 视网膜增生膜　由出血、外伤、炎症及视网膜裂孔所形成,在不同细胞介导和多种增生性形成因子的参与下,在视网膜前表面、视网膜下发生增生性病变,形成视网膜前膜、视网膜下膜等。

2. 视网膜新生血管膜　由视网膜严重缺血(氧)、炎症或肿物诱发,多来自视盘表面或视网膜小静脉,沿视网膜表面生长,与玻璃体后界膜机化粘连,也可长入玻璃体内。新生血管周围伴有纤维组织增生,其收缩受到牵拉易发生大量视网膜前出血或玻璃体积血。

（四）视网膜变性改变

1. 视网膜色素变性　多为遗传性眼病，视网膜色素上皮细胞因代谢障碍而发生萎缩、变性、增生或死亡，表现为视网膜色素紊乱、增殖、骨细胞样沉着等。

2. 周边视网膜变性　常为双眼，变性区视网膜变薄萎缩，容易形成视网膜裂孔。主要有两种类型，即视网膜内变性和视网膜玻璃体变性。视网膜内变性包括周边视网膜囊样变性和视网膜劈裂。视网膜玻璃体变性多见于近视眼，主要包括格子样变性、蜗牛迹样变性及非压迫变白区。

三、中医对视网膜病的认识

视网膜病属中医眼科之内障眼病，历代中医多将其归入"瞳神疾病"范畴。根据五轮学说，瞳神为水轮，传统上认为内应于肾与膀胱，而实则瞳神疾病涉及脏腑经络颇多。近代中医眼科专家陈达夫教授在其"中医眼科六经辨证"理论中提出眼内组织与脏腑之间的相属关系，认为玻璃体属肺，黄斑属脾，视网膜色素属肾、脉络膜视网膜血管属心，视神经、视网膜属肝。中医治疗视网膜疾病根据局部眼底征象，结合全身情况进行辨证。其证有虚证、实证、虚实夹杂证。虚证多因脏腑内损，气血不足，真元耗伤，精气不能上荣于目；实证多由于气火上逆，痰湿内聚、气滞血瘀而致目窍不利；虚实夹杂证则由久病致瘀，久病致虚，全身或外障眼病传变等导致。因此，视网膜病的证治，不可拘泥于瞳神属肾、内障多虚之说，需局部体征与整体辨证结合，辨病与辨证相结合，中医与西医结合，以提高视网膜病的诊治水平。

第二节　视网膜血管病

一、视网膜动脉阻塞

视网膜动脉阻塞（retinal artery occlusion，RAO）是一种严重的急性视网膜缺血性病变。从颈总动脉到视网膜内微动脉之间任何部位发生阻塞都会引起相应区域的视网膜缺血。根据视网膜动脉阻塞部位的不同，其可分为视网膜中央动脉阻塞（central retinal artery occlusion，CRAO）、视网膜分支静脉阻塞（branch retinal artery occulision，BRAO）、睫状视网膜动脉阻塞（retinal ciliary artery）、视网膜毛细血管前微动脉阻塞。其中以CRAO对视功能的损害最为严重，故本部分内容以CRAO为重点进行讨论。

视网膜中央动脉是视网膜内层营养的唯一来源，属于终末动脉，分支间无吻合，一旦发生阻塞，可引起视网膜急性缺血，使视功能急剧减退。由于视网膜神经纤维层对缺氧极为敏感，只要缺血超过2小时即发生不可逆性损伤，故本病是导致目盲的急症之一。视网膜中央动脉阻塞曾认为系由血液中的栓子阻塞造成，曾称为视网膜中央动脉栓塞，但临床及病理检查证明，真正的栓塞较少见，约75%的病例可能由血栓形成所致，因此现在通称为视网膜中央动脉阻塞。本病发病率为1/10 000~1/5 000，多见于老年人，无性别差异，常为单眼发病。多数伴有高血压等心脑血管疾病。发病率男性比女性高，男女之比约为2∶1。

本病发病急骤，临床上其特征有三：视力突然下降或丧失；后极部视网膜呈灰白色混浊水肿；黄斑部有樱桃红斑。

本病属中医学"络阻暴盲"范畴，该病名首见于《临床必读》，有关记载首见于《证治准绳·杂病·七窍门》。其曰："暴盲，平日素无他病，外不伤轮廓，内不损瞳神，倏然盲而不见也。"该书对本病的病因病机及主要症状已有记述,但未能与其他类型的"暴盲"加以区别。古代医籍及历版中医眼科学教材均将本病归入"暴盲"一证叙述,《中医诊断与鉴别诊断学》及全国中医药行业高等教育"十五"规划教材《中医眼科学》将本病列入"络阻暴盲"中。本病又名"落气眼",对本病特点记载较为准确的是《抄本眼科》,书中说"不害疾,忽然眼目黑暗,不能视见,白日如夜。"

【病因病理】

1. 西医病因病理 视网膜动脉阻塞主要的致病因素有动脉粥样硬化、动脉痉挛、动脉周围炎、动脉外部压迫、栓子栓塞、高血压等,偶见于年轻患者。20%～40%的 CRAO 眼视网膜动脉系统内可查见栓子,各类栓子栓塞如动脉粥样硬化斑块脱落,血小板纤维蛋白栓子、脂肪栓子等;动脉硬化或炎症、痉挛等可使血管内皮受损,血管内壁粗糙狭窄,易于形成血栓阻塞;近年广泛开展的多种眼科手术,手术中对血管的直接损伤或刺激的应激反应也可形成栓子。上述原因引起视网膜中央动脉阻塞,导致中央动脉供血区域的视网膜急性缺血、缺氧、坏死、变性,引起视功能的不可逆损害。

2. 中医病因病机 《证治准绳·杂病·七窍门》中谓:"乃痞塞关格之病。病于阳伤者,缘忿怒暴悖,恣酒嗜辣,好燥腻,及久患热病痰火人得之,则烦躁秘渴。病于阴伤者,多色欲悲伤,思竭哭泣太频之故。"《抄本眼科》指出其病机为"元气下陷,阴气上升"。结合临床,其病因病机可归纳为:愤怒暴悖,气机逆乱,气血上壅,血络瘀阻,窍道不利;或偏食肥甘燥腻,或恣酒嗜辣,痰热内生,上壅目窍,血脉闭塞;或年老阴亏,肝肾不足,肝阳上亢,气血并逆,瘀滞脉络;或心气亏虚,推动乏力,血行滞缓,血脉瘀塞。

【临床表现】

1. 症状 突然起病,视力无痛性急剧下降,甚至失明。部分患者发病前可有阵发性黑蒙、头痛头晕等。如为分支动脉阻塞,则产生与该分支相应的急性视野缺损。

2. 体征 外眼如常,患眼瞳孔中等散大,直接对光反射迟钝或消失,间接对光反射存在。眼底表现:视盘颜色变淡,边界模糊;视网膜动脉显著变细,甚则呈线状;静脉亦变细,血柱呈节段状或念珠状;视网膜弥漫性灰白色混浊水肿,尤以后极部明显,黄斑区呈圆形或椭圆形鲜红色,称"樱桃红斑"(图17-1)。数周后视网膜混浊水肿消退,黄斑区樱桃红斑也消失,遗留白色视盘和细窄的视网膜动脉。如有视网膜睫状动脉存在,则其供血区呈舌形橘红色区(图17-2)。分支动脉阻塞时,则病变局限于该分支动脉营养区域,偶可见阻塞部位血管

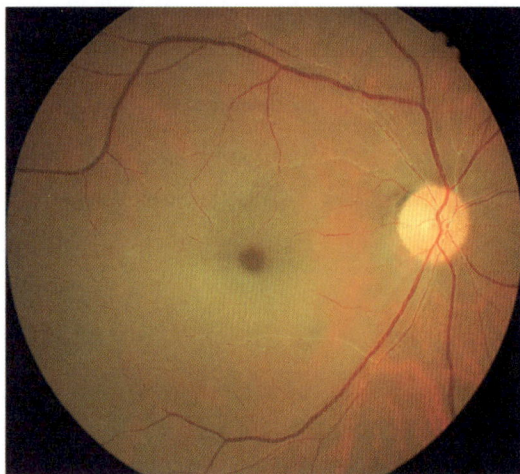

图 17-1 视网膜中央动脉阻塞
视网膜苍白,动、静脉变细,中心凹樱桃红斑

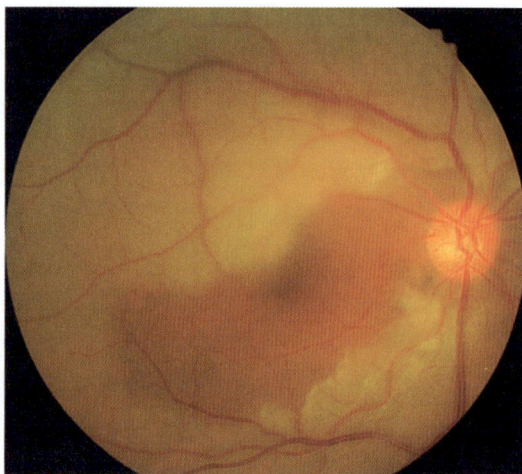

图 17-2 视网膜睫状动脉供血区
橘红色舌形的视网膜睫状动脉供血区

内有白色栓子,并有相应的视野缺损。

3. 并发症　视神经萎缩,视网膜中央静脉阻塞(central retinal veinoccluson,CRVO)多在发病2~3周后;或出现新生血管性青光眼。

【辅助检查】

1. 荧光素眼底血管造影　在病变发生时很难及时进行造影检查,多在发病后数小时、数日甚至数周后才进行此项检查,因此检查结果差异较大。其常见的变化有以下几种:①中央动脉主干无灌注;②动脉及静脉充盈迟缓,视网膜循环时间明显延长;③动脉小分支无灌注;④检眼镜下所见的血流"中断"部位,仍有荧光素通过;⑤毛细血管无灌注区;⑥部分血管壁见荧光素着染;⑦毛细血管扩张和侧支循环形成。晚期患者可能因阻塞部位的开放而见不到阻塞的荧光征象。

2. 光学相干断层扫描　视网膜内层水肿增厚,呈高反射信号。

3. 光学相干断层扫描血管成像　可判定血管阻塞程度。

4. 视网膜电图　特点是b波降低,这与组织病理学改变中的视网膜内层破坏相符合,除b波降低外,a波也降低,说明视网膜外层也有损害。

【诊断与鉴别诊断】

1. 诊断要点

(1) 视力突然下降或丧失。

(2) 视网膜动脉极细,血柱呈节段状。

(3) 视网膜中央动脉阻塞时,视网膜后极部广泛灰白色水肿混浊,黄斑部呈樱桃红斑;分支动脉阻塞时,其供血区视网膜灰白水肿混浊。

(4) 荧光素眼底血管造影显示臂-视网膜循环时间延长或静脉充盈时间迟缓。

2. 鉴别诊断

(1) 眼动脉阻塞:眼动脉阻塞常常误诊为CRAO,眼动脉阻塞的发病率比视网膜动脉阻塞更低,但对视功能的损害更严重,视力常降至无光感。视网膜灰白色水肿混浊更重,据报道,40%的患者眼底无樱桃红点。荧光素眼底血管造影表现为脉络膜弱荧光。病变晚期视盘色苍白,黄斑部有明显色素紊乱。ERG显示a波和b波均下降或消失。

(2) 缺血性视神经病变:分支动脉阻塞和不完全总干阻塞应与缺血性视神经病变相鉴别。缺血性视神经病变视力可正常或不同程度地降低,但不如视网膜动脉阻塞者严重;眼底视盘水肿、色淡、边界模糊,可有小片状出血,视网膜无细胞性水肿,黄斑部无"樱桃红点";视野改变为水平半盲、象限盲或垂直盲,常与生理盲点相连;荧光素眼底血管造影表现为视盘荧光充盈不均匀。

【治疗】

本病症情危急,必须中西医结合,尽早、尽快进行有效的抢救,以挽救视力。抢救以通为要,兼顾脏腑之虚实,辅以益气、行气。

1. 中医治疗

(1) 中医辨证论治

1) 气血瘀阻证

证候:外眼端好,骤然盲无所见,眼底检查可见视网膜动脉显著变细,甚则呈线状,血柱呈节段状或念珠状;视网膜弥漫性灰白色混浊水肿,黄斑区出现"樱桃红斑";兼情志抑郁或易怒,胸胁胀满,头痛眼胀;舌有瘀点,脉弦或涩。

治法:行气活血,通窍明目。

方药:通窍活血汤加减。失眠者,加首乌藤、酸枣仁以宁心安神;胸胁胀满甚者,酌加郁金、青皮以行气解郁;视网膜水肿甚者,酌加泽兰、益母草、车前子之类以活血化瘀、利水消肿;头昏痛者,酌加天麻、川牛膝以平肝、引血下行。

2)痰热上壅证

证候:视力骤降,眼部症状及眼底检查同气血瘀阻证;兼见形体多较胖,头眩而重,胸闷烦躁,食少恶心,口苦痰稠;舌苔黄腻,脉弦滑。

治法:涤痰通络,活血开窍。

方药:涤痰汤加减。方中酌加僵蚕、地龙、川芎、牛膝、麝香以增强活血通络开窍之力;若热邪较甚,则去人参、生姜、大枣,酌加黄连、黄芩以清热涤痰。

3)肝阳上亢证

证候:视力骤降,眼部症状及眼底检查同气血瘀阻证,头痛眼胀或眩晕时作,急躁易怒,面赤烘热,口苦咽干;舌淡红,脉弦细或数。

治法:滋阴潜阳,活血通络。

方药:镇肝熄风汤加减。方中酌加石菖蒲、丹参、地龙、川芎以助通络活血;心悸健忘,失眠多梦者,加首乌藤、珍珠母以镇静安神;五心烦热者,加知母、黄柏、地骨皮以降虚火;视网膜水肿混浊明显者,加车前子、益母草、泽兰、郁金以活血利水。

4)气虚血瘀证

证候:发病日久,视物昏蒙,眼底见视盘色淡白,动脉细而色淡红或呈白色线条状,视网膜水肿;或伴短气乏力,面色萎黄,倦怠懒言;舌质淡有瘀斑,脉涩或结代。

治法:补气养血,化瘀通络。

方药:补阳还五汤加减。酌加泽兰、牛膝以活血化瘀,利水消肿。心慌心悸,失眠多梦者,加酸枣仁、首乌藤、柏子仁以养心宁神;视衣色淡者,酌加枸杞子、楮实子、菟丝子、女贞子等益肾明目;伴情志抑郁者,加柴胡、白芍、青皮、郁金以疏肝解郁。

(2)针灸治疗

1)体针:眼周穴位可选睛明、球后、承泣、瞳子髎、攒竹、太阳等,远端穴位可选风池、合谷、内关、太冲、翳风、光明、肾俞、肝俞等,每次局部取2穴,远端取2穴,轮流交替使用,留针20~30分钟,每日1次,10日为1个疗程。经紧急处理后可持续针灸治疗1~3个月。

2)耳针:可取耳尖、眼、目1、目2、肝、胆、脾、肾、心、脑干、神门等穴,可与压丸结合,隔日1次。

3)头针:取视区,每日或隔日1次,10次为1个疗程。

(3)其他治疗

1)中成药:根据证型可选用复方丹参滴丸、复方血栓通滴丸、葛根素注射液等活血化瘀药物口服或静脉给药。

2)直流电离子导入治疗:选用复方丹参注射液或川芎嗪注射液等行眼局部电离子导入治疗,每次15分钟,每日1次,14次为1个疗程。

2.西医治疗

(1)内治

1)扩张血管:亚硝酸异戊酯0.2ml吸入,每隔1~2小时再吸1次,连用2~3次;舌下含化亚硝酸甘油酯片,每次0.3~0.6mg,每日2~3次;球后注射妥拉唑林12.5mg或硫酸阿托品1mg。

2)降低眼压:间歇性按摩眼球,或口服乙酰唑胺250mg每日3次。

3)吸氧治疗:吸入95%氧及5%二氧化碳混合气体,每小时10~15分钟。白天可每小时吸1次,晚上每4小时吸1次。

4）抗凝治疗：口服阿司匹林等。也有报道经眶上动脉注入纤维蛋白溶解剂，逆行进入眼动脉和视网膜中央动脉，使药物在局部达到高浓度。

（2）手术治疗：发病数小时内就诊者，可行前房穿刺术，通过在角膜边缘刺入前房，使房水流出，迅速降低眼压，将栓子冲向远端血管。手术创伤较小，可迅速缓解症状。

【预防与调护】

1. 平素应保持心情愉快，避免恼怒、紧张及烦躁暴怒。

2. 有高血压等心血管疾病者应及时治疗。

3. 饮食宜清淡，忌肥甘油腻之品及烟酒刺激之物。

4. 一旦发现视力骤降，应及时去医院诊治，以免延误病情。

二、视网膜静脉阻塞

视网膜静脉阻塞（retinal vein occlusion，RVO）是指视网膜中央静脉或分支静脉发生的阻塞，以阻塞远端静脉迂曲扩张、血流瘀滞，出血、水肿为特征。其是临床最常见的仅次于糖尿病视网膜病变的视网膜血管病，也是致盲性眼病之一。本病发病率为 0.6% ~ 1.6%，多见于老年人，近年来年轻人亦常见，多为单眼发病，多伴有高血压、动脉硬化、糖尿病等全身性疾病，男性稍多于女性。

本病根据阻塞部位的不同，可分为视网膜中央静脉阻塞和视网膜分支静脉阻塞；根据阻塞程度和缺血状况的不同，可分为缺血型和非缺血型。

本病无对应中医病名，以其发病急，外眼正常而视力骤降，乃至失明的特点，将其归属于中医学"暴盲""视瞻昏渺"（《证治准绳》）范畴。全国中医药行业高等教育"十二五"规划教材《中医眼科学》将本病归属于"络瘀暴盲"中。

【病因病理】

1. 西医病因病理　视网膜静脉阻塞的病因复杂，可能是多种因素共同作用的结果。常见的原因有血管外的压迫、静脉血流的淤滞、血液高黏度及静脉血管内壁的损害，致视网膜中央静脉的主干或分支发生栓塞，引起视网膜静脉血液回流障碍或中断。血管外的压迫多见于高血压及动脉硬化等，视神经筛板区狭窄、神经纤维拥挤对视网膜中央静脉产生压力，或视网膜动静脉交叉处的分支小动脉增厚硬化，压迫其邻近的静脉所致；静脉血流的淤滞多见于心脏功能不全、颈动脉狭窄或阻塞，大动脉炎等使视网膜动脉灌注压不足或眼压增高致静脉回流受阻；血液黏度增高，常发生于糖尿病患者，由血小板数量增多和凝集性增高所致；血管内壁的损害常由视网膜血管炎所致，使管壁水肿、内膜受损，内皮细胞增殖等使管腔变窄，血流受阻，常见于糖尿病者。

2. 中医病因病机　多种原因导致脉络瘀阻，血溢脉外而遮蔽神光，形成本病。结合临床，本病病因病机可归纳为：情志内伤，肝气郁结，肝失条达，气滞血瘀，血行不畅，血溢络外；或肝肾阴亏，水不涵木，肝阳上亢，气血上逆，血不循经而外溢；或过食肥甘厚味，痰湿内生，痰凝气滞，血脉瘀阻，或血行不畅，瘀滞脉内，久瘀伤络而出血。

【临床表现】

本病主要临床表现为视力下降和眼内出血。其症状与病程及阻塞部位有关。

1. 症状　视力突然减退，或有眼前黑影，严重者可骤降至眼前手动。中央静脉阻塞者视力较差，分支静脉阻塞者视力稍好。

2. 体征

（1）视网膜中央静脉阻塞：根据临床表现和预后可分为缺血型和非缺血型。缺血型：视盘充血、水肿，边界模糊，视网膜水肿，静脉高度迂曲怒张，部分隐没于出血及水肿之中，动脉呈硬化征象;视网膜出血呈火焰状,沿视网膜静脉分布;视网膜出血量多且浓密,进入玻璃体者眼底则无法窥清,久则视网膜出现黄白色硬性渗出或棉絮状白斑,或黄斑水肿。非缺血型:视盘及视网膜轻度水肿,静脉迂曲扩张,在病变未累及黄斑时自觉症状不明显,仅见沿血管分布的散在斑片状或点状出血(图17-3)。

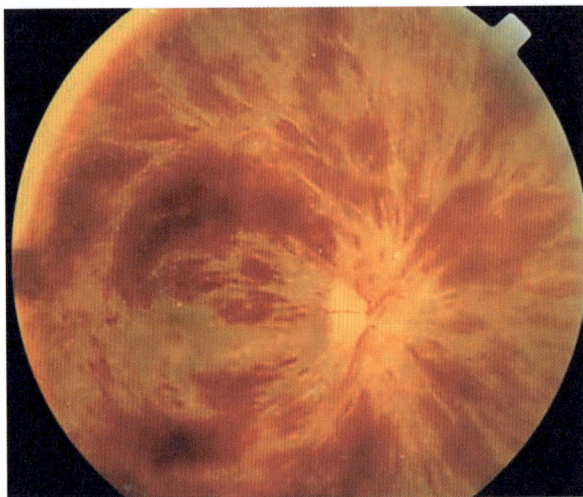

图 17-3 视网膜中央静脉阻塞
视网膜水肿,静脉迂曲怒张,视网膜火焰状出血

(2)视网膜分支静脉阻塞:也可分为缺血型和非缺血型。眼底表现以颞上分支静脉阻塞最为常见,鼻侧分支阻塞较少。阻塞支静脉迂曲扩张,受阻静脉引流区见视网膜浅层出血、水肿及棉绒斑(图17-4)。颞侧分支阻塞常可累及黄斑,而造成黄斑水肿,导致视力严重下降。缺血型较非缺血型严重。

缺血型视网膜静脉阻塞可出现视盘和/或视网膜新生血管而导致反复出血,形成玻璃体混浊、机化,最终形成牵拉性视网膜脱离,少数出现虹膜新生血管,继发新生血管性青光眼。非缺血型则后期仅遗留病变区血管平行白鞘或管状白鞘,视网膜面少许色素紊乱。

3. 并发症 可并发黄斑囊样水肿、玻璃体积血、新生血管性青光眼、牵拉性视网膜脱离等。

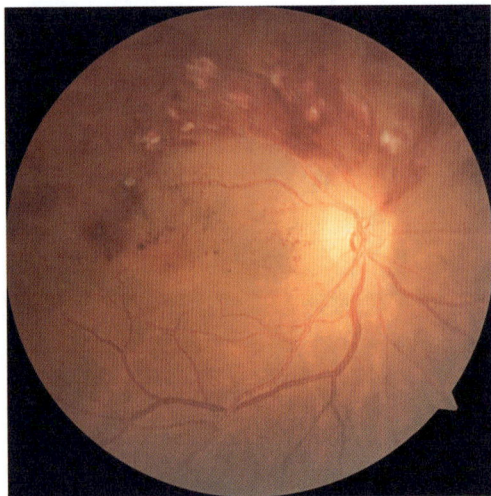

图 17-4 视网膜分支静脉阻塞
注:颞上分支静脉迂曲扩张,视网膜浅层出血、水肿及棉绒斑

【辅助检查】

1. 荧光素眼底血管造影 其因阻塞部位(总干、半侧、分支)、程度(完全、不完全)及病程早晚而有所不同,早期可见视网膜静脉充盈时间延长,出血区遮蔽荧光,阻塞区毛细血管扩张或有微血管瘤。造影后期可见毛细血管的荧光素渗漏,静脉管壁着染;或可见毛细血管无灌注区、黄斑区水肿、新生血管的荧光征象。

2. 光学相干断层扫描 可定量测量黄斑水肿厚度。

3. 光学相干断层扫描血管成像　可定量测量黄斑区血管功能。

4. 视野　中央视野可因黄斑及其附近损害(水肿、出血)有中心或旁中心暗点;周边视野有与阻塞区相应的不规则向心性缩小,亦可无明显影响。

【诊断与鉴别诊断】

1. 诊断要点

(1) 突然视力下降或眼前黑影飘动。

(2) 视网膜静脉扩张迂曲,呈腊肠状。沿视网膜血管广泛的火焰状出血,视网膜水肿、渗出及棉绒斑,如出血量多进入玻璃体,则无法看清眼底。

(3) 荧光素眼底血管造影对诊断及分型有重要参考价值。

2. 鉴别诊断

(1) 糖尿病视网膜病变:糖尿病是视网膜静脉阻塞的常见诱发因素,两者应予鉴别。糖尿病视网膜病变有明确糖尿病病史,以双眼发病,眼底可见多个象限出现微血管瘤、硬性渗出及出血、视网膜新生血管形成为特征。

(2) 高血压性视网膜病变:高血压性视网膜病变是由高血压引起的眼部并发症,常为双眼发病,出血表浅,后极部多见,以动脉改变为主,常有黄斑星芒状渗出。

【治疗】

本病西医目前尚无有效治疗药物,一般以对症治疗为主。本病属非缺血型者以中医治疗为主,缺血型者以中西医结合治疗为主。中医学认为本病的基本病机是脉络瘀阻,血不循经,溢于目内;阻塞是瘀,离经之血亦是瘀,故本病病机关键是血瘀,且与气滞、气虚、痰饮、水湿等相关,故以活血祛瘀为主要治法,治疗时应注意止血勿留瘀,消瘀的同时避免再出血,并结合全身证候,辅以理气解郁、平肝潜阳、祛痰利湿、滋阴降火等法,以促进视网膜出血的吸收和视网膜水肿的消退,防止并发症的发生。在对症治疗的同时应积极寻找病因,治疗原发病。

1. 中医治疗

(1) 中医辨证论治

1) 气滞血瘀证

证候:眼外观端好,视力急降,眼底见视网膜静脉过曲扩张,视网膜火焰状出血、水肿,或静脉旁局灶性出血;可伴见眼胀头痛,胸胁胀闷;或情志抑郁,食少嗳气,烦躁失眠;舌红有瘀斑,苔薄白,脉弦或涩等。

治法:理气解郁,化瘀止血。

方药:血府逐瘀汤加减。出血初期舌红脉数者,去川芎、当归,加荆芥炭、白茅根、侧柏叶、大蓟、小蓟以凉血止血;眼底出血较多,血色紫暗者,加生蒲黄、茜草、三七以化瘀止血;视盘充血水肿,视网膜水肿明显者,为血不利化为水,加泽兰、益母草、车前子以活血利水;失眠多梦者,加珍珠母、首乌藤以镇静安神。

2) 阴虚阳亢证

证候:眼症同气滞血瘀证;兼见头晕耳鸣,面热潮红,头重脚轻,失眠多梦,烦躁易怒,腰膝酸软;舌红少苔,脉弦细。

治法:滋阴潜阳。

方药:天麻钩藤饮加减。潮热口干明显者,加生地黄、麦冬、知母、黄柏等以滋阴降火;头重脚轻,腰膝疲软者,加龟甲、首乌、白芍等以滋阴潜阳;纳食不佳者,加神曲、陈皮等以理气醒脾。

3) 痰瘀互结证

证候:眼症同气滞血瘀证,或病程较长,眼底水肿渗出明显,或有黄斑囊样水肿;兼体胖,头重眩晕,胸闷脘胀,舌苔腻或舌有瘀点,脉弦或滑。

治法:清热除痰,化瘀通络。

方药:桃红四物汤合温胆汤加减。视网膜水肿,渗出明显者,可加车前子、益母草、泽兰以活血利水消肿。

(2) 针灸治疗:选取睛明、承泣、球后、攒竹、瞳子髎、太阳、风池、太冲等穴,每次取 2~4 穴,针刺用平补平泻法,留针 20~30 分钟,每日 1 次,10 日为 1 个个疗程。

(3) 其他治疗

1) 中成药:根据证型可选用复方丹参滴丸、复方血栓通滴丸、葛根素注射液、复方血栓通注射液、血塞通注射液等活血化瘀药物口服或静脉给药。

2) 直流电离子导入治疗:选用尿激酶、复方丹参注射液或川芎嗪注射液、碘制剂行眼局部直流电离子导入治疗,每次 15 分钟,每日 1 次,14 次为 1 疗程。

2. 西医治疗

(1) 内治

1) 病因治疗:积极治疗原发病,如心脑血管疾病、高血压、糖尿病等。如有血管炎症,可使用糖皮质激素治疗,特别是青壮年患者。

2) 纤溶制剂:可用尿激酶、去纤酶静脉滴注或口服胰激肽释放酶片。这些药物适用于血黏度增高的患者。使用前应检查纤维蛋白及凝血酶原时间,低于正常值者不宜用。有出血倾向者慎用。

3) 抗血小板聚集药:可口服阿司匹林肠溶片、双嘧达莫。

(2) 局部治疗

1) 玻璃体腔药物注射治疗:对于视网膜静脉阻塞黄斑水肿者,可玻璃体腔注射糖皮质激素,但有发生激素性青光眼和白内障的风险,部分患者易复发;近年来,临床上应用玻璃体腔注射抗 VEGF 药物治疗黄斑水肿研究取得了巨大进展,疗效确切,水肿消退迅速,视力可有不同程度的改善,但易复发。因此将两者联合应用,可降低复发率。临床常用抗 VEGF 药物:①单抗类,如雷珠单抗、贝伐单抗;②融合蛋白类,康柏西普、阿柏西普。

2) 激光光凝治疗:对于 CRVO 患者,如周边视网膜有无灌注区形成,可行周边视网膜光凝治疗,对于缺血型者,应行全视网膜光凝,预防发生新生血管相关并发症。对于 BRVO 患者,若视网膜存在大面积无灌注区新生血管时,应行阻塞区视网膜光凝,预防和促使新生血管萎缩消退。

(3) 手术治疗:视网膜静脉阻塞严重,出血进入玻璃体导致大量非吸收性玻璃体积血和/或视网膜脱离时,可行玻璃体切割术治疗。

【预防与调护】

1. 出血期应注意休息,减少运动,取半坐卧位。

2. 饮食宜清淡而富有营养,忌辛辣,戒烟慎酒。

3. 调畅情志,避免情绪激动。

4. 本病有可能反复出血,应坚持长期治疗和观察。

三、视网膜血管炎

视网膜血管炎(retinal periphlebitis)又称 Eales 病、视网膜静脉周围炎、青年性复发性视网膜玻璃体出血,是导致青年人视力丧失的重要视网膜血管病。本病以视网膜周边部小血管闭塞、血管旁白鞘、反复发生视网膜出血和视网膜新生血管形成为临床特征。其发病率约为眼底病患者的 2%,多见于 20~40 岁男性,多双眼先后发病,但双眼发病时间和病变的严重程度不一,常因并发视网膜脱离而失明。

本病在中医文献中无对应的病名,根据其眼部表现将其归属于"暴盲""视瞻昏渺""云雾移睛""目衄"等范畴。全国中医药行业高等教育"十三五"规划教材《中医眼科学》将本病列入"络损暴盲"范畴。

【病因病理】

1. 西医病因病理 本病病因尚未明确,可能与多种因素有关。该病在西方国家少见,在我国、印度及部分中东国家较常见,由于有地域的分布差异,过去认为可能与结核菌感染有关,也可能与邻近组织、全身炎症性病灶,以及糖尿病、内分泌障碍等因素有关。本病多认为是一种过敏反应性疾病,或属于视网膜静脉血管壁的隐匿性炎症。

2. 中医病因病机 多种原因导致眼部脉络损伤、血溢脉外而遮蔽神光,形成本病。结合临床本病病因病机可归纳为:心肝火旺,循经上攻目窍,灼伤脉络,血溢脉外;或七情内伤,肝气郁结,郁久化火,火郁脉络,脉络受损,血溢络外;或久病伤阴,阴虚火旺,虚火上炎,灼伤脉络,血溢络外;或脾虚气弱,脾不摄血,血不循经而外溢。

【临床表现】

1. 症状 早期可无症状,一般就诊时表现为视物模糊、眼前有黑影或红色漂浮物。

2. 体征 外眼正常,早期眼底视网膜周边部小静脉迂曲,不规则扩张,可扭曲呈螺旋状,周围伴有白鞘及白色渗出物,附近视网膜水肿,有数量不等、形状不一的出血灶及渗出斑。随病情的发展,晚期视网膜周边部小血管闭塞,形成大片无灌注区和新生血管,出血进入玻璃体,而导致玻璃体积血,视力急剧下降,仅有光感或指数;反复出血者,可致视网膜结缔组织增生形成机化膜,产生增生性玻璃体视网膜病变,严重者并发牵拉性视网膜脱离。(图 17-5)

3. 并发症 本病主要的并发症有增生性玻璃体视网膜病变、牵拉性视网膜脱离、新生血管性青光眼、并发性白内障等。

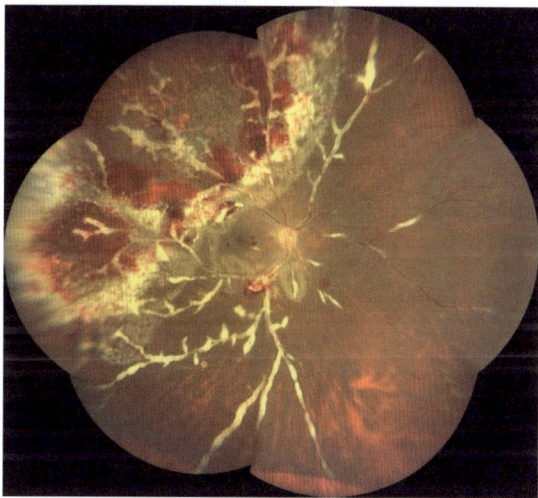

图 17-5 Eales 病
注:静脉迂曲扩,周围白鞘,周边小血管闭塞

【辅助检查】

1. 荧光素眼底血管造影 受累小静脉管壁有荧光素渗漏和组织着染,毛细血管扩张,微动脉瘤形成,部分患者可见周边大片毛细血管无灌注区和视网膜新生血管形成。

2. 光学相干断层扫描血管成像 可测量视网膜、脉络膜血管功能情况。

3. 眼部超声检查 部分患者呈现玻璃体积血、增生性玻璃体视网膜病变的典型回声波。

4. 结核菌素试验部分患者呈阳性。

【诊断与鉴别诊断】

1. 诊断要点

(1) 以青年男性多见,常反复发作,多双眼先后发病。

（2）早期病变尚未累及后极部时可无症状,或可出现眼前黑影遮挡或视力下降,甚至失明。眼底检查视网膜周边部小静脉迂曲扩张,管径不规则,可扭曲呈螺旋状,周围有白鞘,附近视网膜水肿、出血、渗出,出血可进入玻璃体,造成程度不同的血性混浊。反复出血者,可见机化膜或条索形成,严重者可造成牵拉性视网膜脱离。

（3）荧光素眼底血管造影:显示病变区血管充盈异常,毛细血管无灌注、荧光遮蔽或新生血管形成。

2. 鉴别诊断

（1）视网膜中央静脉阻塞:常见于中老年人,多单眼发病,病变多位于后极部,以视网膜中央静脉迂曲扩张、视网膜血管火焰状出血为主要特征。而视网膜周围静脉炎多见于青年人,多双眼发病,病变多位于视网膜周边部,以周边部视网膜出血、渗出、水肿为主要表现。

（2）糖尿病视网膜病变:有糖尿病病史。病变部位可位于后极部、赤道部和周边部,早期以视网膜微血管瘤、渗出、点片状出血为主,随病情发展可出现广泛的毛细血管闭塞区、黄斑囊样水肿、视网膜新生血管及增生性视网膜病变。

【治疗】

本病在西医对症治疗的同时应查找病因,治疗原发病。鉴于中医药在止血、促进出血吸收,减轻水肿,减少并发症方面的显著优势,故本病的治疗以中医治疗为主,出血期间,宜以止血为主,但要注意止血而不留瘀;并结合全身证候,辅以清热凉血、疏肝解郁、滋阴降火、健脾益气等治法,活血化瘀贯穿整个治疗全过程,以促进视网膜出血的吸收,改善视功能和减少复发及并发症的发生。

1. 中医治疗

（1）中医辨证论治

1）血热伤络证

证候:眼外观端好,视力急降或眼前黑影,眼底血管迂曲怒张,出血量多而色鲜红,或玻璃体积血,眼底窥不清;伴心烦失眠,口舌生疮,小便短赤;舌红苔黄,脉数。

治法:清热凉血,止血活血。

方药:宁血汤加减。出血初期舌红脉数者可酌加荆芥炭、白茅根、小蓟以凉血止血;出血较多,色暗者,可加生蒲黄、茜草、郁金以化瘀止血;视网膜水肿明显者,可加车前子、益母草以活血利水;心烦失眠者,选加远志、首乌藤、黄柏、栀子等以清热除烦。

2）肝郁血瘀证

证候:眼症同血热伤络证;伴头痛眼胀,眩晕耳鸣,烦躁易怒,胸胁胀痛,口苦咽干;舌红苔黄,脉弦数。

治法:疏肝解郁,活血化瘀。

方药:丹栀逍遥散合血府逐瘀汤加减。肝火炽盛者,可加龙胆、泽泻以清泄肝火;瘀血日久未消,可加郁金、枳壳、鸡内金等以行气活血。

3）阴虚火旺证

证候:视网膜反复出血,但量较少或有新生血管;兼见素体阴虚,五心烦热,唇红颧赤,口干咽燥;舌红少苔,脉细数。

治法:滋阴降火,活血化瘀。

方药:知柏地黄丸加减。可酌加生蒲黄、墨旱莲、石决明、龟甲等以增强滋阴降火、活血祛瘀之力;反复出血日久,可加浙贝母、昆布等以软坚散结。

4）脾虚气弱证

证候:反复出血,血色较淡;伴有面色萎黄,心悸健忘,神疲乏力,少气懒言,纳差便溏;舌淡胖边有齿印,苔薄白,脉细或细弱。

治法:健脾益气,摄血祛瘀。

方药:归脾汤加减。出血初期量多者,可加仙鹤草、白及等以收敛止血;出血量少或已止者,可加生地黄、泽兰、三七、丹参等以增活血祛瘀之效。

(2)针灸治疗:选取承泣、攒竹、瞳子髎、太阳、风池、太冲、阳白、肾俞、肝俞等穴,每次取2~4穴,交替使用,根据证候虚实,针刺用平补或平泻法,留针20~30分钟,每日1次,10日为1个疗程。

(3)其他治疗

1)中成药:根据证型兼血瘀者可选用复方丹参滴丸、复方血栓通滴丸、川芎嗪注射液、香丹注射液等活血化瘀药物口服或静脉给药;兼气虚者,可用黄芪注射液静脉滴注。

2)直流电离子导入治疗:选用丹参注射液或川芎嗪注射液、红花注射液、普罗碘铵注射液行眼局部直流电离子导入治疗,每次15分钟,每日1次,14次为1个疗程。

2.西医治疗

(1)内治

1)病因治疗:抗结核治疗及去除耳、口腔、鼻部等眼部邻近组织的感染性疾病。

2)糖皮质激素治疗:早期应用可控制或减轻血管炎症反应。

(2)局部治疗

1)视网膜激光光凝:对于视网膜有毛细血管无灌注区,或新生血管形成者,可行激光光凝治疗。

2)玻璃体腔药物注射:对于视网膜静脉周围炎出现黄斑水肿者,可选择玻璃体腔注射抗VEGF药物。

(3)手术治疗:严重玻璃体积血,观察3个月出血未吸收,或并发增生性玻璃体视网膜病变者,可行玻璃体手术。如并发视网膜脱离者,应联合视网膜复位手术。

【预防与调护】

1.出血期间,宜半卧位休息,包扎双眼或戴针孔镜限制眼球运动。

2.饮食宜清淡,忌食辛辣刺激油腻之品。

3.保持心情舒畅,避免急躁易怒和悲观情绪。

4.避免过度疲劳,节制房事,是预防本病复发的重要措施。

5.本病常为双眼罹患,对单眼反复玻璃体积血患者,健眼应注意散瞳检查周边部视网膜,必要时行FFA检查,以期早日确诊。

四、外层渗出性视网膜病变

外层渗出性视网膜病变又称视网膜毛细血管扩张症(retinal telangiectasis)或Coats病,或称外层渗出性视网膜病变(external exudative retinaopathy),是以视网膜出现大量白色或黄白色渗出和血管异常为临床特征的眼底疾病。本病好发于青少年男性,多单眼发病。病程缓慢,呈进行性发展,本病早期不易察觉,直到视力显著减退,出现白瞳征或废用性外斜时才被发现。本病预后较差,一般不能治愈,仅可通过治疗改善症状,延缓发展。

本病在中医文献中尚无直接对应的病名记载。根据其发病特点将其归属于中医学"视瞻昏渺""云雾移睛"等范畴。

【病因病理】

1.西医病因病理　本病的病因尚未明确。有学者认为可能与感染有关,儿童和青少年发病可能是由先天性视网膜小血管异常所致,成年患者的病因则比较复杂,可能与内分泌失调和代谢障碍有关。

2. 中医病因病机　本病多因先天禀赋不足,精血无以上承,目失所养;或肾精亏乏,水不济火,心火上扰,灼伤络脉;或饮食不节,脏腑精气不能上荣于目;或脾失健运,水湿内停,日久蕴积成痰,痰瘀互结,脉络受阻等,导致目内渗出、出血及络脉异常。

【临床表现】

1. 症状　早期无自觉症状,直至后期视力显著下降或瞳孔区出现黄白色反射,或外斜视时才引起注意而就诊。

2. 体征　典型的眼底改变为视网膜渗出和血管异常。视网膜渗出呈多量形态各异的白色或黄白色,以颞侧多见,位于视网膜下和视网膜深层,渗出灶附近常可见点状发亮的胆固醇结晶小体,累及黄斑时可见星状或环形硬性渗出;病变区视网膜血管呈显著扭曲,不规则囊样扩张或串珠状,视网膜点片状出血,可伴有新生血管或血管异常吻合(图 17-6)。

3. 并发症　可并发视网膜脱离、增生性玻璃体视网膜病变、虹膜睫状体炎、并发性白内障和继发性青光眼等。

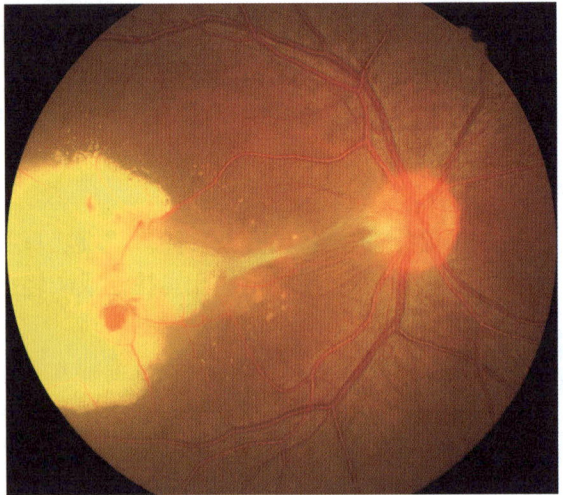

图 17-6　外层渗出性视网膜病变
黄斑区视网膜下黄白色大片脂质渗出,继发的新生血管膜牵拉病灶处视网膜

【辅助检查】

1. 荧光素眼底血管造影　对于本病的诊断和治疗极为重要。病变区视网膜小动脉和小静脉扩张迂曲,尤以小动脉为重,大片毛细血管扩张,有微动脉瘤形成;血管形态异常,管壁呈囊样扩张,或呈串珠状动脉瘤;有些患者视网膜小静脉和毛细血管闭塞,出现大片状无灌注区、动静脉异常吻合,出血处荧光遮蔽,或有视网膜新生血管形成。若黄斑受损,则可出现不完全或完全花瓣状或蜂房样荧光素渗漏。

2. 光学相干断层扫描血管成像　可定量测量视网膜毛细血管功能。

3. 眼部超声检查　表现为多量点状回声。

【诊断与鉴别诊断】

1. 诊断要点

(1) 患者多为青少年男性,多单眼发病。

(2) 视网膜血管迂曲扩张,视网膜大片状黄白色渗出。

(3) 荧光素眼底血管造影有助于诊断。

2. 鉴别诊断

(1) 视网膜母细胞瘤:常见于儿童,视网膜出现圆形或椭圆形黄白色肿块,边缘不清,表面不平,有新生血管或出血点,或伴有浆液性脱离;也可有假性前房积脓、角膜后沉着物、虹膜表面灰白色结节,严重者出现眼球表面肿块,眼球突出,淋巴结或其他转移灶。眼部超声检查提示高强度肿瘤回声。CT 检查可见眼内高密度肿块。

(2) 家族性渗出性玻璃体视网膜病变:常染色体显性遗传性眼病。多双眼发病,以颞侧视网膜无血管化为特征,表现为周边部纤维血管增生和牵拉性视网膜脱离。

（3）早产儿视网膜病变：为早产儿，孕期多在 34 周以下，出生后有吸氧史。视网膜缺氧，后极部血管扩张、扭曲，新生血管形成，锯齿缘后带状内嵴及增殖性视网膜脱离，后期视网膜脱离呈漏斗状。眼部超声检查表现为双侧视网膜脱离回声。

【治疗】

本病早期病变可行激光光凝或冷冻治疗，已发生渗出性视网膜脱离者行手术治疗。中医辨证治疗也可阻止病情进展，挽救部分视力。

1. 中医治疗

（1）中医辨证论治

1）肾精亏虚证

证候：视物昏蒙，眼内干涩，视网膜反复渗出、出血；兼见头晕耳鸣，腰膝酸软，夜卧多梦；舌红苔少，脉沉细。

治法：滋补肝肾，益精明目。

方药：驻景丸加减。出血渗出日久不消者，可加黄芪、丹参等以益气祛瘀。

2）脾虚气弱证

证候：眼症同肾精亏虚证；伴有神疲乏力，胃纳欠佳；舌淡苔薄白，脉弱。

治法：健脾益气，活血化瘀。

方药：益气聪明汤加减。渗出明显者，可加琥珀、瓜蒌仁、浙贝母、桔梗等以化痰散结；瘀血重者，可加赤芍、丹参、三七等以增强活血化瘀之力。

3）痰瘀滞结证

证候：病程久或反复视网膜黄白色渗出、出血，或有新生血管形成；伴眼胀不适；舌有瘀点或瘀斑，脉滑或涩。

治法：化痰散结，活血化瘀。

方药：温胆汤和桃红四物汤加减。新鲜出血者，去桃仁、红花，酌加生蒲黄、仙鹤草、茜草等以凉血止血；渗出多者，可酌加鸡内金、苍术、厚朴等以燥湿散结；有机化物形成者，可酌加昆布、海藻、桔梗、龙骨、牡蛎等软坚散结。

（2）针灸治疗：选取睛明、球后、承泣、攒竹、瞳子髎、太阳、风池、太冲、肾俞、肝俞等穴，每次取 2~4 穴，交替使用，根据证候虚实，针刺用平补或平泻法，留针 20~30 分钟，每日 1 次，10 日为 1 个疗程。

（3）其他治疗

1）中成药：根据证型不同可选用和血明目片、明目地黄丸口服或复方血栓通注射液静脉给药。

2）直流电离子导入治疗：选用丹参注射液或川芎嗪注射液、红花注射液、普罗碘铵注射液行眼局部直流电离子导入治疗，每次 15 分钟，每日 1 次，14 次为 1 个疗程。

2. 西医治疗

（1）内治

1）糖皮质激素：疗效不确切，早期应用可促进视网膜水肿和渗出的吸收，但不能控制病情进展。

2）抗 VEGF 治疗：近年有学者尝试使用抗 VEGF 药物玻璃体腔注射，对于减轻渗出有一定疗效。

（2）局部治疗

1）视网膜激光光凝：对早期病例效果较好。目的是封闭视网膜血管病变区使异常血管闭塞，减少渗出，促使视网膜瘢痕形成，阻止病情进展，保留部分视力。

2）冷冻疗法：对视网膜异常血管冷凝,可单独使用或与激光合并使用,有一定效果。

3）透热凝固术：用巩膜表面透热凝固术热凝病变区。

（3）手术治疗：病变严重者,如有前膜形成和视网膜脱离,可行玻璃体切割术和视网膜切开术去除视网膜下渗出,保留部分视网膜功能和视力;如果病情非常严重,视力损失严重,并发继发性青光眼且眼痛难忍者可行眼球摘除术。

【预防与调护】

忌食辛辣炙煿,以及荔枝、咖啡等易化火生痰之食品。

五、糖尿病视网膜病变

糖尿病视网膜病变(diabetic retinopathy,DR)是由糖尿病(diabetes mellitus,DM)引起的严重并发症,是以视网膜血管闭塞性循环障碍为主要病理改变特征的致盲眼病。在长期高血糖影响下可发生一系列生理生化及组织病理损害,病程及血糖控制程度是本病发生、发展的重要因素。

DR 是 50 岁以上人群的重要致盲眼病之一,在西方国家是致盲主要原因。随着我国人民生活水平的提高及生活习惯、饮食结构的改变,我国的糖尿病患病率在过去的 10 年中明显提高,其并发症 DR 也日益增多。据统计,国内 DM 患者中 DR 的患病率在 44% ~ 51.3% ,与病程、血糖控制程度、高血压、肾功能损害等全身因素相关。

DR 因其病情及临床表现不同,故中医对应病名各异。病变初期可无眼部症状,当眼底发生出血、水肿或黄斑部受影响时,可出现视力下降、眼前黑影、飞蚊症及视物变形等“视瞻昏渺”症状;如出血进入玻璃体,则可出现“云雾移睛”或“暴盲”的症状。因此,DR 属中医眼科“暴盲”“云雾移睛”或“视瞻昏渺”范畴。全国中医药行业高等教育“十二五”规划教材《中医眼科学》称“消渴内障”。

【病因病理】

1. 西医病因病理　糖尿病视网膜病变的发病机制十分复杂,许多方面仍未完全清楚。糖尿病病理改变是引起视网膜病变的主要因素,糖尿病视网膜病变为视网膜微循环对新陈代谢、内分泌、血液学损害的反应,表现为微循环结构及功能紊乱,即基底膜增厚、内皮细胞增生、毛细血管内周细胞选择性丢失、微血管瘤形成、新生血管形成,在此基础上出现视网膜各种病理改变。

2. 中医病因病机　多因素体阴亏或病久伤阴,虚火内生,火性上炎,灼伤目中血络,血溢目内;或气血亏虚,气无所化,气阴两虚,目失所养,或因虚致瘀,血络不畅而成;或饮食不节,过食肥甘厚腻致脾胃损伤,或情志伤肝,肝郁犯脾,致脾虚失运,痰湿内生上蒙清窍,或脾不统血而血溢目内;或禀赋不足,脏腑柔弱,或劳伤过度、伤耗肾精、脾肾两虚,目失濡养。

虚实夹杂、本虚标实是糖尿病性视网膜病变的证候特点,气阴两虚贯穿于疾病的整个过程。

【临床表现】

1. 症状　早期眼部常无自觉症状,常见的主诉为闪光感、飞蚊症及视力减退,但均非特异性。严重的玻璃体积血可致视力突然丧失。

2. 体征　因疾病不同时期而所见各异,具体见表 17-1、表 17-2。单纯期(非增殖期)可见微动脉瘤、斑点状出血、硬性渗出、棉絮斑、毛细血管闭锁及视网膜血管病变、黄斑水肿;增殖期还可见玻璃体混浊、视网膜新生血管及纤维组织增殖,视网膜出血量多可引起玻璃体积血、增殖及牵引性视网膜脱离(图 17-7)。

表 17-1　第三届全国眼科学术会议制定的糖尿病视网膜病变临床分期

类型	分期	眼底病变
单纯型	Ⅰ	有微动脉瘤或并有小出血点：（＋）较少，易数；（＋＋）较多，不易数
	Ⅱ	有黄白色"硬性渗出"或并有出血斑：（＋）较少，易数；（＋＋）较多，不易数
	Ⅲ	有白色"软性渗出"或并有出血斑：（＋）较少，易数；（＋＋）较多，不易数
增殖型	Ⅳ	眼底有新生血管或并有玻璃体积血
	Ⅴ	眼底有新生血管和纤维增殖
	Ⅵ	眼底有新生血管和纤维增殖，并发生视网膜脱离

注："较少，易数"和"较多，不易数"均包括出血斑点。

表 17-2　2002 年悉尼国际眼科学术会议糖尿病视网膜病变分期标准及黄斑水肿分级

疾病严重程度	散瞳眼底检查所见
无明显视网膜病变	无异常
轻度 NPDR	仅有微动脉瘤
中度 NPDR	微动脉瘤，轻于重度 NPDR 表现
重度 NPDR	无 PDR 表现，出现下列任一表现：
	1. 任一象限有多于 20 处视网膜内出血
	2. ＞2 个象限静脉串珠样改变
	3. ＞1 个象限显著的视网膜微血管异常
增生性玻璃体视网膜病变	出现以下一种或多种改变： 新生血管形成、玻璃体积血或视网膜前出血
黄斑水肿的临床分级	
轻度糖尿病性黄斑水肿	远离黄斑中心的后极部分视网膜增厚和硬性渗出
中度糖尿病性黄斑水肿	视网膜增厚和硬性渗出接近黄斑但未涉及黄斑中心
重度糖尿病性黄斑水肿	视网膜增厚和硬性渗出累及黄斑中心

注："NPDR"指非增殖型糖尿病视网膜病变，"PDR"指增殖型糖尿病视网膜病变。

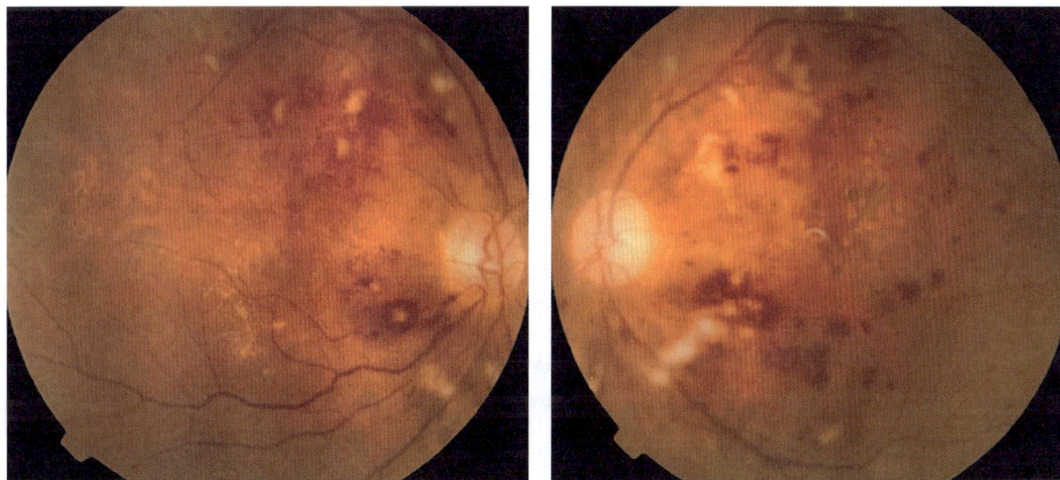

图 17-7　糖尿病视网膜病变

3. 并发症

（1）玻璃体积血：视网膜新生血管出血进入玻璃体，使眼底难于看清。

（2）新生血管性青光眼：在广泛视网膜毛细血管闭塞基础上，虹膜、前房角等处新生血管生长，发生"虹膜红变"及新生血管性青光眼。

【辅助检查】

1. 空腹血糖和糖化血红蛋白（HbA1c）　是帮助诊断糖尿病的重要实验室检查。糖化血红蛋白水平在糖尿病视网膜病变患者的长期随访中也很重要。

2. 荧光素眼底血管造影　具有决定性的诊断价值。在 FFA 下可出现多种异常荧光状态，如微动脉瘤样强荧光，黄斑拱环扩大，毛细血管扩张、渗漏，窗样缺损与色素上皮功能失代偿等。FFA 对毛细血管闭塞即无灌注区的范围、大小可做出定量估计；对黄斑病变（水肿、囊样变性、缺血等）的性质、范围、程度可做出诊断；对新生血管的部位、活动程度进行估计（图 17-8、图 17-9）。

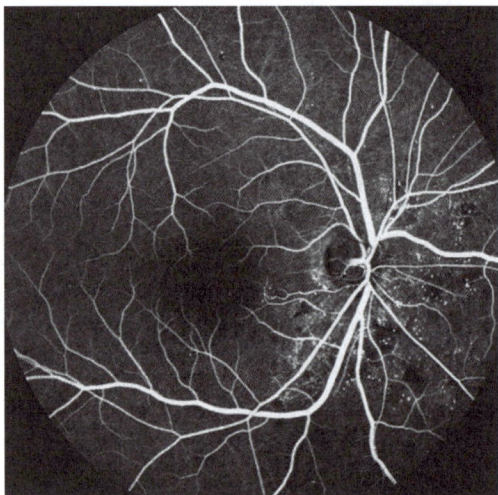

图 17-8　糖尿病视网膜病变 FFA（患者 1）　　　　图 17-9　糖尿病视网膜病变 FFA（患者 2）

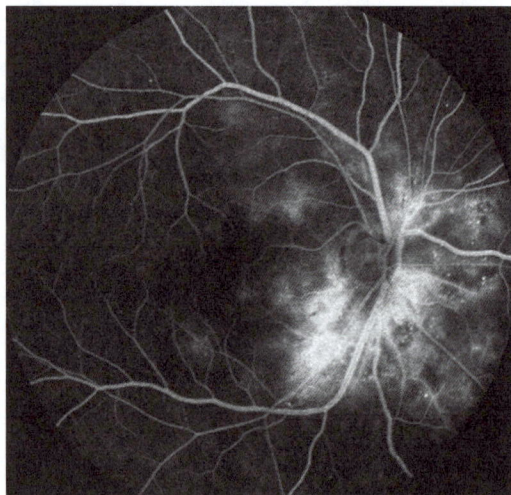

3. 视网膜电图振荡电位（oscillatory potentials，Ops）　为视网膜电图的亚成分，Ops 能客观而敏锐地反映视网膜内层血液循环状态，特别是糖尿病视网膜病变的早期，在检眼镜未能发现视网膜病变时，Ops 就能出现有意义的改变。

4. 光学相干断层扫描　可以确定视网膜的厚度、是否存在视网膜肿胀及玻璃体黄斑牵拉。本检查法适用于糖尿病性黄斑水肿或临床上明显的黄斑水肿的诊断和治疗（图 17-10）。

5. 眼部 B 型超声　对有严重玻璃体积血无法观察眼底的病变眼，B 型超声检查有助于了解视网膜玻璃体增生程度及有无牵拉性视网膜脱离。

6. 光学相干断层扫描血管成像　OCTA 是一种非侵入性的新型眼底影像学检查技术，它通过探测血管腔内血细胞的运动，能够快速、安全地获得高分辨率的视网膜和脉络膜血管影像。对于糖尿病视网膜病变早期患者，OCTA 可见眼底视盘黄斑区血流密度降低，能及时在患者未出现视网膜病变时对患者眼底血管和神经病变做出提示。

【诊断与鉴别诊断】

1. 诊断要点

（1）确诊为糖尿病患者。

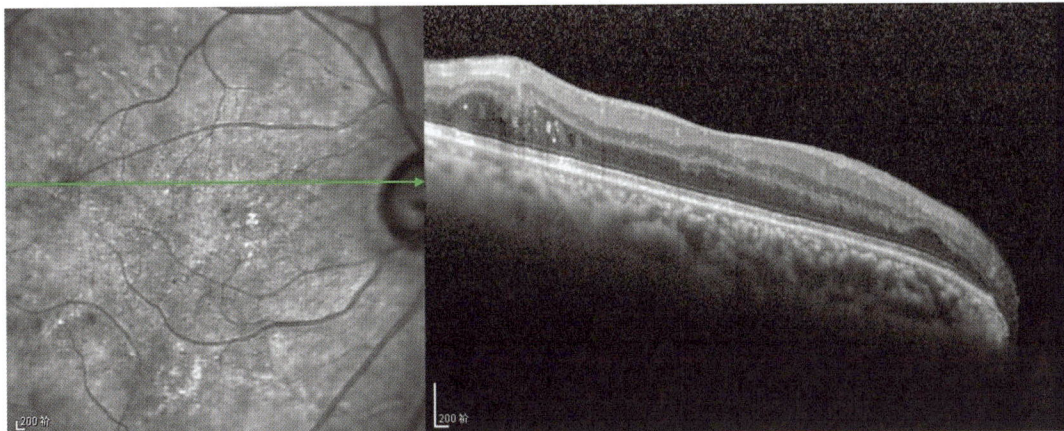

图 17-10 糖尿病视网膜病变 OCT

（2）眼底检查见视网膜微动脉瘤、出血、渗出、水肿、新生血管形成,或发生增生性玻璃体视网膜病变。

（3）荧光素眼底血管造影及视觉电生理检查可协助诊断。

2. 鉴别诊断 本病需与视网膜静脉阻塞(RVO)进行鉴别(表 17-3)。

表 17-3 DR 与 RVO 的鉴别

病名	DR	RVO
病因	糖尿病	动脉硬化、高血压等
眼别	双眼	多为单眼
视力	多缓慢下降、部分突然下降	多突然下降
视盘	多正常	可充血、水肿
视网膜	微动脉瘤、斑点状出血、水肿、渗出、增殖膜	火焰状出血、渗出,偶见微动脉瘤
视网膜血管	静脉扩张、毛细血管闭塞,后期新生血管	静脉扩张迂曲明显,亦可出现新生血管

【治疗】

由于本病的西医病理机制复杂,目前仍未完全清楚,因此治疗上以控制血糖为基础,兼顾全身的微血管治疗。本病以眼底激光治疗及玻璃体切割手术为主,药物治疗为辅,但尚无特效药物。中医则根据气阴两虚、肝肾不足、阴阳两虚而致脉络瘀阻、痰浊凝滞的本虚标实基本病机,以益气养阴、滋养肝肾、阴阳双补治其本,通络明目、活血化瘀、化痰散结治其标。多项研究表明,中医在保护视功能、改善眼底病变及治疗全身症状方面具有一定优势。

因此,在控制血糖的基础上,以中医辨证论治为主,适当采用眼底激光光凝术或手术的中西医结合治疗,能提高患者的疗效。

1. 中医治疗

（1）中医辨证论治

1）气阴两虚证

证候:视力下降或眼前黑影飘动,眼底见视网膜或黄斑水肿,渗出、出血等;面色少华,神疲乏力,少气懒言,咽干、自汗,五心烦热;舌淡,脉虚无力。

治法:益气养阴,活血利水。

方药:六味地黄丸合生脉散加减。自汗、盗汗者,加黄芪、生地黄、牡蛎、浮小麦以益气固表;视网膜水肿、渗出明显者,加猪苓、车前子、益母草以利水渗湿;视网膜出血者可加三七、墨旱莲以活血化瘀。

2）阴阳两虚证

证候：视力下降，眼前黑影飘动，眼底视网膜水肿、棉絮状白斑，出血；形体消瘦或虚胖，头晕耳鸣，形寒肢冷，面色苍白或浮肿，阳痿，夜尿频、量多清长或浑如脂膏，严重者尿少而面色白或苍白暗晦；舌淡胖，脉沉弱。

治法：温阳益气，利水消肿。

方药：加减驻景丸或肾气丸加减。夜尿频、量多清长者，酌加巴戟天、淫羊藿、肉苁蓉等以温补肾阳；气虚者宜加黄芪、白术以益气健脾；水肿明显者加猪苓、泽泻、陈葫芦以利水渗湿；棉絮状白斑增多加法半夏、浙贝母、苍术以化痰散结。

3）瘀血内阻证

证候：视力下降，眼前黑影飘动，眼底脉络充盈而粗细不均，或见视网膜新生血管，出血反复发生；兼见胸闷头晕目眩，肢体麻木；舌质暗有瘀斑，脉弦或细涩。

治法：化瘀通络。

方药：血府逐瘀汤加减。视网膜新鲜出血者可加大蓟、蒲黄、三七粉以止血通络；陈旧出血加牛膝、葛根、鸡血藤以活血通络；有纤维增殖者则加生牡蛎、僵蚕、浙贝母、昆布以除痰软坚散结。

4）痰瘀阻滞证

证候：视力下降，眼前有黑影飘动，眼底以视网膜水肿、渗出为主；或见视网膜新生血管、出血、增殖膜；形盛体胖，头身沉重，身体某部位固定刺痛，口唇或肢端紫暗；舌紫有瘀斑，苔厚腻，脉弦滑。

治法：健脾燥湿，化痰祛瘀。

方药：温胆汤加减。方中可加丹参、郁金、山楂、僵蚕以祛痰解郁，活血化瘀；出现玻璃体灰白增生条索、视网膜增生性改变者，方中去甘草，酌加浙贝母、昆布、海藻、莪术以化痰祛瘀，软坚散结。

（2）针灸治疗：针刺治疗 DR 有一定疗效，其机制可能为针刺调节胰岛素分泌或中枢神经系统功能，对眼部毛细血管循环障碍有改善作用，使血流加快，增加视网膜组织的氧灌输量。

1）选取脾俞、睛明、膈俞、足三里、球后等穴为主，兼辨证按经取穴，如多饮取肺俞、意舍；多食易饥加胃俞、丰隆等穴位。针刺得气后留针 15 分钟。

2）取睛明、球后、四白、攒竹、丝竹空、风池、合谷、内关、足三里、三阴交、光明等穴，分两组轮流使用，每次取眼区穴 1~2 个，远端穴 1~2 个，中等刺激，留针 30 分钟，每日 1 次，10 次为 1 个疗程。

3）耳针：取眼、目 1、目 2、肝、胆、脾、肾、心、脑干、皮质下等穴，针刺或压丸，针刺每日 1 次，压丸每周 2 次。

（3）中成药

1）复方血栓通胶囊：适用于气阴两虚兼血瘀证。

2）复方丹参滴丸：适用于 2 型糖尿病引起的 Ⅰ 期（轻度）、Ⅱ 期（中度）NPDR 气滞血瘀证。

3）双丹明目胶囊：适用于本病肝肾阴虚、脉络瘀阻证。

4）芪明颗粒：适用于本病气阴两虚证。

2. 西医治疗

（1）内治：在内科协作下进行药物治疗和饮食控制，使血糖能稳定在正常范围以内，

HbA1c控制在10%以下,是延缓DR发生、发展最重要的方法,目前临床使用的防治DR的药物如下:①羟苯磺酸钙:防止毛细血管基底膜增厚,降低血小板聚集力及血黏度。预防用药:每日500mg,分1~2次服用;非增殖型糖尿病视网膜病变,每日750~1 500mg,分2~3次服用;增殖型糖尿病视网膜病变每日1 500~2 000mg,分3~4次服用。疗程为3~6个月。②阿司匹林肠溶片:能控制前列腺素合成酶和环氧合酶,防止异常血小板聚集及血栓形成,每次100mg,饭前服,每晚1次。

(2)局部治疗:采用激光光凝术治疗。光凝的原理是破坏缺氧的视网膜,使其氧耗量减少,避免产生新生血管,并使其消退,同时封闭渗漏的病变血管及微血管瘤以减轻视网膜水肿。应根据眼底病变分期而选择局部光凝、全视网膜光凝等方法。①非增殖期:主要治疗黄斑水肿和环形渗出病灶,可采用局部或格子样光凝;②增殖前期及增殖期:视网膜已有广泛毛细血管无灌注区及大范围水肿增厚或视网膜已出现新生血管,必须进行全视网膜光凝。

(3)手术治疗

1)玻璃体切割术(PPV):主要用于玻璃体积血长时间不吸收、增生性玻璃体视网膜病变,以及牵拉性视网膜脱离。采用玻璃体切割术结合眼内光凝,对部分增殖改变明显、出血久不吸收的患眼可取得较好的效果。

PPV手术可有效清除玻璃体积血和增生的纤维膜,减少视网膜拉扯剥离,但由于操作过程中注入的介质较轻,故术后应采用俯卧位,利于其顶压视网膜裂孔,同时,它还可以减少气体和硅油对晶状体的影响,减少术后白内障的发生率。但俯卧位可使手术期间眼表炎症水肿更严重,冷敷可在3~5天后缓解。长效气体通常在术后1~2个月缓慢吸收,术后3~6个月需要再次手术取出硅油。

2)玻璃体腔内注射:是治疗眼科疾病的重要治疗方法之一,与其他给药途径相比,其不受血-眼屏障的限制,药物作用针对性更强,可在短时间内达到较高的药物浓度,增强了治疗效果,降低了全身毒性反应,能够更好地控制病情的发展。常用药物为抗VEGF药物,如阿柏西普、康柏西普或雷珠单抗等。

抗VEGF注射治疗适用于糖尿病性黄斑水肿,并已成为临床DME的一线治疗。皮质激素局部应用也可用于糖尿病视网膜病变和黄斑水肿,如地塞米松缓释剂玻璃体腔注射。对于糖尿病性黄斑水肿,抗VEGF注射治疗比单纯激光治疗更具成本效益;但在增殖性糖尿病视网膜病变治疗中,抗VEGF治疗结果并不理想。

相关研究表明,抗VEGF药物与视网膜光凝联合治疗更能有效改善临床症状,其原因可能为视网膜光凝与雷珠单抗结合可阻断因子合成受体,加快缓解渗漏、血管出血等。

【预防与调护】

1. 严格而合理控制血糖、血压、血脂是防治糖尿病视网膜病变发生发展的基础。

2. 定期做眼科检查是预防糖尿病视网膜病变造成失明的重要措施;早期采取针对性治疗是保护糖尿病视网膜病变患者视功能的必要手段。

3. 在日常生活中要慎起居、调情志,戒烟限酒,合理饮食,适当运动,应避免重体力劳动及较剧烈的体育运动,视功能严重障碍者不宜单独运动,注意安全。

六、高血压性视网膜病变

高血压性视网膜病变(hypertensive retinopathy,HRP)是指由高血压引起的视网膜病变。有高血压病史,双眼发病,约70%的高血压患者可并发高血压性视网膜病变。年龄越大,病程越长,发病率越高。本病主要是由高血压引起视网膜动脉收缩所致,一般在早期无眼底改变及视力变化,随着高血压病程进展,逐渐出现不同程度的视网膜病变。

本病在中医文献中尚无相关的病名记载。临床根据患者不同症状和视功能改变,病变的不同阶段,将其归属于中医学"视瞻昏渺""云雾移睛"等范畴。

【病因病理】

1. 西医病因病理　因血压长期缓慢持续的升高,使视网膜动脉持续收缩,张力增加,血管痉挛,管径狭窄,逐渐呈增生性硬化和玻璃样变性,血-视网膜屏障受到破坏而出现视网膜血管改变及视网膜水肿、渗出和出血,进一步引起视神经病变。临床多为缓慢进行性,但少数呈急进型发展。

2. 中医病因病机　多因情志郁结,肝失条达,气滞血瘀,血溢脉外,蒙蔽神光;或年老体弱,阴气渐衰,劳瘁竭思,房劳过度,暗耗精血,阴虚阳亢,气血逆乱,血不循经,溢于目内;或因嗜食辛辣厚味,痰热内生,上犯清窍,痰浊阻络,血不循经外溢而成。其主要病机是脉络瘀阻,血溢脉外而遮蔽神光。

【临床表现】

1. 症状　高血压患者视力逐渐下降或骤降,或眼前闪光感、黑影飘动、复视。

2. 体征　早期视网膜动脉普遍缩窄,管径不规则,粗细不均匀。随病情进展,动脉管壁增厚,管腔变窄,动静脉比增加,可达到1∶2或1∶3,动脉反光增强,血管内血柱色变浅甚或几乎不见,动脉呈"铜丝状动脉"或"银丝状动脉"改变;血管迂曲,特别是黄斑区小血管呈螺旋状迂曲。在动静脉交叉处可见压迫征等动脉硬化症(图17-11)。病情进一步加重,末梢血管管壁受损,视网膜内屏障受到破坏,后极部出现视网膜水肿、出血、硬性渗出、棉絮斑,有时可见微血管瘤。

急进型患者,由于血压突然急剧升高,导致眼底出现视盘和视网膜水肿,变细的动脉和迂曲的静脉起伏于水肿的视网膜之中,可有大小不等的火焰状出血;后极部出现放射状排列的灰白色棉絮斑。晚期可出现细小白色或淡黄色小点的硬性渗出,若位于视盘颞侧则呈放射状排列,若位于黄斑则呈扇形或星状排列。

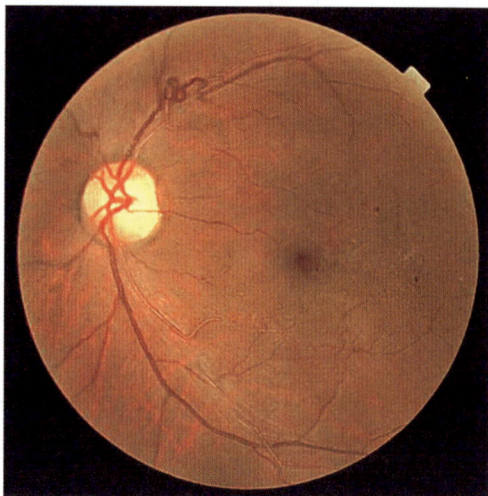

图17-11　高血压性视网膜病变

3. 并发症　高血压视网膜病变可并发视网膜中央或分支动静或静脉阻塞、玻璃体积血、前部缺血性视神经病变、黄斑囊样水肿、黄斑视网膜前膜等。

【辅助检查】

1. 荧光素眼底血管造影　可见视网膜毛细血管扩张迂曲,并有微动脉瘤形成,晚期有荧光素渗漏,形成小的无灌注区。但高血压性视网膜病变患者,往往由于血压较高或肾功能较差,FFA并不是常规的检查手段。

2. 光学相干断层扫描血管成像　可定量测量视网膜、脉络膜血管功能。

【诊断与鉴别诊断】

1. 诊断要点

(1) 有高血压病史。可有头痛眩晕、视物模糊。

(2) 双眼眼底出现视网膜动脉血管痉挛、狭窄,动静脉交叉处有压迹,或不同程度的动脉硬化,或伴有视网膜水肿、出血、棉絮状及硬性渗出,严重者出现视盘水肿。

2. 高血压性视网膜病变分级

Ⅰ级:视网膜小动脉轻度普遍变细,管径均匀,小分支动脉反光带增宽,静脉隐匿。

Ⅱ级:动脉硬化,弥漫性狭窄,反光增强,呈铜丝状或银丝状,动静脉交叉处静脉偏移(Salus 征),远端膨胀(静脉斜坡)或被压呈梭形(Gunn 征),或呈直角偏离。

Ⅲ级:小动脉弥漫性狭窄及管径不规则,合并视网膜出血、硬性渗出、棉絮状斑和视网膜水肿。

Ⅳ级:在Ⅲ级基础上出现视盘水肿。

3. 鉴别诊断

(1)视盘水肿:恶性高血压所致视盘水肿应与颅内压增高所致的视盘水肿相鉴别。颅内压增高所致的视盘水肿,视盘隆起多超过+3D,严重者隆起达+10D,视盘呈一团绒毛状外观,甚至呈蘑菇形,边缘模糊,视盘周围点状或火焰状出血,视网膜静脉怒张、迂曲,以及灰白水肿条纹。CT 或 MRI 可见颅脑异常,视野检查生理盲点扩大。

(2)糖尿病视网膜病变:有明确糖尿病病史,除视网膜黄白色渗出外,荧光素眼底血管造影显示微血管瘤,毛细血管无灌注,视网膜血管渗漏,严重者有视网膜新生血管形成、视网膜血管异常吻合、增生性玻璃体视网膜病变等。

(3)视网膜静脉阻塞:静脉阻塞者常伴有高血压,但多为单眼发病,出血沿大静脉分布,常见黄斑囊样水肿。高血压性视网膜病变常为双眼发病,出血表浅,后极部多见,以动脉改变为主,常有黄斑星芒状渗出。

【治疗】

本病以高血压为发病基础,故以治疗原发病为主,对症治疗眼局部病变。中医则结合全身及眼底改变进行辨证治疗。

1. 中医治疗

(1)中医辨证论治

1)肝阳上亢证

证候:高血压病史,视力下降,眼底视网膜动脉变细,反光增强,动静脉交叉处有压迹,或有不同程度的动脉硬化;伴有头晕耳鸣,烦躁易怒,面色潮红,少寐多梦,口苦咽干;舌红,苔薄黄,脉弦数。

治法:平肝潜阳。

方药:天麻钩藤饮加减。若伴有视网膜出血、渗出,可酌加三七、丹参、泽兰等以活血化瘀;若视盘水肿,可酌加白术、茯苓、薏苡仁、车前子等以利水消肿。

2)阴虚火旺证

证候:高血压病史,视力下降,眼底视网膜动脉变细,反光增强,动静脉交叉处有压迹,或有不同程度的动脉硬化或出血;兼见头晕耳鸣,腰膝酸软,五心烦热;舌红,苔薄或少苔,脉弦细数。

治法:滋阴降火。

方药:知柏地黄丸加减。视网膜出血、渗出明显者,可酌加三七、丹参、泽兰等以化瘀散结;视盘水肿者,可酌加泽泻、琥珀、车前子以利水消肿。

3)痰浊阻络证

证候:高血压病史,视力下降,眼底视网膜动脉变细,反光增强,动静脉交叉处有压迹,或有出血、渗出;兼见眩晕,头痛眼胀,胸脘胀闷,呕恶,纳少口苦;舌红,苔黄腻,脉弦滑。

治法:祛痰化浊。

方药:半夏白术天麻汤加减。眼底出血较多者,可酌加三七、仙鹤草、茜草以凉血止血;

视盘水肿者,可酌加茯苓、车前子等以利水消肿;气短懒言,疲乏无力者,可酌加黄芪、党参以益气健脾。

4）肝肾亏虚证

证候:高血压病史,视力下降,眼底视网膜动脉变细,反光增强,动静脉交叉处有压迹,或有不同程度的动脉硬化,或有反复少量出血;兼见头晕耳鸣、腰膝酸软、阳痿遗精、失眠多梦;舌淡少苔或无苔,脉弦细或沉细。

治法:滋补肝肾。

方药:左归丸加减。出血多者,选加茜草、仙鹤草、三七、生蒲黄等以凉血止血。

（2）针灸治疗

1）体针:取睛明、球后、瞳子髎、鱼腰、丝竹空、四白、光明、风池、合谷、太冲等穴,分为两组,交替使用,一般得气出针,不留针,每日1次,10次为1个疗程。

2）耳针:取眼、目1、目2、肝、胆、肾、膀胱、心、小肠、脑干、神门等穴,多用泻法,留针,30分钟后出针。或取上述耳穴压丸,每周1次,每日按压穴位3~6次。

（3）其他治疗:采用直流电离子导入治疗。选用丹参注射液或川芎嗪注射液、红花注射液行眼局部直流电离子导入治疗,每次15分钟,每日1次,14次为1个疗程。

2. 西医治疗

1）病因治疗:以全身治疗原发病为主,控制血压是其根本防治措施。

2）对症治疗:有视网膜出血者可注射普罗碘铵注射液以促进渗出和出血吸收。还可口服维生素C、维生素E、芦丁等以软化血管。

【预防与调护】

1. 注意劳逸结合,保持乐观愉快的情绪,避免过度劳累和情绪激动。

2. 定期监测血压,勿使血压过低或过高。

3. 宜低盐低脂饮食;多食水果、蔬菜及豆类食物,禁烟慎酒,适当运动。

【附】 高血压性眼底改变分类

1. Keith-Wagener-Barker 分类

Ⅰ:视网膜动脉轻微收缩及有些迂曲。患者高血压较轻。

Ⅱ:视网膜动脉有肯定的局部狭窄,有动静脉交叉征。患者血压较前升高,一般无自觉症状,心肾功能尚好。

Ⅲ:视网膜动脉明显局部收缩,并有出血、渗出、棉絮斑,即高血压性视网膜病变。多数患者同时有显著动脉硬化;血压持续升高,有心、肾功能损害。

Ⅳ:上述视网膜病变均较严重,并有视盘水肿,即高血压性视网膜病变。有的还有Elschnig斑。患者心、大脑及肾有较严重损害。

2. Scheie 分类　鉴于高血压性视网膜病变与视网膜动脉硬化的程度不一定平行,将视网膜动脉硬化及高血压性改变分别分级,各分为四级。

（1）高血压性改变

Ⅰ:广泛的小动脉狭窄,特别是小的血管,小动脉管径尚均匀,无局部狭窄。

Ⅱ:小动脉狭窄更明显,可有小动脉局部收缩。

Ⅲ:局部和弥漫的小动脉狭窄更为明显与严重,可能有视网膜出血。

Ⅳ:所有上述异常均可有表现,并有视网膜水肿、硬性渗出及视盘水肿。

（2）视网膜动脉硬化

Ⅰ:小动脉光反射增宽,有轻度或无动静脉交叉压迫征。

Ⅱ:小动脉光反射增宽及动静脉交叉压迫均较显著。

Ⅲ:小动脉呈铜丝状,动静脉交叉压迫征较明显。

Ⅳ:银丝状动脉,动静脉交叉压迫征更重。

第三节　黄斑部疾病

一、中心性浆液性脉络膜视网膜病变

中心性浆液性脉络膜视网膜病变(central serous chorioretinopathy,CSC),临床习惯简称为"中浆",是指黄斑部视网膜色素上皮泵功能障碍和屏障功能异常,导致神经上皮或色素上皮浆液性脱离的病变,临床以眼前中心暗影遮挡、视物变形、视力下降、黄斑部水肿、渗出等症状为特征。本病好发于 25~50 岁的青壮年,男女比例约为 8∶1.9,常常单眼发病,无眼别差异。本病有自限性,预后好,但 1/3~1/2 的患者有复发倾向。若多次反复发作,可造成一定程度的永久性视觉异常或视力损害。

中医学"目妄见""视瞻昏渺""视瞻有色""视直如曲""视正反斜""视惑"等病证或可出现与本病类似的证候。

【病因病理】

1. 西医病因病理　本病的发病与年龄、性别、血型、气候、全身情况、妊娠、精神紧张、情绪异常、过敏、感冒、过度疲劳和烟酒刺激等有关。常见的诱因有睡眠不足、紧张、劳累和情绪波动等。其发病机制尚不清楚,有缺血、感染、炎症、免疫反应及代谢障碍等学说,但都缺乏有力的证据。本病的病变部位在视网膜色素上皮,是由于视网膜色素上皮细胞之间的封闭小带受到损害,脉络膜与视网膜之间的屏障功能受到破坏,脉络膜毛细血管漏出的血浆经过此损害区进入视网膜神经上皮下积存,引起神经上皮脱离。但是,导致视网膜色素上皮封闭小带损害的原因还不明确。

2. 中医病因病机　多因肝郁脾虚,脾失健运,清阳不升,浊阴不降,痰湿阻络,血流不畅而发病;或感受湿热之邪,湿热内蕴,熏蒸清窍;或痰湿化热,上泛于目;或肝肾不足,精血亏损,精不上承,目失濡养。故本病的发生与肝、肾、脾的功能失调有关,痰湿、气郁、精亏是其主要病因。

【临床表现】

1. 症状　视物模糊,眼前有灰黄色暗影遮挡,视物变形,视大如小,视直为曲或视正反斜等。

2. 体征　眼底检查黄斑区呈局限性暗红色隆起,周围绕以一环形反光圈,反光圈内视网膜失去光泽,中心凹光反射弥散或消失(图 17-12),可见一个或数个黄灰白色的圆形或椭圆形浆液性视网膜色素上皮脱离斑。若用裂隙灯显微镜加前置镜或接触镜以窄光带观察后极部,显示神经上皮层与色素上皮层分离,两层之间因浆液性积蓄呈现一个光学空间。在神经上皮层后面还可见

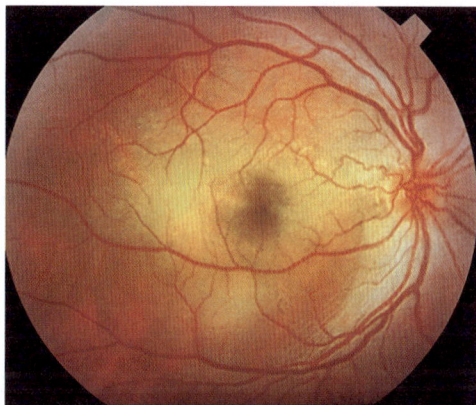

图 17-12　中心性浆液性脉络膜视网膜病变
黄斑部可见圆形 1~3PD 大小、颜色稍灰、微隆起的病变,中央凹反光消失

多量的黄白色小点状沉着物附着。病变后期,视网膜下可见黄白色小点。若为反复发作,隐匿进行、恢复期的患者,多表现为黄斑区色素紊乱。

【辅助检查】

1. 荧光素眼底血管造影 早期在黄斑区或附近有一个或数个细小的荧光渗漏点,随造影时间延长,渗漏荧光呈冒烟状或墨渍样扩大,或范围无明显变化;后期脉络膜背景荧光减弱后,仍保持强荧光,部分病例还可清晰地分辨出神经上皮脱离的范围。可为本病的激光光凝渗漏点提供准确依据。若病变迁延或复发者,多表现为色素上皮脱失或色素上皮代偿失调的荧光形态;若属陈旧性病变,多显示色素上皮脱失的荧光形态(图 17-13)。

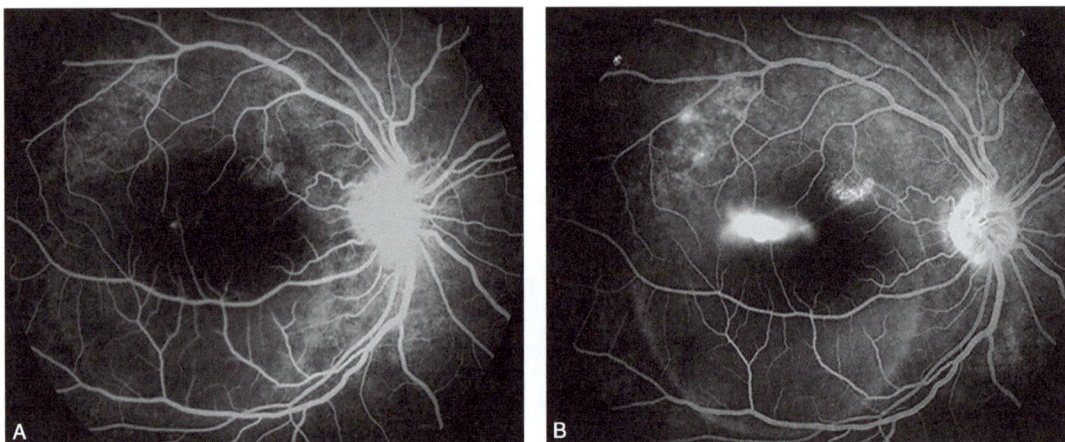

图 17-13 中心性浆液性脉络膜视网膜病变 FFA
注:造影早期:中心凹颞侧强荧光点;造影晚期:荧光渗漏墨渍样扩大

2. 光学相干断层扫描成像 黄斑部视网膜神经上皮脱离表现为神经上皮隆起(图 17-14),其下为液体积聚的无反射暗区,底部为高反射带,为视网膜色素上皮层。如伴有色素上皮脱离,则表现为与神经上皮相连的高反射色素上皮光带向上隆起,与眼球轮廓间有液性无反射暗区。

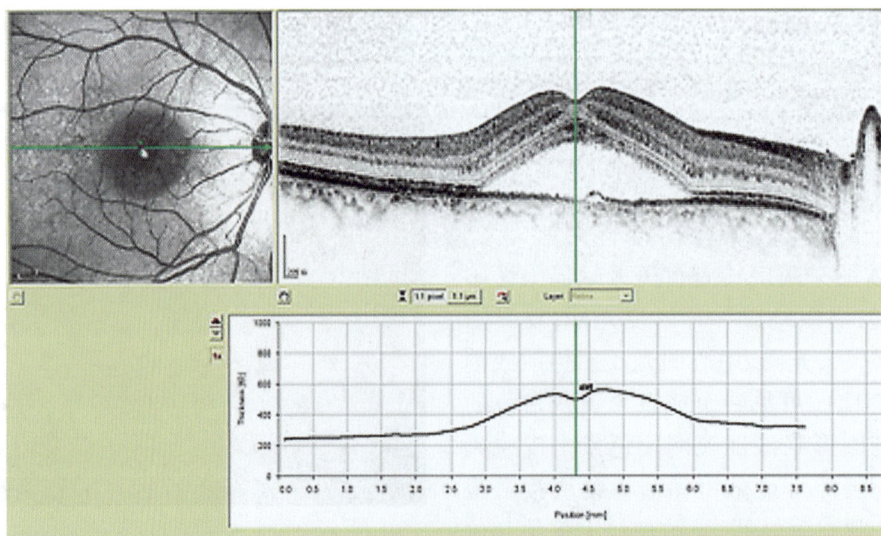

图 17-14 中心性浆液性脉络膜视网膜病变 OCT

3. Amsler 表检查　中央注视区方格变形,或线条粗细不均匀,或有纱幕样暗影遮挡。

4. 吲哚菁绿脉络膜血管造影　主要表现为脉络膜血管低灌注、脉络膜血管高渗透、神经上皮脱离,以及色素上皮脱离或脱失等典型荧光形态。

5. 多焦视网膜电图　主要表现为 1~3 环处的 N_1 波和 P_1 波平均反应密度明显降低,以及 1~3 环的 N_1 波和 1~4 环的 P_1 波潜伏期延长。

【诊断与鉴别诊断】

1. 诊断要点

（1）视物模糊不清,眼前有暗影遮挡,视物变形。

（2）黄斑区内局限盘状浆液性脱离。

（3）荧光素眼底血管造影显示黄斑区及附近可见神经上皮脱离,或色素上皮脱离,或色素上皮脱失等典型的荧光形态。

2. 鉴别诊断

（1）中心性渗出性脉络膜视网膜病变:参阅本节"中心性渗出性脉络膜视网膜病变"内容。

（2）年龄相关性黄斑变性:参阅本节"年龄相关性黄斑变性"内容。

（3）卵黄状黄斑营养不良:多为双侧性,色黄,黄斑部无视网膜脱离,EOG 异常,ERG 正常。

（4）视盘小凹:部分视盘小凹因小凹边缘的玻璃体牵引而致黄斑部浆液性脱离,形状如中心性浆液性脉络膜视网膜病变,但范围更大,呈梨形,尖端连至小凹,无荧光渗漏,预后较差。

【治疗】

本病虽有自限性倾向,但容易反复发作。临床上应积极预防与治疗,减少复发。本病以中医治疗为主。古代医家多从肝肾亏虚论治,现代中医结合本病的病理改变,早期多从湿、痰、郁和瘀等论治,后期多从虚论治。西医学认为本病的确切病因未明,目前尚缺乏针对性的有效药物治疗,有明显活动性渗漏者可配合视网膜激光光凝治疗。禁忌使用糖皮质激素。

1. 中医治疗

（1）中医辨证论治

1）湿热内困证

证候:自觉视物昏蒙,或视物变色,视大为小,视直为曲,眼底可见黄斑部水肿、渗出,中心凹反光弥散或消失;兼见头重胸闷,食少口苦,小便黄;舌苔黄腻,脉濡数或滑数。

治法:利湿清热,祛痰化浊。

方药:三仁汤合温胆汤加减。热盛者,加黄芩、栀子以增清热之效;黄斑部水肿明显者,加胆南星、琥珀、猪苓等以利水消肿;渗出多者,选加瓜蒌仁、桔梗、昆布、海藻、海螵蛸等化痰散结。

2）脾虚湿泛证

证候:视物模糊,眼前暗影,视物变形;兼见胸闷纳呆,食少便溏;舌质淡,苔薄白,脉细弱或濡。

治法:健脾渗湿,益气明目。

方药:五苓散合六君子汤加减。气虚甚者,加黄芪以增益气明目之效;脘闷便溏者,加厚朴、木香等以行气。

3）肝气郁结证

证候:视力下降,眼前暗影,视物变形、变色;兼见胸闷不舒,胁肋胀痛;舌苔薄白,脉涩。

治法:疏肝解郁。

方药:柴胡疏肝散加减。黄斑部渗出严重者,加浙贝母、法半夏等以化痰散结;脾虚者,加茯苓、白术、山药等以益气健脾;若情志急躁,口苦咽干,胸胁胀痛,脉弦数者,加郁金、牡丹皮、栀子等以疏肝清热。

4)肝肾阴虚证

证候:视物模糊,眼前暗影,视物变形、变色;伴有头晕耳鸣,腰膝酸软,多梦,或久病不愈,或屡次复发;舌质红,苔少,脉细数。

治法:滋养肝肾。

方药:杞菊地黄丸加减。阴虚甚者,加女贞子、墨旱莲、麦冬等以养阴增液。

5)痰瘀郁滞证

证候:视物模糊,眼前暗影,视物变色、变形;病久不愈,眼底黄斑部水肿,渗出物融合难消,色素紊乱;兼见口腻胶黏,食欲不振,或形体肥胖,时有痰涎;舌有瘀点或瘀斑,苔黄厚,脉滑或涩。

治法:活血祛瘀,化痰散结。

方药:桃红四物汤合温胆汤加减。渗出多者,加昆布、海藻、山楂等以软坚散结;失眠多梦者,加石菖蒲、远志、首乌藤等以宁心安神。

(2)针灸治疗

1)体针:睛明、承泣、太阳、瞳子髎、丝竹空、翳明、风池、合谷、养老、光明、肾俞、肝俞、足三里等穴。每次眼部取穴2个,远端取穴2个,每日1次,10日为1个疗程。

2)耳针:选用目1、目2、脾、肝等耳穴,每日按压2~3次。本法有促进黄斑部渗出物吸收的作用。

3)穴位注射:用丹参注射液,于双侧足三里穴注射,每侧1ml,每周2次。本法有促进黄斑部渗出物吸收的作用。

(3)其他治疗

1)中成药:包括以下几种:①复方丹参滴丸:适用于兼血瘀证。②补中益气丸:适用于脾气虚弱证。③六味地黄丸:适用于肝肾亏损证。④陈夏六君子丸:适用于痰湿郁结证。⑤川芎嗪注射液或复方丹参注射液:适用于兼血瘀证。⑥茵栀黄注射液:适用于兼有湿热者。

2)眼部直流电中药离子导入:选用川芎嗪注射液、丹参注射液、三七注射液,每次15分钟,每日1次,14日为1个疗程,间隔2~5日可进行第二疗程。本法适用于兼血瘀证,或黄斑部水肿、渗出显著者。

2. 西医治疗

(1)内治:可试用地巴唑片,每次10mg,每日3次。

(2)局部治疗:氨碘肽滴眼液滴眼,每日6次。

(3)激光光凝治疗:目的是促进视网膜下积液尽快吸收,但不能防止复发。适应证:①有明显荧光渗漏,渗漏点位于视盘黄斑束以外,离中心凹250μm以上;②神经上皮或色素上皮脱离范围>1PD;③病程>3个月。

【预防与调护】

1. 养成良好的生活习惯,起居有时。保证充足睡眠,节制房事。

2. 饮食宜清淡,忌肥腻厚味、辛辣刺激,忌煎炸炙煿及生冷之品。

3. 合理安排工作,减轻工作压力,避免过用目力,消除不良情绪刺激,保持心情舒畅。

4. 户外活动宜戴有色眼镜,避免紫外线对黄斑部的损害。

二、中心性渗出性脉络膜视网膜病变

中心性渗出性脉络膜视网膜病变(central exudative chorioretinitis,CEC),临床习惯简称为"中渗",是发生于黄斑部孤立的渗出性脉络膜视网膜病变,伴有视网膜下新生血管,又称为青壮年出血性黄斑病变或特发性局限性视网膜下新生血管,以视力显著减退,眼前暗影遮挡、视物变形,黄斑部有黄白色渗出病灶及伴有出血为主要临床特征。本病多见于青壮年,单眼发病居多,少数可双眼发病,无明显性别差异。其病程较长,常呈间歇性发作,可持续一二年甚至更长时间。若病变位于黄斑部中央,由于瘢痕形成而导致视力永久性损害。

本病中医文献无直接对应的病名,中医学"暴盲""视瞻昏渺""视直如曲""视惑"等病证或可出现与本病类似的证候。

【病因病理】

1. 西医病因病理　病因尚不十分明确,可能与原虫、真菌、结核、梅毒及病毒等因素有关。病理上可能属于局限性肉芽肿性脉络膜炎,由于肉芽肿性炎症损伤 Bruch 膜,从而引起脉络膜新生血管经 Bruch 膜进入视网膜下,由于新生血管的渗漏、出血、机化,最后形成瘢痕,使中心视力发生永久性损害。

2. 中医病因病机　本病多与湿浊痰瘀,肝肾亏虚,火热动血等相关。劳伤肝肾,精血亏虚,目失濡养,神光乏源;或情志抑郁、愤怒、悲泣,气机不畅,气滞日久,血脉瘀阻,玄府闭塞,气血津液失其常道,溢于络外;或肝肾阴虚,水不涵木,虚火内生,上炎目窍,灼津伤络,迫其营血津液妄行;或饮食不节,恣食辛辣炙煿,嗜烟好酒,湿热内蕴,熏蒸目窍,气血津液失常,肝郁气滞或痰湿久蕴,神光无以发越。

【临床表现】

1. 症状　视物模糊,或视力突然下降;眼前有暗影遮挡,视物变形,视大如小,视直如曲或视正反斜等。

2. 体征　眼底检查可见黄斑部病变中心为灰白色深层浸润性病灶,略呈圆形,边缘欠清晰,轻度隆起,大小为 1/4～1PD,病灶边缘有点状、片状、新月形或环状出血灶,围绕着灰白色浸润损害。部分伴有视网膜盘状浅脱离。病程持久,常持续一两年甚至更长时间,最后进入结瘢阶段(图 17-15)。

3. 并发症　可引起新生血管性青光眼。

【辅助检查】

1. 荧光素眼底血管造影　活动期:在相当眼底灰白色浸润灶处,可见视网膜神经上皮层下有树枝状、花边状、绒球状、轮辐状或不规则状新生血管灶,病灶周围出血性荧光遮蔽。恢复期:动脉期出现与灰白色病灶及其周围色素一致的强荧光灶,渗漏荧光逐渐增强,范围扩大。瘢痕期:动脉期出现与瘢痕

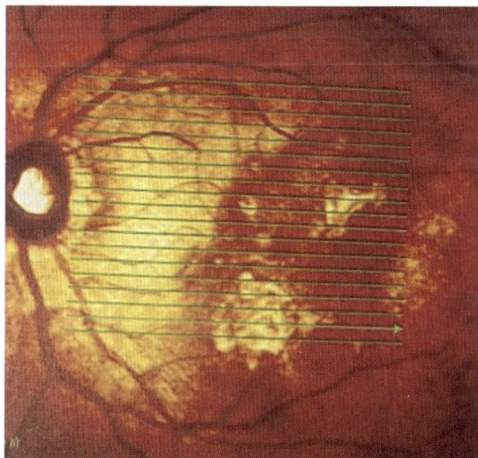

图 17-15　中心性渗出性脉络膜视网膜病变

病灶一致的荧光斑,随造影时间延长荧光增强,但渗漏范围无扩大,其周围为色素性荧光遮蔽。

2. 吲哚菁绿脉络膜血管造影　可准确发现 CNV 的血管形态。病灶早期出现弱荧光区,脉络膜新生血管多位于弱荧光区内,晚期在其边缘有一环状弱荧光。部分病例早期显示病灶周围及后极部眼底伴有局限性脉络膜血管扩张,或伴有神经上皮脱离。

3. 光学相干断层扫描成像　可确定脉络膜新生血管团块的形态、大小及位置,多从视网膜色素上皮层向上突出,位于视网膜神经上皮下间隙,呈强或中等强度反射;或伴有浆液性神经上皮脱离、出血性色素上皮脱离及不同程度的视网膜水肿和增厚(图 17-16)。

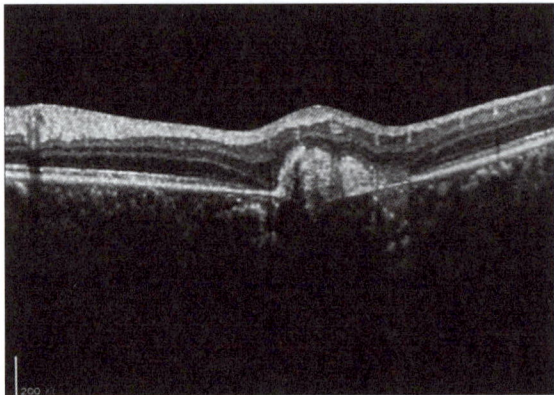

图 17-16　中心性渗出性脉络膜视网膜病变 OCT

【诊断与鉴别诊断】

1. 诊断要点

(1) 视力急剧下降,眼前有中心性暗影及视物变形。

(2) 黄斑区或附近呈圆形稍隆起的黄色或灰白色渗出性病灶,病灶边缘出现半月形或环形等形态不一的出血灶,黄斑部及附近视网膜水肿,中心凹光反射消失。

(3) 荧光素眼底血管造影可见与眼底灰白色病灶相应处出现脉络膜新生血管及荧光渗漏。

2. 鉴别诊断

(1) 中心性浆液性脉络膜视网膜病变:多见于男性,视力一般较好,眼底无出血,荧光素眼底血管造影有色素上皮受损而致的荧光渗漏,但一般无视网膜下新生血管;中心性渗出性脉络膜视网膜病变男女无差异,视力减退明显,眼底有出血,荧光素眼底血管造影可见视网膜下新生血管。

(2) 年龄相关性黄斑变性:多见于 50 岁以上的中老年人,双眼先后或同时发病,黄斑病灶大于 1PD,常在 2~3PD 患者自觉中心视力下降。临床分为干性和湿性。干性者黄斑部及附近视网膜色素紊乱,或金箔样改变,伴有边界模糊、大小不一的黄白色玻璃膜疣。晚期患者后极部视网膜可见地图状萎缩区。荧光素眼底血管造影早期显示因色素上皮脱失所致的透见荧光,或荧光素着色。OCT 表现为上下血管弓内视网膜神经上皮层变薄,各层光反射强度可增强或减弱,视网膜色素上皮/脉络膜毛细血管层出现与眼底相中玻璃膜疣相应的半弧形隆起。湿性者黄斑部及附近见黄白色软性渗出、水肿和出血灶,晚期患者则出现机化、瘢痕等改变。荧光素眼底血管造影显示病灶内有形态不一的视网膜下新生血管及荧光素渗漏,出血者可见荧光遮蔽。OCT 根据渗出、出血和瘢痕的不同病理改变而有相应表现,有助于诊断。

(3) 高度近视性视网膜病变:有高度近视病史,眼底视盘增大、斜入,视网膜呈豹纹状,有漆裂样纹,部分患者出现新生血管及黄斑区出血,但出血灶伴少有黄白色渗出。

【治疗】

本病以中医辨证治疗为主,局部与全身辨证相结合,分别采用滋阴降火、通络散结、清肝解郁、健脾渗湿等方法进行治疗,配合凉血散瘀、软坚化痰之品以助眼底渗出、出血的消散和吸收。西医主要是针对病因治疗,可配合激光光凝,或黄斑区光动力疗法治疗。

1. 中医治疗

（1）中医辨证论治

1）肝郁气滞证

证候:视力突然下降,眼前中心暗影遮挡,视物变形;黄斑部有典型的灰白色渗出,周围有鲜红色出血灶;平素情志不舒,兼见头目胀痛,或心烦易怒,失眠多梦,口苦咽干,胁肋胀痛,纳呆便溏,倦怠乏力;舌质暗红,苔薄黄,脉弦数。

治法:疏肝解郁,行气活血。

方药:血府逐瘀汤加减。若渗出水肿严重,加车前子、薏苡仁、泽泻等以利水消肿;如瘀血日久不消,可加鳖甲、三棱、莪术等以破血散瘀。

2）虚火上炎证

证候:视力下降,视物变形;黄斑部出现黄色或灰黄色圆形渗出及视网膜水肿,边缘有出血灶;兼见头晕面赤,口干咽燥,五心烦热,夜寐不安;舌红少津,脉细数。

治法:滋阴降火,化瘀散结。

方药:知柏地黄丸加减。有新鲜出血者,加仙鹤草、阿胶、紫珠草、白及等以止血为先;若热象明显,加墨旱莲、女贞子、栀子等以增滋阴降火之效;渗出、出血日久未消退,加海螵蛸、莪术、三棱、海藻、昆布等以破瘀散结。

3）痰瘀上壅证

证候:视物模糊,眼前暗影,视物变色、变形;病久不愈,黄斑部水肿,黄白色渗出物融合难消;兼见头重胸闷,痰稠口黏,食欲不振,或形体肥胖,时有痰涎;舌有瘀点或瘀斑,苔黄厚,脉滑或涩。

治法:活血祛瘀,化痰散结。

方药:温胆汤加减。可加桃仁、红花、泽兰、琥珀、茺蔚子等以活血祛瘀;头重及黄斑部水肿、渗出明显者,加赤小豆、薏苡仁、浙贝母、大豆黄卷等化痰散结;胸胁闷满,恶心者,加莱菔子、厚朴、大腹皮、藿香、草豆蔻等行气宽中。

4）脾虚气弱证

证候:病至后期,视力未恢复,眼内干涩,不耐久视,视物变形变色;黄斑部瘢痕形成;伴倦怠懒言,面色少华,纳呆便溏;舌质淡,苔薄白,脉细弱。

治法:健脾益气,活血明目。

方药:归脾汤加减。失眠者,加浮小麦、大枣、首乌藤、柏子仁等以宁心安神;若出血、渗出日久难消者,选加桂枝、炮姜、川椒等以温经通络。

（2）针灸治疗

1）体针:选翳明、攒竹、瞳子髎、太冲、风池、阳白、丝竹空、合谷、肾俞、肝俞等穴,每次选取2穴,交替使用,根据病证虚实,用平补法或平泻法。

2）耳针:选用目1、目2、脾、肝等耳穴,每日按压2~3次。本法有促进黄斑部渗出物吸收的作用。

（3）其他治疗

1）中成药:①三七片,口服,每次2g,每日3次,温开水送服。本品适用于兼血瘀证。②川芎嗪注射液,每次80mg,加入生理盐水250ml,静脉滴注,每日1次,14日为1个疗程。本品适用于兼血瘀证。

2）眼部直流电中药离子导入:导入药物可选用川芎嗪注射液、红花注射液、普罗碘铵注射液等,每次15分钟,每日1次,14日为1个疗程。本品适用于兼血瘀证。

2. 西医治疗

（1）病因治疗：疑有结核者，可予抗结核药物进行试验性治疗，连续治疗 3 周，如病灶缩小，视力好转，则可继续抗结核治疗。可选择使用：异烟肼片，每日 0.3g，晨起顿服，持续半年以上；或链霉素，每日 0.75g，总量为 90g；或乙胺丁醇片，每次 250mg，每日 3 次，口服；或利福平胶囊，每次 150mg，每日 3 次，口服。

（2）局部治疗

1）球后注射：地塞米松注射液，每次 2.5mg，隔日 1 次。连续 3~5 次。

2）激光光凝治疗：脉络膜新生血管离中心凹 250μm 以上者可用激光光凝术，以封闭视网膜下的新生血管，阻止病情继续发展。

3）光动力疗法：用于封闭脉络膜新生血管。

4）抗 VEGF 治疗：可用雷珠单抗、康柏西普、阿柏西普等玻璃体腔注射。

（3）其他辅助治疗：可选择使用高渗制剂、血管扩张剂、维生素类及非甾体消炎药进行治疗。

【预防与调护】

1. 养成良好的生活习惯，避免过用目力。

2. 饮食宜清淡，注意营养均衡，禁烟慎酒，忌辛辣炙煿之品。

3. 适当参加文娱体育活动，保持乐观情绪。切忌郁闷忧思，或愤怒暴悖，以免加重病情。

4. 本病病程长，宜坚持系统、规范治疗。

三、年龄相关性黄斑变性

年龄相关性黄斑变性（age-related macular degeneration，AMD）亦称老年性黄斑变性（senile macular degeneration），大多始发于 50 岁上下，双眼先后或同时发病，多呈进行性视力损害。国内多位学者在不同地区调查，中国 AMD 发病率为 2.9%~12.9%，除年龄外，还与种族、家族史有一定关系。随着中国人口日趋老龄化，本病患者有增多趋势，已成为眼科防盲的重点研究方向之一。根据患者的临床表现和眼底病变的病理形态，可分为两种主要类型，即干性（或非渗出型，或萎缩型）、湿性（或渗出型）。后者为前者的 1/15~1/10，两型在病变表现、进展、预后和治疗方面均不同。

本病干性型与中医学的"视瞻昏渺"相似。湿性型出血时类似于中医学的"暴盲"，其不同病程阶段出现的视物变形、眼前固定黑影等症状，与中医学"视正为斜""视曲如直""视瞻有色"等相类似。

【病因病理】

1. 西医病因病理　确切的病因尚不清楚，可能与遗传因素、慢性光损害、环境因素、营养代谢障碍（dystrophy）、中毒、自由基损伤、炎症免疫学说、心血管及呼吸系统等全身性疾病有关，视网膜黄斑部特殊的组织结构及生理功能，如对脉络膜毛细血管供血的高度依赖，感光细胞特别是锥细胞密集，代谢旺盛需氧量高等，与病变易发生于黄斑区亦可能有关。多种因素综合作用造成视网膜色素上皮、感光细胞层和脉络膜间正常生理功能障碍。如随着年龄增长，RPE-Bruch 膜-脉络膜毛细血管复合体发生不同程度的变性、增生、萎缩等改变，视网膜与脉络膜间营养物及代谢产物的通透能力、处理能力障碍，视网膜色素细胞内物质累积、胞外基质异常聚集，Bruch 膜结构改变及表面嗜伊红物聚积形成玻璃膜疣（drusen），这一系列综合作用导致黄斑变性，脉络膜毛细血管萎缩性表现者为干性；脉络膜毛细血管层通过 Bruch 膜裂隙进入 RPE 下，形成新生血管膜者为湿性。

2. 中医病因病机　本病多因脾气虚弱，或饮食不节，脾失健运，不能运化水湿，聚湿生痰,浊气上泛,痰湿郁阻眼底脉络,或年老脾气虚弱、气虚血瘀致视物昏蒙;或年老肝肾亏虚、精血不足、目失濡养或水不涵木,阴虚化火,灼伤眼底脉络,以致神光暗淡;或劳思竭视、心血暗耗或情志不舒,肝气郁结,气滞血瘀,脉络瘀滞或素体气血不足,气不摄血,血溢络外,积聚成瘀,郁阻眼底脉络以致目昏不明。

【临床表现】

1. 症状　初起视物昏蒙,如有轻纱薄雾遮挡。随着病情发展,视物模糊逐渐加重,眼前出现固定暗影,视物变形。或可一眼视力骤降,眼前暗影遮挡,甚至仅辨明暗。

2. 体征　眼外观无异常,根据眼底表现主要分为干性和湿性两种。

1) 干性(或称萎缩型):早期以视网膜色素上皮退变为主,可见黄斑区色素紊乱,呈现色素脱失的浅色斑点和色素沉着小点,如椒盐状,中心凹光反射消失,后极部视网膜有散在边界不很清晰的玻璃膜疣;后期视网膜色素上皮及其脉络膜毛细血管萎缩而表现为后极部视网膜色素紊乱,或地图状色素上皮萎缩区(图17-17)。

2) 湿性(或称渗出型):初期见后极部视网膜大量黄白色大小不等的软性玻璃膜疣,并互相融合,微微隆起,其周围有暗红色光晕(色素上皮浅脱离),在后极部有时能看到呈污秽灰白色稍隆起的视网膜下新生血管。如新生血管破裂出血,则其周围可见深层或浅层出血,部分病例则引起色素上皮下的出血性脱离,出血进入神经上皮下时呈暗红色,时间较久则中央机化呈黄色,病灶范围小者约一个视盘直径,大者可达整个后极部,甚至超出后极部范围。出血多者可有视网膜前出血,甚至进入玻璃体内,形成玻璃体积血。病变后期渗出和出血吸收,眼底后极部呈现一片黄白色瘢痕,瘢痕中散在不规则的色素团块(图17-18)。

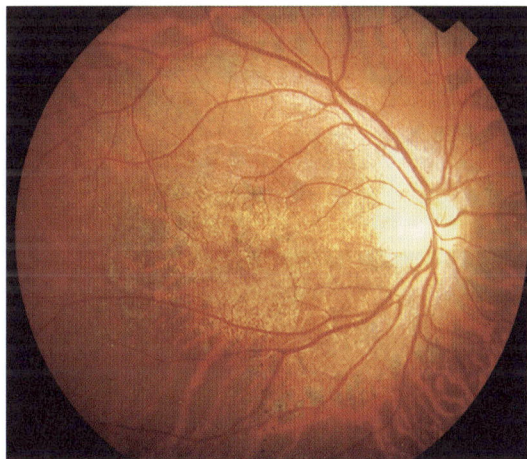

图 17-17　干性年龄相关性黄斑变性
后极部散在黄白色玻璃膜疣

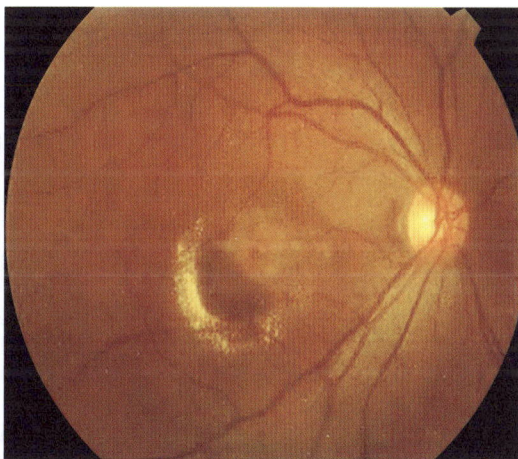

图 17-18　湿性年龄相关性黄斑变性
后极部大片出血及黄白色渗出

3. 并发症　渗出型 AMD 脉络膜新生血管出血量多时可突破内界膜进入玻璃体,形成玻璃体积血。

【辅助检查】

1. 荧光素眼底血管造影　干性者早期可见后极部视网膜玻璃膜疣状透见荧光或呈地图状透见荧光;后期脉络膜毛细血管萎缩、闭塞而呈弱荧光区,其中有残余的粗大脉络膜血管(图17-19)。湿性者于动脉期可见来自脉络膜的视网膜下新生血管呈花瓣状、辐射状或绒球状形态,后期呈现一片荧光素渗漏,出血区呈现遮蔽荧光。病变晚期黄斑区常为机化瘢痕,浅色的瘢痕可呈现假荧光,色素增殖及出血区荧光遮蔽,瘢痕边缘或瘢痕间有新生血管样强荧光(图17-20)。

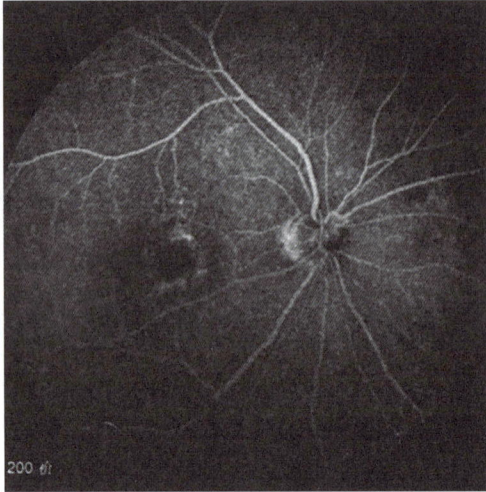

图 17-19　干性年龄相关性黄斑变性 FFA
后极部视网膜玻璃膜疣状透见荧光

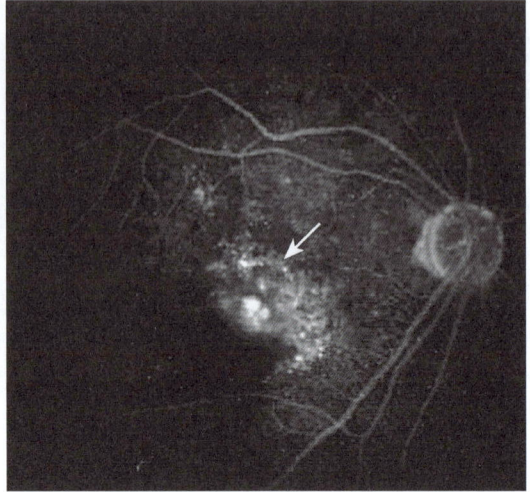

图 17-20　湿性年龄相关性黄斑变性 FFA
可见新生血管和荧光素渗漏

　　2. 吲哚菁绿脉络膜血管造影　可显示荧光素眼底血管造影不能显示的脉络膜新生血管,从而能扩大适用激光光凝术的脉络膜新生血管范围及提高激光光凝治疗的成功率。

　　3. 中心视野检查　与病灶相应处能检出中心或旁中心暗点,Amsler 方格表检查阳性。

　　4. 光学相干断层扫描(OCT)检查　对湿性黄斑变性有重要意义。CNV 是湿性黄斑变性的典型病理表现,典型的 CNV 在 OCT 表现为视网膜色素上皮/脉络膜毛细血管层的红色反射光带,局限性增厚(图 17-21)。较小的 CNV 通常表现为梭形的红色反光团,大的 CNV 则是较大范围的不规则增厚,同时伴有视网膜色素上皮/脉络膜毛细血管层的变形,境界清楚。如果 CNV 突破色素上皮层进入视网膜下,OCT 则表现为神经上皮腔隙下的红色反光团。CNV 的滋养血管则表现为视网膜色素上皮/脉络膜毛细血管层中断,红色反光带垂直或斜行伸入神经上皮下,并可见其血管分支。

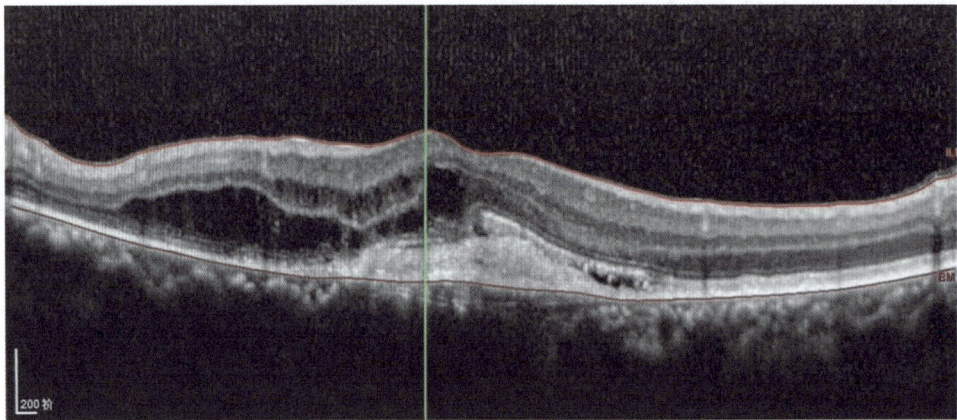

图 17-21　湿性年龄相关性黄斑变性 OCT

【诊断与鉴别诊断】

1. 诊断要点

(1) 年龄 50 岁以上,视物昏蒙,视物变形,甚至一眼视力骤降,眼前出现固定暗影。

(2) 眼底检查可见干性或湿性老年性黄斑变性的眼底表现。

（3）荧光素眼底血管造影或吲哚菁绿脉络膜血管造影检查显示相应形态。AMD 临床诊断标准见表 17-4。

表 17-4　　AMD 临床诊断标准

	干性（萎缩型）	湿性（渗出型）
年龄	多为 50 岁以上	多为 50 岁以上
眼别	双眼发生	双眼先后发生
视力	下降缓慢	下降较急
眼底表现	早期：黄斑区色素脱失、中心光反射不清或消失、多为散在玻璃膜疣	早期：黄斑区色素脱失、中心光反射不清或消失、玻璃膜疣常有融合
	晚期：病变加重，可有金箔样外观，地图样色素上皮萎缩，囊样变性或板层裂孔	中期：黄斑区出现浆液性或出血性盘状脱离，重者视网膜下血肿，视网膜内出血，玻璃体积血
		晚期：瘢痕形成
荧光素眼底血管造影	黄斑区有透见荧光或弱荧光，无荧光渗漏	黄斑区有脉络膜新生血管，荧光素渗漏，出血病例有遮蔽荧光

注：①有早期眼底改变但视力正常，为可疑患者，应定期观察；②注意病史，排除其他黄斑病变；③视力下降者应排除屈光不正和屈光间质混浊。

2. 鉴别诊断

（1）脉络膜黑色素瘤：黄斑区深层多量的出血性隆起需与后极部的脉络膜黑色素瘤相鉴别，荧光素眼底血管造影、吲哚菁绿脉络膜血管造影及眼部超声检查有助于鉴别诊断。

（2）中心性渗出性脉络膜视网膜病变：发病年龄多为中青年，另眼无玻璃膜疣，而 AMD 多为 50 岁以上发病，另眼多有玻璃膜疣或 AMD 病变，全身病因学检查亦可提供参考。

【治疗】

西医学认为干性无治疗意义，也有人主张使用维生素 C、维生素 E、叶黄素等治疗；湿性则可根据 FFA 及 ICG 的结果选择激光光凝术、光动力疗法（PDT）、经瞳孔湿热疗法（TTT）、抗血管内皮生长因子制剂（Anti-VEGF）等治疗。中医学认为本病以肾精亏衰、脾虚不运、脉络瘀滞为主要病机，可针对病程不同阶段进行辨证论治。根据病程的不同阶段采用中西医结合治疗可获较好的疗效。

1. 中医治疗

（1）中医辨证论治

1）痰湿郁结证

证候：视物昏蒙或视物变形；眼底黄斑部色素紊乱如椒盐状，后极部视网膜有多个大小不一、边界不清的玻璃膜疣，中心凹反光不清或消失；伴有胸膈胀满，眩晕心悸，肢体乏力；舌苔白腻或黄腻，脉沉滑或弦滑。

治法：燥湿化痰，软坚散结。

方药：二陈汤加减。可加浙贝母、生牡蛎以软坚散结；若面色无华，气短乏力可加党参、砂仁、白术以健脾益气消痰；舌质暗红，有瘀斑选加川芎、赤芍、丹参、茺蔚子等以活血化瘀。

2）瘀血阻络证

证候：视力下降，视物变形；眼底见黄斑区大片暗红色出血，并有渗出和水肿；可伴头痛失眠、烦闷;舌质暗红有瘀斑,苔薄,脉沉涩或弦涩。

治法:活血化瘀,行气消滞。

方药:桃红四物汤或血府逐瘀汤加减。可加党参、黄芪、郁金以助益气活血;出血久不吸收可加鸡内金、山楂以消食化瘀散结;渗出明显加浙贝母、夏枯草等化痰散结消滞。

3)肝肾阴虚证

证候:视物模糊,视物变形,眼前有黑影遮挡,甚至视力骤降,视物不见;眼底可见黄斑部出血,呈片状或圆点状,或视网膜前大量出血,甚至进入玻璃体;常伴有心烦失眠,手足心热,面赤颧红;舌红少苔,脉细数或弦数。

治法:滋养肝肾,凉血止血。

方药:杞菊地黄丸加减。虚火甚则以知柏地黄汤加减。可酌加生蒲黄、墨旱莲、女贞子以滋阴降火,凉血止血;出血多者加生三七粉、藕节、白及、丹参、赤芍以止血化瘀。

4)气血亏虚证

证候:视力多明显下降,眼底表现主要以干性为主;伴头晕耳鸣,神疲乏力,食少纳差;舌淡苔白或舌红少苔,脉沉细无力。

治法:益气补血,软坚散结。

方药:人参养荣汤加减。头晕耳鸣,加川牛膝、山茱萸、沙苑子、黄精以滋肾益精气;形寒肢冷、夜尿清长,酌加淫羊藿、肉桂、鹿角胶(烊服)以温阳益肾。

(2)针灸治疗:常选用睛明、承泣、球后、瞳子髎、丝竹空、攒竹、四白、阳白、翳明、风池、百会、合谷、肝俞、肾俞、脾俞、足三里、足光明、三阴交等穴。

针灸取穴按辨证论治原则,针对主症配穴,一般每次取眼周穴位 1~2 个,肢体穴位 1~2 个,分组交替运用,每日或隔日针 1 次,10 次为 1 个疗程。

(3)中成药

1)知柏地黄丸:适用于阴虚火旺证。

2)血府逐瘀口服液:用于瘀血阻络证。

3)杞菊地黄丸:适用于肝肾亏虚证。

2. 西医治疗

(1)内治:支持疗法适用于干性者,补充微量元素及维生素,保护感光细胞。可服用葡萄糖酸锌,每次 50mg,每日 2 次;维生素 C,每次 100mg,每日 3 次;维生素 E,每次 100mg,每日 3 次。

(2)局部治疗

1)滴滴眼液:可选用七叶洋地黄双苷滴眼液滴眼,每次 1 滴,每日 3 次。

2)激光治疗:适用于本病湿性早期,对软性玻璃膜疣行微脉冲激光治疗,可促进其吸收;视网膜下新生血管膜位于黄斑中心凹 250μm 以外者,可封闭新生血管膜,以免病变不断发展、扩大。

3)光动力疗法或经瞳孔温热疗法:适用于封闭黄斑脉络膜新生血管膜的治疗。

4)抗血管内皮生长因子(Anti-VEGF)制剂:适用于湿性,目前用于临床有单克隆抗体类和融合蛋白类两类药物,均为玻璃体腔注射使用。单克隆抗体类目前我国眼科主要使用雷珠单抗,每次 0.5mg/0.05ml;融合蛋白类有阿柏西普 2mg/0.05ml 和康柏西普 0.5mg/0.05ml,通常均按照 3+PRN(每月注射 1 次,连续注药 3 个月,后续根据必要进行注药)原则。

(3)手术治疗

1)玻璃体积血的手术治疗:采用玻璃体切割术清除玻璃体积血。

2）视网膜下出血及新生血管膜的手术治疗：去除视网膜下出血、脉络膜新生血管及纤维瘢痕组织。

3）视网膜移植手术：目前主要研究的是对黄斑视网膜下的新生血管膜瘢痕及视网膜色素上皮组织切除后，做自体或异体视网膜色素上皮细胞移植、感光细胞移植，但术后的视功能及排异反应问题仍未完全解决。

【预防与调护】

1. 饮食合理，戒烟限酒。

2. 太阳辐射、可见光均可致黄斑损伤，日光下应戴遮阳帽，雪地、水面应戴滤光镜以保护眼免受光的损害。

3. 对一眼已患年龄相关性黄斑变性的患者，应严格监测其健眼，一旦发现病变，应予以治疗。

四、黄斑水肿

黄斑水肿（macular edema）是各种原因导致黄斑部视网膜内层液体积聚的结果，但它不是一种独立的眼病，是视网膜静脉阻塞、糖尿病视网膜病变、葡萄膜炎、眼外伤等多种疾病病变过程中的并发症。

中医学"视瞻昏渺""视瞻有色""视直如曲""视正反斜""视惑"等病变过程或可出现与本病相类似的证候。

【病因病理】

1. 西医病因病理　任何眼部疾病破坏了血-视网膜屏障的完整性就可能出现黄斑囊样水肿。常见的原因有视网膜静脉阻塞、糖尿病视网膜病变、白内障摘除术、抗青光眼滤过性手术后等。

本病的发病机制尚不十分明确，可能涉及多种因素，主要有代谢异常、缺血、流体静压作用、机械力、炎症反应和毒性反应等。如病变侵犯黄斑部毛细血管，或各种原因使玻璃体对视网膜有牵引，累及毛细血管，视网膜毛细血管内皮细胞的紧密结构受到破坏，血管内的液体和大分子物质向外渗漏，液体积聚在视网膜外丛状层的细胞外间隙，形成视网膜水肿。由于黄斑部外丛状层的 Henle 纤维呈放射状排列，因此，积聚在此处的液体形成特征性的多囊形态。黄斑部中央区的细胞外间隙受液体积聚而扩张，因中央区的间隙较大，形成的囊腔也较大，周围则由较小的囊腔所围绕。

2. 中医病因病机　多因感受湿热之邪，湿热内蕴，熏蒸清窍；或痰湿化热，上泛于目，致黄斑部水肿；肝郁脾虚，脾失健运，清阳不升，浊阴不降，痰湿阻滞目络；或饮食不节，内伤于脾，脾失健运，湿浊痰饮内聚，上泛清窍；或肝肾不足，精血亏损，无以上承，目失濡养；或脾肾阳虚，运化失职，浊邪不降，上泛清窍，留滞黄斑而致。

【临床表现】

1. 症状　视力模糊，视物变形，视大如小，或视直为曲等。

2. 体征　眼底检查可见黄斑部视网膜因水肿而增厚，呈昏蒙状，有时隐约见囊样间隙。中心凹光反射消失。

3. 并发症　黄斑板层裂孔、黄斑视网膜前膜、持久水肿造成视力下降、黄斑部色素上皮萎缩或退化、视网膜外层萎缩。

【辅助检查】

1. 光学相干断层扫描　可清晰显示黄斑部视网膜神经上皮层的囊样间隙，感光视网膜内有多量圆形透光区。同时也能够精确地测量视网膜厚度（图 17-22）。

2. 荧光素眼底血管造影 对诊断有决定性价值。可见渗漏的荧光蓄积在中心凹周围，较轻者呈弥漫性，严重者呈花瓣状或蜂窝状(图 17-23)。

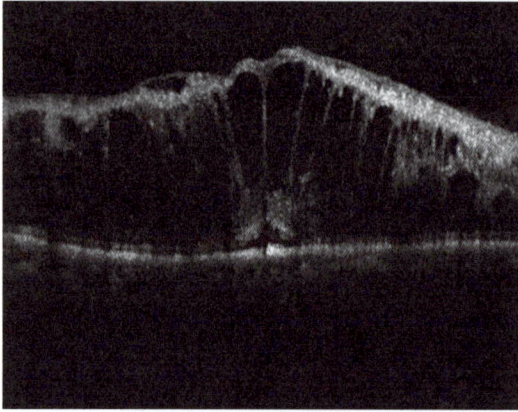

图 17-22 黄斑水肿 OCT

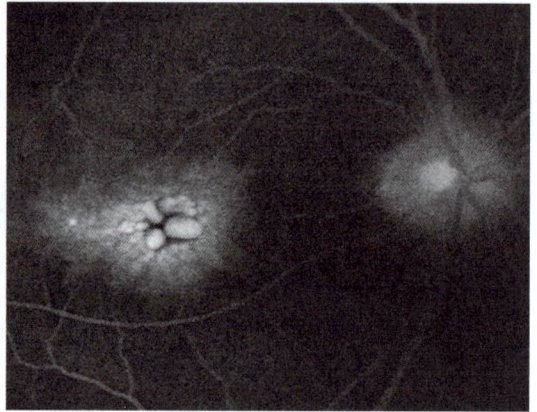

图 17-23 黄斑水肿荧光素眼底血管造影

3. Amsler 表检查 可出现方格变形，或线条变形。

4. 玻璃体荧光光度测定法 检测玻璃体内荧光素的浓度及分布，间接评估血-视网膜屏障的完整性。本法适用于对疾病发展和治疗效果的动态观察和随访。

5. 视网膜厚度分析 通过视网膜厚度分析仪检查，可清晰显示其截面图，评估整个后极部视网膜增厚的情况，并可鉴别囊样改变、视网膜裂孔及膜增殖等视网膜病变。

【诊断与鉴别诊断】

1. 诊断要点

(1) 视力下降。

(2) 黄斑区水肿。

(3) 有光学相干断层扫描、荧光素眼底血管造影的典型表现。

2. 鉴别诊断

(1) 中心性渗出性脉络膜视网膜病变：眼底检查可见病变中心呈圆形、稍隆起的灰白色浸润性病灶，边缘模糊，大小为 1/4~1/2PD，周围可见弧形或环状出血灶；荧光素眼底血管造影见病灶内有形态不一的视网膜下新生血管及其荧光渗漏，出血性荧光遮蔽灶。

(2) 年龄相关性黄斑变性：分为干性和湿性。干性：黄斑部及附近视网膜色素紊乱，或金箔样改变，伴有黄白色的点状玻璃膜疣；荧光素眼底血管造影显示黄斑部出现色素上皮脱失所致的窗样缺损荧光形态，或显示色素上皮脱离荧光形态。湿性：黄斑部及附近见黄白色软性渗出、水肿和出血灶；荧光素眼底血管造影显示病灶内有形态不一的视网膜下新生血管及其荧光渗漏，出血者见荧光遮蔽灶。

【治疗】

中医治疗多从肝肾亏虚论治，现代根据眼底病理改变，早期多从湿、痰、郁和瘀等论治，后期多从虚论治。西医可配合激光光凝术及抗 VEGF 治疗。

1. 中医治疗

(1) 中医辨证论治

1) 湿热内困证

证候：自觉视物模糊，或视物变形变色，眼底可见黄斑部水肿、渗出，中心凹光反射弥散；兼见头重胸闷，食少口苦，小便黄小；舌苔黄腻，脉濡数，或滑数。

治法:利湿清热,祛痰化浊。

方药:三仁汤合温胆汤加减。热盛者,加黄芩、栀子以增清热之效;黄斑部水肿、渗出明显者,加胆南星、琥珀等以化痰散浊。

2)脾虚湿泛证

证候:视物模糊,眼前暗影,视物变形,黄斑部水肿;兼见胸闷纳呆,食少便溏;舌质淡,舌苔薄白,脉细弱或濡。

治法:健脾渗湿,益气明目。

方药:五苓散合六君子汤加减。气虚甚者,加黄芪以益气升阳;脘闷便溏者,加大腹皮、厚朴、木香等以理气宽中。

3)肝肾阴虚证

证候:视物模糊,眼前暗影,视物变色、变形;伴有头晕耳鸣,腰膝酸软,多梦,或久病不愈,或屡次复发;舌质红,舌苔少,脉细数。

治法:滋养肝肾。

方药:杞菊地黄丸加减。阴虚甚者,加女贞子、麦冬等以增滋阴之效。

4)脾肾阳虚证

证候:视力下降,眼前暗影,视物变形,视瞻有色;兼见面色㿠白,神疲乏力,畏寒肢冷,面浮肢肿,尿频或小便不利,阳痿不举;舌质淡胖,苔白,脉沉细。

治法:温补脾阳,利水化浊。

方药:肾气丸加减。病至后期,加黄芪、党参、升麻等以益气升阳。

5)痰瘀郁滞证

证候:视物模糊,眼前暗影,视物变色、变形;病久不愈,眼底黄斑部水肿,渗出物融合难消,色素紊乱;兼见口腻胶黏,食欲不振,或形体肥胖,时有痰涎;舌有瘀点或瘀斑,苔黄厚,脉滑或涩。

治法:活血祛瘀,化痰散结。

方药:桃红四物汤合温胆汤加减。渗出多者,加昆布、海藻、山楂等以软坚散结;失眠多梦者,加石菖蒲、远志、首乌藤等以宁心安神。

(2)针灸治疗

1)体针:常选取球后、翳明、光明、睛明、风池、肾俞、肝俞、足三里等穴,每次局部取2穴,远端取2穴,每日1次,10日为1个疗程。

2)耳针:选用目1、目2、脾、肝等耳穴,每日按压2~3次。本法有促进黄斑部渗出物吸收的作用。

(3)其他治疗

1)中成药:①川芎嗪片,适用于兼血瘀证。②补中益气丸,适用于脾气虚弱证。③六味地黄丸,适用于肝肾亏损证。④黄芪注射液,适用于兼气虚证。

2)眼部直流电中药离子导入:选用川芎嗪注射液、红花注射液、丹参注射液、三七注射液做眼部直流电离子导入,每次15分钟,每日1次,10日为1个疗程,间隔2~5天再进行第二疗程。本法适用于兼血瘀证。

3)穴位注射:用丹参注射液,于双侧足三里穴注射,每侧1ml,每周2次。可促进黄斑部水肿。

2. 西医治疗

(1)积极治疗原发疾病:若属眼内炎症引起的应给予抗炎药物,如葡萄膜炎、血管炎,可给予糖皮质激素治疗。如果属于糖尿病视网膜病变、视网膜静脉阻塞引起,在治疗原发病的同时用抗 VEGF 治疗。对一些非特异性、非炎症性黄斑囊样水肿可试用 β 受体阻滞剂、乙酰唑胺治疗。

（2）局部治疗

1）激光光凝治疗:适用于黄斑部毛细血管渗漏,且病程超过 3 个月,视力和病变仍未好转者。可用氪黄激光做黄斑部格栅样光凝或微脉冲激光治疗。

2）地塞米松玻璃体内植入剂行玻璃体腔内植入。

3）抗 VEGF 类药物玻璃体腔内注射。

【预防与调护】

1. 养成良好的生活习惯,起居有时,节制房事,避免过用目力及过度疲劳。

2. 饮食宜清淡,多吃新鲜水果、蔬菜,忌肥甘厚味、辛辣刺激、煎炸炙煿及生冷之品。

3. 保持情志舒畅,减少工作压力,消除紧张、烦躁、沮丧、激动等不良情绪的影响,以免病情加重或反复。

4. 积极、规范治疗原发病。

五、黄斑裂孔

黄斑裂孔(macular hole)又名黄斑裂洞。5%～10% 发生于眼外伤眼内炎症,眼内手术,高度近视,视网膜脱离;80% 以上为特发性,特发性黄斑裂孔多发生在 50～80 岁,女性多见,男女比例为 1:3。有 5%～10% 的病例双眼发病。

本病中医文献尚无直接对应的病名,临床根据患者视功能损害的程度和病变的不同阶段,与中医学"视惑""视瞻昏渺""视直为曲""暴盲"等病证相似。

【病因病理】

1. 西医病因病理　主要是由于外伤、高度近视等原因导致黄斑部正前方玻璃体皮质的局部皱缩,造成对视网膜表面的切线性收缩。早期裂孔因视锥细胞内高密度叶黄素容易被透见,故病灶呈黄色。随着浆液性脱离的面积扩大,视锥细胞离心性退缩,叶黄素随之退向边缘而使病灶呈黄色环。特发性黄斑裂孔形成可能是由玻璃体前后和切线方向牵拉的作用,或内界膜的作用,或眼压的作用等所致。

2. 中医病因病机　多因劳瞻竭视,精血暗耗,肝肾两虚,目失所养;或脾胃虚弱,运化失司,固摄无权;或头眼部创伤,黄斑受损。

【临床表现】

1. 症状　视物模糊,眼前有中心暗点,或伴有视物变形。

2. 体征　眼底黄斑部中央出现 1/4～1/2PD 大小的暗红色孔,边缘清晰,孔底可有黄色颗粒(图 17-24)。

3. 并发症　本病并发症为视网膜脱离。

4. 临床分型　特发性黄斑裂孔分为四期(Gass 分期法)。

Ⅰ期:中心凹脱离,呈黄色点状,或有小的黄色环。

Ⅱ期:中心凹或其旁边小圆形或新月形全层裂孔,一般裂孔直径

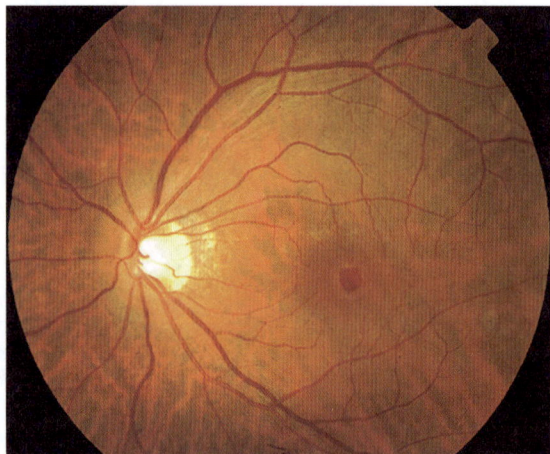

图 17-24　黄斑裂孔

<0.4mm。

Ⅲ期:中心凹圆形裂孔,边缘常积聚视网膜下液体,裂孔直径>0.4mm,玻璃体后皮质仍与黄斑粘连。

Ⅳ期:裂孔较Ⅲ期大,玻璃体后皮质完全脱离,裂孔中央视网膜色素上皮水平常有黄色小点。

【辅助检查】

1. 光学相干断层扫描(图 17-25) Ⅰ期显示小凹失去原有的凹陷而变平坦,中心凹有囊样间隙,玻璃体纤维斜向插入中心凹。Ⅱ期可见烧瓶状视网膜全层缺失;裂孔上口处尚可看到视网膜瓣。玻璃体后表面插入中心凹或中心凹旁区域,说明有玻璃体黄斑牵引。Ⅲ期切面显示烧瓶状视网膜全层缺失。Ⅳ期切面显示烧瓶状视网膜全层缺失,玻璃体后表面与视网膜彻底分开。

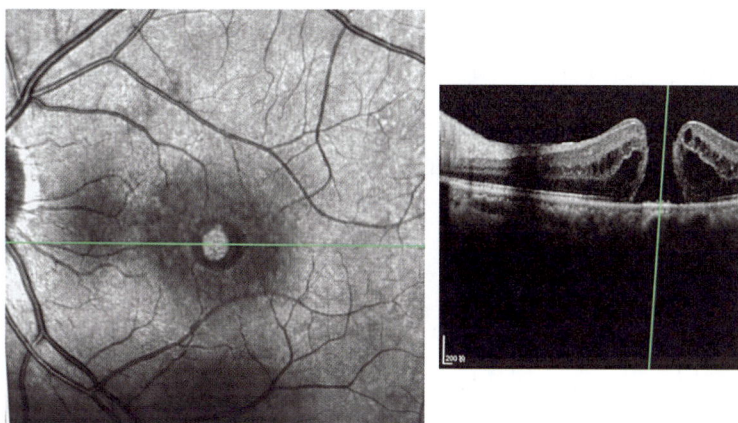

图 17-25 黄斑裂孔 OCT

2. 荧光素眼底血管造影 Ⅰ期正常或中央呈强荧光,但无荧光渗漏;Ⅱ期裂孔为局限性强荧光;Ⅲ期裂孔早期呈强荧光。

3. Amsler 表检查 可见方格变形或中心暗点。

4. 多焦视网膜电图 中心凹 P_1 波反应密度明显降低或平坦,同时伴有黄斑部的 P_1 波反应密度降低。

【诊断与鉴别诊断】

1. 诊断要点

(1) 病史与症状:可有外伤、高度近视等病史。中心视力下降,视物变形。

(2) 体征:黄斑部中央见边缘清晰的暗红色裂孔。

(3) 光学相干断层扫描、荧光素眼底血管造影检查有典型显示。

2. 鉴别诊断

(1) 黄斑假裂孔:稍厚的黄斑前膜,在中央空隙处可以透见其下的视网膜及脉络膜,致空隙处呈红色,形成假裂孔。其视力比真裂孔好,Watzke 征阴性,无灰色环或黄色沉着物,无洞盖。荧光素眼底血管造影呈现淡淡的强荧光。

(2) 玻璃膜疣及色素上皮脱失与Ⅰ期裂孔的鉴别:可通过 OCT 或荧光素眼底血管造影,结合是否有白内障手术史、近期观看日蚀病史,多能予以区别。

(3) 中心性浆液性脉络膜视网膜病变:多见于中青年男性,视力一般较好,眼底无出血,荧光素眼底血管造影有色素上皮脱离或神经上皮脱离所致的荧光形态。

【治疗】

本病的治疗应根据病因或视网膜脱离的可能性,考虑是否手术治疗。Ⅰ期黄斑裂孔不需要处理,1/2 病例可自行消失。高度近视所致黄斑裂孔,常并发视网膜脱离,可予原发性视网膜脱离手术治疗,或联合玻璃体手术治疗。Ⅱ期、Ⅲ期和Ⅳ期特发性裂孔,可予玻璃体手术治疗。

【预防与调护】

1. 高度近视患者宜避免剧烈运动。

2. 注意生产安全,严格遵守操作规程,避免眼外伤。

六、黄斑出血

黄斑出血(macula hemorrhagic)并非一种独立的眼病,是指视网膜出血局限于黄斑部。年龄相关性黄斑变性、中心性渗出性脉络膜视网膜病变等多种眼底疾病的病变过程中都可能发生黄斑出血。由于黄斑部的结构和功能很特殊,一旦出血,对中心视力影响极大。临床当黄斑出血是患者的主要体征时,习惯上将黄斑出血作为病名诊断。因原发病不同,而发病年龄也各异。

黄斑出血在中医文献中无直接对应的病名记载,根据患者的自觉症状及黄斑出血对视力影响的程度不同,可对应于中医学"视惑""视瞻昏渺""视直为曲""视正反斜""视瞻有色"或"暴盲"等病证。

【病因病理】

1. 西医病因病理　多见于高度近视、年龄相关性黄斑变性、中心性渗出性脉络膜视网膜病变、糖尿病视网膜病变等。如高度近视性视网膜病变,病变过程中可形成后巩膜葡萄肿,致脉络膜被牵拉,玻璃膜出现裂隙,新生血管进入视网膜下,可致黄斑出血。

2. 中医病因病机　多因劳瞻竭视,精血暗耗,肝肾阴虚,虚火上扰,灼伤目中血络所致;或情志不舒,肝气郁滞,郁久化火,上扰目窍;或眼部受伤,损伤眼内血络;或饥饱劳役,忧思过度,损伤脾胃,脾气虚弱,血失统摄所致。

【临床表现】

1. 症状　视物模糊,甚或视力突然下降,眼前可有中央暗影,或视物变形。

2. 体征　眼底黄斑部可见大小不一、形态不同的出血灶,可位于视网膜下,或视网膜,或视网膜前等不同的位置(图 17-26)。同时多伴有其他原发眼病相应的病变,如高度近视眼

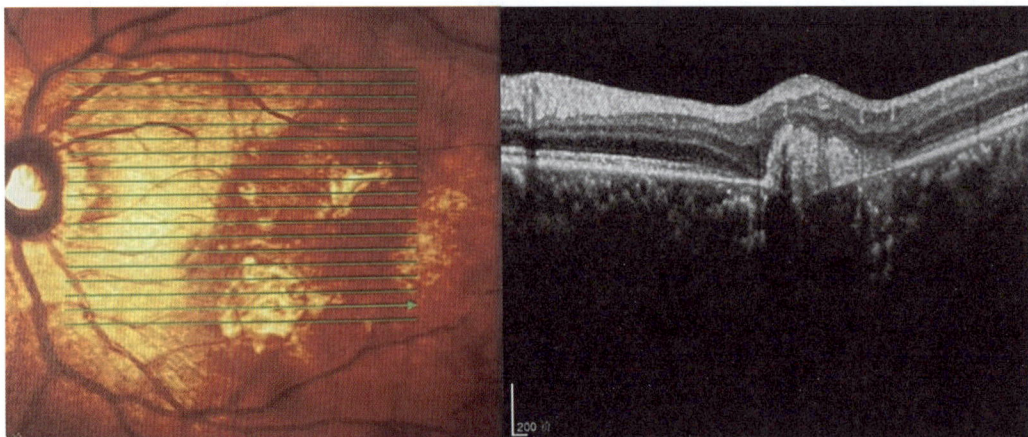

图 17-26　黄斑出血眼底照相及 OCT

底退行性病变、糖尿病视网膜病变或年龄相关性黄斑变性的改变等。

3. 并发症 本病并发症有黄斑囊样水肿、视网膜新生血管、新生血管性青光眼。

【辅助检查】

1. 荧光素眼底血管造影 黄斑部可见出血性荧光遮蔽。部分患者可见黄斑部有绒球状、花蕾样等形态不一的视网膜或脉络膜新生血管灶。

2. 吲哚菁绿脉络膜血管造影 部分患者可见形态不一的脉络膜新生血管灶。

【诊断与鉴别诊断】

1. 诊断要点

（1）多有高度近视、年龄相关性黄斑变性、中心性渗出性脉络膜视网膜病变等病史。

（2）中心视力下降,视物变形,眼前暗影遮挡。

（3）黄斑部可见出血灶。

（4）荧光素眼底血管造影可显示黄斑部荧光遮蔽或新生血管灶。

2. 鉴别诊断

黄斑裂孔:多有外伤、高度近视等病史。眼底黄斑部中央见边缘清晰的暗红色孔;荧光素眼底血管造影见黄斑中央裂孔呈强荧光;光学相干断层扫描清晰地显示典型的全层黄斑裂孔所致的中心凹视网膜全层缺失。黄斑出血者荧光素眼底血管造影表现为荧光遮蔽灶。

【治疗】

本病以中医治疗为主,疗效根据出血的位置、范围的不同而异,可配合西医治疗。

1. 中医治疗

（1）中医辨证论治

1）阴虚火旺证

证候:黄斑出血,视力下降;兼见口燥咽干,五心烦热;舌红苔少,脉细数。

治法:滋阴降火,凉血散血。

方药:知柏地黄汤加减。若多梦失眠者,加远志、柏子仁、酸枣仁、首乌藤等以宁心安神;口燥咽干甚者,加北沙参、五味子、麦冬等以养阴增液;视力久未恢复者,加枸杞子、桑椹、楮实子、金樱子等以补肾明目。

2）肝郁气滞证

证候:黄斑出血;兼见精神抑郁,烦躁易怒,胸胁胀痛,口苦咽干;舌红,苔薄黄,脉弦数。

治法:疏肝解郁,凉血散瘀。

方药:丹栀逍遥散加减。瘀血日久未消,加丹参、红花、泽兰、僵蚕、地龙等以通窍祛瘀;胁胀痛甚者,加三七、木香、青皮、香附等以行气止痛;肝郁而阴血亏虚者,加桑椹、女贞子、何首乌等以养阴补血。

3）脾虚气弱证

证候:黄斑出血,量少色淡,或反复出血;兼见神疲乏力,面色萎黄,心悸气短;舌淡,苔少,脉弱。

治法:健脾益气,活血止血。

方药:归脾汤加减。瘀血日久不消,可重用黄芪、人参以增补气祛瘀之效;兼痰湿蕴结者,加厚朴、瓜蒌仁、桔梗、浙贝母等以化痰散结。

4）外伤损络证

证候:眼部外伤,黄斑出血,视网膜灰白;舌暗,苔薄,脉缓。

治法:凉血止血,祛风活血。

方药:生蒲黄汤加减。可加苏木、红花等以增散瘀止痛之功。

（2）针灸治疗:选用合谷、足三里、太冲、太阳、大椎、承泣、睛明、风池等穴,每次局部取2穴,远端取2穴,交替使用,根据病情虚实,手法用补法或泻法。

（3）中成药

1）丹红化瘀口服液或血府逐瘀颗粒:适用于兼血瘀证。

2）川芎嗪注射液或丹参注射液:适用于兼血瘀证。

3）黄芪注射液:适用于兼脾虚气弱证。

2. 西医治疗

（1）内治

1）出血早期宜以止血为先,用氨甲苯酸注射液或酚磺乙胺注射液,静脉滴注,每日1次。

2）支持疗法:口服维生素 C、维生素 E。

3）促进出血吸收:卵磷脂络合碘片,或 10% 碘化钾,口服;或用普罗碘胺注射液,肌内注射。

（2）局部治疗

1）激光光凝术:适用于伴有视网膜或脉络膜新生血管者。

2）光动力治疗:适用于伴有视网膜或脉络膜新生血管者。

（3）手术治疗:黄斑出血 3 个月尚未吸收者,根据出血的部位,施行玻璃体切割术或视网膜手术清除出血灶。

【预防与调护】

1. 出血早期,宜半坐卧位静养。

2. 忌食辛辣炙煿之品,禁烟酒,避免热从内生。

3. 避劳倦,调情志,以免阴血暗耗,虚火上炎。

4. 注意原发病的诊断与治疗。

5. 注意眼外伤的防护。

七、黄斑视网膜前膜

黄斑视网膜前膜(macular epiretinal membrane)是指由各种原因所致的某些细胞在黄斑及附近视网膜内表面增生而形成的纤维细胞膜,临床分为特发性黄斑视网膜前膜和继发性黄斑视网膜前膜。特发性黄斑视网膜前膜是一种与年龄相关的增生性疾病,表现为黄斑部视网膜前膜形成及其收缩导致的继发性改变,起病隐匿,病情进展缓慢,与各种眼部病变无关,发生率为 5.5%~12%,80% 以上患者的年龄超过 50 岁,随着年龄增长,发病率有增高趋势,双眼发病率为 20%~30%,无性别差异。继发性黄斑视网膜前膜常发生于眼部外伤、眼内手术后患者。

本病在中医文献中无直接对应的病名。临床根据患者自觉症状、视功能改变的程度和病变的不同阶段,可对应于中医学"视惑""视瞻昏渺""视直为曲""视一为二"和"青盲"等病证。

【病因病理】

1. 西医病因病理　特发性黄斑视网膜前膜的形成主要与玻璃体后脱离和来自视网膜的细胞向黄斑部移行积聚有关。特发性黄斑视网膜前膜内细胞成分的收缩,导致视网膜受牵拉而形成形态各异的前膜。黄斑视网膜前膜的收缩对视网膜造成的牵引力主要在切线方向,所以引起黄斑囊样水肿的概率较小。如果黄斑部视网膜前膜形成的同时伴有玻璃体黄斑牵引,则容易产生黄斑囊样水肿、黄斑板层裂孔,甚至黄斑全层裂孔。

继发性黄斑视网膜前膜多发生在眼部外伤、玻璃体炎症、视网膜血管病变等。病变早期黄斑视网膜前膜似一层玻璃纸样,进一步发展牵拉视网膜,出现黄斑皱褶,血管扭曲,大血管弓向中央移位,逐渐纤维增殖形成灰白色纤维膜;严重者可牵拉形成黄斑裂孔甚至视网膜脱离。

黄斑中心凹被牵引,将发生变形、移位。黄斑周围小血管被前膜牵引、压迫,产生扩张、变形,静脉回流障碍,毛细血管血流速度降低等,将导致血管渗漏、出血斑等。

2. 中医病因病机 多因劳瞻竭视,精血暗耗,肝肾阴虚,虚火上扰,灼伤目中血络;或情志不舒,肝气郁滞,郁久化火,上扰目内脉络;或撞击伤目,真睛破损,或眼内手术,血脉受损。

【临床表现】

1. 症状 早期可无症状,或视物模糊,视物扩大或变小,或视物变形,单眼复视,视疲劳。

2. 体征 多数患者伴有玻璃体完全性或不完全性后脱离。早期黄斑部视网膜表面反光增强,色素紊乱,似有一层玻璃纸相隔。随着病情发展,黄斑部皱褶,血管弓的小血管变形、迂曲,灰白色纤维膜形成,中心凹光反射消失。后期部分患者视网膜大静脉变暗、扩张或变形,黄斑部视网膜出现细小的棉絮斑、出血斑或微动脉瘤。当增厚的前膜向心性收缩时,中心部可形成环形隆起,中央内陷而形成假性黄斑裂孔,缺损的部位呈暗红色外观(图17-27)。

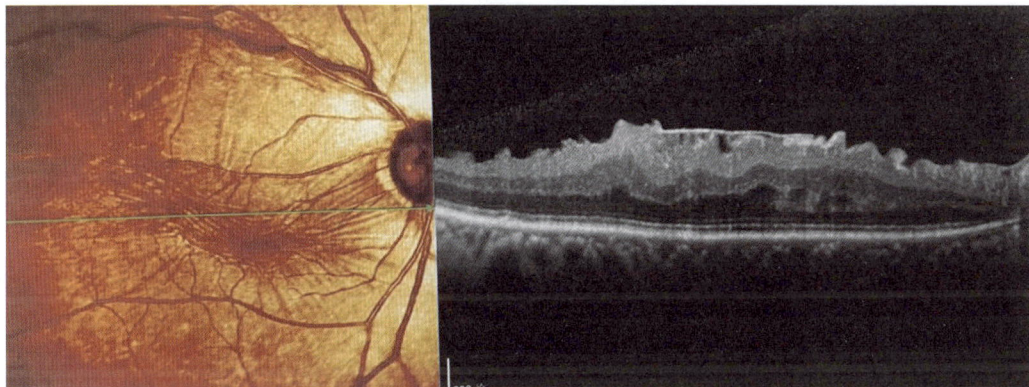

图 17-27 黄斑视网膜前膜眼底照相及 OCT

3. 并发症 本病并发症有视网膜脱离、视网膜下新生血管形成。

4. 分期 特发性黄斑视网膜前膜可分为三期(Gass,1977 年)。

0 期:玻璃纸样黄斑病变期,黄斑部视网膜表面呈金箔样反光,组织结构正常。

Ⅰ期:有皱纹的玻璃纸样黄斑病变期,视网膜表面可见薄膜,视网膜浅表面见细小皱纹,血管轻度扩张迂曲。

Ⅱ期:黄斑视网膜前膜期,视网膜表面出现灰白色半透明膜,视网膜全层皱褶,血管明显弯曲变形。

【辅助检查】

1. 荧光素眼底血管造影 颞侧上下血管弓靠拢,黄斑部无血管区面积减少、移位;黄斑部及附近血管迂曲、扩张,可有荧光遮蔽,或点状或不规则的荧光渗漏,严重者后期可见黄斑囊样水肿;毛细血管拱环欠清晰。

2. 光学相干断层扫描 黄斑视网膜前膜伴黄斑水肿,显示中心凹变浅或消失,神经上皮层下方为水肿暗区。增生性前膜则显示黄斑中心凹厚度明显增加,神经上皮间或神经上皮下出现水肿暗区,视网膜内层见光带增强的前膜,或呈团块状向玻璃体腔凸起。若伴假性黄斑裂孔,则显示黄斑中心凹厚度正常或增加,中心凹呈陡峭状改变,周围视网膜厚度增加,可见光带增强的前膜。若属黄斑视网膜前膜伴板层裂孔形成,则显示中心凹神经上皮层部分缺失,中心凹周围的视网膜内层可见光带增强的前膜。手术后检查有助于观察前膜组织是否已去除,还可以定量观察视网膜厚度和视网膜内水肿的减少程度。

3. Amsler 表检查　可见方格变形或中心暗点。

4. 视野检查　晚期多表现为不同程度的视敏度下降。

5. 视觉电生理检查　晚期病例局部黄斑视网膜电图可出现不同程度的波幅降低。多焦视网膜电图表现为黄斑区相应于视网膜前膜处的振幅密度降低,早期中央高峰密度轻度下降,随着病情的发展,中央高峰明显低平。

【诊断与鉴别诊断】

1. 诊断要点

(1) 可有眼外伤、内眼手术、高度近视等病史,视力下降或视物变形。

(2) 黄斑部视网膜表面反光增强,似隔一层玻璃纸,或见黄斑部皱褶,血管迂曲移位。灰白色纤维膜形成,中心凹光反射消失。

(3) 荧光素眼底血管造影、光学相干断层成像检查有典型显示。

2. 鉴别诊断　黄斑裂孔:两者通过光学相干断层成像与荧光素眼底血管造影检查可予以鉴别。若为黄斑裂孔,光学相干断层成像可清晰显示黄斑中心凹处视网膜全层缺失,荧光素眼底血管造影显示裂孔处呈强荧光。

【治疗】

本病尚无有效治疗药物。特发性黄斑视网膜前膜患者,如视力下降或视物变形较轻,且比较稳定,多数不需要治疗,随诊观察。特发性黄斑视网膜前膜的手术治疗目前尚无统一标准,是否手术取决于患者的症状、视力下降程度、视力要求,是否伴随眼部其他疾病、年龄及对侧眼情况等。若视力在 0.1 或以下,不伴随永久性黄斑损害,或视力 0.4 以上,但有严重复视、视物变形等症状,或视力尚好,但荧光素眼底血管造影显示已有荧光素渗漏或黄斑部水肿等情况可考虑进行手术治疗。

【预防与调护】

1. 注意生产安全,严格操作规程,避免眼外伤。

2. 及时处理眼外伤、眼内炎、玻璃体积血、眼内异物等病变,避免发生本病。

3. 严格掌握内眼手术适应证,做好围手术期处理,避免和减少手术并发症。

第四节　原发性视网膜色素变性

原发性视网膜色素变性(retinitis pigmentosa,RP)是一组以进行性视网膜感光细胞及色素上皮功能丧失为共同表现的遗传性眼病。以夜盲,伴有进行性视野缺损、眼底色素沉着和视网膜电图显著异常或无波型为其临床特点。以视杆细胞和视锥细胞受累最为突出,随着病变的发展,视网膜的其余部分及色素上皮层逐渐萎缩,色素游离并积聚在视网膜血管的周围间隙,形成典型的骨细胞样色素沉积,伴随着夜盲和视野缩小,构成了本病的特征性临床表现。

本病为慢性进行性双眼疾病,病程长,有明显的家族遗传性,父母或其祖代常有近亲联姻史,男性多于女性,比例约为 3:2。本病多从青少年时期开始发病,均为双眼。发病年龄越早预后越差,目前对本病尚无确切有效的治疗方法。原发性视网膜色素变性为眼科疑难重症,是眼底病致盲的重要原因之一。

本病与中医学的"高风内障"相似,类似的病名见于《证治准绳·七窍门》,又名高风雀目内障(《太平圣惠方·治眼内障诸方》)、阳衰不能抗阴之病(《原机启微》)、高风障症(《审视瑶函·内障》)、阴风障(《目经大成》)。

【病因病理】

1. 西医病因病理 原发性视网膜色素变性为遗传性疾病,有多种遗传方式,可为常染色体显性遗传、常染色体隐性遗传、性连锁隐性遗传,约1/3为散发病例。其中以常染色体隐性遗传为最常见的类型,占40%～90%,该型与近亲联姻有一定关系,男多于女,并可伴发耳聋及中枢神经系统疾病;常染色体显性遗传次之,占10%～20%,男女患病率接近,不合并全身系统疾病;性连锁隐性遗传最少,约占10%以下,仅男性患病,女性为携带者,此型发病早,症状重,进展快,部分并发白内障。

本病发病原因尚不十分清楚,目前较公认的几种学说,如分子生物学学说、免疫学学说、生化学学说等,可能是原发性视网膜色素变性发生与发展的相关因素。

2. 中医病因病机 多因禀赋不足,命门火衰,阳虚无以抗阴,阳气陷于阴中不能自振,目失温煦;或素体真阴不足,阴虚不能济阳,水不涵木,肝肾阴虚,精亏血少,目失所养;或脾胃虚弱,中焦气血化生不足,运化无力,清阳不升,养血之源匮乏,目失濡养,不能视物。

【临床表现】

1. 症状

(1) 夜盲:是最早的症状,多发生在眼底改变以前。轻者表现为暗适应功能下降,随着病情进展,夜盲症状逐渐加重,最终致盲。发病年龄越年轻,则病程进展越迅速。夜盲是视杆细胞功能异常或变性的主要表现,若病变以视锥细胞受累为主时,则夜盲出现较晚。

(2) 视野向心性缩窄:早期视野为典型的环形暗点,随着病情进展,逐渐形成管状视野,常有撞人碰物之现象。病程晚期中心视野受累时,视力完全丧失。

(3) 色觉异常:最常见为蓝色盲,红绿色盲较少。

(4) 中心视力:早期正常或接近正常,随病变发展而逐渐下降,最终失明。

2. 体征

(1) 视盘萎缩:发生于晚期,色淡而呈蜡黄色。

(2) 色素沉着(图17-28):初时眼外观无异常;眼底早期可见赤道部视网膜色素稍繇

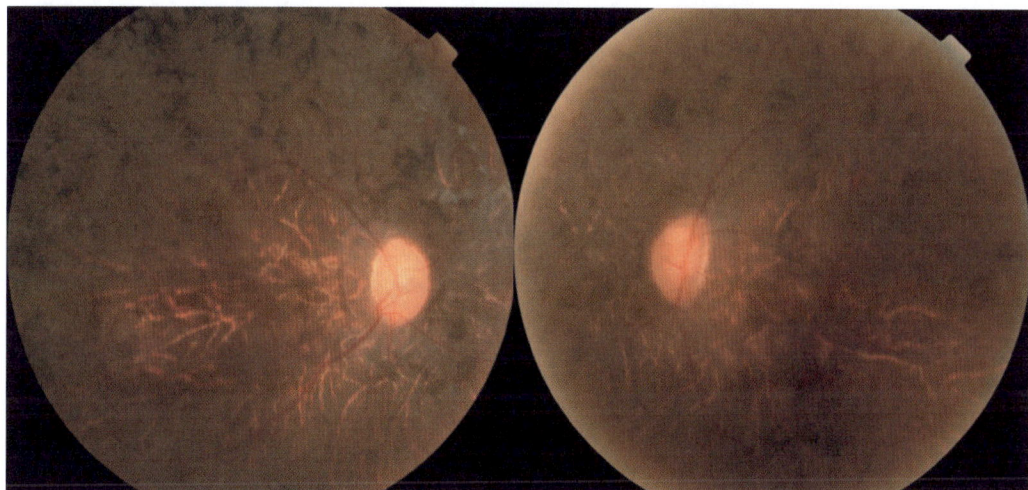

图17-28 原发性视网膜色素变性(双眼)

乱,随之在视网膜血管旁出现骨细胞样色素沉着;随着病情发展,色素沉着逐渐增多,大多位于视网膜血管附近,特别是静脉前面,可遮盖一部分血管,或沿血管分布,且多见于血管分支处。以后色素沉着向中心和周边扩展。晚期眼底可见视网膜呈青灰色,血管变细,视盘颜色蜡黄,黄斑色暗。个别病例眼底可无骨细胞样色素沉着,仅见视网膜和色素上皮萎缩,或在视网膜深层出现白点。本病常见晶状体后囊下混浊的并发性白内障。

（3）视网膜血管变细或闭塞。

3. 并发症

（1）并发性白内障:白内障是本病常见的并发症,一般发生于晚期,晶状体混浊呈星形,位于后极部皮质,进展缓慢,终至完全混浊。

（2）屈光不正:约有50%的病例伴发近视,近视多见于常染色体隐性遗传及性连锁隐性遗传患者。

（3）并发青光眼:1%~3%的病例可并发青光眼,多为开角型,闭角型少见。

（4）全身伴发情况:有文献报道,44%~100%的原发性视网膜色素变性患者有不同程度的听力障碍;0.4%~33%的患者有聋哑。

【辅助检查】

1. 视野检查　早期见环形暗点,晚期视野进行性缩小,最终成管状。

2. 荧光素眼底血管造影　病程早期显示斑驳状强荧光,病变明显时,呈现大片的透见荧光,色素沉着处为遮蔽荧光,晚期因脉络膜毛细血管萎缩而表现为大面积弱荧光并可见脉络膜大血管(图17-29)。

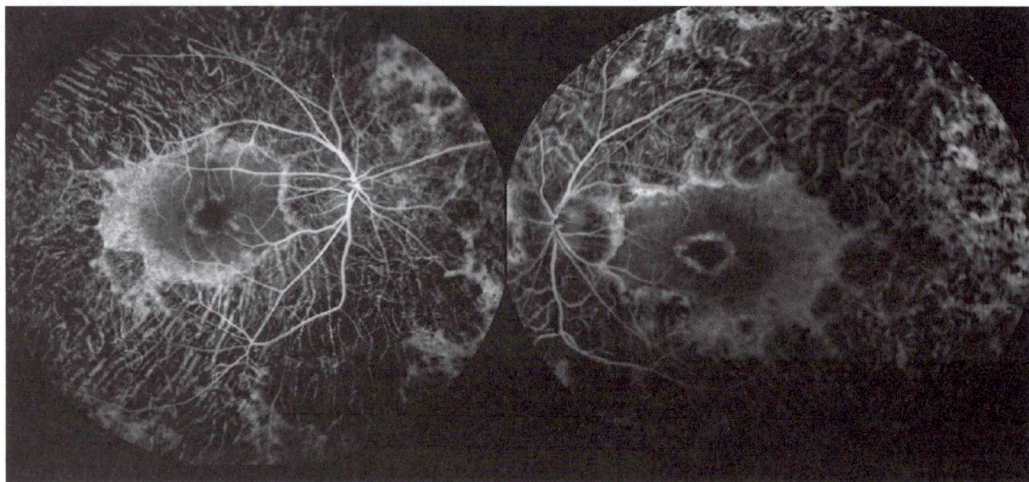

图 17-29　荧光素眼底血管造影（双眼）

3. 视觉电生理检查　①EOG峰谷比明显降低或熄灭;②ERG b 波消失,呈低波迟延型,重者呈熄灭型。

4. 暗适应　检查早期视杆细胞曲线终末阈值高,最终视锥细胞阈值亦高,暗适应能力差。

【诊断与鉴别诊断】

1. 诊断要点

（1）夜盲,视力下降。

（2）眼底见视网膜点状、骨细胞样或不规则状色素沉着,视网膜血管明显变细,视盘呈蜡黄色。

（3）视觉电生理检查及暗适应检查异常有助于早期诊断。

2. 鉴别诊断

（1）先天性继发性视网膜色素变性：先天性梅毒和孕妇妊娠第三个月患风疹后引起的胎儿眼底病变，眼底所见与原发性视网膜色素变性几乎完全相同，ERG、EOG、视野等视功能检查结果亦难以区别，只有在确定患儿的父母血清梅毒反应阴性及母亲怀孕早期无患风疹病史后，才能诊断为原发性视网膜色素变性。先天性继发性视网膜色素变性通常在出生后已存在，病情静止。

（2）后天性继发性视网膜色素变性：患麻疹、流行性腮腺炎等病后，发生脉络膜视网膜炎，炎症消退后的眼底改变有时与原发性视网膜色素变性类似，可通过病史、血清学检查、眼底改变及夜盲程度较轻或静止加以鉴别。此类后天性继发性视网膜色素变性患者眼底视盘为灰白色而不是蜡黄色，色素斑大且位置较深，形态不规则呈非骨细胞样，有脉络膜视网膜萎缩斑。

（3）维生素A缺乏症（疳积上目）：两者相同的是均有夜盲。不同的是疳积上目为后天所致，常见角膜、结膜干燥斑（比奥斑），无视野缩窄，眼底检查无异常；而本病为与生俱来，外眼正常但视野缩窄，眼底检查有典型的改变。

【治疗】

本病的治疗目前仍在研究探索中，尚缺乏确切有效的疗法。西医学正在研究的基因治疗、视网膜移植等尚未真正进入临床。中医学认为血瘀贯穿于本病的始终，治疗应在辨证的基础上加用活血化瘀药。本病如中西医结合治疗、早期诊断、及时综合治疗及坚持用药，则有可能延缓病情发展，提高生活质量，保持较长时间的生活、工作视力。

1. 中医治疗

（1）中医辨证论治

1）肾阳不足证

证候：夜盲，视野进行性缩窄，眼底表现符合本病特征；伴腰膝酸软，形寒肢冷，夜尿频繁，小便清长；舌质淡，脉沉弱。

治法：温补肾阳，活血明目。

方药：右归丸加减。方中应酌加川芎、鸡血藤、牛膝等活血通络之品。

2）肝肾阴虚证

证候：夜盲，视野进行性缩窄，眼底表现符合本病特征；伴目中干涩不适，头晕耳鸣，腰膝酸楚无力，或有五心烦热，失眠多梦等症；舌质红，苔少，脉沉细或细数。

治法：滋补肝肾，活血明目。

方药：明目地黄丸加减。可酌加川芎、丹参、牛膝等药以活血化瘀，疏通脉络；如虚热内生、多梦失眠者，加知母、浮小麦、黄柏等以滋阴清热；眼干涩不舒，酌加玄参、天花粉等以养阴清热。

3）脾气虚弱证

证候：夜盲，视野进行性缩窄，眼底表现符合本病特征；伴见面色无华，神疲乏力，食少纳呆；舌质淡，苔白，脉弱。

治法：健脾益气，活血明目。

方药：参苓白术散加减。方中加用川芎、丹参、三七、鸡血藤等以助通络活血之功。

（2）针灸治疗

1）常用穴位有攒竹、睛明、球后、瞳子髎、丝竹空、风池、百会、肝俞、肾俞、脾俞、足三里、光明、三阴交等。每次眼部取1~2穴，肢体取2穴，隔日针1次，10次为1个疗程。

2）穴位注射：用复方丹参注射液或维生素 B_1 等做双肝俞、双肾俞交替注射，每穴注射

0.5ml,每日或隔日 1 次,10 日为 1 个疗程。

　　3）梅花针:采用眼周及头部穴位,梅花针叩打,每次 30 分钟,隔日 1 次。

　　（3）中成药

　　1）金匮肾气丸:适用于肾阳不足、命门火衰证。

　　2）明目地黄丸:适用于肝肾亏虚、精血不足证。

　　3）川芎嗪注射液或黄芪注射液:用于改善眼底微循环。

　　2. 西医治疗　目前主要为对症治疗,有人试用维生素 A、维生素 E 及 B 族维生素、血管扩张剂、组织疗法、交感神经节切除术、移植眼外肌肌腱于脉络膜下腔、上直肌搭桥术等,但效果均不确切。

　　【预防与调护】

　　1. 选用遮光眼镜。强光可加速感光细胞外节变性,所以必须戴遮光眼镜。不宜用深色墨镜,禁用绿色镜片。

　　2. 避免精神过度紧张与劳累。

　　3. 禁止近亲结婚。对患者进行遗传咨询,告知本病的知识。

　　4. 对于确诊为原发性视网膜色素变性的患者,应每年定期复诊,检查眼底、视野及眼电生理,及时了解病情的变化。

第五节　视网膜脱离

　　视网膜脱离(retinal detachment,RD)是指视网膜神经上皮层与色素上皮层的分离。根据发病的原因不同,其可分为孔源性、牵拉性和渗出性三类,其中孔源性视网膜脱离最为常见。视网膜脱离后,感光细胞的营养发生障碍,如不及时复位,将使神经上皮层变性萎缩,造成严重视功能损害甚至失明。

　　因视网膜脱离的部位、范围、程度及伴发症状不同,中医学将本病分别归入“神光自现”“云雾移睛”“视瞻昏渺”“暴盲”等病中。《临床必读》则将本病称为“视衣脱离”。

　　【病因病理】

　　1. 西医病因病理　孔源性视网膜脱离(rhegmatogenous retinal detachment,RRD)发生在视网膜裂孔形成的基础上,液化的玻璃体经视网膜裂孔进入视网膜神经上皮下,使视网膜神经上皮与色素上皮分离。裂孔的形成主要有视网膜变性萎缩、玻璃体后脱离及牵拉。视网膜变性多因高度近视、无晶体眼、眼外伤等引起,多位于周边部,常表现为格子样变性、囊样变性、霜样变性、蜗牛迹样变性、视网膜劈裂等。变性的视网膜可形成较小的萎缩圆孔,如无玻璃体牵拉可不引起视网膜脱离;如同时发生玻璃体后脱离、液化,则对附着部位视网膜造成反复牵拉,易形成马蹄形裂孔,引起视网膜脱离;眼球钝挫伤后常因玻璃体的牵拉形成锯齿缘离断,伴有视网膜裂孔形成后可使液化的玻璃体进入视网膜下形成视网膜脱离。

　　牵拉性视网膜脱离(tractive retinal detachment,TRD)主要是因增殖性糖尿病视网膜病变、早产儿视网膜病变、视网膜血管病变并发玻璃体积血及眼外伤等导致玻璃体内及玻璃体视网膜交界面形成纤维增生膜,进而造成牵拉性视网膜脱离。在视网膜受牵拉处也可产生牵拉性视网膜裂孔,形成牵拉性合并孔源性视网膜脱离。

　　渗出性视网膜脱离(exudative retinal detachment,ERD),无视网膜裂孔,有浆液性视网膜脱离和出血性视网膜脱离两种类型。前者多见于眼组织炎症(原田病、葡萄膜炎、后巩膜炎等)、脉络膜视网膜肿瘤、葡萄膜渗漏综合征等;后者主要见于湿性 AMD 及眼外伤。

2. 中医病因病机 多因先天禀赋不足,肾精亏虚或劳瞻竭视,精血暗耗,肝肾两虚,神膏变性,目失所养;或脾虚气弱,运化失司,固摄无权,水湿停滞,上泛目窍,积于视衣;或七情内伤,肝失条达,疏泄失职,气血津液失其常道,渗于脉外,积于眼内;或撞击伤目、视衣受损,继而脱离。

【临床表现】

1. 症状 发病前常有眼前飞蚊、黑影飘动、眼前闪光感;视物可有变形、不同程度视力下降,或有幕状黑影遮挡,并逐渐向中央扩大延伸,甚者视力突然下降。

2. 体征 可见玻璃体混浊或液化,脱离的视网膜呈灰白色隆起,血管爬行其上;严重者可见数个半球形隆起,或呈宽窄不等的漏斗形,甚则漏斗闭合不见视盘;或有一个或数个圆形、马蹄形红色裂孔,以颞侧上、下方多见,或锯齿缘离断(图 17-30)。

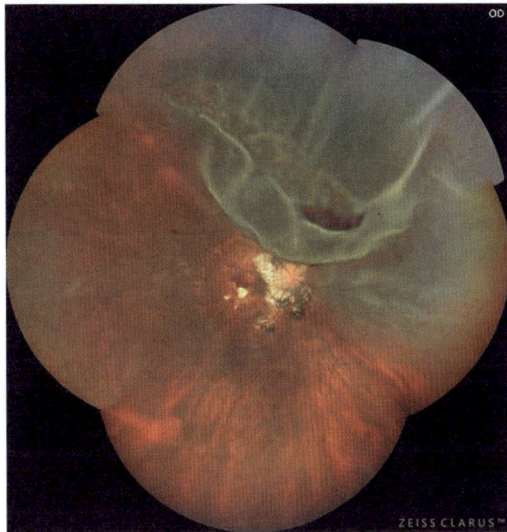

图 17-30 孔源性视网膜脱离

【辅助检查】

1. 超广角眼底照相 可直接观察到视网膜脱离范围,裂孔位置,视网膜变性区域,是一种非接触快速无创的检查。

2. 眼部 B 型超声检查 可见玻璃体内有一条线状强光带,一端与视盘相连,另一端止于周边部。对于屈光间质条件较差者,可大致判断视网膜脱离的可能性。

3. 视野检查 病灶对侧视野缺损,缺损大小与脱离范围呈正相关。

4. 荧光素眼底血管造影 如查不到裂孔可做本项检查,鉴别脉络膜渗漏、泡状视网膜脱离等病变。

【诊断与鉴别诊断】

1. 诊断要点

(1) 多有高度近视、无晶体眼、眼外伤史等。

(2) 突然起病,视力下降,有幕样遮挡或有视野缺损。

(3) 眼底检查见视网膜灰白色隆起,血管爬行其上,或可发现裂孔。

(4) 眼底照相及眼部 B 型超声有助于确诊。

2. 鉴别诊断

(1) 视网膜劈裂症:是视网膜的神经上皮层劈裂为内外两层。先天性视网膜劈裂大多发现于学龄前儿童,有家族史,病变位于颞下方,双眼对称,劈裂的内层呈纱膜状向玻璃体内隆起,病变处视网膜血管有白鞘;获得性视网膜劈裂症多见于老年人,多位于下方周边部,呈半球状隆起,由囊样变性融合发展而成。内壁透明而薄,外壁缘处多见色素沉着,如内外壁破裂则发展成真性裂孔。

(2) 中心性浆液性脉络膜视网膜病变:是视网膜神经上皮层的浆液性浅脱离,但病变部位在黄斑部,没有裂孔。是自限性疾病。

(3) 实体性视网膜脱离:玻璃体高度混浊者更易误诊,可以行 B 型超声或者 CT 扫描予以鉴别。

(4) 葡萄膜渗漏:即脉络膜渗漏,眼底周边部睫状体平坦部及前部脉络膜环状脱离,下

笔记栏

方视网膜呈半球状隆起,为视网膜神经上皮层下积液,可随体位改变移动,无裂孔。玻璃体一般不混浊。眼部超声等检查可予以鉴别。

【治疗】

西医治疗以手术为主,本病确诊后,尽早手术,封闭裂孔,修复视网膜,减少玻璃体牵拉,替换变性的玻璃体,排除视网膜下积液,最大程度地恢复视力。在术前术后辅以中药治疗,其原则为:术前宜益气渗湿利水,以减少视网膜下积液;术后宜益气活血、补益肝肾,以促进视网膜康复,减少后遗症,提高视力。

1. 中医治疗

（1）中医辨证论治

1）脾虚湿泛证

证候:视物昏蒙,玻璃体混浊,视网膜脱离,或术后视网膜下仍有积液;伴倦怠乏力,面色少华,或食少便溏;舌淡胖有齿痕,苔白滑,脉细或濡。

治法:健脾益气,利水化浊。

方药:补中益气汤合四苓散加减。积液多者加苍术、薏苡仁、车前子以除湿利水;伴腰膝酸软、肢冷畏寒者加附子、干姜。

2）气虚血瘀证

证候:头眼部外伤或术后脉络受损,视网膜水肿或残留视网膜下积液,结膜充血、肿胀;伴眼胀痛头痛;舌质暗红或有瘀斑,脉弦涩。

治法:益气活血,利水明目。

方药:补阳还五汤加减。可酌加红花、三七、泽兰等以加强祛瘀活血之功;积液残留者,可酌加茯苓、车前子以祛湿利水;头目胀痛者,可酌加蔓荆子、菊花、石决明等以祛风止痛。

3）肝肾阴虚证

证候:久病失养或手术后视力无提高,眼前见黑影、闪光;伴头晕耳鸣,失眠健忘,腰膝酸软;舌红少苔,脉细。

治法:滋补肝肾。

方药:驻景丸加减方加减。宜在上方中酌加黄芪、太子参、麦冬、当归、川芎、赤芍等以滋阴益气,活血养血;网膜下积液多者,可酌加车前子、赤小豆、茯苓等以利水化湿。

4）肝郁气滞证

证候:眼前闪光,有黑影飞舞,眼底视网膜脱离;兼见两胁胀痛,胸闷不舒,心烦易怒;舌尖边红,苔薄黄或白,脉弦。

治法:疏肝解郁,健脾渗湿。

方药:逍遥散加减。湿重者加车前子、泽泻、薏苡仁以化湿利水;郁久化热者加牡丹皮、栀子、菊花以清热;术后视力难升者加枸杞子、女贞子、菟丝子、茺蔚子、决明子等以滋肾明目。

（2）针灸治疗:术后眼前黑影、视力提高不明显者可加针灸治疗以益气活血、疏经通络,促进视功能恢复。体针:取睛明、球后、攒竹、瞳子髎、鱼腰、丝竹空、四白、光明、风池、合谷、太冲、肝俞、肾俞等穴,分为两组,交替使用,用平补平泻法,留针20~30分钟,每日1次,10次为1个疗程。

（3）其他治疗:采用直流电离子导入治疗。术后可选用丹参注射液或川芎嗪注射液、红花注射液、普罗碘铵注射液等行眼局部电离子导入治疗,每次15分钟,每日1次,14次为1个疗程。

2. 西医治疗　对于孔源性视网膜脱离,宜尽早行手术治疗,原则是封闭视网膜裂孔,解除或缓解玻璃体对视网膜的牵拉,使脱离的视网膜重新与眼球壁贴附,改善视力。常用的手术方式有巩膜外垫压术、巩膜环扎术、复杂病例选择玻璃体切割术。裂孔封闭方法有激光光凝、电凝、冷凝裂孔周围,产生的炎症反应使裂孔处视网膜神经上皮与色素上皮粘连而封闭裂孔。视力预后取决于黄斑是否脱离和脱离时间的长短,黄斑未脱离或脱离时间短者视力预后较好。

对视网膜脱离的亚临床改变,如视网膜变性及玻璃体变性,可选用抗组织退行性变及改善脉络膜、视网膜微循环的药物。

【预防与调护】

1. 术前患者需卧床休息,控制体位,使裂孔处于头部最低位,减少眼球运动,以免脱离范围扩大。

2. 术后应根据不同的手术方式采取适当的体位,避免重体力劳动和剧烈运动。

3. 术后患者应戒烟慎酒,少吃辛辣刺激性食物,保持大便通畅。

4. 定期检查眼底,当发现视网膜周边部有格子样变性、囊样变性或干性裂孔时,应及时行预防性激光治疗。

评述

视网膜为眼球后部最内层组织,由神经感觉层与色素上皮层组成,结构复杂而精细,具有感受和传导光刺激的功能,是视功能形成的基础。视网膜病种类繁多,病因复杂,部分与全身性疾病相关。随着科学技术的发展和进步,以及 OCT、Angio-OCT、FFA+ICG、mfERG、HRT、HRA、周边视网膜照相等检测技术的发明和临床应用,视网膜病的诊断水平与治疗有效率已有显著提高,很多疑难、复杂的玻璃体视网膜病已广泛开展玻璃体切割手术治疗,但许多病的发病机制尚未明确,针对视网膜病的治疗手段仍显不足。在药物治疗方面,尤其是中西医结合治疗的发展,使一些难治性视网膜疾病的治疗渴望取得突破性进展。中医药治疗强调个体化治疗,局部结合全身、辨病与辨证结合,内治外治结合综合治疗。

视网膜中央动脉阻塞为眼科危急重症,必须中西医结合,尽早、尽快进行有效的抢救,以挽救视力,中药兼顾脏腑之虚实,辅以益气、行气之品;视网膜静脉阻塞病机关键是血瘀,且与气滞、气虚、痰饮、水湿等相关,治疗以活血祛瘀为主,同时注意止血勿留瘀,消瘀的同时避免再出血,并结合全身证候,辅以理气解郁、平肝潜阳、祛痰利湿、滋阴降火等法;糖尿病视网膜病变应注意全身治疗,根据气阴两虚、肝肾不足、阴阳两虚而致脉络瘀阻,痰浊凝滞的本虚标实基本病机,以益气养阴、滋养肝肾、阴阳双补治其本,通络明目、活血化瘀、化痰散结治其标;高血压性视网膜病变在治疗原发病的基础上,对症治疗眼局部病变,中医则结合全身及眼底改变进行辨证治疗;黄斑部疾病中中心性浆液性脉络膜视网膜病变属自限性疾病,但易复发,早期多从湿、痰、郁和瘀等论治,后期多从虚论治;中心性渗出性脉络膜视网膜病变以中医辨证为主,局部与全身辨证相结合,分别采用滋阴降火、通络散结、清肝解郁、健脾渗湿等方法,配合凉血散瘀、软坚化痰之品以助眼底渗出、出血的消散和吸收;年龄相关性黄斑变性针对病程不同阶段采用中西医结合治疗可获得较好的疗效,在抗 VEGF 治疗对湿性 AMD、CNV、黄斑水肿等较成功经验的基础上,多辨证为痰湿郁结、瘀血阻络、肝肾阴虚、气血亏虚等证型,分别给予燥湿化痰、活血化瘀、滋养肝肾、补益气血等法;原发性视网膜色素变性为遗传性疾病,西医正在研究基因治疗,中医应早期诊断,及时综合治疗,在辨证基础上加用活血化瘀药;视网膜脱离以孔源性者居多,早期以手术封闭裂孔为其原则,术前术后依据其病理辅以中药促进视网膜康复。现代研究显示,中西医结合治疗视网膜病优势越来越突出,中医治病求本、注重整体、辨证论治的治则与西医疗法有很强的互补性,今后多学科协作研究将是眼底病诊治技术提高的必由之路。

(颉瑞萍　陈向东　梁凤鸣)

复习思考题

1. 视网膜病常见症状有哪些?

2. 视网膜中央动脉阻塞有哪些临床表现? 属中医什么病范畴? 西医如何治疗?

3. 视网膜中央静脉阻塞缺血型和非缺血型鉴别要点是什么?

4. 试述糖尿病视网膜病变的症状、临床分期及各期特点。

5. 试述糖尿病视网膜病变与视网膜静脉阻塞的鉴别要点。

6. 试述消渴内障的辨证分型。

7. 高血压性视网膜病变是如何分级的?

8. 简述中心性浆液性脉络膜视网膜病变的临床表现及辨证论治。

9. 干性年龄相关性黄斑变性如何进行中医辨证论治?

10. 简述湿性年龄相关性黄斑变性的诊断与西医治疗。

11. 黄斑水肿、黄斑出血中医如何辨证论治?

12. 简述黄斑裂孔、黄斑前膜的诊断和治疗。

13. 试述原发性视网膜色素变性的概念、临床特点及视野特点。

14. 试述原发性视网膜色素变性的常见并发症。

15. 试述原发性视网膜色素变性的中医病名及中医证型。

16. 孔源性视网膜脱离的临床表现和治疗原则是什么?

ER-18-1

PPT 课件

第十八章

视神经和视路疾病

📐 **学习目标**

1. 掌握视神经炎、视神经萎缩的临床表现、诊断及治疗。
2. 熟悉缺血性视神经病变、视盘血管炎的临床表现、诊断及治疗。
3. 了解视盘水肿、视交叉及视交叉以上视路病变的临床表现及治疗。

神经眼科学是一门交叉学科,涉及眼科、神经内科、神经外科以及耳鼻喉科、头颈外科、风湿免疫科、内分泌科、神经影像学等多个临床学科。神经眼科学研究的内容十分广泛,涵盖视觉传入系统(视觉感受系统)和传出系统(眼部运动系统)两大类疾病。前者是指从视网膜、视神经,直到枕叶视皮层的视路中任一部位损害导致的视功能障碍;后者包括瞳孔功能异常,眼球震颤和多种原因导致的眼球运动障碍。此外,眼睑位置和运动异常、累及轮匝肌的面肌痉挛、偏头痛、非器质性疾病导致的视功能障碍也属于神经眼科学范畴。传出系统疾病在其他章节有相关论述,本章重点讨论传入系统最常见的部分疾病。

临床习惯将视交叉之前称"视神经",视交叉之后称作"视路"。视神经疾病的主要病因可以是炎症、缺血、外伤、遗传、中毒、营养代谢、先天发育异常、颅脑病变等,视交叉及视路疾病的主要病因是颅内占位、血管因素、外伤、炎症、脑积水等,常可导致严重的视功能障碍而影响患者生活质量。临证时除了眼科病史、症状、体征外,还须借助视野、OCT、视觉电生理、神经影像学检查以及分子遗传学检查等诊断手段,尽量明确病因。

古代医家对视路的解剖及相关疾病均有认识。《灵枢·大惑论》云:"裹撷精骨血气之精而与脉并为系,上属于脑,后出于项中。"《医林改错》中描述:"两目系如线,长于脑,所见之物归于脑。"目系连目珠,眼珠-目系-脑是产生视觉功能的重要组织,产生视觉功能的神经活动称为神光。目系又名眼系、目本,包括西医学的视神经及包裹在视神经周围的组织和血管,还包含传递视觉信息的视路。

目系疾病为内障眼病,归属水轮,内应于肾和膀胱,而肝开窍于目,足厥阴肝经上连目系,因此目系疾病常从肝、肾论治,同时气、血、津、精濡养目窍,目系与其他脏腑功能也密切相关。治疗时需局部辨证与全身辨证相结合,病证结合,针药同治。

第一节　视神经疾病

一、视神经炎

视神经炎(optic neuritis,ON)泛指累及视神经的各种炎性病变,是青中年人最易罹患的致盲性视神经疾病,以发病急、视功能损害重和瞳孔反射异常为特征。中华医学会眼科学分会神经眼科学组 2014 年发布的《视神经炎诊断和治疗专家共识》中,将视神经炎按照病因分为:特发性(与多发性硬化、视神经脊髓炎谱系疾病等中枢神经系统脱髓鞘病变相关)、感染和感染相关性、自身免疫性和其他无法分类的视神经炎四类。视神经炎的疾病谱较为广泛,上述分类并不能囊括临床所有类型的视神经炎,其间有交叉、重叠,部分可以相互转化,我们对其认识尚有待深入。

中医眼科依据疾病发病特点及视力下降程度,多将其归于"暴盲"范畴。《审视瑶函》称暴盲"目平素别无他症,外不伤于轮廓,内不损乎瞳神,倏然盲而不见也"。普通高等教育"十五"国家级规划教材《中医眼科学》将其命名为"目系暴盲"。

【病因病理】

1. 西医病因病理　本病病因复杂,主要包括以下几种:①中枢神经系统炎性脱髓鞘:如多发性硬化、视神经脊髓炎谱系疾病、急性播散性脑脊髓炎等,视神经炎可以独立存在,也可作为首发症状或在病程进展中伴发出现。②感染:局部感染包括眼内、眶内、鼻腔和鼻旁窦炎症,中耳炎和乳突炎,口腔炎症及颅内感染等,均可直接蔓延至视神经。全身感染多为细菌、病毒、螺旋体、寄生虫等病原体,透过血液或其分泌的毒素侵袭损害视神经。③自身免疫性疾病:系统性红斑狼疮、韦格纳肉芽肿病、风湿病、白塞综合征、干燥综合征、结节病等均可导致视神经炎。④约有 1/3 患者找不到明确病因。

病理上,急性期白细胞渗出,中性粒细胞浸润聚集于病灶周围,使神经纤维肿胀并崩解,随后巨噬细胞出现并清除变性的髓鞘物质。慢性期以淋巴细胞及浆细胞浸润为主。由于炎症细胞的浸润渗出,神经纤维水肿、缺血,轴浆运输受阻,传导功能障碍,神经纤维逐步萎缩并被增生的神经胶质细胞取代。

2. 中医病因病机　本病多由六淫外感或五志化火,邪热循经上扰;或情志内伤,肝失条达,气机郁滞;或热病伤阴或素体阴亏,水不济火,虚火上炎;或气血两虚,目系失养失用所致。

【临床表现】

1. 症状　单眼或双眼发病,儿童双眼同时发病者多见。视力急剧下降,可在数小时至 1 周内降至无光感;发病前或病初可有前额部或眼球深部疼痛,常在眼球转动时加重;有获得性色觉异常,以红、绿色障碍为主。

2. 体征

(1) 瞳孔对光反射检查:单眼发病者患眼有相对性传入性瞳孔障碍(RAPD);双眼同时发病或另一眼曾经罹患视神经疾病者可仅见瞳孔对光反射迟钝;单眼黑矇者患眼直接对光反射消失而间接对光反射存在;双眼黑矇者瞳孔散大,直接和间接对光反射均消失。

(2) 眼底:早期视盘充血、水肿,但隆起度通常不超过 2~3D,视盘浅表或其周围有出血斑及少量硬性渗出物,视网膜静脉扩张,动脉常无改变。部分患者视盘周围及后极部视网膜有水肿皱褶,可在黄斑部形成以朝向视盘为主的星芒状渗出,后部玻璃体可有尘埃状混浊。受累部位在球后视神经者,早期眼底正常或仅见视盘轻度充血。

3. 并发症及后遗症　本病 2~4 周后呈不同程度视神经萎缩改变。病程可为单向性,也可复发或双眼交替发作,反复发作可能进行性损害视功能。与多发性硬化相关的特发性视神经炎具有自愈性。

【辅助检查】

1. 视野检查　视野缺损呈多样性,多为中心暗点、旁中心暗点或盲中心暗点,也可出现周边视野向心性缩小或生理盲点扩大等其他类型的视野缺损。

2. 眼电生理检查 视觉诱发电位(VEP)检查有助于诊断和鉴别诊断。通常以 P100(或P2)波潜伏期延长为主,振幅可下降。即使在视神经炎亚临床期或治疗后视力已恢复,VEP的波形仍可能有异常。

3. 光学相干断层扫描 可定量测量视盘周围神经纤维层厚度和黄斑区内层视网膜厚度的丢失。

4. 荧光素眼底血管造影 病变主要累及视盘者早期显示视盘表面荧光渗漏,边缘模糊,盘周血管轻度染色,静脉期呈强荧光,但黄斑血管结构正常。

5. 影像学检查 对单眼或双眼视力下降呈慢性进展或病情反复者,应做眼眶和头颅MRI检查,一则明确病变范围及炎症反应的活动度,二则有助于排除颅内或眶内占位病灶、感染性病变或中枢神经系统脱髓鞘病灶。

6. 血清学及脑脊液检查 水通道蛋白4抗体(AQP4抗体)、髓鞘少突胶质细胞糖蛋白抗体(MOG抗体)、寡克隆区带、血清自身抗体、梅毒抗体、结核相关检查等,可协助明确病因。

【诊断与鉴别诊断】

1. 诊断要点

(1) 视力数日内急速下降,不能矫正。

(2) 额部或眼眶深部钝痛,眼球转动时更明显。

(3) 患眼瞳孔直接对光反射减弱或消失,或 RAPD(+)。

(4) 眼底视盘正常或充血水肿。

(5) 色觉障碍,以红、绿色为主。

(6) 视野缺损以中心、旁中心暗点为主,也可为不规则或周边缺损。

(7) VEP 检查 P100 波潜伏期延迟,振幅下降。

2. 鉴别诊断

(1) 视盘水肿:多为双眼受累,中心视力早期正常。视盘充血水肿,隆起度可超过 3D,视网膜静脉迂曲扩张。视野显示生理盲点扩大或有偏盲。腰椎穿刺显示颅内压增高。影像学检查可显示颅内病变。

(2) 前部缺血性视神经病变:中老年人居多,多伴有全身血管性疾病。视力下降速度比视神经炎更快,多不伴随眼球或眼眶区疼痛。FFA 和视野表现有助于鉴别。

(3) Leber 遗传性视神经病变:常见于青春期男性,有母系家族发病史。双眼视力先后急性下降,黑矇者罕见,多无眼球疼痛。病初视盘正常或有充血肿胀,盘周毛细血管扩张迂曲,FFA 无荧光渗漏。视野有较大的中心或盲中心暗点。对怀疑本病又无家族史者,应尽早做分子生物学基因检测,以确诊本病。

【治疗】

首先应尽早明确病因,针对病因治疗,同时力争挽救视功能,防止或减轻、延缓进一步发生视神经系统损害。中药辨证论治结合针刺治疗,在激素减量和减少复发方面有辅助作用。

1. 中医治疗

(1) 中医辨证论治

1) 肝经实热证

证候:视力急降甚至失明,头目胀痛或眼球转动痛,眼底视盘正常或有充血水肿;易怒烦躁,口苦胁痛,失眠少寐;舌红,苔黄,脉弦数。

治法:清肝泄热,凉血散瘀。

方药:龙胆泻肝汤加减。视盘充血肿胀,视网膜有渗出者,加牡丹皮、赤芍、茯苓以凉血散瘀,利水消肿。头胀目痛明显者,可加夏枯草、菊花、蔓荆子以清利头目;烦躁失眠者,加黄连、首乌藤以清心宁神。

2)肝郁气滞证

证候:视力明显下降,眼球隐痛或压痛,眼底检查同肝经实热证;情志不舒,胸胁胀痛,头晕目眩,喜太息;舌质暗红,苔薄白,脉弦细。

治法:疏肝解郁。

方药:逍遥散加减。视盘充血明显者可加牡丹皮、栀子以清热凉血散瘀;郁闷不解,少言太息者,加郁金、青皮以理气破郁。兼有血瘀者,可改用柴胡参术汤加红花、丹参以理气活血,兼补气血。

3)阴虚火旺证

证候:眼症同肝经实热证;头晕耳鸣,五心烦热,颧红口干,腰酸便结;舌红少苔,脉细数。

治法:滋阴降火。

方药:知柏地黄汤加减。头晕眼胀者,加石决明、钩藤以平肝潜阳;烦热口渴者,加生石膏、石斛、芦根以清热生津。

4)气血两虚证

证候:病程日久或产后哺乳期发病,视物昏蒙;少气懒言,面白唇淡,神疲倦怠;舌淡嫩,脉细无力。

治法:补益气血,开窍明目。

方药:人参养荣汤加减。加丹参、鸡血藤以养血活血;心悸失眠者,加酸枣仁、首乌藤以养心安神。

(2)针刺治疗:选太阳、攒竹、丝竹空、承泣、四白、风池、足三里、太冲、行间及肝俞、三阴交等穴,每次局部、远端各取2~4穴,交替选穴,每日1次,留针30分钟,10次为1个疗程。

2. 西医治疗

(1)皮质类固醇:皮质类固醇冲击疗法是本病目前公认的治疗规范,采用甲泼尼龙0.5~1g每日分1~2次静脉滴注,连用3天后再每日早晨顿服泼尼松1mg/(kg·d),然后根据具体情况逐渐减量至停药。同时应给予胃黏膜保护剂及钙剂补充,并注意全身情况及精神状况。

(2)免疫抑制剂:适用于视神经脊髓炎谱系疾病及自身免疫相关性视神经炎,可减少疾病复发。要综合患者病情、耐受情况及经济条件等选择用药及用量,药物起效慢,建议与皮质类固醇有2~3个月的叠加期,注意药物副作用。

(3)抗生素:有明确感染指征时,须尽早、正规、足疗程、足量抗生素治疗。如梅毒感染所致视神经炎须用长效青霉素驱梅治疗,结核感染所致者须规范抗结核治疗等。

(4)支持治疗:补充维生素类药物及神经营养剂、血管扩张剂。

【预防与调护】

1. 起居有节,锻炼身体,预防感冒,避免各种感染性或传染性疾病发生。

2. 调情志,避免悲观和急躁情绪,利于病情恢复。

3. 戒烟酒,饮食营养均衡,避免辛辣刺激性食物。

二、缺血性视神经病变

缺血性视神经病变(ischemic optic neuropathy,ION)是50岁以上人群最常见的急性视神经病变。根据视神经受累部位的不同,临床上将其分为前部缺血性视神经病变及后部缺血性视神经病变。前者是由供应视盘筛板区的睫状后短动脉缺血,造成前部视神经低灌注和血管梗死所致,表现为突然视力障碍和眼底视盘水肿;后者是由筛板后至视交叉间的视神经血管发生急性缺血所致,早期仅有视功能障碍,无视盘水肿。临床上以前部缺血性视神经病变多见,约占90%。根据其与巨细胞性动脉炎的相关性,又有动脉炎性和非动脉炎性的分别,并最终会发生不同程度的视神经萎缩。本部分内容主要讨论临床最常见的非动脉炎性前部缺血性视神经病变(nonarteritic anterior ischemic optic neuropathy,NAION)。

根据视功能损害的程度,中医眼科将本病归属于"目系暴盲"或"视瞻昏渺"范畴。

【病因病理】

1. 西医病因病理　确切的病因尚待澄清,流行病学资料和临床研究提示,NAION 是视神经前部的特发性缺血过程,这种缺血通常是由供应视盘的睫状后短动脉短暂的无灌注或低灌注所致,极少数 NAION 是由供应视盘的动脉或小动脉的栓塞所致。这一过程有诸多因素参与,包括动脉硬化、高血压等全身血管病变及各种原因导致的全身低灌注、夜间低血压、睡眠呼吸暂停综合征、眼压迅速升高和视盘形态结构(局部解剖固有的小视盘和小视杯)等。小视盘和小视杯是发病的高危影响因素。病理学研究显示,筛板轴索阻塞,筛板和紧靠筛板后区有缺血性改变,伴有轴突崩解,视神经纤维坏死,还可有少量炎症细胞或星形细胞反应;晚期视神经纤维消失和胶质纤维大量增生。

2. 中医病因病机　素体肝旺,阴不制阳,冲逆为害,络损脉阻;或情志郁闷,气机失畅,血瘀脉道;或肝肾阴亏,虚火上扰,血脉不畅;或产后、创伤或手术中失血,气血双亏,目失所养。总的病理机制为血流不畅,血脉不通,目系失养失用。

【临床表现】

1. 症状　多为单眼突然无痛性视力下降,常发生在晨起或午睡后。中心视力可正常,患者仅感觉到眼前某一方位有阴影遮挡或视野缩小。部分病例双眼可在数月或数年内先后发病。

2. 体征　患眼瞳孔 RAPD(+),眼底早期可见视盘节段性或全视盘水肿,盘缘可见线状或小片状出血,视盘和黄斑之间可出现轻微的浆液性视网膜脱离。部分患者为小视盘,生理杯消失或湮没。晚期视神经萎缩。双眼先后发病者,可见一眼视盘水肿,另一眼视神经萎缩。

【辅助检查】

1. 视野检查　典型视野改变是与生理盲点相连的水平性半盲,也可为扇形、象限性、神经纤维束样缺损,但不以水平正中线或垂直正中线为界。视野缺损可绕过中心注视区,故少见中心暗点。

2. 荧光素眼底血管造影　早期视盘局限性或弥漫性充盈迟缓,视盘周围脉络膜和/或脉络膜分水岭区的充盈缺损/迟缓,可伴有臂视网膜循环时间延长,后期有荧光素渗漏。

3. 光学相干断层扫描　明确视盘水肿的范围及程度,晚期神经纤维层厚度变薄。

4. 眼电生理检查　VEP 检查可见 P100 波(或 P2 波)峰潜时延迟,振幅降低。

5. 经颅多普勒超声(TCD)或彩色多普勒血管显影(CDI)　检查可见眼动脉或睫状后动脉系统血流速度下降或阻力指数增高。

6. 血液相关检查　筛查与全身血管性疾病相关的病因。

【诊断与鉴别诊断】

1. 诊断要点　根据典型临床表现、辅助检查所见,结合全身或眼局部危险因素,通常可明确诊断。

2. 鉴别诊断

(1) 视神经炎:发病年龄相对年轻,视力急剧减退,可在几天内完全失明,伴有眼球转动

ER-18-2
前部缺血性
视神经病变

ER-18-3
前部缺血性
视神经病变
视野缺损

痛。视盘充血水肿或正常。视野以中心暗点、旁中心暗点多见。神经影像学检查和血清、脑脊液生物标志物等实验室检查可提示病因。

（2）视盘水肿：多双眼发病，视盘水肿隆起度大于3D，早期中心视力可正常，视野为生理盲点扩大。颅内压增高，可有头痛、呕吐等神经系统症状及体征，须腰椎穿刺、影像学检查明确病因。

（3）福-肯（Foster-Kennedy）综合征：当一侧额叶下方肿物或嗅沟脑膜瘤直接压迫该侧视神经，随肿物增大，颅内压升高，受压迫侧视神经萎缩，对侧眼视盘水肿，即为该综合征。双眼先后发病的NAION，表现为一眼视神经萎缩，另一眼视盘水肿，必要时可行影像学检查鉴别。

【治疗】

本病以中老年人多见，常伴有全身血管性疾病，发病机制与多因素作用或重叠影响有关，应中西医结合治疗，遵循整体观念对全身性疾病治疗的思路，发挥中医治疗急重症的优势。在发病早期使用药效强的活血通络和芳香开窍中药，以缓解视神经缺血，配合中医辨证用药，西药控制全身性疾病等，有助于改善视功能。

1. 中医治疗

（1）中医辨证论治

1）肝阳上亢证

证候：视力急降或突然出现眼前阴影；眩晕耳鸣，头目胀痛，急躁易怒，腰膝酸软，失眠健忘；舌质红，苔薄黄，脉弦数。

治法：滋阴潜阳，活血通络。

方药：天麻钩藤饮加减。可加丹参、川芎、石菖蒲以通络活血；情志郁怒者加柴胡、郁金疏肝理气；血压不高，视网膜动脉狭窄者，去石决明，加地龙、党参以益气通络明目。

2）气滞血瘀证

证候：视力骤降；心烦郁闷，头目隐痛，胸胁胀满；舌质紫暗或有瘀斑，脉弦数。

治法：理气解郁，化瘀活络。

方药：血府逐瘀汤加减。气滞重者加郁金；血瘀明显头目隐痛者，加丹参、鸡血藤以行气活血；血压偏高肝阳上亢者，加珍珠母以平肝降压。

3）气血两虚证

证候：视物昏花，病势缠绵；少气懒言，面色无华，心悸失眠；舌质淡嫩，脉细而弱。

治法：益气养血，活络明目。

方药：归脾汤加减。气虚明显者，重用黄芪；血虚甚者，加阿胶、制何首乌以养阴补血；血瘀甚者，加丹参、地龙、枳壳以通络化瘀；阴津亏损者，可去人参，加西洋参、黄精以益气养阴。

4）肝肾阴虚证

证候：视物昏蒙日久；头晕目眩，健忘失眠，眼干口燥，五心烦热，腰膝酸软；舌红少苔，脉细数。

治法：滋补肝肾，养血通络。

方药：四物五子丸加减。口眼干涩，大便秘结者，加石斛、麦冬、决明子以滋阴润目通便；失眠多梦者，加柏子仁、首乌藤以养血安神；盗汗心烦，加知母、黄柏、莲子心以滋阴清热除烦。

（2）针灸治疗：可选丝竹空、攒竹、承泣、球后、上明、合谷、风池、视区、太阳、足三里、三阴交、太冲，局部和全身选穴相结合，按辨证虚实行补泻手法，每日1次，留针30分钟，10次为1个疗程。也可配合电针治疗。

（3）其他治疗

1）中成药：可酌情选用丹参注射液、注射用磷酸川芎嗪、灯盏花素注射液、银杏叶提取物注射液等静脉滴注，每日 1 次,14 日为 1 个疗程。辨证使用的中成药包括银杏叶片、血府逐瘀胶囊、活血通脉片等。

2）直流电药物离子导入：可选血栓通、丹参、川芎嗪等药物导入。

2. 西医治疗

（1）病因治疗：积极控制全身性疾病及其他危险因素，特别防控夜间低血压。

（2）皮质类固醇：病程在 2 周内的可口服甲泼尼龙，以促进视盘水肿的吸收，改善视力和视野。使用期间密切观察其副作用和不良反应。

（3）改善循环障碍：可选用血管扩张剂治疗。复方樟柳碱注射液 2ml 患侧或两侧颞浅动脉旁皮下注射。

（4）营养支持治疗：神经营养药物和多种维生素治疗，以及 ATP、辅酶 A、肌苷等能量增强药。

【预防和调护】

1. 调节情志，保持乐观精神状态，避免忧虑紧张和情绪波动。

2. 饮食调理，多食富含维生素、纤维素的果蔬，减少高脂饮食，忌烟酒。

3. 劳逸结合，坚持锻炼，老年人以散步、慢跑、打太极拳等体育活动为宜。

4. 控制心、脑血管疾病，坚持用药，避免血压和血糖波动。

三、视盘血管炎

视盘血管炎（optic disc vasculitis）又名视乳头血管炎，是发生在视盘内血管的非特异性炎症。依据受累血管的不同其可分为视盘血管炎Ⅰ型和视盘血管炎Ⅱ型。Ⅰ型又称视盘睫状动脉炎型，临床表现为视盘水肿；Ⅱ型也称为视网膜中央静脉阻塞型，临床表现为炎性视网膜中央静脉阻塞。患者常为 40 岁以下既往体健的青壮年，以男性为多，多为单眼发病。

中医对本病无系统论述，可将其归入"视瞻昏渺""络损暴盲"等范畴。

【病因病理】

1. 西医病因病理　发病机制目前仍不清楚。多认为视盘血管炎是一种非特异性内源性血管炎，或为视盘血管对抗原的过敏反应。视盘内包括睫状血管及视网膜中央血管两个系统的分支，两种血管炎症有不同的表现。

（1）视盘血管炎Ⅰ型：由于筛板前区睫状血管炎症，毛细血管渗出增加，液体积聚于疏松的神经胶质组织中，导致视盘水肿。

（2）视盘血管炎Ⅱ型：由于视盘表层辐射状毛细血管的炎症侵及筛板后视网膜中央静脉，表现为炎性视网膜中央静脉阻塞。

2. 中医病因病机　本病系情志不遂，气郁化火，热郁目络；或劳思竭视，阴血耗伤，水不制火，虚火上炎；或肝郁脾虚，七情伤肝，肝气郁结，横逆于脾；或气机不畅，血脉瘀滞，气不化水，水停目窍所致。

【临床表现】

1. 症状　视力正常或轻度下降，一般视力不低于 0.5，个别患者视力损害严重；可有眼前黑点、闪光感，或有眼球后钝痛等症状。

2. 体征

（1）视盘血管炎Ⅰ型：视盘充血水肿，边界模糊，隆起一般低于 3D；视盘表面及其邻近常有小的浅层火焰状出血和渗出；视网膜静脉扩张迂曲明显；病程后期，视盘水肿消退，一般不发生视神经萎缩。

（2）视盘血管炎Ⅱ型：视盘水肿、充血；视网膜静脉高度扩张迂曲，视盘和视网膜血管周围伴有不同程度的放射状出血和絮状渗出，部分患者黄斑受累，表现为黄斑区囊样水肿和出血。

3. 并发症 一般无严重并发症，如进展为缺血性视网膜中央静脉阻塞合并黄斑囊样水肿，甚至继发新生血管性青光眼，视力将受到严重影响。

【辅助检查】

1. 视野检查 通常表现为生理盲点扩大，或与生理盲点相连的相对性暗点。

2. 荧光素眼底血管造影 两型视盘血管炎都有静脉充盈迟缓的特点。视盘血管炎Ⅰ型者，早期可见视盘毛细血管明显扩张，并有荧光素渗漏，后期呈现强荧光。在视网膜循环时间上，动脉充盈时间正常，静脉充盈延缓。视盘血管炎Ⅱ型者，视网膜静脉循环时间明显延长，沿视网膜主干静脉可见明显荧光染色和渗漏，伴有黄斑水肿时，黄斑区有荧光渗漏。

3. 光学相干断层扫描 确定视盘形态结构、神经纤维层厚度以及黄斑区神经节细胞复合体厚度的变化。

【诊断与鉴别诊断】

1. 诊断要点

（1）视力下降，通常不低于0.5。

（2）以40岁以下青壮年居多，男性为多，多为单眼发病。

（3）眼底表现：视盘血管炎Ⅰ型表现为视盘水肿，但隆起高度常低于3D；视盘血管炎Ⅱ型表现类似于视网膜中央静脉阻塞。

（4）视野和荧光素眼底血管造影有助于诊断。

2. 鉴别诊断

（1）视盘血管炎Ⅰ型应与缺血性视神经病变、视神经炎、视盘水肿相鉴别。

（2）视盘血管炎Ⅱ型应与视网膜中央静脉阻塞、视网膜静脉周围炎相鉴别：视网膜中央静脉阻塞多见老年人，视力严重下降，视盘充血水肿明显，静脉显著迂曲扩张，对激素治疗效果不明显，预后差。视网膜静脉周围炎多见于青年人，突然视力下降，反复发作，病变在视网膜周边部血管、静脉周围有白鞘，视网膜出血量多时，出血进入玻璃体，眼底不能窥见。

【治疗】

视盘血管炎Ⅰ型用皮质类固醇治疗效果较好，可缩短病程，减少并发症。Ⅱ型疗效不如Ⅰ型，治疗可参考视网膜中央静脉阻塞。两者均可应用皮质类固醇联合中医辨证治疗，可获较好疗效。

1. 中医治疗

（1）中医辨证论治

1）热郁目络证

证候：视盘水肿、充血，周围放射状出血，视网膜静脉迂曲怒张，视物模糊；头痛或偏头痛，口苦胁痛，烦躁失眠，大便干，小便黄；舌红苔黄，脉弦。

治法：清热泻火，凉血化瘀。

方药：清营汤加减。如视盘充血严重，视网膜静脉迂曲怒张者，重用黄连、金银花，以加强清热解毒之功；若肝胆火盛，加龙胆、夏枯草以清肝泻火。

2）阴虚火旺证

证候：视盘水肿、充血，视网膜静脉迂曲怒张，火焰状出血；口苦咽干，五心烦热，眩晕耳鸣，腰膝酸软；舌红苔薄黄，脉弦细。

治法:滋阴降火,凉血活血。

方药:知柏地黄汤加减。瘀血重者,可加三七粉、桃仁、红花等以活血化瘀。

3)肝郁脾虚证

证候:视盘充血,盘周出血或有白色絮状斑,视网膜静脉迂曲怒张,视物模糊,伴有闪光点;头晕目眩,食少纳呆,口苦胁痛;舌淡胖苔白腻,脉沉弦。

治法:疏肝解郁,健脾利湿。

方药:柴胡疏肝散加减。瘀血重者,加丹参、炒蒲黄以活血化瘀。

4)血瘀水停证

证候:视盘充血,周围放射状出血,或有白色絮状斑,视网膜静脉迂曲怒张,视物模糊;食少纳呆,气短懒言;舌淡或紫暗,脉弦涩。

治法:活血利水。

方药:血府逐瘀汤加减。视网膜水肿者,加泽泻、车前子以利水渗湿;久瘀伤正者,可加黄芪、太子参、枸杞子以扶正祛瘀。

(2)针灸治疗:选睛明、攒竹、承泣、丝竹空、合谷、足三里、肝俞等穴,交替选穴,留针30分钟,每天1次,10次为1个疗程。

(3)中成药:视盘血管炎Ⅰ型可选用清开灵注射液静脉滴注,每日1次。视盘血管炎Ⅱ型参考视网膜中央静脉阻塞治疗。根据辨证分型选用丹栀逍遥丸、龙胆泻肝丸,知柏地黄丸、参苓白术丸等中成药。

2.西医治疗

(1)皮质类固醇:大剂量泼尼松(一般30mg以上)晨起顿服,1周左右,并逐渐减量。

(2)激光治疗:视盘血管炎Ⅱ型,荧光素眼底血管造影发现有大面积无灌注区时,可行视网膜光凝治疗。

【预防与调护】

1.饮食有节,注意饮食均衡,少食肥甘油腻之品,勿过食生冷,忌烟酒。

2.起居有节,调和情志,适当运动,有利于经脉气血流通,增强身心健康。

四、视神经萎缩

视神经萎缩(optic atrophy,OA)不是单独的一种疾病,而是任何原因引起前视路(视网膜膝状体通路)系统损害,造成轴突变性、神经纤维退变和坏死后的一个病理学概念和形态学后遗症。该进程无论是上行性或下行性,结果均可能造成视功能不同程度的损害和眼底视盘颜色变淡变白。视神经萎缩可发生于婴幼儿到中老年的任何年龄段。

本病类似中医学中的"青盲",病名首见于《神农本草经》。《眼科金镜》对小儿青盲的病因病机有精辟的描述,对现代中医证治有重要启发。

【病因病理】

1.西医病因病理 本病可由遗传、炎症、肿瘤、缺血、外伤、青光眼、中毒、营养障碍及脱髓鞘疾病等多种因素造成。视神经纤维来自视网膜神经节细胞轴突,轴突的损害可源于不同的解剖层次。随大量轴突变性,神经髓鞘崩解脱失,视神经直径减小,软脑膜束间隔收缩、变短变厚,蛛网膜和硬脑膜下腔变宽,并有神经胶质和星状细胞增生及毛细血管减少。

2.中医病因病机 青盲病机为内伤七情,肝气不舒,经脉郁滞;或脏腑、气血渐亏,精血不能荣养目窍;或先天禀赋不足,肝肾亏虚,精虚血少;或外伤损及目系,气滞血瘀,玄府郁闭,阻碍神光发越。其中玄府闭塞,脉络不通是病机的关键。此外,视瞻昏渺、高风内障、青风或绿风内障、暴盲等也可演变或发展为青盲。

【临床表现】

1. 症状　视力逐渐下降,或视野窄小,并逐渐加重,终致失明。可有后天性色觉障碍,以红绿色觉障碍多见。

2. 体征　眼外观正常,单侧发病或双眼罹患,病情严重眼可见 RAPD(+),黑矇眼瞳孔直接对光反射消失。检眼镜下可见:①原发性(下行性)视神经萎缩,可见视盘色苍白,边界清楚,筛板清晰可见,血管正常或变细。②继发性视神经萎缩(由视盘水肿、视盘血管炎等所致),可见视盘色灰白,边界不清,筛板不显,视盘附近血管可伴有白鞘,视网膜静脉充盈或粗细不均,动脉变细。③上行性视神经萎缩,系由视网膜和脉络膜的广泛病变引起,如视网膜色素变性、视网膜中央动脉阻塞等,在视盘变淡变白的同时,有原发病的相应眼底改变。

【辅助检查】

1. 视野检查　多见向心性缩小,也可见其他类型视野缺损。视野缺损形态常可提示导致 OA 的大致病位。

2. 视觉诱发电位　P100 波峰潜时延迟或/和振幅明显下降。

3. 光学相干断层扫描　扫描视盘及视盘周围神经纤维层厚度对发现早期 OA 及评价其病情是否稳定或进展有重要价值。

4. 头颅 CT 或 MRI　排除有无颅内或眶内占位性病变及中枢神经系统脱髓鞘病变。

5. 分子生物学检查　怀疑遗传所致时应选择基因检测。

【诊断及鉴别诊断】

1. 诊断要点　根据视力、眼底、视野及视觉诱发电位等改变可明确诊断。病因诊断须依靠辅助检查及详尽的病史资料。

2. 鉴别诊断　视盘的色泽和形态有个体差异,临床诊断视神经萎缩应慎重,应结合前述多项检查明确诊断。

【治疗】

本病应注重寻找原发病因,尽早针对病因治疗,可采用中西医结合综合治疗方法,以中医药为主,辅以西药。中医辨证配方结合针刺疗法是当前治疗本病的既经济,又相对简单有效的手段。

1. 中医治疗

(1) 中医辨证论治

1) 肝郁气滞证

证候:视物模糊,视野中央区或某象限可有大片暗影遮挡;心烦郁闷,口苦胁痛,头晕目胀;舌红,苔薄白,脉弦偏数。

治法:疏肝解郁,开窍明目。

方药:丹栀逍遥散加减。郁热不重,可减牡丹皮、栀子;郁闷日久,加枳壳、香附以助疏肝理气;肝郁血虚者,加党参、制何首乌以益气养血,加石菖蒲、远志以开窍明目。

2) 肝肾阴虚证

证候:双眼昏蒙日久,渐至失明,口眼干涩;头晕耳鸣,腰酸肢软,烦热盗汗,男子遗精,大便干;舌红,苔薄白,脉细。

治法:补益肝肾。

方药:左归饮加减。加石菖蒲、牛膝、丹参以加强通络开窍明目之力;加楮实子、枸杞子、菟丝子等以补肾明目;腰膝酸软者,加狗脊、杜仲以补肾强腰;五心烦热甚者,加知母、黄柏以清热降火。

3）气血两虚证

证候：视力渐降，日久失明；面色无华，唇甲色淡，神疲乏力，懒言少语，心悸气短；舌淡，苔薄白，脉细无力。

治法：益气养血，宁神开窍。

方药：人参养荣汤加减。气虚明显者将党参改为人参；血虚偏重者加制何首乌、龙眼肉以养血安神；可加枳壳、柴胡等理气之品。

4）气滞血瘀证

证候：视盘色淡或苍白，多见于外伤或颅内手术后，头痛健忘；舌暗红有瘀点，脉细涩。

治法：理气活血。

方药：桃红四物汤加减。可加郁金、枳壳、路路通、石菖蒲以行气通络开窍。

（2）针灸治疗

1）以取头颈部奇穴及足三阳经、足厥阴肝经、足少阴肾经穴位为主。主穴：睛明、上明、承泣、球后、丝竹空、风池。配穴：太阳、翳明、四白、攒竹、光明、足三里、三阴交、太冲、太溪、合谷、肝俞、肾俞。每次选 2~3 个主穴，3~4 个配穴，每日 1 次，10 次为 1 个疗程。也可配合电针治疗。

2）穴位注射：取太阳、肾俞、肝俞，用复方樟柳碱注射液、维生素 B_1、维生素 B_{12} 做穴位注射。每穴注入药液 0.5~1ml，每日 1 次，10 次为 1 个疗程。

（3）其他治疗

1）中成药：可辨证选用杞菊地黄丸、明目地黄丸、石斛夜光丸及归脾丸、附桂八味丸等。

2）直流电药物离子导入：利用同性相斥原理和直流电场作用，将药物离子不经血液循环而直接导入眼内，多选维生素 B_{12}、丹参等。

2. 西医治疗　无特殊，主要是营养神经，支持治疗。对放射性、缺血性或中毒性视神经萎缩可早期应用高压氧治疗。

【预防与调护】

1. 加强锻炼，调和七情养性，注意饮食起居，节制烟酒房劳。

2. 避免时邪外毒，六淫侵袭，预防蚊虫叮咬。

3. 加强安全生产，预防眼外伤。

4. 使用对视神经有毒性的药物时，如乙胺丁醇、奎宁等，应密切观察，定期眼科检查。

第二节　视盘水肿

视盘水肿（papilledema），又称视乳头水肿（optic disc edema，ODE），是神经科和神经眼科相关疾病中常见的眼底征象。最常见的原因是颅内占位病灶（如肿瘤、脓肿或出血等）、外伤及先天发育异常等所致的颅内压升高。其他原因有高血压、糖尿病、肾炎、严重贫血等全身性疾病所致。眼科疾病如视神经炎、视盘血管炎、前部缺血性视神经病变、葡萄膜炎、眼外伤等也可能导致的视盘水肿。眼科疾病及全身性疾病所致视盘水肿已在相关章节中专门论述，本节主要介绍与颅内压增高相关的视盘水肿。

本病根据症状，相当于中医的"视瞻昏渺"或"青盲"范畴。

【病因病理】

1. 西医病因病理　颅内压增高的病因包括：①原发或转移性颅内肿瘤，如脑膜瘤、胶质瘤、错构瘤、畸胎瘤、巨大动脉瘤及转移癌等;②各种炎症,如脑炎、脑膜炎、脑脓肿、肉芽肿(梅毒、结核、肉样瘤病);③脑脊液循环障碍;④颅内静脉窦血栓、脑出血、脑梗死、颅内动脉或静脉畸形等;⑤发育障碍,如颅骨狭窄症、导水管狭窄、脑动静脉畸形;⑥其他原因,包括特发性颅高压、甲状腺相关眼病、严重阻塞性肺病伴 CO_2 分压增高、严重的脑外伤及医源性因素等。

视盘水肿时体积增大,因其后有筛板,周围是坚固的巩膜壁,对肿胀的视盘形成限制,因而只能向前膨出,把邻接的视网膜推开、皱起。随着神经纤维间水肿,视盘及其前后血管淤血,血管外淋巴细胞浸润,循环障碍造成轴浆流阻滞进一步加重,日久神经轴索及神经节细胞变性萎缩,胶质细胞及结缔组织增生。

2. 中医病因病机　多因外感湿热或过食肥甘酒酪,湿热内蕴,肝失疏泄,脾失健运;或久病失调,肾阳亏损,不能蒸腾水液,水邪积聚体内,泛滥于颠顶之内;或脾气虚弱,积湿困阻,脾阳运化水湿失职,水液停滞,湿浊上泛空窍,而致目系水肿。

【临床表现】

1. 症状

(1) 视觉症状:早期视力正常,可有短暂性视物模糊或发灰暗感,一过性闪光幻觉或闪辉性暗点。肿瘤直接压迫或颅内压增高压迫展神经或滑车神经等引起复视,视盘周围视网膜下液体积聚会引起获得性远视。

(2) 全身症状:主要是头痛,典型者在早晨重,可以全头痛或局限于某个部位。颅内压波动会诱发突发性恶心和喷射样呕吐。病情严重时出现意识丧失及全身运动强直等。

2. 体征　不同病期可有不同体征。主要包括:视盘表面毛细血管扩张充血,视盘肿胀,从轻度隆起到高出视网膜平面达 3~4D,呈蘑菇样形态;神经纤维层放射状或条纹状出血;视盘水肿明显时在视盘颞侧出现垂直向的围绕视盘的同心圆样线状皱纹;自发性视网膜静脉搏动消失;视神经睫状静脉分流等。晚期视神经萎缩。

【辅助检查】

1. 视野检查　早期最常见生理盲点扩大,也可有弓形暗点或鼻侧阶梯,中心暗点,偏盲类缺损,晚期多呈向心性缩小。

2. 荧光素眼底血管造影　早期视盘毛细血管扩张,荧光增强;继则染料渗漏蔓延至盘周。

3. 光学相干断层扫描　可定量视盘水肿的程度,发现早期视盘水肿,对于视盘埋藏玻璃疣、先天视盘发育异常等有鉴别意义。

4. 超声检查　明确视神经直径是否增粗,直径增大是否由围绕视神经的脑脊液(CSF)聚集引起,并可发现视盘埋藏玻璃膜疣。

5. 影像学检查　CT 结合 MRI 可发现、定位颅内肿物或脑积水。

6. 腰椎穿刺　可明确颅内压水平并可完成脑脊液相关生化指标检测,需要注意的是,高颅压下做诊断性腰椎穿刺有一定危险,应在影像学检查提示下由神经外科决定是否行穿刺。

【诊断与鉴别诊断】

1. 诊断要点　视盘水肿作为神经外科和神经眼科重要眼底征象之一,诊断时应综合临床表现及辅助检查情况综合分析,尽早明确水肿是继发于颅内压增高,还是其他眼病所致,避免漏诊或误诊,造成患者视功能进一步损失,甚至危及生命。

2. 鉴别诊断

(1) 假性视盘水肿:高度远视,Leber 遗传性视神经病变,视神经发育异常,如有髓神经纤维、倾斜视盘、视盘前膜、牵牛花综合征等,均可有貌似视盘水肿的外观,需结合相关病史及检查进行鉴别。

(2) 埋藏性视盘玻璃疣:该病视盘隆起,生理凹陷可消失,但没有视盘充血,盘周神经纤维层线状光反射正常。荧光素眼底血管造影可见埋藏玻璃疣所在部位的结节状强荧光,晚期荧光减弱或持续荧光,但血管无渗漏。B型超声、OCT、激光扫描检眼镜及CT扫描等均有助于鉴别。

(3) 特发性颅内压增高:与肥胖及性别有关,发病高峰是30岁,宜女性为主,青年肥胖女性尤为多见,神经影像学检查、脑脊液生化检查正常。

(4) 眼部各种炎症、血管性疾病、外伤、低眼压均可能导致视盘水肿,多单眼发病,结合病史及眼科相关检查可鉴别。

【治疗】

首先要争取在水肿尚未造成视神经损害前查明并根除病因,及时解除颅内压增高原因,不但视盘水肿很快消退,还有可能改善或恢复视功能。中药治疗以利水消肿为主。

1. 中医治疗

(1) 中医辨证论治

1) 湿热内蕴证

证候:眼底视盘充血水肿;胸闷烦热,气粗口黏,大便干结,小便短黄;舌质红,苔黄腻,脉滑数。

治法:清热祛湿,利水消肿。

方药:白虎汤加五苓散加减。视盘充血明显者,加牡丹皮、白茅根以凉血消肿;胸闷烦热者,加栀子、豆豉以清热宣郁除烦。

2) 脾虚湿困证

证候:视盘水肿;纳少泛呕,面色萎黄,神疲乏力,尿少便溏;舌苔白滑,脉细弱。

治法:益气健脾,利湿消肿。

方药:参苓白术散加减。胸脘痞闷,加陈皮、柴胡以行气宽中;面黄神疲,加黄芪以助人参补气壮体;纳呆泛呕,加竹茹、鸡内金以降逆止呕,消食化积。

3) 阳虚水泛证

证候:视盘水肿病程日久,畏寒神倦,肢体羸瘦,腰痛脚软,小便不利;舌淡胖有齿印,苔白,脉沉细。

治法:补肾温阳,祛湿明目。

方药:金匮肾气丸加减。腰痛脚软者,加狗脊、续断、牛膝以补肝肾,强筋骨;小便不利者,加车前子以利湿消肿。

(2) 其他治疗:若病情持续进展出现视神经萎缩,可参考本章第一节"视神经萎缩"治疗。

2. 西医治疗

(1) 尽快明确病因并针对病因治疗,如及时摘除脑瘤,有可能恢复正常视力。

(2) 病因不明者可定期随访,开始1~2个月复诊1次,病情稳定则每3~6个月复查1次,应注意视野变化和进展。

(3) 重度持续的视盘水肿,可用高渗脱水剂、乙酰唑胺、利尿剂、激素治疗,以减轻对视神经轴索的压迫,延缓视功能损害。

(4) 对顽固性颅内压增高性的视盘水肿,或伴有严重头痛及已出现视神经损害症状的患者,可选用视神经鞘开窗减压术或腰椎腹膜分流术,对症降低颅内压。

（5）营养支持疗法：可给予维生素 B 族及肌酐、ATP 等神经营养支持治疗。

【预防与调护】

1. 积极治疗某些可能导致本病的原发病，如内分泌性突眼症、恶性高血压、肺气肿等。

2. 膳食结构合理，避免暴饮暴食；增加体育活动和户外运动，避免肥胖，尤其是超重。

第三节　视交叉病变与视路病变

一、视交叉病变

视交叉位于蝶鞍上方，前上方有大脑前动脉与前交通动脉，后缘为第三脑室漏斗隐窝，下方为垂体。视神经纤维在视交叉中排列有一定的规律，当视交叉受到损害时，视野会出现特征性改变。

【病因病理】

肿瘤压迫、炎症、脱髓鞘疾病、外伤、血管性疾病及颅内压增高均可引起视交叉损害。90% 的视交叉病变是由占位性病变引起的，最常见的病因是垂体瘤，依次为颅咽管瘤、鞍上脑膜瘤和神经胶质瘤，基底动脉瘤和其他压迫性病变相对少见。此外，邻近神经和血管组织病变也可引起视交叉损害。

【临床表现】

1. 症状　最常见的为进行性视力下降，视物闪光或颞侧视野缺损。部分患者主诉头痛。累及海绵窦时可有复视。部分垂体瘤患者有内分泌相关症状。急性视力下降伴有剧烈的疼痛时，可能为海绵窦受累或垂体卒中，须紧急评估病情。

2. 体征　患者在数周后才出现视盘苍白，多为双眼。合并颅内压增高时可见视盘水肿，累及海绵窦时可有脑神经麻痹相关临床表现。

【辅助检查】

1. 视野检查　特征性表现为单侧或双侧颞侧视野缺损，以垂直中线为界。但不同病变部位会出现不同的视野变化。如视交叉前角，即视神经和视交叉结合处病变，患侧眼出现中心暗点，另一眼颞侧偏盲，称为交界性暗点（junction scotoma）。病灶仅累及同侧视交叉前角的交叉纤维时，则只出现单眼颞侧偏盲，而对侧眼无视野损伤。视交叉后角病变表现为非一致性同侧偏盲。

2. MRI 和 CT 检查　确定是否有占位性病变和炎性病变，并可确定其性质和部位。

【诊断要点】

详细询问病史，除视功能损害外，还应注意是否有神经系统和内分泌系统的其他表现。通过视野及影像学检查，可确定病变性质和位置。

【治疗】

占位性病变主要采取手术治疗，早期确诊后，根据病情尽可能早期手术。非占位性病变根据病因对症治疗，可参考相关章节（若因缺血引起者，参考本章第一节"缺血性视神经病变"治疗；若因炎症引起者，参考本章第一节"视神经炎"治疗）。

二、视交叉以上的视路病变

视交叉以上的视路病变的共同特征是同侧偏盲，病变累及不同部位可导致不同类型的同侧偏盲。由肿瘤压迫引起者，其视野损伤发展较缓慢，从周边逐渐向中央发展，当视路压迫减轻,视野恢复是从中心逐渐到周边;由出血、炎症、缺血引起者,则视野损伤发生迅速。

【病因病理】

视交叉以上的视路病变,病因有脑出血、脑梗死、肿瘤压迫、炎症、缺血、外伤和脱髓鞘疾病等。病变损伤部位以枕叶最多,依次为视放射、视束和外侧膝状体。其中血管性疾病是致病的主要原因,但视束病变多由邻近组织病变(如鞍区肿瘤、Willis 环动脉瘤和后交通动脉瘤)累及。老年人的致病因素以血管性疾病为主,而青年人则以脑瘤、脓肿和脱髓鞘疾病居多。

【临床表现】

主要是病变对侧的同向偏盲,病变越靠近枕叶视中枢,两眼视野缺损的一致性越明显。枕叶病变者可见黄斑回避,外侧膝状体以上的病变可见黄斑分裂。病变损伤一侧枕叶后极部,只损伤黄斑纤维,视野缺损表现为双眼一致性的同向偏盲性中心暗点。

视束病变可引起下行性视神经萎缩,最快在损伤 2~3 个月出现,表现为病变对侧视盘鼻侧萎缩,病变侧视盘颞侧萎缩。

部分患者可有幻视、视物变形、忽视、视觉空间定向障碍等高级视觉功能异常及肢体感觉、运动障碍。

【辅助检查】

1. 视野检查　如果患者能够配合,视野是必须进行的常规检查。病重卧床患者、智力低下或儿童,不能配合较复杂的视野计检查时,用对比视野检查法可帮助诊断。

2. CT 和 MRI　任何同侧偏盲患者,都需行 CT 或 MRI 检查,以明确是占位性病变,还是血管性病变。

【诊断要点】

需要结合全身神经系统症状和病史、特征性的视野改变,以及影像学改变,综合分析判断。

【治疗】

参考"视交叉病变"。

评述

神经眼科学是一门学术交叉和渗透性很强的学科,凡是兼有神经系统损害和眼部表现或视功能障碍的疾病均系神经眼科的研究范围。眼科的症状和体征可以是全身神经损伤的一部分,因此神经眼科医生需要有扎实的神经科学基础和眼科学基础。国内神经眼科学起步较晚,但近年有与时俱进的蓬勃发展。

中医中药在神经眼科领域有很好的发展潜力。近现代医家在注重整体观念、灵活辨证施治的基础上,进行了大量临床实践和基础研究,证实中医中药和针灸治疗在视神经保护等方面有较好的疗效。中西医结合治疗,优势互补是神经眼科发展的必然趋势。

────────── ●（孙艳红）

扫一扫,
测一测

复习思考题

1. 试述视神经炎的病因分类、临床表现和中西医结合治疗。
2. 试述视神经萎缩的中医病因病机和辨证论治。
3. 试述缺血性视神经病变的临床表现。
4. 试述视盘水肿的病因及治疗原则。

第十九章

视光学与视觉光学

第一节 眼球光学

一、眼的屈光状态

视觉信息的获得首先取决于眼球光学系统的屈光状态(refractive status)是否正常。眼球光学系统由外向内主要包括角膜、房水、晶状体和玻璃体。在眼球光学中,以屈光度(diopter,D)作为屈光力的单位。屈光力取决于两介质的折射率和界面的曲率半径。屈光力的大小可以用焦距(focal length,f)来表示,即平行光线经某透镜后聚焦为一点,该点距离透镜中心的距离为焦距。屈光度为焦距(以米为单位)的倒数,即 $D=1/f$。眼的屈光力与眼轴(ocular axis)长度匹配与否是决定眼球屈光状态的关键。为了便于分析眼球的成像和计算,常用简略眼(simplified schematic eye)(图 19-1)和精密模型眼(exact schematic eye)(图 19-2)。简易模型眼将眼球复杂的多个光学界面简化,其特点是将角膜和晶状体分别简化为单一球面,

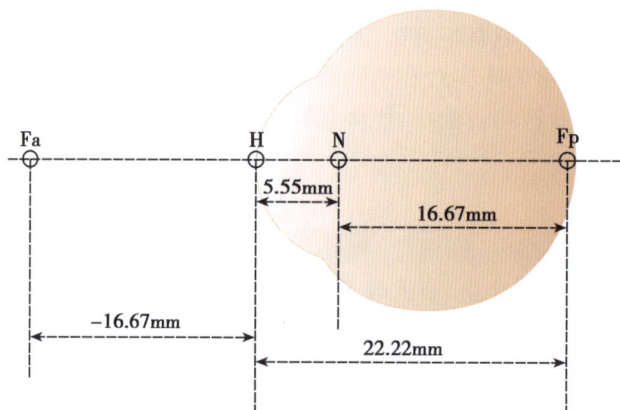

Fa   H   N   Fp

5.55mm

16.67mm

−16.67mm

22.22mm

图 19-1 简略眼

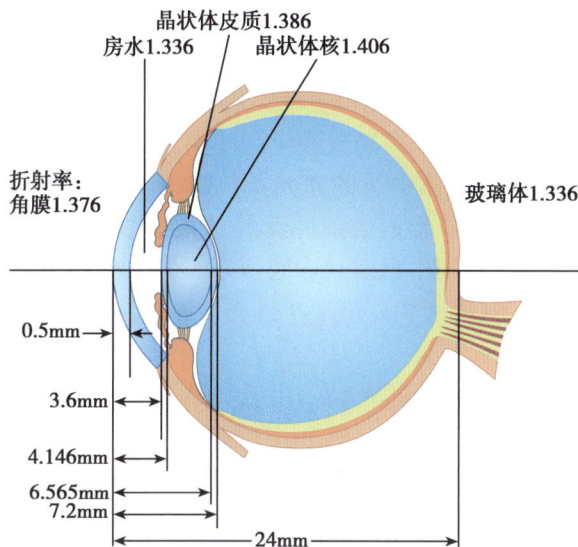

晶状体皮质1.386
房水1.336　晶状体核1.406

折射率：
角膜1.376

玻璃体1.336

0.5mm

3.6mm

4.146mm

6.565mm
7.2mm

24mm

图 19-2　精密模型眼

还有将模型眼进一步简化为单一光学面,称为"简化眼"(educed eye),即将眼球总屈光力定为 60D,屈光介质的折射率为 1.336,前焦距为 -16.67mm,后焦距为 22.27mm。根据 Gullstrand 精密模型眼,眼球总屈光力在调节静止状态下为 58.64D,最大调节时为 70.57D。屈光系统中最主要的部分是角膜和晶状体,角膜的屈光力约为 43D,晶状体约为 19D。眼轴长度约为 24mm。

二、眼的对比敏感度

对比敏感度就是辨认在平均亮度下两个可见区域差别的能力,是人眼对恰好能识别出的某一空间频率(视标大小、粗细)的黑白相间光栅或条纹阈值的倒数。如果两个区域在空间范围内相互靠近,辨认它们之间亮度差异的能力称为空间对比敏感度。如可见区随着时间先后而出现,辨认其亮度差异的能力称为时间对比敏感度。其定义为 $M = (I_{max} - I_{min}) / (I_{max} + I_{min})$,其中 I_{max} 和 I_{min} 分别为物面或像面的最大光强和最小光强。对于任何一个特定的光学系统,由它所成图像对比度的变化是空间频率的函数,称之为调制传递函数(modulation transfer function,MTF),MTF 的不同则反映了光学系统成像特性的不同,MTF 能够比较全面地评价光学系统的成像质量。整个视觉系统 MTF 的特点是在空间频率 5 周/度时有峰值,视网膜-大脑系统 MTF 在高空间频率区比整个系统高。眼球光学系统的 MTF,为整个视觉系统 MTF 被视网膜-大脑系统 MTF 所除的商。它的特点是越在高空频率区值越低。

三、眼的调节与集合

正常眼注视远物时睫状肌放松,看近物时睫状肌收缩,主要是改变晶状体前表面的曲率从而调整焦点距离,这种改变眼的屈光力的功能称为调节(accommodation)。通常认为调节产生的机制是:当看远目标时,睫状肌处于松弛状态,睫状肌使晶体悬韧带保持一定的张力,晶状体在悬韧带的牵引下,其形状相对扁平,当看近目标时,环形睫状肌收缩,睫状冠所形成的环缩小,晶状体悬韧带松弛,晶状体由于弹性而变凸。调节主要是由于晶状体前表面的曲率增加而使眼的屈光力增加。调节也以屈光度为单位。如正视眼阅读 40cm 处目标,则此时所需屈光力为 1/0.4m = 2.50D。

眼能产生的最大调节力为调节幅度(amplitude of accommodation)。调节幅度与年龄密切相关,青少年调节力强,随着年龄增长,调节力将逐渐减退而出现老视。

通过调节能看清的最近距离称为近点(near point)。眼在调节放松(静止)状态下所能看清的最远一点称为远点(far point)。远点与近点的间距为调节范围。

产生调节的同时引起双眼内转,该现象称为集合(convergence)。调节和集合是一个联动的过程,调节越大,集合也越大,两者保持协同关系。表达集合程度常用棱镜度(prismatic diopter)表示。调节时还将引起瞳孔缩小,故调节、集合和瞳孔缩小为眼的三联动现象。

四、眼的生理光学缺陷

人眼主要的生理光学缺陷有球面像差、色像差、斜光束像差及光的偏轴现象。人眼屈光系统虽存在光学缺陷,但也具有一系列相应结构来减轻或适应这些生理性光学缺陷,如角膜周边的曲率低于中央、瞳孔结构的存在、晶状体中央的屈光指数高于其周边部、视网膜的弧形结构等;人类发达而完善的中枢神经及所形成的条件反射,如眼睛在视近及视远的自动调节作用、在明暗不同环境下的适应过程、视中枢对视网膜所形成像的分辨、分析及综合能力等都具有补偿生理光学缺陷的作用,从而大大降低了生理光学缺陷对眼成像所造成的影响。

屈光系统分属中医学"黑睛""神水""晶珠""神膏"范畴。由于黑睛属肝,神水、晶珠、神膏等为瞳神水轮,属肾,故屈光系统病变常与肝肾有关。

第二节 屈光不正与老视

屈光不正(ametropia)是指眼在调节松弛状态下,来自5m以外的平行光线通过眼的屈光作用后,不能在视网膜上形成清晰的物像,而在视网膜前方或后方成像。它包括近视、远视和散光三类。

一、近视

近视(myopia)是指眼在不使用调节时,平行光线通过眼的屈光系统折射后,焦点落在视网膜之前的一种屈光状态,在视网膜上则形成不清楚的像。远视力明显降低,但近视力尚正常,是临床常见病,在屈光不正中所占比例最高。

近视按程度分为以下3种。①轻度近视:-3.00D以内;②中度近视:-3.00~-6.00D;③高度近视:-6.00D以上。按照屈光成分分类,近视分为以下两种:①轴性近视:是眼轴长度超过正常,而角膜和晶状体曲率在正常范围;②屈光性近视:是由于角膜或晶状体屈光力过大,超出正常范围,而眼轴长度在正常范围。按调节作用参与的多少,近视分为以下3种:①假性近视:又称调节性近视,是由视远时睫状肌调节未放松所致的近视;②真性近视:睫状肌麻痹状态下仍存在的近视;③混合性近视:既有假性近视又有真性近视者。此外,有人把婴幼儿期即出现的近视称为先天性近视,也有人把遗传性近视称为先天性近视。

本病在中医学亦称"近视"(《目经大成》),又名"目不能远视"(《证治准绳》)或"能近怯远症"(《审视瑶函》)。

【病因病理】

1. 西医病因病理 近视的病因复杂,主要有遗传因素和环境因素。①遗传因素:一般近视属多因子遗传,而在高度近视中,遗传倾向更为明显,属常染色体隐性遗传。②环境因素:据统计,眼球发育阶段,课外阅读时间4~5小时的近视患者数是<2小时者的3.2倍,可见眼球发育阶段,视近过度是形成近视的最主要原因。

2. 中医病因病机 《诸病源候论·目病诸候》中谓:"劳伤腑脏,肝气不足,兼受风邪,使精华之气衰弱,故不能远视。"《审视瑶函·内障》说:"肝经不足肾经病,光华咫尺视模糊。"过用目力,久视伤血,或心阳不足,阳虚阴盛,或肝肾两虚,禀赋不足,致目中神光不能发越于远处,故见近视。

【临床表现】

1. 症状　远视力降低,近视力可正常;视疲劳,暂时性交替性斜视。

2. 体征　高度近视者常表现为眼球较突出,前房较深,瞳孔大而反射较迟钝,轻度虹膜震颤;豹纹状眼底,近视弧形斑,黄斑部单独或融合的白色萎缩斑或色素沉着呈圆形黑色斑(Foster-Fuchs 斑),有的可见巩膜后葡萄肿及视网膜锯齿缘部囊样变性、玻璃体液化、混浊和后脱离,视网膜裂孔甚至视网膜脱离。

3. 并发症　视网膜变性、脱离,近视特别是高度近视容易形成视网膜周边变性、裂孔,进而形成视网膜孔源性脱离。

【辅助检查】

1. 眼 A/B 型超声检查　A 型超声可以测量眼球的轴长,晶状体的厚度,以判断是轴性近视还是晶状体的改变。B 型超声检查可以对高度近视引起的玻璃体变性、液化、玻璃体后脱离、视网膜脱离等进行诊断。

2. 眼前段分析诊断系统检查　可以测量角膜前后表面地形、厚度,分析角膜前后表面曲率变化,对屈光性近视的诊断很有意义,特别对圆锥角膜、角膜葡萄肿等引起的近视判断具有极其重要的作用。

3. 眼底检查　部分近视患者可见视盘旁弧形斑,高度近视者眼底视网膜呈豹纹状、视网膜萎缩斑或 Fuchs 斑、黄斑变性甚至黄斑出血,最为严重的是引起视网膜脱离。

4. 散瞳验光　用药物麻痹睫状肌,再用检影法验光。能确定真、假性近视并能准确反映无调节状态下眼的真实屈光度数。

【诊断与鉴别诊断】

1. 诊断要点

(1) 近视力正常,远视力低于 1.0,但能用凹透镜矫正。

(2) 轻度近视≤-3.00D,中度近视-3.00~-6.00D;高度近视:-6.00D 以上。

2. 鉴别诊断

(1) 真、假性近视:远视力时好时坏或"雾视法"使远视力提高,为假性或部分假性近视;最可靠的方法还是睫状肌麻痹后的验光。

(2) 圆锥角膜:眼前段分析诊断系统检查极为敏感,在临床前期即能发现。

(3) 核性白内障:初、中期可出现近视,裂隙灯检查即可确诊。

【治疗】

目前近视最主要的是预防控制。在儿童青少年时期即要注意用眼卫生,预防近视的发生,一旦发现视力下降,在假性近视阶段要积极治疗假性近视,预防真性近视的发生、发展,在此阶段中医药及外治法有良好的疗效。进入真性近视阶段则要控制近视发展,避免发展为高度近视。

1. 中医治疗

(1) 中医辨证论治

1) 心阳不足证

证候:视近清楚,视远模糊;全身症见面色㿠白,心悸神疲,健忘乏力,多梦,情绪抑郁或烦躁易怒,口燥咽干,目涩少泪;舌淡,脉弱。

治法:补心益气,安神定志。

方药:定志丸加减。阳气虚者,可加黄芪、肉桂、当归以补阳气;血虚生风,伴头晕眼胀、视物疲劳者,可加羌活、防风、荆芥以祛风;肝气郁结者,加柴胡以疏肝理气;心悸重者,可加五味子、酸枣仁、柏子仁以养心安神。

2）肝肾两虚证

证候:近视日久,眼前渐生黑花;眼部检查可见玻璃体混浊,眼底可见近视弧形斑,视网膜呈豹纹状改变;可伴见头晕耳鸣,腰膝酸软,夜眠多梦;舌淡,苔薄白,脉细弱。

治法:补益肝肾,益精明目。

方药:杞菊地黄丸加减。精血亏虚者,加当归、五味子、楮实子、菟丝子以补养精血;气虚者,加党参以补脾益气;脾虚者可加麦芽、陈皮以健脾;血瘀伴眼前黑花者,加丹参、郁金以活血通络。

3）气滞血瘀证

证候:近视清晰,远视模糊,久视则眼球酸胀,干涩疼痛,目眶紫暗,眉棱骨痛;或见情志不舒、头晕、耳鸣、视疲劳;舌暗,脉弦细。

治法:活血化瘀,升阳开窍。

方药:桃红四物汤加减。兼有肝火上炎者可加柴胡、钩藤以清肝平肝;气虚者可加党参、黄芪以益气;眼底见新鲜出血者可加墨旱莲、仙鹤草以止血;见渗出者可加昆布、龙骨、牡蛎以化痰软坚。

（2）针灸治疗

1）主穴:睛明、承泣、风池、攒竹。配穴:肝肾亏虚配光明、养老、肝俞;心肾不交配肾俞、神门。毫针针刺每日 1 次,留针 30 分钟,留针期间行针 3~5 次(睛明穴除外)。

2）温灸疗法:将中药配方桂枝、丹参、高良姜、藿香、小茴香、麝香、艾绒制成艾条,放到温灸治疗仪内点燃,将温灸治疗仪戴在头部,每日 2 次,每次 30 分钟。通过中医的磁、灸疗法,温经通络,既改善眼周(特别是睫状肌)微循环状态,缓解睫状肌痉挛,增强眼的调节能力,改善眼的屈光状态,还可以增强眼周的血液供应,提高其兴奋性,达到恢复视功能的目的。

3）耳穴贴压:取眼、目 1、目 2、心、神门、肝、脾、肾等穴。双耳交替使用,耳部常规消毒,以王不留行籽贴于选穴处,自行按压 1 分钟,以温热为度,一般 3 日更换。耳穴压豆能够放松痉挛疲劳度睫状肌及眼外肌,在预防控制近视发生、控制度数进展、改善调节功能、延缓眼轴增长等方面疗效较为确切。具体操作规范:施术者操作前应严格洗手消毒,并对受试区域消毒(75% 乙醇或 1%~2% 碘伏);选择患者舒适、便于医者操作的治疗体位;将王不留行籽贴于小块胶布(0.5cm×0.5cm)中央,然后对准相应耳穴贴紧并稍加压力,使耳朵感到酸麻胀或发热。

（3）其他治疗

1）推拿治疗:取仰卧位,双手拇指分推上下眼眶,由内向外推 5~8 遍。双手拇指按揉上下眼眶,由内向外按揉 5~8 遍,重点按揉睛明、攒竹、鱼腰、阳白(承泣)、丝竹空(瞳子髎)和太阳等穴。双手轻抹眼球,由内向外抹 5~8 遍。取坐位,指揉颈后双侧肌群 3 分钟,点按风池、脾俞、肝俞、肾俞、合谷各 1 分钟。推拿肩井 2 分钟。掌揉和拍法放松颈肩背部肌群 2~3 分钟。

2）离子导入疗法:将中药配方桂枝、白芍、丹参、高良姜、小茴香、麝香复方中药水煎,离子导入,每日 1 次,每次 30 分钟。离子导入疗法同时还具有热敷、脉冲电针的功能,从而改善眼周(特别是睫状肌)微循环状态,缓解睫状肌痉挛,增强眼的调节能力,改善眼的屈光状态,治疗弱视及假性近视。

2. 西医治疗　要根据假性近视、真性近视以及个人需求选择不同的治疗方法。

（1）假性近视:假性近视切勿戴镜或手术,如戴眼镜,会加重睫状肌的负担造成眼疲劳,增加近视发生的诱因;如果手术则会形成医源性屈光不正。假性近视具有治则消失、不治又

可复发的特点,各种方法可能都有一定效果,但所有效果都不能持久。目前所用方法有如下:

1)药物局部治疗:试用睫状肌松弛剂类的眼药,如阿托品类药物,其放松调节的作用快而明显,是用来鉴别真、假性近视的方法,但这类药物均难免合并视近困难和畏光的副作用。

2)仪器:利用光学原理使用调节放松的仪器。

3)生理学治疗法:可采用以下 3 种方法:①松弛调节解除睫状肌紧张状态的方法:采用远眺法。在学习或看书及看电脑、电视 1~2 小时后,利用课间休息时间两眼看前方无限远处,最好注视绿色背景,以树木、花草最佳。②雾视法:每天戴+1.50 的眼镜直视远方或 5m 处 30 分钟~1 小时;加强眼外肌与睫状肌的肌力,增强晶状体的弹性。③眼罩、眼袋、针灸、推拿、晶状体保健操等方法进行治疗。只要睫状肌痉挛解除,便可以使近视状态消除而治愈。

(2)真性近视:一旦证实为真性近视,应首选戴镜,但一定要注意验光的准确性和眼镜质量。在配镜之前,首先要通过检影验光确定近视的真实度数,对于青少年,配镜验光要在睫状肌麻痹下进行,以控制调节作用。配镜的原则应采用可使视力矫正到最佳视力的最低度镜片,一般低于-6.00D 的近视,要充分矫正并经常配戴眼镜;高度近视者,既要完全矫正以获得较好视力,但患者又往往不能耐受,因此,应降低镜片度数(一般在 1.00~3.00D),争取能够双眼保持的舒适视功能。

角膜接触镜:配戴接触镜可以增加视野,有较佳的美容效果,又可使两眼屈光参差明显减少,维持双眼视觉功能。但一定要注意清洁卫生,按要求消毒保养和经常更换。

极高度近视或有黄斑部病变的患者,借望远镜式眼镜,常能读书或做近工作。这种眼镜的放大程度为 1.8 倍,因此可以增强 2%~3.5% 的远视力,看近最多可增强 5 倍,由于视野过小,所以在行路时不能使用。

(3)手术治疗:目前临床手术方式较多,详见本章第四节"屈光不正的矫治"部分。

【预防与调护】

1. 养成良好的用眼习惯,阅读和书写时保持姿势端正,眼与书本的距离保持在 30cm 左右,不在走路、乘车或卧床的情况下看书。

2. 学习和工作环境照明要适度,照明应无眩光或闪烁,黑板无反光,不在阳光直射或暗光下阅读或写字。

3. 定期检查视力,对近期远视力下降者应查明原因,积极治疗,对验光确诊的近视应配戴合适的眼镜以保持良好的视力及正常调节与集合。

4. 注意营养均衡,不挑食,少食甜食和油腻食物,多吃水果、蔬菜。

5. 加强体育锻炼,增强体质。

6. 告诫患者遵医嘱定期体检,以了解是否治愈或复发。

7. 对于有遗传倾向的儿童及用眼过度的患者,建议采用食疗方法:多食健脾养胃、补益气血的食物,如龙眼肉、山药、胡萝卜、山芋、芋头、菠菜、小米、玉米等。先天禀赋不足、肝肾阴亏者,应多食用补益肝肾、生精养血的食物,如动物肝脏、鸡肉、鸡蛋、牛肉、鱼类等。也可多食桑椹、黑豆、大枣、核桃仁、桂圆肉等食品,以养心安神明目。对于眼部易于疲劳者,可常饮菊花茶以明目。

二、远视

睫状肌处于非调节状态时,平行光线在视网膜后形成焦点,称为远视(hyperopia)。

本病在中医学亦称"远视"(《目经大成》),又名"能远视不能近视"(《证治准绳》)、"能远怯近症"(《审视瑶函》)。

【病因病理】

1. 西医病因病理

(1) 轴性远视:是远视中最常见的类型,即眼的前后轴比正视眼为短。它是屈光异常中比较多见的一种,在出生时人的眼轴平均约为17.3mm,处于+2.50~+4.00D的远视状态,可以说婴儿的远视是生理性的。随着发育,眼轴也慢慢增长,1~3岁+0.50~+1.50D,在5岁还有90%的孩子处于远视状态,16岁则减少到50%,但因度数较低,处于调节范围之内,一般不会感觉到。有些人在眼的发育过程中,由于遗传、环境等因素眼球停止发育,眼轴不能达到正常眼的长度,则形成轴性远视。一般眼轴较短的程度并不很大,很少超过2mm。按照眼屈光学计算,每缩短1mm,约代表3D的改变,临床所见的远视因而多在+6D以内,但也可见高度数远视,有的甚至会高达+24D。

(2) 曲率性远视:由于眼球屈光系统中任何屈光体的表面弯曲度较小,所形成多为先天性,如先天性扁平晶状体、先天性平角膜等;也有由角膜外伤引起者。近年来,由于屈光性角膜手术的普及,因近视手术过矫引起的远视逐渐增多,应引起重视,但准分子激光屈光性角膜切削术(PRK)术后早期因角膜上皮尚未完全修复,常会表现为阶段性的远视现象,应在术前向患者解释清楚,以免引起不必要的误解。

(3) 屈光指数性远视:由房水、晶状体的屈光指数减少,玻璃体的屈光指数增高引起,这类原因比较少见,主要见于老年人及糖尿病患者,有的晶状体脱位也可导致远视。

(4) 病理性远视:在病理性发育不正常中眼的前后轴变短,例如小眼球,其远视程度甚至会超过+24D,眼肿瘤或眼眶的炎性肿块可使眼球后极部内陷并使之变平;某个屈光媒质缺如;球后新生物或球壁组织水肿均可使视网膜的黄斑区向前移;一种更为严重的情况,可以由视网膜脱离所引起,这种脱离所引起的移位,甚至可使之触及晶状体的后面,其屈光度的改变更为明显。这些都可引起明显的病理性远视。

2. 中医病因病机　《审视瑶函·能远怯近症》中谓"盖阴精不足,阳气有余","故光华发见散乱,而不能收敛近视"。禀赋不足,阳不生阴,阴精不能收敛,目失濡养,以致目中神光不能收敛视近,故见远视。

【临床表现】

1. 由于远视的光学焦点在视网膜之后,因而在视网膜上所形成的像是模糊不清的,如远视度数尚在晶状体调节范围内,为了看清物体,即使看远处也要利用调节力把视网膜后面的焦点移到视网膜上,故远视患者的眼经常处在调节状态。如远视度数超出晶状体调节范围,与近视不同,视网膜上将始终得不到清晰的图像。

(1) 视力:轻度远视由于自身的调节,远、近视力均好;中度远视者,远、近视力均不好。

(2) 视疲劳:是远视最主要的症状,轻度远视一般无明显症状,中高度远视视疲劳明显。患者用眼时间稍久则出现视物模糊、字迹串行、眼球酸胀,以及不同程度的头痛,严重者尚可引起恶心、呕吐等。

(3) 眼位:中高度远视一般调节过强,相应的集合亦过强,易发生内隐斜或内斜视。

(4) 中高度远视眼轴较短,有的角膜小,前房浅,晶状体改变不大,眼底改变明显,视盘较正常小,边缘不清,色稍红。

2. 因为不同年龄段的屈光调节差异很大,所以表现也有不同。

(1) 儿童期:高度远视常会出现斜视,其中以内斜为多见,此时视神经正在发育阶段,视网膜分辨细微形体的黄斑部与大脑视觉中枢的联系正在建立,如果在12岁前视网膜上始终得不到清晰的图像,即便将来屈光不正得到矫正,这种联系也再无法形成,最终导致弱视,应引起高度重视。中度远视儿童容易因视近不适或不清而厌学、注意力不集中,由于远视力往往较好,所以常被误认为调皮而忽略了近视力的检查。此期因晶状体调节范围较大,低度远视一般不会出现不适。

（2）青少年期:高度远视常易被发现,中度远视因远视力尚可多被忽略,由于要利用调节力量把视网膜后面的焦点移到视网膜上,视近所用调节力更大,此期又是学习负担较重的阶段,故眼睛经常处在过调节状态,要比近视、正视更容易发生眼疲劳,如写字、阅读、看电视等长时间视近时,就会觉得眼睑沉重,双眼干涩,眼球发酸、发胀、疼痛等,继而视物模糊、头昏、头胀、头痛等。低度远视一般症状不显著,但容易因睫状肌持续收缩而痉挛,多形成假性近视,如不通过散瞳检查就配戴近视眼镜,势必加重调节负担,更容易造成视疲劳。

（3）中老年期:因调节力逐渐减弱,中度远视多在30岁后即因调节力下降,焦点无法移至视网膜而出现视物不清,故常常会被发现;低度远视在知识阶层常因40岁左右即"提前老花"而被发现,但大部分人虽随着年龄的增长晶状体弹性逐渐丧失,最终看近、看远均不清楚,却因时值老年,常伴有其他眼部病变而被忽略。临床很多患者曾因"视物不清"到医院就诊,检查后诊断为"白内障"或"老年性黄斑变性",通过验光发现影响视力的主要原因是远视,配镜后大多都获得了很好的矫正视力。

远视的分类:通常将正视眼看近时的调节称为生理性调节;远视眼看近所使用的调节称为非生理性调节。远视眼看外界任何物体都要使用调节,故调节与远视密切联系在一起。

远视又可根据程度分为轻度远视(+3.00D以下)、中度远视(+3.00~+6.00D)及高度远视(+6.00D以上)。

3. 眼底检查　典型远视的视网膜表现为特殊的光彩,称之为视网膜闪光环;视盘形成一种特殊的表现,视盘为暗红色,在视盘的下方往往形成一种新月形的变化,边缘稍模糊和不规则,在模糊区的外面,有时被灰色晕围绕着,或被由边缘部向周围放射的条纹所包围,很像视盘炎,称为假性视盘炎。

单眼发生高度远视时,同侧面部往往发育不好,两侧面部不对称。发育的不对称在眼的本身也常可看到,这种远视大多合并散光。

【诊断与鉴别诊断】

1. 诊断要点　睫状肌麻痹后远近视力均降低。儿童期易斜视、弱视,中年人过早"老花眼"。

2. 鉴别诊断　本病需与老视相鉴别:远视戴凸透镜可放松调节,增进远、近视力;而老视戴凸透镜,只能看近,不能看远。

【治疗】

远视的治疗原则为矫治屈光不正,消除疲劳,纠正眼位。

1. 中医治疗

（1）中医辨证论治

肝肾不足证

证候:视远尚清,视近模糊,久用眼后感眼疲劳;或兼见头晕耳鸣,腰膝酸软,口咽干燥;舌红少苔,脉细数。

治法:补益肝肾。

方药:杞菊地黄丸加减。眼胀明显为肝阳偏亢,加石决明、磁石以平肝潜阳;眼睑重坠不能久视者为脾气不足,加党参、黄芪补脾益气;眉骨疼痛者为血瘀,加川芎、白芷以活血止痛。

（2）针灸治疗:取主穴百会、风池、颈三段,配合肝俞、肾俞、心俞、睛明、阳白、承泣、睛中、合谷、光明等,取主穴及配穴3~4个。

2. 西医治疗　西医全身无特殊治疗,主要采用局部配镜矫正或手术治疗。

（1）局部治疗:主要为镜片矫正。一旦怀疑远视应及时进行检查,要散瞳验光,对幼儿及青少年尤为必要。7 岁以下的儿童,有轻度远视是生理现象,不需要配镜;但如果度数过高、视力低下或伴有斜视应配镜矫正。成人不适应者应逐步予以矫正。

（2）手术治疗:可行角膜屈光手术及晶状体置换术。

【预防与调护】

1. 儿童时期远视容易发生内斜视或弱视,如果发现孩子眼位偏斜或视力差要及时去医院就诊,采取积极治疗,以免贻误治疗时机。

2. 远视容易引起视疲劳症状,一旦出现视疲劳、眼睛不适等症状,要及时就诊,验光配镜,进行视力矫正,缓解疲劳症状。

三、散光

进入眼球的平行光线各经线焦点不在一个截面上,则称为散光(astigmatism)。根据屈光情况分为不规则散光和规则散光。不规则散光是指各子午线的弯曲度不一致,用一般柱镜无法矫正;规则散光是指弯曲度最大的子午线与弯曲度最小的子午线正好垂直,用柱镜矫正能获得较好的视力。其中规则散光又可分为以下几种:

（1）单纯近视散光:为一条主要子午线上的平行光线在视网膜上成像,和它垂直的另一条子午线上的平行光线在视网膜前聚焦成像。

（2）单纯远视散光:为一条主要子午线上的平行光线在视网膜上成像,和它垂直的另一条子午线上的平行光线在视网膜后聚焦成像。

（3）复性近视散光:两条互相垂直的主要子午线上,平行光线都是在视网膜前成像,但是它们屈光力不相等。

（4）复性远视散光:两条互相垂直的主要子午线上,平行光线都是在视网膜后成像,但是它们屈光力不相等。

【病因病理】

引起散光的原因很多,常见的有如下两种:

1. 曲率性散光　由角膜弯曲度发生异常变化引起。如屈光力最大的子午线与屈光力最小的子午线互相垂直,则引起规则散光,多为先天性,而且散光度数较大。如为角膜表面不规则,在视网膜上无法形成焦点,则形成不规则散光,如角膜外伤性瘢痕、圆锥角膜、角膜变性等。

2. 偏心性散光　以前多见于晶状体移位,如先天性偏斜、晶状体半脱位等,近年来,由于屈光性角膜手术的增多,临床也可见到由屈光手术引起的散光。

【临床表现】

1. 症状　看远看近都不清楚,似有重影。伴有视疲劳,眼胀、头痛,流泪、恶心呕吐。

2. 体征　眼底可见视盘呈垂直椭圆形,边缘模糊,用检眼镜不能很清晰地看清眼底。

【治疗】

一般轻度而无症状者可不处理,目前西医治疗以戴镜和屈光手术为主。中医无特殊治疗方法。

四、屈光参差

两眼屈光状态不同称为屈光参差(anisometropia)。通常轻度屈光参差的患者能保持双眼视力,如相差较大,双眼视力不能维持,或者两眼交替使用,或者将屈光度数较高的一眼抑制,可逐渐发展成为弱视或斜视,这是因为双眼屈光度相差 2.5D 会影响融合功能。治疗以配戴角膜接触镜或屈光手术为主,儿童屈光参差易导致单眼弱视,应特别重视,及早治疗。中医无特殊治疗方法。

五、老视

随着年龄的增长,调节力逐渐衰弱,近视力减退造成阅读与近距离工作困难的生理现象,称为老视(presbyopia),俗称"老花"。

本病在中医称"老人眼昏"(《东医宝鉴》)。

【病因病理】

1. 西医病因病理　40 岁以上随年龄增加,晶状体的可塑性及弹性逐渐减弱;睫状肌亦随年龄增长而肌力变弱。老视的发生和发展与年龄直接相关,每年约减少 0.25~0.40D,到 40 岁左右调节力不足 3D 后,即出现老视。

2. 中医病因病机　《审视瑶函·内外二障论》指出:"心藏乎神,运光于目……凡此皆以目不转睛而视,又必留心内营。心主火,内营不息,则心火动,心火一动,则眼珠隐隐作痛。"其病多由肝肾两亏,精血不足,血虚肝郁或脾虚气弱,目失所养,经络涩滞,调节失司所致。

【临床表现】

老视初发生时常需将书报等目标移远或在强光下方能看清,如果勉强阅读或做近距离工作就会出现视疲劳症状,后逐渐不能看清近物。

【治疗】

本病通过中医辨证论治,可以提高近视力,消除视疲劳。

1. 中医治疗

(1) 中医辨证论治

1) 肝肾两亏证

证候:眼易疲劳,不耐久视,久则视物模糊;头晕,双目干涩,腰膝酸软;舌淡苔少,脉细。

治法:滋养肝肾。

方药:一贯煎合四物补肝散加减。兼头痛眼胀痛,头昏眼花,烦躁易怒,面红目赤者,为肝阳偏亢,加石决明、钩藤、磁石、牛膝、赭石等平肝潜阳之品;大便干结者,加郁李仁、柏子仁以润肠通便。

2) 血虚肝郁证

证候:眼易疲劳,不耐久视,视久则眼胀头晕;心烦多梦,乳房胀痛,月经不调或经期加重;舌尖红,苔薄黄,脉弦。

治法:养肝解郁。

方药:逍遥散加减。常加枸杞子、生地黄、香附等以增其养血和肝解郁之效。

3) 脾虚气弱证

证候:眼易疲劳,不耐久视,久则视物昏花或有重影或串行,眼欲垂闭;神倦懒言,纳差便溏;舌淡,苔薄白,脉弱。

治法:健脾益气,升阳和血。

方药:助阳活血汤。常加党参、葛根以增益气升阳之功;便溏加茯苓、陈皮、白术以健脾消滞;纳差加白术、神曲以健脾消食。

(2) 针灸治疗:常用睛明、攒竹、太阳、承泣、合谷、足三里、肝俞、肾俞、太冲等穴。每次选用眼周及远端穴位各 2 个进行针刺。

2. 西医治疗　西医治疗只要包括局部验光配镜及手术治疗。

（1）局部治疗：验光配镜，一般45岁大约在+1.00D，以后每5年可酌情增加+0.50D，也可配多焦渐变镜。若以往有屈光不正，先确定屈光不正的性质、度数，然后再根据年龄加上老视度数（代数和）。

（2）手术治疗：目前角膜手术疗效尚不确切，晶状体置换术可在白内障手术时植入多焦点晶状体植入，但是需要选择良好的适应证及术后患者有一个良好的适应过程。

【预防与调护】

晶状体操可加强眼外肌与睫状肌的肌力，增强晶状体的弹性。这些保健方法不但可治疗假性近视，还对缓解视疲劳、延缓老视的发生有一定的效果。

晶状体操：有节奏地交替看玻璃窗上的画与窗外远处的物体，逐渐加快速度，待感眼球疲劳后稍作休息，再有节奏地交替看桌上的图像与窗外远处的物体，逐渐加快速度，待感眼球疲劳后即完成。每天坚持，并根据个人情况逐渐加量。

第三节　屈光检查方法

屈光检查的主要内容是验光（refraction），验光是眼科学和视光学临床实践中主要的检查手段之一，是一个动态、连续、多程序的临床诊断过程。从光学角度来讲，验光是让位于无穷远处的物体通过被检眼前的矫正镜片及眼球屈光系统后恰好在视网膜上形成共轭像。医学验光的目的不仅仅是要看清物体，更重要的是眼镜和眼睛协调使用，使患者达到既清晰、舒适，又持久的视觉功能。

完整的医学验光过程包括三个阶段，即初始阶段、精确阶段和终结阶段。

1. 验光的第一阶段（初始阶段）　通过检影验光（retinoscopy）或电脑验光（autorefraction）等客观验光（objective refraction），角膜曲率检查以及检测原眼镜度数，收集有关患者眼部屈光状况的基本资料。

2. 验光的第二阶段（精确阶段）　以初始阶段获得的资料为基础，通过综合验光仪使患者对验光的每一微小变化做出反应，验光员随之做出相应的调整。这个阶段包括雾视、近视或远视度数测定，红绿试验，散光轴及度数的测定，双眼平衡等许多步骤。由于这一过程非常强调患者的主观反应，又称"主觉验光"（subjective refraction）。

3. 验光的第三阶段（终结阶段）　这个阶段是经验和科学判断的有机结合，包括试镜架测试和处方确定。根据患者的试镜反应，医生做出相应的调整，得出最适合的矫正处方。

一、客观验光法

1. 检影验光　是一种客观检测眼球屈光状态的方法。其原理是检查者利用检影镜照亮被检眼，观察被检眼视网膜的反射光，由于这些反射光通过眼的屈光成分时发生了改变，因此可以通过观察反射光的变化来判断被检眼的屈光状态和屈光力，还可通过反射光来判断眼球屈光介质的规则性和混浊程度。作为一种客观的检查方法，检影法在某些方面无可替代，对于沟通困难的智障人士、不能言语和配合欠佳的婴幼儿以及表达不清的老年人来说，检影法是判断他们屈光问题的最佳选择。

2. 电脑验光　属于客观验光法，是光学、电子、机械三个方面相结合起来的产物，其原理与检影法基本相同。另外，采用红外线光源及自动雾视装置可达到放松眼球调节的目的，采用光电技术及自动控制技术可检查屈光度、角膜曲率，并可自动显示及打印屈光度数和角膜曲率。此法操作简便，速度快，适用于快速获取客观屈光度并作为医学验光的起点或用于日常的眼保健筛查。电脑验光对于眼睛的测量结果会存在一些偏差,并且只能对被检者屈光的大致范围做出预测,不能作为最后的配镜处方。

二、主觉验光法

主觉验光是在检影验光或电脑验光的基础上,利用综合验光仪,根据被检者主观反应或判断,确定被检者的眼屈光状态。其分为两部分:①单眼主觉验光,包括初步 MPMVA(maximum plus to maximum visual acuity,最正之最佳视力),即找到初步有效的球性矫正度数;交叉柱镜精确验证散光的轴向和度数;再次 MPMVA,即确定最后球镜的度数。②双眼主觉验光,包括双眼调节平衡,双眼 MPMVA。

【单眼主觉验光】

1. 初步 MPMVA

(1) 雾视,在被检眼前起始屈光度上加正镜片(减负镜片),一般为+0.75~+1.00D,如果被检眼视力范围在 0.3~0.5,说明雾视合适,雾视 3~5 分钟。

(2) 初次 MPMVA,去雾视到最佳矫正视力,以 0.25D 为梯度,去雾视达最佳视力最低负度数(或最大正度数),一般为 1.0 的矫正视力。

(3) 红绿终点的判断,让被检者注视 0.8 视标或最好视力上一行视标,如红色半的视标清楚,说明负镜片欠矫或正镜片过矫,则增加-0.25D 或减去+0.25D,如果绿色半的视标清楚些,说明正镜片欠矫或负镜片过矫,则减去-0.25D 或增加+0.25D,调整直到红绿色背景视标等清。

看红绿一定要问患者哪种背景色视标清晰,而不是哪个颜色清晰,而且是应该嘱咐患者先看绿再看红再看绿。

2. 交叉柱镜确定散光

(1) 使用被检眼最佳矫正视力上一行视标或蜂窝视标作为注视视标。首先精确散光轴位,Jackson 交叉柱镜(Jackson cross cylinders,JCC)的手柄与散光轴位平行,翻转两面询问患者一面和二面哪面清楚,散光轴位向着 JCC 那面清晰的红轴方向,遵循进十退五的原则,直到两面等清。

(2) 接着精确散光度数,要求 JCC 的轴位与精确好的散光轴位一致,翻转两面,若红轴对应散光轴位那面清晰,就加-0.25D,若清晰面是白轴,就减-0.25D。为了保证已精确好的球镜度数不变,如果柱镜改变了+0.50D 或-0.50D,球镜也应该相应改变-0.25D 或+0.25D。

3. 再次 MPMVA 雾视去雾视到最佳视力,步骤及终点确定同初次 MPMVA,由于之前柱镜精确引起的调节波动,这个时候我们应该再次雾视去雾视来避免调节因素造成的影响。

【双眼主觉验光】

1. 双眼调节平衡 双眼去遮盖,雾视到 0.5~0.8,右眼和左眼分别置底向上和底向下 3 个棱镜度,患者能看到两行视标,若下行视标清晰,则右眼减 0.25D,直到上下两行一样清晰。如果不能等清就保持患者主导眼清晰。

2. 双眼 MPMVA 移去棱镜,以 0.25D 为梯度双眼同时去雾视,到达最佳矫正视力,其步骤同单眼 MPMVA,只是双眼同时同步进行。

三、特殊人群的屈光检查

特殊人群的屈光检查包括儿童的屈光检查、老视的验配、硅油眼验光、人工晶体眼验光、无晶状体眼验光、接触镜前后验光、角膜塑形镜前后验光以及低视力患者的验光等。本部分仅介绍儿童及老视患者的验配。

加强儿童青少年近视防控,促进儿童青少年视力健康是中央关心、群众关切、社会关注的"光明工程"。儿童屈光检查中的主要环节是睫状肌麻痹下验光,因为儿童的调节力强于成人,为了精确检查出儿童的实际屈光度数,验光前必须使用强效睫状肌麻痹剂以消除调节影响,在睫状肌充分麻痹状态下进行视网膜检影验光或电脑验光。以下情况应进行睫状肌麻痹验光:12岁以下儿童常规使用;16岁以下的远视性屈光不正儿童,尤其伴有内斜视者;弱视儿童;怀疑调节痉挛者;临床症状与显然验光结果不一致,或显然验光结果的准确性受到质疑时;矫正视力不正常且不能用其他眼病解释者。睫状肌麻痹剂的选择和应用对于儿童验光的准确性和用药安全性均至关重要。内斜视儿童和6岁以下儿童初次验光宜使用1.0%阿托品眼膏或眼用凝胶,再次验光可酌情使用1.0%环喷托酯滴眼液。6岁以上不伴有内斜视的儿童,初次验光可使用1.0%环喷托酯滴眼液。12岁以上近视眼儿童验光可使用0.5%复方托品酰胺滴眼液。

老视的验配需在确定好远距离配镜处方后,将矫正镜片放到试镜架或综合验光仪上进行操作。验光时需近距视力表一张,一般选择0.6~0.8的近距离视标,测试距离为40cm。首先,根据以下四种方法确定初步近距离附加镜片:①以年龄和原有的屈光不正状态为依据;②使用融合性交叉柱镜(fused cross cylinder,FCC):在被测者双眼前放置±0.50D交叉柱镜,将FCC视标设置在习惯阅读距离,询问患者水平线和垂直线的清晰情况,如水平线清晰,双眼同时增加正镜片,每次+0.25D,直至横线和垂直线一样清,此时加的正镜量即被测者的初步近附加度数;③以"一半调节幅度储备"为原则;④以视力为依据。再精确测量近附加度数,在初步附加镜的基础上,做正负相对性调节,两者检测结果相加后除2,其结果加入初步附加度数。最后,根据被测者的身高和阅读习惯,对精确的近附加度数进行相应的补偿调整,如增加+0.25D或增加-0.25D等,并试戴评价。

第四节　常见屈光矫治方法

现代眼视光学的目标就是通过各种屈光矫治方法以获得最佳视觉效果,使人们看得清楚、看得舒服、看得持久,同时使青少年儿童近视能够得到有效控制。矫正和治疗屈光不正的方法主要有配镜和手术。

一、配镜

1. 框架眼镜　主要使用球镜、柱镜或球柱镜。球镜用于矫正单纯近视或远视,柱镜或球柱镜用于矫正散光。框架眼镜的特点是安全、经济、简便。

2. 角膜接触镜　从材料上分软镜和硬镜。软镜验配简单,配戴舒适,但配戴不当常引起巨乳头性结膜炎、角膜炎等并发症。硬镜指硬性透氧性接触镜(rigid gas-permeable contact lens,RGP),由于硬镜和角膜之间有一层"泪液镜",除能很好矫正较大度数的规则散光外,还能矫正角膜上各种原因引起的不规则散光。一些特殊设计的硬镜还可以用于某些眼疾的视力矫正,如圆锥角膜、不规则角膜等。角膜塑形镜属于硬性透氧性接触镜中的一种特殊镜片,可通过机械压迫、镜片移动的按摩作用及泪液的液压作用达到压平角膜中央形状的目的,从而暂时改变角膜屈光度,降低近视度数,并有延缓近视进展的作用。特别适用于儿童近视的控制,但有着严格的适应证,只有针对合适的配戴者,进行规范的验配才能安全地起到预期的降低近视度数、延缓近视进展的作用。

二、手术

屈光手术是以手术的方法改变眼的屈光状态,包括角膜屈光手术、眼内屈光手术和巩膜屈光手术。

（一）角膜屈光手术

角膜屈光手术是在角膜上施行手术,以改变眼的屈光状态。根据是否采用激光,角膜屈光手术分为非激光性角膜屈光手术和激光性角膜屈光手术。

1. 非激光性角膜屈光手术

（1）放射状角膜切开术(radial keratotomy,RK):手术的原理是用钻石刀在角膜的前表面旁中心区及周边区做深层的放射状层间切开,从而使角膜的中央部分变得扁平,屈光力降低,近视状态随之减少或完全被矫正。

（2）角膜基质环植入术(intrastromal corneal ring segments,ICRS):该方法用角膜基质环片置入在角膜周边 2/3 基质深度内,可直接导致周边部角膜变陡,间接诱导角膜中央变平。本法具有调整性和可逆性,通过控制角膜环的大小以改变屈光度,达到矫治近视的目的。

2. 激光性角膜屈光手术

（1）准分子激光屈光性角膜切削术(photo refractive keratectomy,PRK)、准分子激光上皮瓣下角膜磨镶术(laser epithelial keratomileusis,LASEK)、机械法准分子激光上皮瓣下角膜磨镶术(epipolis laser in situ keratomileusis,epi-LASIK)均是用准分子激光消融角膜浅层基质。PRK 去除角膜上皮,LASEK 则是先揭开角膜上皮,epi-LASIK 是用自动上皮瓣成形刀切开上皮术后再复位。由于均去除了角膜前弹力层,故易诱发上皮增生、组织修复反应、角膜雾样混浊,从而影响手术的预测性和稳定性,这种影响在高度近视较明显,故更适合-6D 以下屈光不正者。术后需点激素类眼药 3~4 个月,也容易产生青光眼等并发症。

（2）准分子激光原位角膜磨镶术(laser in situ keratomileusis,LASIK)先做一角膜板层切开,再在角膜基质层进行激光消融,然后将角膜板层复位,其预测性和稳定性高,且术后反应轻,回退小,恢复快,无角膜雾样混浊,不用长期点药。现仍为屈光手术的主要方式。

（3）飞秒激光手术包括用飞秒激光制瓣联合基质面行准分子激光切削的飞秒激光 LASIK 术(femto-LASIK);飞秒激光基质透镜切除术(femtosecond lenticule extraction,FLEx)切口可以接近传统 LASIK 手术的一半;小切口飞秒激光角膜基质透镜切除术(small incision lenticule extraction,SMILE)的切口只有 2~4mm,基本避免了角膜错位等并发症,更重要的是 SMILE 最大限度地保持了前部基质纤维的完整,而角膜前部基质是维持角膜强度最主要的部位,使安全性得到了质的飞跃,并且由于术中切断的角膜神经较少,造成干眼症等并发症也明显减轻。

（二）眼内屈光手术

眼内屈光手术是在晶状体和前房施行手术以改变眼的屈光状态。根据手术时是否保留晶状体其又分为两类:一类摘除晶状体,如白内障摘除合并人工晶状体植入术、透明晶状体摘除合并人工晶状体植入术;另一类不摘除晶状体,如虹膜支撑的人工晶状体、前房人工晶状体、晶状体前接触镜等。

1. 透明晶体摘除合并人工晶体植入术(clear lensectomy and intraocular lens implantation)现代透明晶体摘除术与白内障摘除术在手术方式上无截然区别,但前者以矫正屈光为主要目的。术前根据患者屈光状态和视觉需求,可选择特殊设计的人工晶状体,如环曲面人工晶状体、多焦点人工晶状体等,以期达到更理想的术后视觉效果。

2. 有晶状体眼人工晶体植入手术(phakic intraocular lens)　适用于高度近视无法进行

角膜屈光手术者,而其中后房型人工晶体(intraocular contact lens,ICL)植入术并发症少,预测性高,光学特性好,是矫治近视安全有效的技术之一。

(三)巩膜屈光手术

除角膜屈光手术和眼内屈光手术外,还有一些在巩膜上施行的手术也被归类于屈光手术,如后巩膜加固术,其是目前针对进行性轴性近视的治疗方法,该术是在近视患者巩膜后段植入生物材料(如同种异体巩膜、硬脑膜及自体阔筋膜等)或非生物材料,机械性地阻止眼轴进行性延长和巩膜葡萄肿的进展、改善眼球后段血液循环以阻止近视的发展。

评述

屈光性眼病的诊断与矫治发展迅速,中医对屈光性眼病引起的视疲劳有较好的疗效,对假性近视的治疗也有一定的作用;对近视的预防、老视的延缓及弱视的治疗是否有效尚待进一步研究。屈光性眼病的治疗引入了全飞秒激光手术技术,使角膜屈光手术有了质的飞跃,屈光手术的概念也从角膜扩展到了包括晶状体及巩膜手术的范围。此外,随着神经科学的进展,视觉神经功能发育和调控研究将为视觉功能训练或治疗提供有效手段。眼视光学技术使更多人享受到基本的初级眼保健,拥有健康、完美的双眼视觉。

(陈美荣 吕小利)

复习思考题

1. 何为调节、调节幅度及眼的三联动现象?
2. 近视是如何分类的?
3. 近视的中医防控方法有哪些?
4. 近视的预防与调护方法有哪些?
5. 远视的临床表现有哪些?
6. 客观验光包括哪些方法?
7. 医学验光的标准流程有哪些?
8. 哪些情况需要进行睫状肌麻痹验光? 麻痹剂如何选择?

第二十章

眼 外 肌 病

📖 **学习目标**

1. 掌握斜视时的双眼视觉改变。
2. 了解斜视的临床类型及表现、治疗原则，弱视的概念及防治。

第一节 斜 视

两眼的协调运动由大脑中枢控制，当眼球运动处于完全平衡状态时，分开的两只眼能成为一个功能单位，不出现偏斜，称为正视眼。如果中枢控制失调，或眼外肌力量不平衡，两眼不能同时注视目标，一眼注视目标时，另一眼偏离目标，称为斜视（strabismus）。斜视分为共同性斜视、非共同性斜视（麻痹性斜视）两大类。共同性斜视眼球运动未受限制，而非共同性斜视眼球运动有障碍；前者多在 5 岁前发病，而后者可发生在任何年龄阶段。

本病属于中医学"目偏视"范畴。

一、斜视检查法

（一）基本状态

基本状态包括发病年龄，发病时间、诱因，斜视的发展变化、治疗史，屈光状态，眼球偏斜的方向及有无代偿头位。

（二）眼球运动检查

在左侧、右侧、左上方、左下方、右上方及右下方六个眼球运动诊断方向（图 20-1），对比观察双眼眼球运动情况，以确定每条眼外肌运动有无异常、判断眼球运动的不足与亢进。内、外直肌的运动功能异常，主要在右侧和左侧两个第二眼位分析；上、下直肌，上、下斜肌的运动功能异常，主要在四个斜方向的第三眼位分析；上、下第二眼位用于分析 A-V 现象。

（三）斜视的定性和定量检查

1. 遮盖试验

（1）遮盖去遮盖试验（cover-uncover test）：用来检查眼位，如果存在斜视，还能判断隐斜与显斜以及辨别斜位是交替性的，还是单侧性的。嘱被检者双眼自然睁开注视正前方，如遮盖一眼时，发现另一眼有移动，可移去遮盖再查看其有无移位及其移动方向，以判断其为隐斜（斜视）还是显斜。

1）遮盖试验：让被检者双眼睁开注视视标。检查左眼时，遮盖右眼，马上观察左眼的运

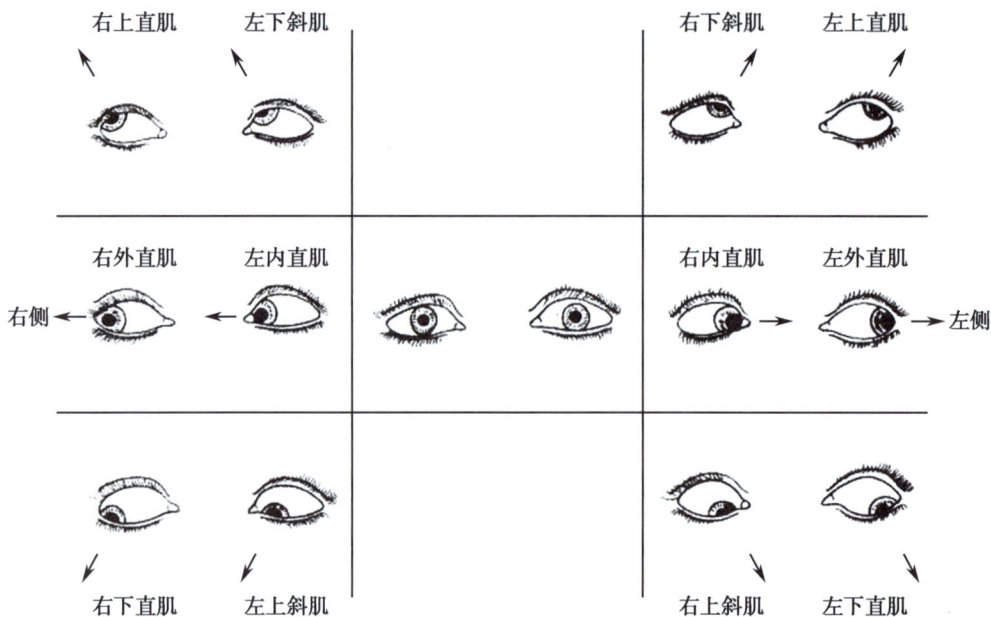

图 20-1 主要诊断眼位

动方向;检查右眼时,遮盖左眼,马上观察右眼的运动方向。若双眼均不动,说明被检眼的眼位是隐斜,在正常双眼视情况下,双眼的视轴能保持一致。若某一眼有运动,说明该眼的眼位有显斜视,接下来需要区别交替性或单眼性斜视。

2)去遮盖试验:遮盖试验发现有眼位动的眼为被观察眼。先遮盖另一眼,当遮盖眼去遮盖时,观察被观察眼的眼球运动。若被观察眼不动,说明双眼交替性斜视;若被观察眼有动,则其为单眼性斜视。

(2)交替遮盖试验(alternative cover test):在做遮盖去遮盖试验除外显斜后,可进一步做交替遮盖试验检查隐斜。嘱被检者注视视标,检查者交替遮盖被检者双眼,观察被遮盖眼是否转动。判断方法:如不动即为正位眼、如移动则为隐斜或斜视。该项检查为最基本的斜视检查方法,用于隐斜、调节性内斜视、间歇性外斜视等的诊断。

2. 角膜映光法(Hirschberg 试验) 为测定斜视角最简单常用的方法。嘱患者注视 33cm 处的点光源,观察角膜上反光点的位置,判断有无斜视。若两眼角膜反光点位于瞳孔中央,则为正位;若角膜反光点位于颞侧为内斜视(esotropia),位于鼻侧为外斜视(exotropia)。反光点位于瞳孔缘时,斜视度约为 15°,位于瞳孔与角膜缘之间约为 30°,位于角膜缘为 45°(图 20-2)。

3. 三棱镜加遮盖试验 嘱患者分别注视 33cm 和 6m 处目标,将三棱镜置于注视眼前,三棱镜放置的方法是基底与斜视方向相反。交替遮盖两眼,观察三棱镜后眼球是否移动,增减三棱镜度数直至眼球不动,所需棱镜度数即为该眼的斜视度。用同样的方法测另一眼的斜视度,以确定是共同性斜视还是麻痹性斜视。麻痹性斜视还应检查 9 个诊断眼位的斜视角。1 棱镜度(Δ)代表光线在 1m 距离偏斜 1cm,1 弧度约等于 1.7Δ。

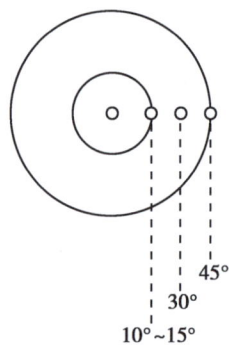

图 20-2 角膜映光检查

4. 马氏杆加三棱镜法(Maddox rod and prism test) 为一种主觉定量检查法。检查在半暗室中进行,不要使其他光源进入视野内,调准瞳距。分别设置 33cm 和 5m 的小灯为注视目标。先将马氏杆水平置于右眼前,则右眼所见的物像为一垂直的亮线,如果患者为正位眼,则此亮线正好垂直通过左眼所见的灯光。如果亮线出现在灯光左侧,则表示有外斜视或外隐斜;如果亮线出现在灯光右侧则表示有内斜视或内隐斜。将三棱镜置于右眼,放置方向同前,逐渐增加三棱镜的度数直至亮线恰好通过灯光为止。该三棱镜的度数即为患者的内或外(隐)斜视度数。

再将马氏杆垂直放于患者的右眼前,所见物像为水平亮线,如果亮线出现在灯光下侧,则表示有上斜视或上隐斜;如果亮线出现在灯光下侧则表示有下斜视或下隐斜。将三棱镜置于右眼,放置三棱镜,方法同前,检查垂直方向的(隐)斜视度数。

5. 视野计测量法 患者坐于弧形视野计前,下颌固定于颌托上。查视远的偏斜度时,斜视眼正对视野计中心,令健眼注视 5m 外的目标,检查者手持点光源沿视野弧自周边向中心移动,至光点映到斜视眼角膜中心为止。此时点光源对应的视野弧的刻度即为该眼的第一斜视角度数。然后交换注视眼,查出另一眼的偏斜度,即为第二斜视角度数。查视近的偏斜度时,将下颌托置于视野弧的中心,嘱患者分别用一眼注视视野弧中心(相距眼 33cm)的视标,将点光源沿视野弧移动至另一眼角膜瞳孔中央,此时点光源对应的视野弧读数即为该眼的视近偏斜度。

6. 同视机检查法 患者下颌固定后,调整好高度及瞳孔距离,将知觉画片(如狮子图片或笼子图片)分别放入同视机的两个画片筒内,锁住健眼侧(或主视眼侧)镜筒,水平刻度为"0",要患者手推操纵杆,前后调整,将狮子推进笼子中央,记录此时另一侧刻度;如果患者说狮子有倾斜或碰到笼子上下边线,则医生相应调整旋转或上下旋扭,至患者感到狮子推进笼子中央,记录水平、旋转、上下刻度。此时从同视机上读出的读数即为患者的主观斜视角(第一斜视角),可用三棱镜或弧度来表示。如交替开闭每侧的灯光,并移动镜筒使其反光点位于角膜中央,直至两眼不动时,同视机上的读数即为客观斜视角(第二斜视角)。

7. 复视试验 在半暗室中进行,右眼前放红色镜片,嘱患者注视 1m 远处的灯光,保持头正位,只能转动眼球。若只见粉红色单一灯光,则表示无复视。若见一红色和白色灯光,则有复视。然后按照以下步骤分析:首先询问两个物像是水平还是一高一低,红像在左侧还是在右侧(即同侧复像还是交叉复像)。若为水平复像,将光源左右移动 40cm,询问哪侧复像分离距离最大,哪个像远离中心(即周边像);若为一高一低复像,接着将光源移向左上、左下方及右上、右下方,移动距离均为 40cm,并询问哪个方位复像分离最远及哪个像远离中心。一般外转肌(外直肌,上、下斜肌)麻痹时,产生同侧复视;内转肌(内直肌,上、下直肌)麻痹时,产生交叉复视。水平肌(内直肌、外直肌)产生水平复视,垂直肌(上直肌、下直肌)产生垂直复视。

询问并记录 3 个结果:①复视是水平还是垂直;②复相分开最大距离的方位;③周边像属哪一眼,在复像分开最大距离的方位,哪个光点位于周边。复视偏离的最大方向即为麻痹肌起作用的方向,在远侧的物像属于麻痹眼。

8. Parks 三步法 用于鉴别垂直斜视中的原发麻痹肌,鉴别一眼上斜肌麻痹还是另眼上直肌麻痹。首先,应用遮盖去遮盖法检查,确定哪一只眼发生上斜视。如右眼上斜视,可能为右下转肌组(右下直肌、右上斜肌)或左上转肌组(左上直肌、左下斜肌)的麻痹。然后,观察侧向注视的时候,垂直斜视度的变化。若向左注视时垂直斜视度数大,则可以排除右下直肌及左下斜肌,仅剩右上斜肌及左上直肌。最后,做歪头试验。令患者的头部迅速向高位侧倾斜,若上斜视明显增加,即歪头试验阳性,则上斜肌为原发麻痹肌。否则,考虑对侧眼上直肌为原发麻痹肌。

二、共同性斜视

共同性斜视（comitant strabismus）是指眼球运动无障碍，斜视角度不随注视眼别和注视方向的不同而改变的斜视，即第一斜视角等于第二斜视角。共同性斜视为常见眼病，多自幼发病，根据不同分类方法可分为不同类型。如根据偏斜方向分为水平斜视、垂直斜视。水平斜视最为常见，包括共同性内斜视和共同性外斜视，共同性内斜视又可分为调节性内斜视与非调节性内斜视。垂直斜视较为少见。根据眼位偏斜时间分为单眼恒定性斜视、交替性斜视、间歇性斜视。

斜视以眼珠偏斜为特征，故中医学统称为"目偏视"，其中，内斜视相当于中医的"通睛"（《幼幼近编》）范畴，又名"小儿通睛"（《秘传眼科龙木论》）、"双目通睛"（《证治准绳》）、"天旋"（《目经大成》）等。

【病因病理】

1. 西医病因病理　共同性斜视的病因病理目前尚未完全明了，可能是解剖、调节、融合功能异常，神经支配等多种因素综合作用的结果。①本病的常见解剖因素：眼外肌先天发育异常、眼外肌附着位置异常、肌肉鞘膜异常、眼球筋膜与眼眶发育异常等，上述因素可致眼外肌力量不均衡而导致眼位异常。②调节因素：远视、初期老视患者、长期近距离工作者，因需加强调节而产生过量辐辏，易导致内斜视。相反，近视可能导致外斜视。③融合功能异常：婴幼儿时期，因屈光不正、屈光参差、长时间单眼遮盖、外伤、发热、惊吓及遗传性融合功能缺陷等因素，均可致融合功能紊乱或散失而引起斜视。角膜混浊、先天性白内障、玻璃体混浊、黄斑发育异常等疾病，造成视网膜成像不清，视力低下，双眼无法早期建立融合反射以保持眼位平行，亦可致斜视。④神经支配因素：为抵达眼球的神经冲动因素，双眼依靠集合兴奋来维持双眼视线平行，以取得双眼单视，集合过强，或外展过弱，或两者同时存在均可致斜视。

2. 中医病因病机　通睛的发病，多与生俱来，常因患儿先天禀赋不足、肝肾亏虚，眼带发育不良而发生目偏斜，或眼珠发育异常，致能远怯近，日久目珠偏斜；或因婴幼儿长期逼近视物或头部偏向一侧，日久筋脉挛滞而致目偏视；或因肝经热盛，伤津动风，筋脉失于濡养，致目珠偏斜，转动失常。

【临床表现】

1. 症状　视疲劳，患眼眼位偏斜，可伴有视力下降。

2. 体征　眼位偏斜，以水平偏斜多见。角膜映光法检查：角膜反光点在角膜颞侧，为内斜；角膜反光点在角膜鼻侧，为外斜。恒定性斜视表现为一眼恒定性偏斜，斜视眼视力减退；交替性斜视，即左眼注视，右眼偏斜，右眼注视，左眼偏斜；间歇性斜视，即一眼有时偏斜、有时正位，或仅视近或视远时偏斜。共同性斜视眼球向各方向运动均不受限，用任何一眼注视时其偏斜程度基本相等。

3. 并发症　本病并发症有斜视性弱视、单眼视。

【辅助检查】

1. 弧形视野计斜视角检查　检查斜视度数，包括第一斜视角、第二斜视角；第一斜视角等于第二斜视角。

2. 同视机检查　用于斜视度数、第一斜视角、第二斜视角、视功能级别、融合力等的检查。

3. 三棱镜加遮盖法检查　可确定斜视度。

【诊断与鉴别诊断】

1. 诊断要点

（1）眼球偏斜，第一斜视角等于第二斜视角。

（2）眼球运动不受限。

2. 鉴别诊断　非共同性斜视：非共同性斜视有复视、代偿头位、眼球运动受限，第二斜视角大于第一斜视角。共同性斜视眼球向各方向运动均不受限，用任何一眼注视时其偏斜程度基本相等。

【治疗】

有屈光不正者应及时配戴适度眼镜，以矫正、提高视力；经保守治疗眼位不能完全矫正者，需手术治疗矫正眼位偏斜，获得正常眼位，建立和恢复双眼单视及融合功能和立体视；有弱视者应配合弱视治疗。

1. 中医治疗

（1）中医辨证论治

1）肝肾亏虚证

证候：眼球偏斜，与生俱来或幼年逐渐形成，或伴眼球发育不良，能远怯近，视物模糊；舌淡红，苔薄白，脉弱或缓。

治法：补益肝肾。

方药：杞菊地黄丸加减。若体弱气虚者，加党参、黄精以益气养阴；伴能近怯远、目力较差者，加何首乌、龙眼肉、肉苁蓉以增滋补肝肾之功。

2）筋络挛滞证

证候：小儿长期仰卧，或长期逼近视物，或偏视灯光及亮处，眼球逐渐偏斜；全身及舌脉无异常。

治法：舒筋通络。

方药：正容汤加减。可酌加白芍、天冬、当归等以滋阴养血通络；伴有血瘀证者，加桃仁、红花、川芎以活血化瘀通络。

3）风热上攻证

证候：婴幼儿时曾患发热惊风，热退惊定后眼球偏斜，仰面或倾头视物，甚者步履不稳；舌质红，苔薄白，脉数。

治法：祛风通络，平肝息风。

方药：牵正散加减。可酌加天麻、钩藤以平肝通络，加天冬、麦冬以养阴清热。

（2）针灸治疗：取瞳子髎、承泣、太阳、风池，右眼配左合谷、足三里，左眼配右合谷、足三里。每日1次，10次为1个疗程。

2. 西医治疗

（1）矫正屈光不正：既治疗调节因素引起的斜视，又治疗非调节因素引起的弱视。15岁以下，一般选用1%~2%阿托品，检查前连续使用3~5日，每日2次，检查当天不使用。充分麻痹睫状肌后验光，据视力及眼位情况调整眼镜度数。远视合并内斜、高度远视、重度弱视配镜应足矫，内斜合并近视、外斜合并远视应低度矫正，轻中度弱视或不能耐受全矫者可减少1~2D配镜。

（2）三棱镜矫治：适用于斜视度在15Δ以内的小度数斜视，可消除抑制及异常视网膜对应，增强融像功能。

（3）弱视治疗：有弱视者，参照弱视治疗。

（4）手术治疗：斜视戴镜半年至1年斜视度恒定不变者、非调节性斜视、双眼视力良好或原有弱视经治疗视力提高者、异常视网膜对应者、斜视角大者、无麻醉禁忌证及药物过敏史者,均宜行手术治疗。手术治疗主要是调整肌肉间的不平衡,有减弱较强肌肉、增强较弱肌肉的作用,可根据患者的具体情况,选择不同的手术方式。如先天性内斜视,可行双眼内直肌后徙术。

【预防与调护】

1. 婴幼儿时期不可让其逼近视物,仰卧时避免让头经常侧视一侧光亮处,以免久后形成斜视。

2. 患儿宜早期验光配镜,尤其完全调节性内斜视。

3. 患儿应注意增加饮食营养,增强体质,认真坚持治疗。

三、非共同性斜视

非共同性斜视主要指麻痹性斜视,是由于神经核、神经或眼外肌本身器质性病变而引起的单条或多条眼外肌完全性或部分性麻痹所致的眼位偏斜。视轴向麻痹肌作用方向的对侧偏斜,斜视度因注视方向和距离的不同而有所不同,伴眼球运动障碍。非共同性斜视根据发病时间分为先天性和后天性两类。

本病相当于中医学"风牵偏视"范畴(《秘传眼科龙木论》),又名"目偏视"(《诸病源候论》)、"视歧"(《灵枢》)、"神珠将反"(《证治准绳》)、"瞳神反背"(《证治准绳》)。目珠向下偏斜不能上转者,称为"坠睛"(《太平圣惠方》)、目珠向上偏斜不能下转者,称"目仰视"(《审视瑶函》)、"目上视"(《证治准绳》)。

【病因病理】

1. 西医病因病理 本病病因病理复杂,先天性者多为先天发育异常、产伤或婴幼儿期的疾病所致;后天性者多与外伤,周围神经炎,鼻窦、眶内及颅内疾病,内分泌、血管性及肌源性疾病有关。①先天发育异常:包括中枢神经系统的神经核与核上联系异常,支配眼外肌的神经干及眼外肌与筋膜发育异常。②外伤:包括产伤、眶部损伤、头颅损伤、眼部手术等,致眼外肌本身或其支配神经损伤。③炎症:包括鼻窦、眶内、颅内炎症及传染性疾病等。④血管、代谢性及肿瘤压迫性疾病:如脑血管病变累及神经核,糖尿病血管病变致神经麻痹,甲状腺功能异常致眼外肌炎,重症肌无力致眼外肌本身发生病变;颅内肿瘤浸润或压迫,亦致相应眼球运动神经麻痹。

2. 中医病因病机 本病的病机关键是风中经络或风痰阻络。多因气血不足,腠理不固,风邪乘虚侵入经络,目中筋脉弛缓而发病;或因脾失健运,津液不布,聚湿生痰,复感风邪,风痰阻络,致眼带转动不灵;或热病伤阴,阴虚生风,风动夹痰上扰;或因头面部外伤或肿瘤压迫,致使脉络受损。

【临床表现】

1. 症状 猝然发病,复视,常伴视物不清,眩晕、恶心,步态不稳等。

2. 体征 眼珠斜向麻痹肌作用方向的对侧,眼球运动受限。外展肌群麻痹时眼位向鼻侧偏斜,产生同侧性复视;内转肌群麻痹时,眼位向颞侧偏斜,产生交叉性复视。斜视度因注视方向而异,向麻痹肌作用方向注视时的斜视度最大。有代偿头位,一般头向麻痹肌作用方向偏斜。动眼神经麻痹时可伴瞳孔散大,上睑下垂。

【辅助检查】

(1) 弧形视野计检查:第二斜视角大于第一斜视角(麻痹眼注视时,健眼的偏斜度大)。

(2) 同视机检查:确定斜视度数。

（3）三棱镜检查：采用三棱镜中和法，确定斜视度数。

（4）影像学检查：行 X 线眶片、颅脑 CT 或 MRI 检查，以排除眶骨骨折、颅脑出血及占位性病变。

【诊断与鉴别诊断】

1. 诊断要点

（1）复视。

（2）眼球斜向麻痹肌作用方向的对侧，出现不同程度的转动受限。

（3）第二斜视角大于第一斜视角。

2. 鉴别诊断　共同性斜视：本病有复视、代偿头位、眼球运动受限，第二斜视角大于第一斜视角。共同性斜视多无复视，第一斜视角等于第二斜视角，无代偿头位及眼球运动障碍。通过眼外肌运动及复视检查可确诊。

【治疗】

应尽可能寻找和确定病因，及时针对病因治疗。本病早期应针药并用，疗效更佳。若经 6 个月以上治疗无效者，可考虑手术治疗。

1. 中医治疗

（1）中医辨证论治

1）风邪中络证

证候：发病急骤，目珠偏斜，转动失灵，视一为二，视物昏花；兼见头晕目眩、步态不稳，或恶寒发热、头痛；舌淡，苔薄白，脉浮数。

治法：祛风通络，扶正祛邪。

方药：小续命汤加减。肝虚血少者，可加当归、熟地黄以补血养血；风热为患者，可去方中生姜、桂枝、附子等温热之品，酌加生石膏、生地黄、秦艽、桑枝等以辛凉疏风，清热通络。

2）风痰阻络证

证候：眼症同风邪中络证；兼胸闷呕恶，食少纳呆，泛吐痰涎；舌苔白腻，脉弦滑。

治法：祛风除湿，化痰通络。

方药：正容汤加减。可酌加赤芍、当归以活血通络；恶心呕吐甚者，加竹茹以涤痰止呕；痰湿偏重者，酌加薏苡仁、石菖蒲、佩兰以芳香化浊，除湿祛痰。

3）瘀阻脉络证

证候：常系头眼部外伤或中风后，出现目珠偏位，视一为二；舌质淡或有瘀斑，脉涩。

治法：活血行气，化瘀通络。

方药：桃红四物汤加减。病变早期，可加防风、荆芥、白附子、僵蚕、全蝎以增祛风散邪之功；后期可加党参、黄芪等以益气扶正。

（2）针灸治疗

主穴：选用风池、完骨、天柱、太阳、百会、肝俞、肾俞、足三里、阳陵泉；配穴：选眼局部与麻痹肌相对应的穴位，如内直肌麻痹选睛明，外直肌麻痹选瞳子髎，下直肌麻痹选承泣，上直肌麻痹选鱼腰。轮流选穴，平补平泻，每日针 1~2 次，留针 30 分钟。

（3）其他治疗

1）穴位敷贴：复方牵正膏敷贴患侧太阳、下关、颊车穴，先太阳后下关再颊车，每次 1 穴，每穴间隔 7~10 日。本法适用于风痰阻络证。

2）推拿治疗：患者取仰卧位，医者坐于患者头侧，用双手拇指分别按揉百会、睛明、攒竹、鱼腰、太阳、瞳子髎、丝竹空、风池等穴。再用双手拇指指腹分抹眼眶周围，上述手法反复交替使用，每次治疗约 20 分钟。然后患者取坐位，医者在患者背部点揉肝俞、胆俞及对侧合谷、下肢光明穴5~10分钟。全套手法治疗时间为30分钟,每日1次,10日为1个疗程。

2. 西医治疗

（1）营养神经:肌内注射维生素B_1和B_{12}及神经营养剂。

（2）糖皮质激素:地塞米松注射液10~15mg加至5%葡萄糖液250ml中,静脉注射,每日1次,疗程10~15日,逐渐减量。或地塞米松注射液2.5mg加肌苷注射液20mg,混合后行麻痹眼球结膜下注射,也可行麻痹肌止端附近或肌腹内注射,隔日一次,5次为1个疗程。

（3）戴镜或遮盖治疗:遮盖麻痹眼可消除复视。戴镜在矫正屈光不正的基础上,对小于10Δ的病例,用三棱镜矫正可获得好的效果。

（4）手术治疗:保守治疗6个月无效时(或病情好转停止、稳定4~6个月),可采用手术矫正。

【预防与调护】

1. 遮盖麻痹眼,以消除复视。

2. 忌食肥甘厚腻,以免聚湿生痰加重病情。

3. 慎起居,避风寒,以避免或减少本病的发生。

第二节 弱 视

弱视(amblyopia)是指眼球无器质性病变,在视觉尚发育期间,由于各种原因(如斜视、屈光不正、先天性白内障等)导致视觉刺激不足,造成视觉发育障碍而使矫正视力低于同龄正常儿童的眼病。我国的发病率为2%~4%。弱视是一种可防治疾病,其治疗效果与年龄密切相关,年龄越小,疗效越好。5岁前开始治疗,效果最好。

中医无弱视相应的病名,对本病的论述散见于"小儿通睛""能远怯近""胎患内障""疳积上目""小儿眼生翳""视瞻昏渺"等眼病中。

【病因病理】

1. 西医病因病理 人类的视觉系统是在出生后逐渐发育完善的,若在视觉发育过程中,由于斜视、屈光不正、先天性白内障等原因,视觉细胞无法得到充分刺激,视觉发育受到影响,从而导致最佳视力低于同龄正常儿童。

依据发病原因,弱视可分为斜视性弱视、屈光参差性弱视、屈光不正性弱视、形觉剥夺性弱视及其他类型弱视五类。斜视性弱视(strabismic amblyopia)是指由于双眼物像不能同时落到正常视网膜对应点,引起复视或混淆视,大脑主动抑制斜视眼的模糊物像,使该眼黄斑功能受到抑制而形成的弱视。屈光参差性弱视(anisometropic amblyopia)是指当双眼屈光度相差2.5D以上时,双侧视网膜物像大小不等,融合困难,屈光度数较大的眼由于物像模糊,受到大脑的抑制而形成的弱视。屈光不正性弱视(ametropic amblyopia)多为双眼,是指因屈光不正未能及时得到矫正,视觉系统未能获得清晰的影像刺激,视觉发育障碍而形成的弱视。形觉剥夺性弱视(form deprivation amblyopia)是指婴幼儿期由于屈光间质的混浊、上睑下垂或眼遮盖过久,视觉刺激减少,视功能发育受到抑制而形成的弱视。其他类型弱视是除以上原因,而由其他原因引起的弱视。

2. 中医病因病机 弱视为先天不足,后天失养所致。禀赋不足,肾气失充,精血亏少,致目中真血不足,神膏不充,瞳神失养,神光发越无力;或肾精虚衰,脑髓化生无源,髓海不充,则目系失养;或脾胃虚弱或后天喂养不当,致脾胃功能失调,运化功能失常,气血生化乏源,目失濡养,日久则成弱视。

【临床表现】

在婴幼儿时期有过影响或遮挡屈光间质眼病,或不适当地遮盖眼睛,或眼球震颤等,均可导致本病。

1. 症状 视物不清。因患儿年幼而不能自述,多因目偏视、眯目为家长所发现。部分在查体中被发现。

2. 体征 眼部常规检查无明显器质性病变,矫正远视力3岁以下儿童低于0.5;4~5岁低于0.6;6~7岁低于0.7;或8岁以上低于0.8;或双眼视力相差2行以上。可伴有目偏视或曾有过目偏视。可见拥挤现象,即对单个字体的辨认能力比对同样大小排列成行字体的辨认能力高,双眼视觉功能障碍。眼底检查常有异常固视。

3. 并发症 本病或伴有目偏视。

4. 弱视分级

(1) 轻度弱视:视力0.6~0.8。

(2) 中度弱视:视力0.2~0.5。

(3) 重度弱视:视力≤0.1。

【辅助检查】

1. 视觉诱发电位(VEP) 检查弱视图形视觉诱发电位(P-VEP)出现潜伏期延长及振幅降低。

2. 同视机检查 用于双眼视觉功能检查。

【诊断与鉴别诊断】

1. 诊断要点

(1) 矫正远视力:3岁以下儿童低于0.5;4~5岁低于0.6;6~7岁低于0.7;或8岁以上低于0.8;或双眼视力相差2行以上。

(2) 常规检查无器质性病变。

(3) 可伴有斜视、屈光不正。

2. 鉴别诊断 进行屈光检查,必要时在睫状肌麻痹下验光以明确矫正视力,同时排除眼球器质性病变。

【治疗】

3岁前为儿童视觉发育关键期,此年龄前检查视力最为重要。3岁以上儿童双眼视力差异≥2行或双眼视力低于同龄正常儿童者,应及时到眼科就诊。根据弱视性质的不同,分别进行矫正斜视及屈光不正,在消除引起弱视发病因素的基础上,采用光学训练、药物、针灸及按摩等中西医综合治疗的方法,才能取得较好疗效。

1. 中医治疗

(1) 中医辨证论治

1) 肝肾不足证

证候:自幼视力低下,目涩昏花,或遗尿夜惊,发育迟缓;舌质淡红,脉弦细或弱。

治法:补益肝肾,滋阴养血。

方药:四物五子丸加减。偏肾气虚者,加淫羊藿、补骨脂以温补肾阳;偏肝肾阴虚者,加楮实子、桑椹以滋补肝肾。

2) 脾胃虚弱证

证候:视物不清,或胞睑下垂,或抬举无力,或胞睑浮肿;面黄无华,肌肉消瘦,懒言纳差,食后腹胀,便溏;舌淡嫩边有齿印,苔薄白,脉缓弱。

治法:健脾益气,渗湿和胃。

方药:参苓白术散加减。兼食滞者,可选加山楂、麦芽、神曲、谷芽、鸡内金以消食健胃。

3)气血亏虚证

证候:视物不清,或眼位偏斜;神疲乏力,少气懒言,食纳不佳,面色淡白;舌质淡嫩,苔薄白或无苔,脉沉细弱。

治法:补益气血。

方药:八珍汤加减。可酌加黄芪、升麻、石菖蒲以益气升阳开窍。

(2)针灸治疗:局部取睛明、承泣、攒竹、四白、球后、瞳子髎等穴;头部及远端取风池、光明、翳明、合谷。肝肾不足者,配肝俞、肾俞、三阴交;气血亏虚者,配足三里、关元;脾胃虚弱者,配足三里、脾俞、胃俞。方法:每次眼周及远端各取穴位2~3个,留针20~40分钟。隔日1次,15次为1个疗程。

2. 西医治疗

(1)矫正屈光不正。

(2)中心注视弱视治疗:传统遮盖优势眼、光学药物压抑疗法、光栅刺激疗法、家庭训练。

(3)旁中心注视弱视治疗:后像疗法、红色滤光片疗法、三棱镜矫治、光刷治疗。

(4)手术治疗:伴有斜视者,适时手术治疗矫正斜视。

【预防与调护】

1. 普及弱视知识,使家长和托幼工作者了解和掌握有关弱视防治的基本知识。

2. 定期为婴幼儿检查视力,以便早期发现,及时治疗。

3. 弱视治疗时间较长,需医患建立良好的合作关系。医务人员应将弱视的危害性、可逆性、治疗方法、注意事项及可能发生的情况告知家长,取得其合作。

4. 合理饮食,加强锻炼,增强体质,促进视力发育。

第三节 眼球震颤

眼球震颤是一种有节律的不自主的眼球摆动,依据摆动方向可分为水平性、垂直性、斜向性、旋转性和混合性,其中以水平性最为常见。眼球震颤是中枢神经系统、眼外肌、视觉系统及内耳迷路疾病的征象,其基本类型包括钟摆型和跳动型两种,前者是眼球向两侧摆动的幅度及速度相等,后者则为眼球震颤向一侧为慢相而向另一侧为快相,快相方向为眼球震颤方向。

本病类属中医学"辘轳转关"范畴。本病首见于《世医得效方》,又名"辘轳转关外障""辘轳自转"等。

【病因病理】

1. 西医病因病理 眼球震颤分为生理性和病理性两大类。生理性发生在正常眼,当双眼持续追踪快速移动的目标时,可出现视动性眼球震颤;或长时间在黑暗环境中,视锥细胞处于抑制状态,日久中心视力减退,引起细小而快速的眼球震颤。病理性眼球震颤分为先天性、后天获得性及前庭性。其中,先天性又可分为以下几种:①知觉缺陷性眼球震颤:常因先天或出生后数月患眼病而引起;②运动缺陷性眼球震颤:眼球震颤呈跳动型;③隐性眼球震颤:当遮盖一眼后可诱发双眼眼球震颤,多由先天性眼病或因黄斑部损害所致,眼球因无固视能力而水平摆动。

2. 中医病因病机　本病多因风邪中络,外风侵袭,风邪上犯,致目中筋脉缓急无常,眼球被其牵拉而颤动;或素体肝血不足,特别是小儿脏腑娇嫩,气血未充,筋脉未盛,阴不制阳,肝风内动;或先天禀受不足而目珠发育不全,如先天性眼球畸形、白内障、全色盲等,致神光无力视物而引起眼球震颤。

【临床表现】

1. 症状　外眼无红痛,视物不清。

2. 体征　目珠不由自主地或上下,或左右,或旋转摆动不定,可伴有目偏视及摇头或头向肩部倾斜。

【辅助检查】

1. 散瞳验光　在中和眼位进行散瞳验光以矫正任何屈光不正。

2. 影像学检查　颅脑 CT 或 MRI 检查以排除因颅脑肿瘤、血管性病变所致后天突发性眼球震颤。

【诊断要点】

1. 眼球有节律地不自主摆动。

2. 不同程度视力障碍。

3. 可伴有斜视、倾头。

【治疗】

1. 矫正屈光不正　40 岁以下患者静止眼位进行散瞳验光以矫正屈光不正。

2. 三棱镜矫治　消除异常头位,增进视力。

3. 手术治疗　适用于先天性眼球震颤,目的在于改善或消除代偿头位,减轻眼球震颤,增进视力。手术原则是减弱慢相侧眼外肌力量。

评述

两眼的协调运动由大脑皮质中枢控制,当眼球运动处于完全平衡状态时,分开的两只眼能成为一个功能单位,不出现偏斜。

正常双眼单视的形成必须具备下列条件:被注视的外界物体必须在两眼中心凹成像,然后被人脑感知。为保证双眼中心凹注视,当眼球向各个诊断眼位运动的时候,必须保持双眼运动的协调一致,视轴始终平行。注视目标在两只眼视网膜上形成物像的大小、形状、颜色及亮度等都必须相同或近似。如果产生双眼单视的基本条件受到破坏,则会干扰双眼单视的健全发育或者使健全的双眼单视功能发生失调。

当眼位偏斜时,两只眼视网膜中央凹的物像不同,发生重叠,会给患者带来严重的困扰。知觉系统和运动系统会采取各种代偿机制避免出现复视和混淆视,有些患者可能采取特殊的异常头位,使复像距离缩小或消失,恢复融合功能,或加大复像之间的距离以减轻困扰。年幼的儿童则很快出现偏斜眼视网膜抑制。

抑制是指在双眼状态下,一只眼的视觉印象消失,目的是消除复视和混淆视的困扰。偏斜眼的视力经常处于抑制状态下,日久则产生弱视。弱视的程度与患者发生弱视的年龄有关系,发病越早,弱视越重,视觉系统发育的可塑期(9~12 岁)过后不容易发生弱视。弱视的程度与双眼的屈光状态与斜视的类型有关系。

中西医结合诊疗眼外肌病和弱视优势越来越突出,尤其是针灸治疗与西医治疗互补。针灸治疗非共同性斜视、弱视,是提高眼外肌病治疗疗效的重要途径,也是中西医结合可探索的研究点之一。

ER-20-2

扫一扫,
测一测

●（柴金苗）

复习思考题

1. 斜视常用的检查方法有哪些?
2. 共同性斜视与非共同性斜视的鉴别要点有哪些?
3. 弱视的诊断要点是什么?
4. 如何开展弱视的防治?

第二十一章

眼 眶 疾 病

📖 学习目标

1. 掌握眶蜂窝织炎、甲状腺相关性眼病的发病特点、病因病理、诊断及治疗原则。
2. 熟悉眼眶炎性假瘤的临床表现及治疗方法。
3. 了解眼球筋膜炎的概念、病因病理及诊断、治疗。

眼眶是锥形的骨性空腔,眶内有眼球、视神经、眼外肌、血管、脂肪、泪腺、神经和筋膜等组织。眶壁和眶尖的各个裂、孔、管与颅腔、鼻窦相通,眶内壁与筛窦,下壁与上颌窦,上壁与颅前窝相邻。因此,眼眶、鼻窦和颅腔关系密切,其病变可相互影响。由于面部静脉无瓣膜,血液回流多经眶内眼静脉而汇入海绵窦,一旦发生面部或鼻窦感染极易向颅内及附近组织扩散,甚至危及生命。眶内容积有限,凡眶内炎症、水肿、肿瘤、血管扩张、眼外肌肥大、血肿等,均能使眶内容积增加,引起眼球突出;眼眶炎症后结缔组织牵引,眶脂肪吸收,或眶骨骨折则可引起眼球内陷。

眼眶疾病的诊断除询问病史及眼部检查外,还必须借助必要的影像学检查,如眼眶及头颅 X 线检查、超声检查、计算机断层成像、磁共振成像、数字减影血管造影等。此外,相关实验室及内分泌检查、病理学检查等均有助于眼眶疾病的诊断。

中医对眼眶疾病的认识与命名多限于以眼球外突为特征的眼病。如眶蜂窝织炎称为"突起睛高",甲状腺相关性眼病或眼眶肿瘤及假瘤属于"鹘眼凝睛"范畴,类似于眶血管性病变称为"珠突出眶"或"睛凸"等。眼眶疾病病因复杂,与风热邪毒、痰湿蕴结、肝郁气滞、血瘀阻络等有关。治疗以疏风清热、泻火解毒、理气解郁、祛痰散结、活血化瘀、滋阴养血等为主。临床上宜全身状况结合相关疾病,综合分析,辨证结合辨病,局部结合全身进行治疗。

第一节 眶蜂窝织炎

眶蜂窝织炎(orbital cellulitis)是发生于眼眶内软组织的急性感染性炎症。临床以眼球突然胀痛突起,转动受限,结膜充血、水肿为特征。本病多见于单眼,发病急、变化快、病势凶猛,若治疗不及时,将严重影响视功能,甚者引起颅内感染或败血症而危及生命。

本病属于中医学"突起睛高"(《秘传眼科龙木论》)范畴。

【病因病理】

1. 西医病因病理 本病多由眼眶邻近组织的细菌感染蔓延引起,其中以筛窦、额窦、上颌窦的炎症扩散引起的眶内感染最为常见,面部疖肿、眼睑脓肿、急性泪囊炎、全眼球炎、眼眶外伤伴眶内异物存留等也是引起本病的原因,其他部位化脓灶也可经血行途径感染眼眶。

2. 中医病因病机　本病多由外感风热邪毒,内有脏腑积热,外邪内热相搏,火毒炽盛,循经上攻于目,壅闭清窍所致;或因头面疖肿、丹毒、鼻渊、漏睛疮等病灶毒邪蔓延至眶内,火热毒风攻目,肉腐血败而成。

【临床表现】

1. 症状　起病较急,患眼疼痛,转动时加重,视力下降或视一为二,常伴有头痛发热、恶心呕吐,甚者昏迷、烦躁谵语。

2. 体征　眼球向前突出,转动受限,严重者眼球固定,球结膜充血水肿,甚者突出睑裂以外。若病变侵及视神经,眼底可见视盘充血水肿,视网膜静脉迂曲扩张及视网膜出血水肿等。

3. 并发症

(1) 暴露性角膜炎:由于眼球高度突出,角膜暴露于外,易引起暴露性角膜炎。

(2) 视神经萎缩:因炎症及毒素直接侵犯视神经,或由于眶内组织炎性肿胀,眶压增高,视神经、视网膜中央动脉等供养血管受压迫,可发展为视神经炎、视神经水肿,晚期导致视神经萎缩。

(3) 葡萄膜炎:炎症蔓延至眼内,可引起葡萄膜炎。

(4) 其他:炎症向颅内扩散,可引起海绵窦血栓、脑脓肿、脑膜炎、败血症等严重疾病,甚至危及生命。

【辅助检查】

1. 眼眶超声检查　眶脂肪图形内出现弥漫性海绵样无光点区。

2. CT 扫描　眼眶脂肪图形内弥漫暗影,脓肿形成后则为不规则高密度块影,均质不增强。

3. 实验室检查　血常规检查示白细胞增加,中性粒细胞升高。

【诊断及鉴别诊断】

1. 诊断要点

(1) 发病前有眼球、眼眶邻近组织感染或外伤等病史。

(2) 发病急骤,患眼疼痛,眼球转动时加重,视力下降,常伴有发热、头痛等症状。

(3) 眼球突出,转动不灵,球结膜充血水肿。

(4) CT、超声等检查可协助诊断。

2. 鉴别诊断

(1) 眼眶炎性假瘤:单眼或双眼发病,眼球突出,常于睑缘部触及边缘不清且固定的肿物,眼部炎症表现较轻,X 线可见眼眶扩大或骨质吸收或增大。

(2) 甲状腺相关性眼病:多双眼发病,病势较缓,病程较长。无明显疼痛,常伴有甲状腺功能异常和上睑退缩与迟落。CT 和超声检查有助于鉴别。

【治疗】

本病为眼科急重病症,治宜中西医结合,积极治疗原发病,迅速控制炎症,防止并发症的发生。若出现颅内并发症,宜结合内科急救治疗。

1. 中医治疗

(1) 中医辨证论治

1) 风热邪毒证

证候:眼球胀痛突起,眼睑红肿,球结膜充血水肿;伴发热头痛;舌质红,苔薄黄,脉浮数。

治法:疏风清热,解毒散邪。

方药:散热消毒饮子加减。可加大青叶、野菊花、蒲公英以增清热解毒之功;目赤疼痛较甚者,酌加赤芍、牡丹皮、夏枯草以散瘀止痛。

2) 火毒壅滞证

证候:眼球高度突出,甚者突出睑外,疼痛剧烈,眼睑红肿,球结膜充血水肿明显;伴发热头痛,壮热烦渴,恶心呕吐,溲赤便结;舌红或紫绛,苔黄,脉数。

治法:清热泻火,凉血解毒。

方药:清瘟败毒饮加减。可加板蓝根、天花粉以解毒散结;大便秘结者,加大黄、芒硝以通腑导热;神昏烦躁者,可用清营汤送服安宫牛黄丸以清营开窍。

（2）其他治疗:用内服中药药渣做湿热敷,或用野菊花、金银花、蒲公英、赤芍等煎水,取药汁湿热敷。

2. 西医治疗

（1）全身治疗:尽早尽快使用足量广谱抗生素,通常为静脉给药。根据病情在充分抗炎治疗的基础上,可加用糖皮质激素治疗,一般使用抗生素应持续 2 周。

（2）局部治疗:点抗生素滴眼液。眼球突出,角膜暴露者,可涂抗生素眼膏以保护角膜。

【预防与调护】

1. 对面部肿疖及鼻窦炎等头面病灶应积极治疗,切忌挤压和过早切开,以免感染扩散。

2. 饮食宜清淡,戒烟酒,忌食辛辣炙煿燥烈之品,保持大便通畅。

第二节　眼球筋膜炎

眼球筋膜炎（ocular tenonitis）是发生于眼球筋膜囊的炎性疾病,临床上可分为浆液性眼球筋膜炎与化脓性眼球筋膜炎两种。

本病类似于中医学的"鱼睛不夜"（《目经大成》）、"形如虾座"（《证治准绳》）等。

【病因病理】

1. 西医病因病理

（1）浆液性眼球筋膜炎原因不明,多伴有风湿性关节炎、结节性动脉炎、系统性红斑狼疮、复发性多发性软骨炎等全身免疫性疾病,一般认为多与变态反应有关。

（2）化脓性眼球筋膜炎由化脓性细菌感染引起,多由眼球化脓性炎症及邻近组织感染病灶蔓延所致,也可由局部外伤感染引起。

2. 中医病因病机　本病多因肺经郁热,肺气失宣,气机不利,水湿停滞;或因脏腑积热,热毒上壅;或因眼球外伤,邪毒乘袭蔓延。

【临床表现】

1. 症状　眼球疼痛,畏光流泪,甚者复视,或伴发热头痛等全身症状。

2. 体征

（1）浆液性眼球筋膜炎:常突然发病,多发生于双眼,眼球突出,运动受限,球结膜浆液性水肿,一般不充血,无分泌物,视力不受影响。

（2）化脓性眼球筋膜炎:多为单眼发生,眼部疼痛,球结膜充血水肿,眼球突出及运动障碍较明显,严重者可向周围蔓延,侵及眶内组织。

【辅助检查】

1. B 型超声检查可见眼球壁外有弧形暗区。

2. CT 扫描显示眼球壁增厚。

【诊断与鉴别诊断】

1. 诊断要点

（1）浆液性眼球筋膜炎：多为双眼发病，眼球突出，球结膜水肿明显，多伴有风湿性关节炎、结节性动脉炎、红斑狼疮等全身免疫性疾病。

（2）化脓性眼球筋膜炎：多为单眼发病，眼球突出，球结膜充血水肿，疼痛较甚，眼部邻近组织常有化脓性感染灶，或全身有感染病史。B 型超声、CT 检查有助于诊断。

2. 鉴别诊断　眼眶炎性假瘤：眼球突出度较高，眼球运动障碍时有复视，视神经受压迫时眼底可见视盘水肿或继发视神经萎缩，此时会出现视力下降，X 线摄片、CT 扫描、MRI 检查、活组织检查等有助于鉴别。

【治疗】

浆液性眼球筋膜炎的治疗，西医以糖皮质激素为主，中医重在泻肺清热；化脓性眼球筋膜炎的治疗，西医以抗感染为主，中医则重在清热泻火解毒。

1. 中医治疗

中医辨证论治

1）肺经郁热证

证候：眼球突出，运动受限，球结膜水肿，红赤不显；舌质红，苔薄黄，脉数。

治法：泻肺清热。

方药：泻肺汤加减。若球结膜水肿较甚者，酌加葶苈子、茯苓、泽泻等以泻肺利水；气机不利者，酌加杏仁、枳壳以调理气机。

2）热毒攻目证

证候：眼球突出，运动障碍，球结膜充血水肿，目痛剧烈；舌质红，苔黄，脉数。

治法：清热泻火解毒。

方药：黄连解毒汤加减。目赤痛较甚者，酌加金银花、连翘、蒲公英、紫花地丁以清热解毒；大便秘结者，酌加大黄、玄明粉以通腑泄热。

2. 西医治疗

（1）全身治疗：浆液性眼球筋膜炎，可口服或静脉滴注糖皮质激素；化脓性眼球筋膜炎，宜大剂量抗生素全身应用。

（2）局部治疗：浆液性者，用糖皮质激素滴眼液点眼；化脓性者，可使用抗生素滴眼液及眼膏。

（3）手术治疗：局部出现脓肿，应及时切开引流；必要时为减轻眼眶压力，可行外眦切开术。

【预防与调护】

1. 浆液性眼球筋膜炎应配合治疗全身免疫性疾病。

2. 化脓性眼球筋膜炎应注意清除眼邻近组织感染病灶。

3. 饮食宜清淡，少食辛辣炙煿之品，忌烟酒。

第三节　甲状腺相关性眼病

甲状腺相关性眼病（thyroid ophthalmopathy，TAO），又称格雷夫斯眼病、浸润性突眼，是引起成人眼球突出最常见的原因。患者多为中青年女性，男女之比约为 1∶4，大多伴有甲状腺功能亢进,也有正常或减退者。临床以眼球突出、眼睑退缩和上睑迟落为特征。

本病属于中医学"鹘眼凝睛"(《秘传眼科龙木论》)范畴。

【病因病理】

1. 西医病因病理　本病确切病因尚未完全清楚,目前认为其为甲状腺功能异常和免疫系统失调而导致的器官特异性自身免疫性疾病。病变主要损害上睑肌和眼外肌,病理改变主要为眼外肌水肿,淋巴细胞、浆细胞和肥大细胞浸润,糖胺聚糖沉积,肌肉变性坏死及纤维化等。

2. 中医病因病机　本病多因情志失调,肝郁气结,郁而化火,上攻于目,目眶脉络滞涩;素体阴虚,或邪热亢盛,日久伤阴,或劳伤过度,耗伤阴血,阴虚阳亢,上犯目窍,珠突眶外;或肝郁气滞,横逆犯脾,木郁土壅,脾失运化,水湿失运,聚湿成痰,凝聚眶内。

【临床表现】

1. 症状　患眼沙涩不舒,畏光流泪,轻微疼痛,甚者视一为二,视力下降;全身或伴有甲状腺功能亢进的症状,如心率加快、烦躁失眠、低热多汗、食欲亢进等。

2. 体征　眼球渐进性外突,运动受限,甚者完全固定而呈凝视状。眼睑退缩,上睑迟落,睑裂闭合不全。严重者可并发暴露性角膜炎和角膜溃疡。

全身检查可见甲状腺肿大,两手及舌伸出可有震颤现象。

【辅助检查】

1. CT 扫描　多条眼外肌增粗,呈弥漫性梭形肿胀;眶尖部眼外肌增厚可压迫视神经,致使其水肿增粗;眼外肌和眶脂体肿胀而使眶隔前移,眼球突出。

2. B 型超声检查　早期眼外肌水肿明显,内回声弱,光点少;继而肌肉出现纤维化,内回声增强,光点增多。眶内脂肪组织弥漫性肿胀,表现为回声光团增大。

3. MRI 检查　可显示眼外肌肿大的中等强度信号。

4. 甲状腺功能相关检查　多数甲状腺功能亢进患者可有血清 T_3、T_4 升高,甲状腺吸碘率增强。

【诊断及鉴别诊断】

1. 诊断要点

(1) 眼部有异物感,畏光流泪,微痛,眼球运动障碍或伴有复视。

(2) 眼睑退缩,上睑下落迟缓,眼球渐进性突出呈凝视状。

(3) CT、MRI 检查及超声检查提示眼外肌肿胀肥大。

(4) 甲状腺功能实验室检查有助于诊断。

2. 鉴别诊断

(1) 眼眶肿瘤:多为单侧突眼,发展缓慢,突出方向与病变部位相反,不伴有眼睑退缩和滞后,CT 扫描有助于鉴别。

(2) 眼眶炎性假瘤:起病较急,发病前多有眼睑及结膜水肿病史。早期眼神经分布区疼痛,眼球向正前方突出,眶内可触及肿块。X 线摄片、超声、CT 扫描等检查有助于鉴别。

(3) 眶蜂窝织炎:发病急骤,眼球胀痛突起,球结膜充血水肿,甚者突出睑外,超声检查、CT 扫描有助于鉴别。

【治疗】

本病为甲状腺相关性病变在眼部的表现,在治疗眼眶病的同时,还需治疗甲状腺功能异常病变。中医以辨证论治为主,根据病情而采用疏肝泄热、平肝潜阳、理气化痰等治法,以调节机体的免疫功能;西医治疗则以糖皮质激素及免疫抑制剂为主,局部滴用抗生素滴眼液,防止继发感染。

1. 中医治疗

（1）中医辨证论治

1）气郁化火证

证候：眼球进行性突出，运转失灵，白睛赤肿，畏光流泪；伴情志不舒，烦躁易怒，心悸失眠，怕热多汗，口苦咽干；舌质红，苔黄，脉弦数。

治法：清肝泻火，解郁散结。

方药：丹栀逍遥散加减。肝火郁结较重者，可加夏枯草、决明子入肝经而清泄郁火；若胸闷胁痛，加香附、郁金以疏肝解郁；两手及舌伸出有震颤者，可加石决明、钩藤以平肝息风。

2）阴虚阳亢证

证候：眼球突出，凝视不能转动；伴头晕耳鸣，心烦失眠，消瘦多汗，腰膝酸软；舌红少苔，脉弦细数。

治法：滋阴潜阳，平肝降火。

方药：平肝清火汤加减。虚火较重者，酌加知母、黄柏以滋阴降火；心悸失眠明显者，加酸枣仁、麦冬以养心安神；双手震颤者，加石决明、龟甲、鳖甲以滋阴潜阳息风。

3）气郁痰凝证

证候：眼球外突，运转失灵，视一为二，畏光流泪；可伴胁肋胀满，胸闷不舒，纳呆腹胀；舌质暗红，苔白腻，脉弦或缓。

治法：疏肝解郁，理气化痰。

方药：逍遥散合清气化痰丸加减。郁热明显者，可加郁金、茺蔚子以解郁清肝；兼有瘀血之象者，可加泽兰、川芎、桃仁以活血化瘀；眼突明显者，加浙贝母、夏枯草、昆布以软坚化痰散结。

（2）针灸治疗

1）可选用攒竹、丝竹空、阳白、四白、太阳、外关、内关、合谷、后溪、行间等穴位针刺，每次取2~4穴，交替轮取，以泻法为主。

2）选用内迎香、耳尖、太阳、上星等穴，点刺放血，以开郁导滞。

2. 西医治疗 对于甲状腺功能异常的患者，在内分泌科医生指导下使用相关药物是本病的基础治疗。

（1）内治

1）糖皮质激素：全身应用糖皮质激素能有效减轻眼眶急性炎症引起的突眼和眼外肌运动障碍。初始剂量一般为每日60~120mg，连用2~4周，症状明显缓解后每周减量10mg，至维持量10mg需再服用2~3个月。

2）免疫抑制剂：对单用糖皮质激素效果差者，可配合选用硫唑嘌呤、环磷酰胺、环孢素等免疫抑制剂。

（2）局部治疗

1）睑裂闭合不全者，点抗生素滴眼液，涂抗生素眼膏，防止继发感染。

2）眼外肌水肿较甚者，可用泼尼松龙12.5mg眼外肌肌腹注射，隔日1次，注射7次为1个疗程。

（3）手术治疗：根据病变的程度、病程及并发症的不同，可考虑相应的手术方法，如眼睑退缩矫正术、眼外肌手术、眼眶减压术、眼睑缝合术等。

【预防与调护】

1. 注意情志调节，避免忧郁愤恚，保持心情舒畅。

2. 合理饮食，忌食辛辣炙煿及肥甘厚腻之品。

364

第四节 眼眶炎性假瘤

眼眶炎性假瘤(inflammatory pseudotumor)为原发性眼眶组织的慢性非特异性炎性改变,因其临床症状类似肿瘤,组织学表现属于特发性炎症,故名炎性假瘤。本病多见于成人,一般无明显性别差异,以单眼发病者较多,起病较急,发展较缓,时有反复发作和自行消退的特点。

本病属于中医学"鹘眼凝睛"范畴,该病名首见于《秘传眼科龙木论》,亦有称其为"目眶瘀瘤"。

【病因病理】

1. 西医病因病理　本病病因至今不明,可能与感染(如鼻窦炎、上呼吸道感染)和免疫功能紊乱有关。患者血清中 IgG、IgM 可增高,部分患者可发现抗核抗体及抗平滑肌抗体。目前多数学者认为炎性假瘤是一种免疫反应性疾病。其病理上是由多形性炎症细胞(淋巴细胞、浆细胞、嗜酸性粒细胞)和纤维血管组织反应构成的特发瘤样炎症。

2. 中医病因病机　本病多因风热毒邪,上侵入目,壅滞眼眶,脉络瘀滞;或因七情内伤,肝郁气滞,血行不畅,气滞血瘀;或因脾失健运,聚湿生痰,痰瘀互结,阻于眶内,致目珠突出眶外。

【临床表现】

1. 症状　眼眶疼痛,牵连头额,伴畏光流泪,甚者出现复视,视力下降。

2. 体征　眼睑不能闭合,结膜充血水肿,眼球突出,转动障碍。约有 1/3 患者眶缘可扪及肿物,呈结节状,多发,可推动,轻度触痛;如侵犯泪腺,在眶外上方可触及肿物不能推动,相应处结膜充血。病情严重者,由于眼球受压,眼底可见视盘水肿及血管充盈,视网膜静脉迂曲扩张,视网膜出血及水肿等征象。

【辅助检查】

1. X 线摄片　早期对眶骨无影响,病程较久者,可见致密阴影或眶容积增大,一般无骨质破坏。

2. 超声检查　眶内可见低回声区,若肿物纤维组织多,则回声衰减明显,后界往往不能显示。

3. CT 检查　眶内可见形状不规则的软组织块影,常有眼外肌肥大、肌止点呈球形肿胀、眼环增厚;纤维增生者,则眶内弥漫性密度增高,重要标志被遮蔽。

4. MRI 检查　表现为淋巴细胞浸润型,纤维组织增生型,肌炎型则显示眼外肌肿大。

【诊断与鉴别诊断】

1. 诊断要点

(1) 发病前多有眼睑、球结膜水肿病史,起病急,发展慢。

(2) 眼眶疼痛,伴有流泪,继而出现复视,视力下降。

(3) 眼球突出,运动障碍。

(4) 眶内可扪及肿块,轻度压痛。

(5) X 线摄片、超声检查、CT 扫描等有助于诊断。

2. 鉴别诊断

(1) 眼眶恶性肿瘤:恶性肿瘤多见于老年人和少年,病程短,发展快,单侧发病,罕有复视,对视力影响较大。常有眼眶骨质破坏。有时鉴别很困难,需做组织活检方能确诊。也可用糖皮质激素进行试验治疗,如为假瘤,一般经 1~2 周治疗后眼球突出度可以减轻。

（2）甲状腺相关眼病：甲状腺相关眼病通常为隐匿性发作，眼睑迟闭和退缩是该病两大特征性表现。影像学表现为典型的眼外肌肌腹肥厚，而肌腱不受累。

（3）急性眶蜂窝织炎：发病突然，疼痛明显，常有鼻窦炎、牙病或外伤史。多有发热，白细胞计数增加。该病可危及生命，若有患者表现为急性眶蜂窝织炎，应首先排除该病。

【治疗】

本病多采用药物保守治疗。西医以糖皮质激素为主；中医则重在辨证论治，采用疏风清热解毒、疏肝理气活血、化痰祛瘀散结法治之。

1. 中医治疗

（1）中医辨证论治

1）风热毒壅证

证候：眼球突出，转动失灵，眼睑肿胀，结膜充血水肿，复视，流泪，头目疼痛；舌红，苔薄黄，脉浮数。

治法：疏风清热，解毒散结。

方药：疏风清肝汤加减。若热毒壅盛甚者，可加大青叶、蒲公英、夏枯草以增强清热解毒散结之力；头痛重者，加僵蚕、蔓荆子以祛风止痛；大便秘结者，加大黄、玄明粉泄热通腑。目赤较甚者，酌加紫草、牡丹皮以凉血散瘀。

2）气滞血瘀证

证候：眼球突出明显，转动受限，眼睑紫赤肿胀，球结膜充血水肿，复视；伴口苦，情志不舒，胸胁胀满；舌质紫暗，苔薄白或黄，脉弦涩。

治法：行气活血，化瘀散结。

方药：血府逐瘀汤加减。郁热较甚者，酌加夏枯草、制香附以清泄郁火；眼球突出及充血较甚者，酌加丹参、茺蔚子、泽兰以祛瘀活血；咽干口燥者，加玄参、麦冬以养阴润燥；便秘重者，加决明子、大黄以通便泄热除烦。

3）痰瘀互结证

证候：眼球突出，运转障碍，复视，流泪；伴头晕胸闷，胁肋胀满；舌暗红，苔黄腻，脉弦。

治法：祛瘀通络，化痰散结。

方药：桃红四物汤合温胆汤加减。病情日久难愈者，可酌加海藻、昆布、生牡蛎以软坚散结；瘀滞较甚者，酌加郁金、丹参以活血祛瘀；痰邪壅盛者，可加生牡蛎、浙贝母、昆布、海藻以软坚化痰散结。

（2）针灸治疗：选用迎香、太阳、上星、耳尖等穴三棱针点刺放血，开郁导滞，泻其有余。间隔3日1次。

（3）中药湿热敷：用内服药渣煎水做湿热敷。

2. 西医治疗

（1）内治

1）糖皮质激素：口服泼尼松，每日60~80mg，症状缓解后药量逐渐减少。因本病停药后易复发，应小剂量用药持续3~4个月。小剂量维持给药可采用隔日晨服法，两日的剂量在第1日早晨顿服，第2日休息。小剂量维持用药，可防止复发，减轻视神经和眼肌的损害。

2）免疫抑制剂：对于糖皮质激素治疗不敏感患者可给予免疫抑制剂治疗，如环磷酰胺、甲氨蝶呤、环孢素等。可静脉输入或口服。

（2）局部治疗

1）糖皮质激素：患侧眼眶内注射泼尼松龙12.5mg，每周1次，可增强疗效，减少全身用药以避免并发症的发生；患眼局部点用糖皮质激素滴眼液及抗生素滴眼液。

2）放射治疗：对不适宜用糖皮质激素者，可采用放射治疗。淋巴细胞增生型眼眶炎性假瘤放射治疗效果较好，一般采用眼眶外侧照射。

（3）手术治疗：一般不主张手术治疗。若患眼视力已丧失且疼痛剧烈，眼球高度突出及假瘤占满眼眶者，可考虑行眶内容摘除术。

【预防与调护】

1. 疾病早期应积极治疗，迅速控制病情发展。

2. 饮食宜清淡，忌食辛辣炙煿之品；保持心情舒畅，避免情志刺激。

3. 眼球突出严重，眼睑闭合不全者，局部宜点抗生素滴眼液，涂抗生素眼膏，以防继发感染。

评述

眼眶疾病以眼球突出为常见临床表现，其病因复杂，或为感染，如眼眶内软组织的急性感染导致的眶蜂窝织炎或化脓性眼球筋膜炎；或为自身免疫性病变，如浆液性眼球筋膜炎、甲状腺相关性眼病及炎性假瘤。

眼眶疾病临床多采用中西医结合的方法治疗，免疫相关性病变常规使用糖皮质激素或免疫抑制剂，感染性病变首选抗生素。中医多根据病变的性质、病程等，采用局部结合全身、辨证结合辨病、内治结合外治等方法进行治疗。眶蜂窝织炎的治疗应迅速控制炎症，防止并发症的发生，中药以清热散风、泻火解毒为主；甲状腺相关性眼病应注意全身治疗，辨证多为肝气不舒，荣卫不和，痰火乘隙上冲所致，治疗多采用解郁清肝、滋阴降火、理气化痰等法；眼眶炎性假瘤具有反复发作的特点，早期以风热毒壅为主，后期以气血瘀滞、痰瘀互结居多，分别采用疏风清热解毒、疏肝理气活血、化痰祛瘀散结等法治之。研究显示，中西医结合治疗眼眶病具有明显的优势，中医辨证论治不仅可以体现个性化治疗，还能够调整机体的免疫机制和全身的功能状态，达到标本兼治的目的，从而取得较好的临床疗效。

ER-21-2

扫一扫，
测一测

●（霍 勤）

复习思考题

1. 眶蜂窝织炎的发病特点及治疗要点是什么？

2. 试述甲状腺相关性眼病之气郁化火证的病因病机、证候、治法及方药。

3. 简述眼眶炎性假瘤的发病特点和中医病因病机。

第二十二章

眼 外 伤

学习目标

1. 掌握眼球穿通伤、化学性眼外伤等临床常见眼外伤疾病的急症处理。
2. 熟悉钝挫伤的临床表现、眼球穿通伤对视功能的危害及化学性眼外伤的鉴别诊断。
3. 了解眼外伤的重要性及其预防。

眼外伤(ocular trauma)是指眼球及其附属器受到外来的机械性或化学、辐射等非机械性因素的伤害,造成眼部组织器质性及功能性损害的一类疾病。

由于眼部组织居于头面部高位,位置暴露,容易遭受外伤,故眼外伤是临床常见的眼部疾病。同时,由于眼球构造精微脆弱,生理功能复杂重要,故即使轻微外伤也可能造成严重的视功能损伤,甚至视力丧失,给患者生活和工作带来严重的影响。

眼外伤多见于青壮年男性,儿童也是主要危险人群之一。导致眼外伤的因素包括职业因素、交通事故、烟花爆竹、对抗性运动、斗殴、弹射类玩具、战争等。

临床上常根据眼外伤的致伤原因或轻重程度进行分类。根据致伤原因的不同,眼外伤在临床上可以分为机械性眼外伤(mechanical ocular trauma)和非机械性眼外伤(non-mechanical ocular trauma)两大类。机械性眼外伤指外力的直接作用所致的眼部损伤,根据损伤的性质可再分为钝挫伤、穿通伤和异物伤。非机械性眼外伤指由物理、化学等因素造成的眼部损伤,包括热烧伤、化学伤、毒气(液)伤、激光伤、辐射伤、电击伤、物理伤等。根据外伤的程度,眼外伤可以分为轻、中、重三类,轻度眼外伤包括眼睑、结膜、角膜等浅表部位的擦伤及轻度酸碱烧伤等,中度眼外伤包括眼睑、泪器、结膜的撕裂伤、角膜浅层的异物伤及中度酸碱烧伤等,重度眼外伤包括眼球穿通伤、眼内异物、眼挫伤及重度酸碱烧伤等。

在众多眼外伤中,机械性眼球外伤最为常见。国际眼外伤学会推荐基于眼球壁(角膜和巩膜)完整与否,将机械性眼球外伤分为闭合性和开放性两大类,在此基础上再进行细分。其中球壁无全层裂开的闭合性损伤为钝挫伤(contusion);球壁部分裂伤而未伤及全层者为板层裂伤(lamellar laceration),或伴有球壁异物存留者为表浅异物;开放性眼外伤根据伤口作用力方向分为破裂伤(rapture)和裂伤(laceration)。破裂伤的作用力自内向外,多为钝力所致。裂伤的作用力自外向内,多为锐器所致。裂伤根据伤口情况又分为以下几种:①穿通伤(penetrating injuries):球壁全层仅一个伤口;②贯通伤(perforation injuries):球壁全层有两个伤口,即有入口也有出口;③异物伤(intraocular foreign body injuries):球壁全层单个入口并有异物残留;其中具有两种或以上损伤特征的为混合伤。眼附属器损伤分类标准目前尚无共识。

眼外伤的临床表现和预后与致伤的因素、部位、程度等密切相关,其特点如下:①透明的屈光介质(角膜、房水、晶状体、玻璃体)可因外伤瘢痕、炎性混浊、出血等原因影响其透明性,导致视力下降;②角膜、晶状体、玻璃体为无血管组织,抵抗力弱,受伤后容易继发感染而带来严重后果;③葡萄膜血管丰富,受伤后容易发生眼内出血而影响视力;④一眼遭受穿孔伤后,可诱发另一眼发生交感性眼炎,威胁另一眼安全,最终可能导致双目失明;⑤部分外伤造成的并发症可能在受伤后数周至数月甚至更长时间后方出现,如视网膜脱离、房角后退性青光眼,需要长期跟踪观测。

接诊眼外伤,需要全面询问病史,仔细而有重点地进行检查。询问病史时,注意了解患者受伤的时间及方式、有否异物进入、是否合并全身损伤、受伤前及伤后即刻视力、视力下降的速度等,这些信息对分析伤情、决定处理方式、估计预后具有重要的价值。专科检查时,注意评估患者的视力、瞳孔反应、眼球运动、有无传入性瞳孔障碍等,在裂隙灯下依次检查眼表有无异物、出血和擦伤,有无异物入口、前房积血、虹膜损伤及嵌顿、白内障等。若没有眼球损伤,可详细检查眼睑及穹窿部;若怀疑眼球破裂,不能强行分开眼睑,以免造成再次损伤和眼内容物溢出。若眼睑严重肿胀,最好手术时再检查。对儿童或不合作者应在麻醉下检查。检查时注意避免再次损伤。怀疑有异物、眶骨骨折或眼球破裂的情况,做CT、超声等影像学检查。

眼外伤属于眼科急症,及时、正确地处理十分重要。一级急症者(如角膜化学烧伤、热烧伤、毒剂伤、眼球穿通伤合并眼球内容物脱出等)在患者到达急诊室后,需要争分夺秒地进行抢救。二级急症者(如眼球穿通伤无伴眼内容物脱出、爆炸伤、睑撕裂伤、眼球挫伤、角膜异物、急性辐射伤等)在明确诊断后应立即给予手术和药物治疗,但在情况不明之前,切忌草率手术。三级急症者(如结膜下出血、眶内血肿、眼内异物伤、眶骨骨折等)属一般性急症,可在做出诊断后适当处理或择期手术。对于开放性眼外伤,需要尽快闭合伤口;对于眼部混合伤,应先处理眼球外伤,再处理附属器外伤。对于合并全身损伤的复合型眼外伤者,应在抢救生命的基础上进行眼科处理。

眼外伤预后与伤后视力、瞳孔反应、损伤性质和部位等相关。近40年来,随着抗感染药物、诊断技术及含玻璃体手术在内的显微手术等的发展,眼外伤的诊治取得了显著进步,预后也得到很大改善。但是,一些严重的眼外伤救治效果仍然很差,致盲率较高。目前,眼外伤是全球单眼致盲的主要原因之一,是眼科防盲治盲的重要课题。大多数眼外伤是可以预防的。加强卫生安全的宣传教育,严格执行操作规章制度,完善防护措施,能有效减少眼外伤。提高对眼外伤的急救处理宣教,使群众懂得眼外伤的急救原则,可以改善眼外伤预后。

眼外伤根据其发病原因及特点,可归属于中医学"撞击伤目""振胞瘀痛"(《证治准绳》)、"眯目飞扬"(《证治准绳》)、"物损真睛"(《证治准绳》)、"碱水入目"(《华佗神医秘方真传》)等范畴。从病机上而言,目珠窍道幽深精细,经络密布,气血纵横,若有外伤,既可伤气致气机失调,又可伤血致血行瘀滞。同时,外伤后腠理失密,外邪易乘虚而入,浊毒易污秽伤口,侵袭目内,破坏功能。故治疗多内外兼治,辨证多从风热、热毒、瘀血、气滞着手,治疗多用祛风散邪、清热解毒、凉血止血、活血化瘀、疏肝理气之法。

第一节 眼 钝 挫 伤

机械性钝力导致的眼球和附属器损伤称为钝挫伤(blunt trauma)。致伤物多为拳头、棍棒等钝性物体。损伤可发生在冲击位点或继发于眼球变形和瞬间传导所对的较远部位。因致伤物及其作用力大小不同,眼钝挫伤的临床表现也有诸多变化,既可以引起器质性病变,又可以出现功能性障碍;轻者不影响视力,严重者可伤及视网膜,造成永久性视功能损害。

眼钝挫伤相当于现代中医眼科的"撞击伤目"。在中医古籍中,眼钝挫伤并无统一的名称,对应的病名因受损部位不同而异,如:外伤造成的胞睑肿胀瘀血,疼痛难睁者称为"振胞瘀痛"(《证治准绳》);外伤造成的外眼损伤影响视功能者称"惊振外障"(《证治准绳》);外伤造成的内眼组织损伤影响视功能者称"惊振内障"(《秘传眼科龙木论》)。

【病因病理】

1. 西医病因病理　钝性力量冲击(如拳头、棍棒、球类、土块、砖头、石头等击伤,或跌仆撞击,或高压液体、气体冲击)可导致眼球及附属器组织受损。损伤多发生于钝力直接冲击处,除此外,还可因冲击力在眼内液体介质和球壁传递,伤及眼球内深部组织,引起间接损伤,甚至造成眼球破裂。此外,眼部邻近组织损伤或头部受强烈震击,亦可伤及眼球。

2. 中医病因病机　眼目受外力所伤,脉络窍道破损,血液溢出脉外;或气血受挫,运行不畅,气滞血瘀。

【临床表现】

1. 眼睑挫伤　常表现有眼睑水肿、血肿。眼睑水肿可在数小时内进行性加重,造成睑裂打开困难,影响睑后组织检查。眼睑出血除来自眼睑本身受损组织外,也可以由眶骨骨折或颅底骨折引起。血肿早期呈鲜红色,逐渐加深呈暗红色,之后逐日吸收,转变为紫红色、青蓝色、淡黄色,直至全部消失。

2. 结膜挫伤　表现为结膜下出血、结膜水肿或结膜裂伤。结膜出血、水肿明显者甚至可以突出睑裂。结膜裂伤较深时可达 Tenon 囊,甚至可伴有眶内脂肪脱出。

3. 角膜挫伤　①角膜擦伤:角膜上皮缺损,睫状充血,伴有明显的刺激症状,如畏光、流泪、疼痛、眼睑痉挛等。②角膜基质水肿:由于暴力使角膜内陷,内皮层和后弹力层破裂,房水进入角膜基质引起,基质层水肿增厚和混浊,后弹力层出现皱褶。其症状一般不重,疼痛畏光和流泪都较轻。③角膜破裂:角巩膜缘处最薄弱,损伤易发生在该处,损伤较重。

4. 巩膜损伤　钝力造成的巩膜破裂伤常较锐器造成的穿通伤更为严重,其伤口更长、波及范围更广。巩膜破裂的裂伤口位于角巩膜缘或眼球赤道部时,可伴有眼内容物脱出、嵌顿。若检查时发现结膜下出血呈一团黑色,需要考虑存在葡萄膜组织等眼内组织脱出可能。如果伤后结膜尚完整或结膜伤口过小,结膜下出血、眼球内积血可以掩盖巩膜创口的存在,称为隐匿性巩膜裂伤。

5. 虹膜睫状体挫伤　外伤性虹膜睫状体炎:视力下降、疼痛、畏光,裂隙灯下见房水闪辉阳性、角膜后沉着物(KP)等体征。严重挫伤时,甚至可以发生虹膜睫状体坏死,随后出现萎缩。外伤性瞳孔括约肌、睫状肌麻痹:表现有瞳孔散大、对光反射迟钝或消失,因调节麻痹而出现近视力障碍。瞳孔括约肌撕裂及虹膜根部离断:前者在瞳孔缘处可见不规则的裂口,后者虹膜根部有半月形缺损,瞳孔呈"D"形,可发生单眼复视。前房积血(hyphema):虹膜及睫状体血管破裂所致,出血量少时仅见房水红细胞,出血较多时,可见前房积血。大量出血可引起继发性青光眼及角膜血染。角膜血染时角膜基质呈棕黄色,中央盘状混浊,后逐渐转变为黄白色,往往在 1 年内才缓慢消退。

6. 前房角部损伤　挫伤冲击眼球,部分睫状体撕裂,环形纤维与纵行纤维分离,虹膜根部向后移位,造成房角后退。前房角镜检查可见:房角明显加宽,睫状体带加宽,严重者巩膜突加宽,小梁网纤维化、变性。部分患者于伤后数月至数年发生慢性眼压增高。挫伤还可造成睫状体分离或脱离,两者均会使房水生成减少,引流增加,最终引起低眼压,伴随视力下降、视物变形等症状,检查可见前房变浅、视盘水肿、视网膜静脉扩张、黄斑水肿及星状皱纹、眼球变短等体征。

7. 晶状体损伤　外伤致晶状体悬韧带断裂,晶状体不全脱位或全脱位,表现为散光或单眼复视、虹膜震颤,在瞳孔区可见晶状体倾斜或见部分晶状体赤道。若晶状体嵌顿于瞳孔区可引起急性继发性青光眼。晶状体也可脱于结膜下或坠入玻璃体腔,检查时前房及瞳孔区不见晶状体,眼压低。挫伤也可以导致白内障。

8. 玻璃体积血　睫状体、视网膜或脉络膜血管损伤后破裂出血,血液流入并积聚于玻璃体内。出血量少时,开始局限,而后散开。出血量多时,可窥不见眼底,视力受到严重影响。随着时间的进展,积血由鲜红色变成黄色或尘状,最后成为灰色的膜。

9. 脉络膜损伤　可单一或多发,病变多位于后极部及视盘周围,呈弧形,凹面向视盘,周围绕以黑色色素,宽 1/3~1/2PD,周围有黑色的脉络膜出血,出血吸收后见黄白色瘢痕,破裂处可有新生血管,视力受影响,且预后差。

10. 视网膜损伤　①视网膜震荡(commotio retinae),挫伤后视网膜血管通透性增加,后极部视网膜一过性水肿,视网膜变白,视力下降。水肿多发生在伤后数小时内,24 小时内加重,数周后消失,视力恢复。②视网膜挫伤,严重的挫伤会引起血-视网膜外屏障功能破坏,表现为视网膜水肿、渗出,甚至出血,视力显著下降。水肿消退后,存在明显的光感受器损伤、视网膜外层变性坏死,黄斑部色素紊乱,视力明显减退,预后较视网膜震荡差。③视网膜脱离,特别是易于发生在高度近视患者。④黄斑裂孔、出血亦是眼钝挫伤造成的常见眼底损伤,发生后可对视力产生严重影响。

11. 视神经挫伤　眼球受力向前移位或眼压突然增高导致筛板破裂,视神经受强力牵拉从巩膜管向后脱位,引起视神经损伤,表现为视力下降,瞳孔散大,直接对光反射迟钝或消失,间接对光反射存在,眼底检查可见视盘处呈坑状凹陷,后部出血,挫伤样坏死。影像学检查(主要依靠 CT 检查)见视神经水肿增粗、受压、移位,甚至离断,可伴有眶尖部、视神经管骨折。缺乏有效治疗方法,视力预后极差。

12. 眼外肌受损及眼眶骨折　眼外肌受损可引起眼外肌麻痹,出现复视症状。眼眶骨折多发生于内壁菲薄的筛骨纸板和眶下神经沟内侧的眶底。轻者表现为眼眶表面皮肤局部肿胀、瘀血,眼睑皮下气肿;重者造成眶内脂肪和眼外肌嵌顿、眶容积增大,导致复视、斜视及眼球内陷。

13. 颈动脉海绵窦瘘　外伤造成的颈动脉海绵窦瘘虽然病变位于颅内,但因其引起的眼上静脉等眶内静脉扩张造成的症状主要表现于眼部,所以将其放在本节讨论。典型症状包括搏动性突眼、眼睑及球结膜高度水肿,可伴有眼球移位、转动受限、复视、斜视等症状。B 型超声及眼眶 CT 等检查显示眶内血管高度扩张、增粗、扭曲,尤以眼上静脉显著。

【辅助检查】

玻璃体积血量大、屈光介质混浊者,应行 B 型超声检查或彩超检查,判断有无视网膜或脉络膜脱离等眼后段损伤。对视力差、眼压低、眼内出血明显、眼球塌陷变形的患者,应行CT 检查观察眼环是否完整、眼内是否有积气等,以初步判断有无隐匿性巩膜裂伤。此外,CT检查还可以用于判断眶骨、眼肌、视神经、眶内血管等组织部位的伤情。因部分眶骨壁菲薄、眼球病损灶细小,故薄层 CT 较常规 CT 更容易发现病损。眼睑肿胀睑裂小而无法进行眼球检查者,需要借助影像学手段排除眼球有无损伤,禁忌强行撑开眼睑进行检查。

【诊断与鉴别诊断】

有明确的钝物外伤或跌落、撞击伤史,有相应眼部组织损伤的临床表现,一般诊断与鉴别诊断不难。

【治疗】

若存在眼球破裂伤,尽快完成手术清创缝合,然后考虑其他治疗。若无眼球破裂则以药物治疗为主,视病情需要择期手术治疗。中医辨证论治应首先辨受伤的部位、轻重、新旧、有无眼球破裂,以及有无并发症等,然后采取相应的治疗措施。

1. 中医治疗

(1) 中医辨证论治

1) 络伤出血证

证候:眼睑青紫肿胀,重坠难睁;或眶内瘀血,眼球突出;或结膜下出血,色似胭脂;或前房积血,视力障碍;或眼底出血,视力剧降,甚则暴盲等;舌质紫暗,脉涩。

治法:止血活血。

方药:早期以止血主,活血为辅,予生蒲黄汤加减;无继续出血时,改用祛瘀汤加减。

出血之初,出血较重而不易止者,可去生蒲黄汤中的川芎、郁金,选加藕节、仙鹤草、白茅根、血余炭、侧柏叶等以助止血之功。有挫裂伤口者,加防风、木贼以祛风散邪。无继续出血时,若目中瘀血较多,可在祛瘀汤中加生三七、三棱、莪术、川牛膝、枳壳等行气破血消瘀之品。若有化热倾向,大便秘结者,可加入大黄,既可泻下攻积、清热解毒,又兼活血祛瘀之功。

2) 气滞血瘀证

证候:外伤后自觉视物模糊不清,甚或视物不见,或眼胀欲脱,头痛如劈,前房积血,日久不散,角膜泛黄,眼硬如石,或晶状体混浊,或视网膜水肿等;可兼见恶心呕吐等变症;舌质紫暗或有瘀斑,脉涩。

治法:行气活血,化瘀通络。

方药:血府逐瘀汤加减。若视网膜水肿,可加茯苓、猪苓、茺蔚子、车前子等以利水消肿;疼痛甚者,可加乳香、没药等以活血止痛;若前房积血,日久难消,又出现眼胀头痛、眼硬如石等症者,则可行中西医结合治疗。若晶状体混浊,则按惊震内障治疗。本病后期酌情用补益肝肾之剂,以恢复功能,提高视力。

(2) 针灸治疗:若存在眼外肌、视神经、视网膜挫伤,可以配合针灸治疗,常用穴位有睛明、瞳子髎、承泣、四白、阳白、丝竹空、太阳、攒竹、颊车等,每次取 2~3 穴,远端循经配 1~2 穴位。

(3) 其他治疗

1) 中成药:根据临床证型和病程的阶段,可选用复方丹参片、复方血栓通胶囊等口服;亦可选血栓通注射液静脉滴注。

2) 电离子导入:前房积血或者玻璃体积血者可选用注射用丹参多酚酸盐、血栓通注射液电离子导入。

3) 高压氧疗法:若存在视神经挫伤者,可联合高压氧疗法。

2. 西医治疗

(1) 眼睑出血48小时内宜冷敷,出血无新增后48小时后宜热敷,重者可应用止血药。眼睑气肿需加压包扎,勿擤鼻涕。眼睑挫裂伤者需仔细分层缝合,防止畸形,行抗感染治疗。泪小管断裂行泪小管吻合术。

(2) 结膜轻度水肿或出血无需特殊处理,可自行吸收。结膜出血量大者,可先冷敷再热敷治疗。结膜撕裂超过3mm,可行缝合。

(3) 角膜浅层擦伤时用抗生素滴眼液冲洗结膜囊后,涂抗生素眼膏包扎;角膜基质水肿混浊时,局部可滴用糖皮质激素,必要时滴用散瞳剂;角膜破裂者应及时做角膜伤口修补术。

(4) 巩膜破裂伤:巩膜存在伤口或怀疑存在隐匿性巩膜裂伤者,需及时行手术探查以明确诊断,找到的伤口一定要探查到伤口的两端,如果伤口较长,可以边缝合边探查。巩膜裂伤以缝合治疗为主,手术处理方法同本章第二节眼球穿通伤相关内容。

（5）外伤性虹膜睫状体炎：散瞳，局部激素等抗炎治疗。外伤性瞳孔散大、对光反射迟钝或消失、调节障碍、近视力障碍，无须特殊处理，但需处理伴随症状。瞳孔括约肌撕裂及虹膜根部离断早期行抗炎等对症处理，后期可行手术治疗。

（6）前房积血：半卧位或头高位休息，双眼包扎减少眼球活动，早期应用止血药。继发青光眼者予降眼压处理。出血量>1/2前房高度，眼压高且时间长者，予前房冲洗术治疗，排出前房积血，避免角膜血染。原则上不用散瞳剂和缩瞳剂，必要时使用糖皮质激素。

（7）房角部损伤：单纯前房角后退无症状者无须处理，继发青光眼者按开角型青光眼进行治疗，必要时行滤过手术治疗。睫状体脱离范围小、程度轻者可予药物治疗，如阿托品散瞳、口服泼尼松；若药物治疗无效或脱离范围大，脱离较高或有睫状体分离者，需手术复位治疗，如睫状体缝合术。

（8）晶状体全脱位和不全脱位：影响视力或出现继发性青光眼等并发症者需行手术摘除晶状体；外伤性白内障晶状体混浊影响视力时，可考虑手术摘除。

（9）玻璃体积血：根据积血的程度和有无并发症决定药物治疗或手术治疗。青年人、积血轻、无并发症者可以先行药物治疗，定期观察。伤后3个月积血仍不吸收时，可考虑行玻璃体切割术。严重玻璃体积血吸收困难者，有条件者应尽早进行玻璃体切割术治疗。如果伴有视网膜脱离，应尽早手术治疗。同时需注意处理其他眼部继发性疾病，如血影细胞性青光眼、溶血性青光眼等。

（10）视网膜震荡：早期应用糖皮质激素，可以减轻视网膜水肿引起的损害。可以使用神经营养药、血管扩张剂、维生素类药物配合治疗，但是有效性仍未肯定。视网膜脱离根据伤情需眼底激光治疗或手术复位治疗。单纯脉络膜破裂无须药物治疗，合并少量出血者，可以予止血药或促进血液吸收的药物。

（11）视神经挫伤：可考虑应用糖皮质激素、血管扩张剂、神经营养药、脱水剂等；严重的视神经挫伤需行视神经管减压手术，伤后15日减压有效率高。

（12）眼眶骨折：骨折范围小、无移位、无肌肉嵌顿者可暂不考虑手术治疗；如骨折面积大，眼肌嵌顿于骨折处需手术治疗，术中解除肌肉嵌顿并于骨折处填充羟基磷灰石骨板或钛板。视神经管骨折，或骨片、水肿、血肿压迫视神经者应尽早行视神经减压术，术中去除视神经管及周围的骨折碎片，解除对视神经的压迫，开放视神经管减轻压力。

【预防与调护】

眼挫伤是一种较为严重的外伤，易导致目盲，故应以预防为主，在工厂及其他劳动工地，要制定安全防护措施，以杜绝外伤事故的发生。同时也要预防儿童眼外伤，这是全社会共同的责任。

第二节　眼球穿通伤

眼球穿通伤（ocular penetrating injury）由锐器刺破、击穿眼球，导致眼球壁全层裂开的眼病。常见的致伤物有刀、剪、金属碎片、玻璃碎片等。受伤的程度与致伤物的大小、形态、性质、速度、污染程度等相关，预后与伤口位置、范围和损伤程度及是否存在感染等相关。

中医学称本病为"真睛破损"或"物损真睛"（《证治准绳》）、"被物撞破"（《银海精微》）。

【病因病理】

1. 西医病因病理　多由刀、剪、针、锥、竹木签等尖锐利器刺破或割伤眼球，或高速的金属、瓦瓷、玻璃、石头等碎片射入眼球所致。致伤物除直接引起角膜、巩膜破裂等球壁全层裂伤外,还可以伴有玻璃体积血、视网膜脱离等眼内损伤或眼内组织脱出。若致伤物携带病菌进入眼内或病菌直接经伤口入眼,可引起眼内感染;眼内异物存留可造成组织继发性损伤,其中金属异物危害性大;眼球穿通伤可引起眼内抗原暴露激活,诱发自体免疫反应,导致健眼出现严重的葡萄膜炎,即交感性眼炎。

2. 中医病因病机　金石等袭目,可以直接破坏目窍组织,损伤目中经络、气血;污秽随异物入目,或腠理失密,外邪侵袭,目中邪毒渐盛,可蓄腐生脓,出现严重证候。在某些情况下,若受伤眼红赤难以消退或眼内存留异物,同气相感,波及健眼。

【临床表现】

1. 症状　常见眼痛、流泪等眼部刺激症状和不同程度的视力障碍,严重者可无光感。

2. 体征

(1) 角膜穿通伤:伤口位于角膜,单纯性者角膜伤口小、规则,溪流征(+),可自行闭合。复杂性者伤口大且不规则,常伴有虹膜脱出及嵌顿,前房变浅,眼压降低,可合并晶状体破损混浊或眼后段损伤体征。

(2) 角巩膜穿通伤:伤口累及角膜、角巩膜缘和巩膜,可伴有虹膜睫状体、晶状体和玻璃体的损伤和脱出及眼内出血。

(3) 巩膜穿通伤:较小的巩膜伤口容易被结膜下出血遮盖,不易发现;大的巩膜伤口常伴有脉络膜、玻璃体和视网膜的损伤及出血,表现为眼压低、眼内容物脱出、结膜下出血、前房积血、前房加深或变浅、瞳孔变形等。后部巩膜破裂,晶状体虹膜隔后移,瞳孔移位,前房加深。

3. 并发症

(1) 外伤性感染性眼内炎:多发生在伤后 2~7 天,常见金黄色葡萄球菌、铜绿假单胞菌、大肠埃希菌感染,表现为眼痛、畏光、流泪等眼部刺激症状,视力迅速下降,甚至无光感。球结膜高度充血、水肿,角膜混浊,前房积脓,玻璃体雪球样混浊或脓肿形成,瞳孔黄光反射。若炎症局限在眼内,以后逐渐眼球萎缩;若眼内炎症向眼球周围发展,累及球壁及周围筋膜、眼肌等眶内组织,导致全眼球炎,表现为眼球突出、眼球运动受限等,最后眼球破溃、流脓,导致眼球痨。或向颅内蔓延,引起化脓性脑膜炎、海绵窦血栓等,危及生命。

(2) 交感性眼炎:眼内组织抗原在穿通伤后暴露于眼外系统,使抗原被激活而引起自体免疫反应,除受伤眼外,健眼亦出现慢性或亚急性肉芽肿性葡萄膜炎。受伤眼称为诱发眼,健眼称为交感眼。该病与细胞免疫有关,抗原成分可能来源于黑色素、视网膜色素上皮或光感受器外节。常于伤后 2~8 周发生,也可以迟至数年或者数十年后发生。

(3) 增生性玻璃体视网膜病变:穿通伤后,伤口或眼内组织过度修复,纤维组织增生,玻璃体后面和视网膜表面广泛纤维增殖膜收缩,引起牵拉性视网膜脱离。

【辅助检查】

1. 眼前段的伤口,在裂隙灯显微镜下检查可以发现。

2. UBM 检查和超声检查可以诊断和定位巩膜伤口。UBM 适用于眼前段巩膜伤口,表现为巩膜回声中断,角膜伤口及后部巩膜裂伤不能行 UBM 检查。超声检查更适用于眼后段的巩膜伤口。

3. CT 检查可以发现眼环完整与否及眼内积血影像,有利于排除眼内异物。

【诊断与鉴别诊断】

有明确的外伤史,有相应组织损伤的临床表现,一般诊断与鉴别诊断不难。但应仔细检查,防止漏诊。

【治疗】

本病以西医治疗为主,配合中医药治疗,以减少并发症,促进组织愈合。一期清创缝合,及时关闭伤口,防治感染,必要时行二期手术。若发生交感性眼炎,则参照葡萄膜炎进行治疗。

1. 中医治疗

（1）中医辨证论治

1）外邪乘袭证

证候:外伤后,角膜或巩膜破损,疼痛,畏光流泪,房水闪辉阳性,视力下降;舌苔薄白或薄黄,脉弦紧或弦数。

治法:祛风散邪,活血止痛。

方药:除风益损汤加减。可加金银花、蒲公英、黄芩、黄连等,以增清热解毒之力;疼痛明显者,加乳香、没药等以活血理气止痛;大便秘结者,加大黄、芒硝等以通腑泻便。

2）气滞血瘀证

证候:视力剧降,眼球刺痛或胀痛,结膜或角膜破裂或结膜下出血,前房或玻璃体积血;舌质紫暗或有瘀斑,脉涩。

治法:行气活血,化瘀止痛。

方药:桃红四物汤加减。初伤之时,眼底出血或玻璃体积血者,应选加墨旱莲、生蒲黄、茜草、侧柏叶等以助凉血止血;待出血停止后,加丹参、牡丹皮、生三七、枳壳等以增强行气消瘀之力;痛剧者,可加乳香、没药之类以化瘀止痛。

3）脓毒侵袭证

证候:伤后出现目珠疼痛难忍,畏光流泪,视力剧降,眼睑红肿,结膜充血,结膜下出血,结膜或角膜破裂,球内组织脱出,创口污秽浮肿,前房积脓;舌红,苔黄,脉数。

治法:清热解毒,活血化瘀。

方药:经效散合五味消毒饮加减。若出现前房积脓、大便秘结者,可加芒硝、木通、车前子,使二便通利,邪热下泄;剧痛者,加乳香、没药以化瘀止痛。

（2）针灸治疗:对伴有外伤性玻璃体积血、眼底出血、前房积血的患者,可取上睛明、四白、合谷、曲池、风池等穴施以针灸。

2. 西医治疗

（1）药物治疗

1）一般治疗:受伤后 24 小时内需要常规注射破伤风抗毒素(TAT)预防破伤风杆菌感染。

2）抗生素和抗炎治疗:眼局部及全身应用抗生素和糖皮质激素。

3）散瞳与止血:应用散瞳剂,如复方托吡卡胺滴眼液及阿托品眼膏等。伤口靠角膜缘处者早期不予散瞳剂,尤其是阿托品等长效散瞳剂,避免虹膜前粘连。有出血倾向者,可予止血药物。

4）注意睫状区伤口的处理,预防交感性眼炎,交感性眼炎治疗可参考葡萄膜炎。

（2）手术治疗

1）角膜穿通伤:伤口小于 3mm 者,若闭合良好,前房存在,无虹膜嵌顿者,可不缝合,予抗生素治疗,配戴角膜绷带镜或加压包扎。3mm 以上的伤口,无论有无虹膜脱出,均需缝合。若合并虹膜脱出,24 小时内新鲜脱出者,用抗生素溶液冲洗后还纳眼内,超过 24 小时或破坏严重者可予切除。

2）角巩膜穿通伤:先缝合角膜缘一针,然后依次缝合角膜、巩膜。脱出的睫状体予以复位,脱出的晶状体和玻璃体予以切除。

3）巩膜穿通伤:巩膜破裂伤范围小,结膜完整,无伴眼内容物脱出者,予包眼 1~2 周,伤口可自行愈合,不必手术缝合。破裂伤范围大,应扩大结膜伤口,充分暴露巩膜,仔细检查伤口,自前向后边暴露边缝合边检查,必要时暂时性离断直肌。若为 24 小时内新鲜脱出的葡萄膜组织,伤口无污染者,还纳眼内,脱出的玻璃体可剪除。锯齿缘后方巩膜裂口,在缝合伤口后,宜在巩膜伤口两侧做电凝或冷凝治疗,以防止视网膜脱离。若晶状体破裂混浊,可一并切除。局限性的白内障,暂不处理。对复杂病例,可分期手术,一期缝合关闭伤口,1~2 周再行内眼或玻璃体二期手术。对发生增生性玻璃体视网膜病变者,手术时需尽可能干净地清除玻璃体,清除玻璃体视网膜增生膜。

【预防与调护】

眼穿通伤是一种严重的眼外伤,易导致视功能丧失。必须深入群众、加强宣传,使其明确眼外伤的危害性;工厂应建立和健全规章制度,制定安全保护措施,以预防眼外伤发生;学校和家长要对儿童进行安全教育,不要玩耍尖锐器具,远离爆炸物品;如发生外伤,要及时就医。饮食以清淡为宜,保持大便通畅,以利伤情痊愈。

第三节 眼 异 物 伤

眼外伤发生时,某些致伤物体残留于眼球表面、眼球内或眼眶内,形成异物伤(foreign-body injury)。异物根据其停留位置,可分为角结膜异物、眼内异物及眶内异物。角结膜异物是指异物嵌于结膜、角膜组织,中医学称之为"眯目"(《圣济总录》)、"眯目飞扬"(《证治准绳》)、"飞尘入目"(《银海精微》);眼内异物是异物穿透球壁进入并停留于前房、玻璃体腔及其他眼内组织,相当于中医学"真睛破损"(《证治准绳》)、"物损真睛"(《证治准绳》);眶内异物是指异物在眼眶与眼球之间,异物进入眶内而眼球并未破损;或是高速飞来的异物贯通眼球,存留在眶内。中医古籍中无相应病名的记载。

【病因病理】

在工作或生活中多因防护不慎或回避不及,以致金属碎屑、玻璃细渣、沙尘石子、麦芒谷壳、碎叶毛刺、飞虫等溅入或飞入眼部。根据作用力的不同,轻者附着于眼表,重者击穿眼睑皮肤、球壁,进入并停留于球内造成眼内组织损伤,部分异物在眼内存留过久,将发生化学或毒性反应,加重眼部损伤。

【临床表现】

1. 结膜异物　异物进入眼表附着于结膜表面,由于瞬目动作致使异物常残留于睑板下沟处或上下穹隆部。因异物刺激结膜可出现结膜充血,异物摩擦角膜可见角膜上皮损伤。表现为异物感、沙涩、不适、刺激症状。

2. 角膜异物　异物多见于角膜表面,偶有进入角膜深层。伴有角膜缘周围结膜充血,时间稍久后异物周围可出现灰白色浸润,铁质异物周围可出现棕色锈环。角膜异物可继发感染形成溃疡。

3. 前房内异物　异物穿透角膜全层完全进入前房或仍有少部分嵌顿于角膜后壁,完全进入前房的异物多因重力沉于前房下方,或嵌顿于虹膜表面,日久可形成虹膜囊肿;异物进入前房时,可在角膜上发现全层裂口,前房内异物可引起前房炎症反应或继发感染,导致房水混浊、前房积脓等。

4. 晶状体内异物　异物进入前房后可继续向后深入击穿晶状体囊膜进入晶状体,造成局部或完全的晶状体混浊。晶状体混浊严重时影响对异物性质、位置、大小的判断,需借助眼部 B 型超声、眼眶 CT 等检查以确诊。

5. 玻璃体腔内异物 异物击穿前房、虹膜、晶状体后继续深入即可进入玻璃体腔内,也可因异物击穿巩膜壁直接进入玻璃体腔。可伴有玻璃体积血、视网膜裂孔、视网膜脱离等,异物停留在玻璃体腔内可诱发眼内感染,部分异物在眼内过久将产生化学或毒性反应,产生眼内炎。

6. 眶内异物 自眼眶与眼球之间进入眶内的异物最常见的进入途径是从内眦部进入,其次是由上睑或下睑进入;而眼球贯通伤的眶内异物多位于球后。主要表现为头痛、眼痛、眼睑及球结膜水肿,有的尚可有眼球轻度突出。异物可导致许多合并症,如眶内出血、眶蜂窝织炎、眶内脓肿、眶内肉芽肿及瘘管等;眼睑、眶周皮肤、结膜或者角膜见有伤口,部分患者还可导致眶内囊肿、眶气肿,冲击力量较大异物可致眶骨骨折等。

7. 并发症

(1) 角膜溃疡、外伤性眼内炎、外伤性白内障、外伤性视网膜脱离、玻璃体积血、交感性眼炎、眶蜂窝织炎等。

(2) 铁质沉着症(铁锈症):铁质异物属于磁性异物。铁质异物产生的铁锈(氧化铁)与组织蛋白结合,形成不溶性铁蛋白,沉着于角膜基质、前房角小梁、虹膜、睫状体、晶状体上皮细胞及视网膜色素上皮细胞内,引起角膜变性,晶状体混浊,视功能严重损害及继发性青光眼,称为铁质沉着症(铁锈症)。表现为晶状体前囊下出现棕色小点,致使晶状体呈弥漫性黄色,角膜实质内亦可出现棕色颗粒,眼底色素沉着可有夜盲。

(3) 铜质沉着症:非磁性金属异物入目较常见的为铜异物。铜异物进入眼内数小时,即可在房水中检测出铜含量增加,含铜量较高的铜质异物可引起无菌性化脓性炎症,多发生于伤后2个月到2年。铜质沉着症表现为角膜后弹力层周围、房水、玻璃体内出现细微的褐绿色颗粒。晶状体前囊呈向日葵样混浊,玻璃体、视网膜上出现黄色闪辉颗粒,长期刺激眼组织,可导致眼球萎缩。

【诊断要点】

1. 有明确的异物入目史。

2. 在眼睑结膜表面、角结膜表面、前房内、晶状体或玻璃体腔内、眶内可发现异物。

3. 眼部B型超声、眼眶CT、UBM等检查支持眼内异物诊断。

【治疗】

眼异物伤必须及时取出异物,必要时予抗感染或其他对症治疗。最大限度地保存和恢复患者视功能、保留眼球。对于致伤因素不明确的眼球穿通伤一定要及时完善检查,充分运用影像学检查排除眼内异物,防止漏诊耽误病情。

1. 中医治疗

中医辨证论治

1) 角结膜异物

睛伤邪侵证

证候:角膜骤生星翳,畏光流泪,睫状充血,目痛难睁;多见于角膜异物取出术后;舌脉无异常。

治法:疏风清热解毒。

方药:石决明散加减。大便稀溏者,去大黄;毒邪较重者,可加蒲公英、野菊花之品以加强清热解毒之力。

2) 眼内异物:其辨证论治可参见本章第二节眼球穿通伤的中医辨证论治。

2. 西医治疗

(1) 药物治疗:局部给予抗生素类眼药、促进角结膜修复类眼药点眼,必要时给予局部散瞳。感染较重、出血较多可考虑全身应用抗生素、糖皮质激素、止血药。

（2）手术治疗

1）结膜及浅表的角膜异物可在表面麻醉下使用浸有氯霉素或生理盐水的湿棉签轻轻拭除。眼表粉末状异物可用生理盐水充分冲洗结膜囊予以清除。

2）若异物刺入角膜前弹力层后浅层基质，在表面麻醉下行异物剔除术，用细针头或刀尖刮除，铁质异物需将周围锈环一并刮除。

3）角膜较深处的铁质异物可用电磁铁吸出。

4）进入前房的异物可在靠近异物的方向或相对方向做角膜缘切口取出。

5）晶状体异物，如晶状体大部分透明，可暂不手术；若晶状体已混浊，可行晶状体手术将混浊的晶状体及异物一同取出。

6）玻璃体腔内异物通常要手术取出。位于赤道部前的球壁或靠近球壁的小而未包裹的铁质异物，如无视网膜并发症，可在异物定位后切开相应部位球壁，使用磁铁将其吸出再缝合切口；如异物位置靠后、体积大、有包裹粘连，须采用玻璃体切割术取出。

7）眶内异物直径小于 5mm，表面光滑，位于眶后部，被软组织紧密包绕不易取出，如异物未压迫视神经或眼外肌组织，不引起功能障碍，也无化学性物理性刺激、无炎症或其他不良反应者，不应过多扰动，以免引起眶内血管神经受损、眶内感染，可以进行抗感染治疗，以不取出为宜；位于眶前部，压迫神经及血管，刺激症状严重，影响邻近鼻旁窦时，则应该取出，对有机物异物如竹、木等，因其可以腐烂，产生严重的炎症及刺激症状，应及时取出。

注意事项：无菌操作，即使眼表异物的取出也要严格遵守无菌操作原则以防止感染，尤其是铜绿假单胞菌感染。手术取出异物时要尽量避免对周围组织的损伤。

【预防与调护】

1. 在异物入目机会较多的场地工作时，应配戴防护眼镜。

2. 青少年加强安全教育，避免学习或运动时异物伤。

3. 若异物入目，需及时就医，正确处理。切勿乱加揉擦和随意挑拨，以免加重病情或变生他症。

第四节　眼化学烧伤

眼化学烧伤（ocular chemical burn）是化学性物质对眼局部组织的损伤，多发生在化工厂、实验室等场所。化学品种类繁多，但就性质而言大致可分为酸性、碱性两类，其中碱性烧伤较酸性烧伤常见。早在《华佗神医秘传》中就记载有"碱水入目"，现代中医学称本病为"酸碱伤目"。眼部受损伤程度与预后取决于酸碱物质的性状（气体作用较轻，固体较重，液体介于两者之间）、浓度、温度与压力（温度越高，压力越大，则损害越严重）、量的多少、接触时间的长短，以及受损伤后紧急处理的措施等因素。如果酸碱物质浓度高，接触眼部的量大、接触时间长，可导致严重后果，甚至毁坏整个眼球。

【病因病理】

1. 酸性烧伤　致伤物为硫酸、盐酸、硝酸等，可以气体、液体或固体等不同情况损伤眼部。低浓度的酸性物质可引起局部刺激，高浓度的则可使组织蛋白凝固、坏死。这种凝固蛋白不溶于水，故能阻止酸性物质继续渗透，使损伤局限化。因而酸性烧伤一般受伤区域边界清楚，创面较浅，深部组织损伤轻，修复快，预后相对好。但是高浓度的酸性烧伤，仍然可以造成严重的损伤。

2. 碱性烧伤 致伤物为石灰、氢氧化钠、氨水等,碱性物质接触到眼部组织,与组织蛋白结合后产生液化性坏死,形成可溶于水的碱性蛋白,还可与眼部脂肪组织形成皂化反应。碱性烧伤形成的化合物既有水溶性的又有脂溶性的,损害组织更加广泛,所以碱性物质继续向周围(如角膜深层、眼内组织)扩散,使组织分解坏死,损伤进一步深入眼内组织。因而碱性烧伤一般受伤区域边界模糊不清,创面较深,深部组织损伤重,修复慢,预后较差。

此外,浓硫酸、生石灰入眼后与泪液发生热效应,在造成酸碱烧伤的同时,又将造成热烧伤,对眼产生双重损伤。

【临床表现】

1. 症状 轻者可见眼睑微肿、眼异物感,磨涩流泪、畏光,视力轻度下降;重者可见眼睑红肿、眼部疼痛、磨涩、畏光难睁,热泪频流,视力严重下降或失明。

2. 体征 根据酸碱烧伤后组织的反应,可分为轻、中、重三种不同程度的烧伤:

(1) 轻度:弱酸或稀释的弱碱引起眼睑与结膜轻度充血与水肿,角膜上皮有点状脱落或水肿,恢复后视力多不受影响。

(2) 中度:由强酸或稀释的碱引起,睑皮肤可出现水疱或溃烂,结膜水肿、混合性充血,角膜明显混浊,可达基质层,治愈可遗留角膜斑翳,影响视力。

(3) 重度:强碱引起,结膜出现广泛的缺血性坏死,呈灰白色混浊,角膜全层灰白色或瓷白色,可发生角膜穿孔、葡萄膜炎、继发性青光眼等;晚期可并发白内障、睑球粘连、角膜白斑、新生血管、假性胬肉,严重影响视力,严重的碱性烧伤后还有可能继发细菌感染,发生眼内炎,导致眼球摘除。

【诊断要点】

有明确的化学物质与眼部接触史,注意化学物质与眼部接触的量、化学物质的性质和浓度、作用时间、是否就地处理等。眼部表现依受伤的程度而定。

【治疗】

及时、彻底地清除化学物质,减少化学物质对眼部的损害,预防治疗并发症,抢救视力。争分夺秒地在现场彻底冲洗眼部是处理化学烧伤的关键,及时彻底冲洗能使化学烧伤的损害减低到最小程度,同时配合中医治疗,以减少并发症,促进组织愈合。

1. 中医治疗

(1) 中医辨证论治

1) 热邪侵目证

证候:眼部灼热刺痛,畏光流泪,视物模糊;眼睑难睁,结膜混合充血,角膜生翳,或见瞳孔缩小,或有酸(碱)性物质附于眼球表面;舌红,脉数。

治法:平肝清热,明目退翳。

方药:石决明散加减。大黄勿久用,中病即止;平素脾胃虚寒者,去大黄、决明子;目赤甚者,可选加生地黄、牡丹皮、茺蔚子等凉血活血之品;创面边界不清,甚则前房积脓者,则可参照凝脂翳治疗。

2) 阴亏翳留证

证候:伤已初愈,仍自觉视物昏蒙,目中干涩,畏光不适;结膜红肿消退,或结膜仍留少许赤脉细丝,角膜遗留形状不一或深浅不一的翳障;可兼口渴、便秘;舌质红,苔薄少津,脉细数。

治法:养阴退翳明目。

方药:消翳汤加减。若口渴明显者,可酌去防风、荆芥、柴胡疏风发散之品,加天花粉、葛根、石斛以增强养阴生津之力;若大便干燥,可加火麻仁以润肠通便;若患者全身症状表现为阴虚夹湿热,可选用甘露饮加密蒙花、谷精草、木贼、决明子等明目退翳之品。

（2）其他治疗:可选用鱼腥草注射液、炎琥宁注射液或喜炎平注射液配合一定量生理盐水,使用超声雾化仪雾化熏眼,可达局部清热解毒之效。

2. 西医治疗

（1）急救:一旦化学物质不慎入眼,立即就地取材,用大量的清水或其他清洁水源反复冲洗,或将面部浸入水盆中,反复做瞬目运动,分秒必争,进行彻底冲洗。冲洗时充分暴露穹窿结膜,冲洗掉残余的化学物质,结膜囊内的固体物质也应清除干净。到医院后,先滴1%丁卡因,再用生理盐水反复冲洗结膜囊。可采用pH试纸测试结膜囊内液体酸碱度以判断致伤物的酸碱性质及评估冲洗效果。对于严重的碱性烧伤者,可将球结膜做放射状切开,以钝头针用生理盐水做结膜下冲洗,必要时行前房穿刺冲洗,稀释、清除有害化学物质。

（2）药物治疗

1）局部和全身使用抗生素,预防感染。扩瞳,防止瞳孔粘连,减轻前房反应,1%阿托品扩瞳。局部和全身应用糖皮质激素,以抑制炎症反应,预防新生血管形成,稳定眼表结构。在应用糖皮质激素时要谨慎,使用不当可造成角膜溶解,在伤后2~3周角膜有溶解倾向时应停用。

2）局部和全身应用维生素C以抑制胶原酶,促进角膜胶原合成,稳定角膜内皮细胞,促进角膜水肿和角膜混浊的吸收消散,局部使用维生素C 50~100mg结膜下注射。局部滴用2.5%乙酰半胱氨酸溶液等胶原酶抑制剂,以减少角膜穿孔。

3）自血疗法:自体血中含有促进组织修复的多种生长因子,利于眼部组织修复,可结膜下注射自体血0.5ml。0.5%依地酸钙钠,用于石灰烧伤的病例。

（3）手术治疗:睑球粘连可行结膜囊成形术、睑内外翻矫正术、睑球粘连分离术等。对于角膜瘢痕影响视力明显者可进行角膜移植以提高视力。

【预防与调护】

1. 作好化学品安全宣传工作,对化学物质妥善保管。

2. 健全规章制度,进行化学实验时,有关操作人员应注意安全防护,同时提高相关人员自救意识及能力。

3. 少食辛辣刺激之品,保持眼部卫生。

第五节 其他眼外伤

一、辐射性眼损伤

辐射性眼损伤(radiation injury)指电磁波谱中各种辐射线直接照射眼部对眼组织造成的损伤。辐射线包括紫外线、红外线、X线、γ射线、快速中子等。这种眼损伤包括角膜、晶状体、视网膜等部位的损害。中医学称本病为"辐射伤目"。《中医临床诊疗术语》中称本病为"电光伤目"。

【病因病理】

1. 紫外线灯消毒时防护不佳所致。

2. 户外紫外线反射所致,如在雪地、海洋、冰川等环境下。

3. 直接直视强光(如太阳光)或红外线激光笔等强光源照射眼部所致。

4. 电焊气焊的电弧光、烟花、熔化金属所产生的光线损伤。

【临床表现】

1. 紫外线损伤　也称电光性眼炎或雪盲。波长为 320～250nm 的紫外线,可大部分被角膜上皮细胞的核蛋白吸收,导致细胞核膨胀,多发生于电焊工人,也见于高山、雪地野外工作者。临床症状多在接触紫外线 3～8 小时后出现,主要是眼部刺痛、畏光、流泪、眼睑痉挛。眼部体征可见结膜水肿、混合性充血,角膜上皮点状脱落。

2. 红外线损伤　以热能的物理性损伤眼部组织,常见于炼钢工人及吹玻璃工人等高温环境工作者。长波红外线可损伤结膜及角膜。短波红外线的波长可被虹膜和晶状体吸收,引起白内障;少部分短波红外线可到达眼底视网膜,产生损伤。

3. 可见光损伤　直接看强烈的日光时,可见光线及短波红外线可通过眼组织的折射,大量集中在黄斑而产生黄斑灼伤。手术显微镜或眼科检查仪器的强光源也可能造成类似伤害,影响中心视力。临床表现可见畏光、中心暗点,视力不同程度减退。轻者眼底无明显改变,严重者黄斑水肿,可有小出血点或小裂孔。

【治疗】

1. 治疗原则　止痛,促进眼部组织修复。

2. 药物治疗　1% 丁卡因可止痛,但因其可影响上皮再生不宜多用,可涂抗生素眼膏并包封伤眼以预防感染,1～2 日后上皮修复自愈,症状减轻消失,对于眼底损伤应对症治疗。

二、热烧伤

热烧伤(heat injury of eye)指由蒸汽、火焰、熔化的金属、沸水、热油引起的眼部损伤。中医学称本病为"热烫伤目"。

【临床表现】

热烧伤轻者可造成眼睑红斑、水疱,结膜水肿、充血,角膜轻度混浊。重者可造成相关组织的坏死,产生睑外翻、睑球粘连、角膜瘢痕,甚至眼内炎、眼球萎缩等严重并发症。

【治疗】

使用抗生素滴眼液、眼药膏预防感染及防治溃疡穿孔,防止睑球粘连。应用 1% 阿托品扩瞳,烧伤严重者需去除坏死组织。自血疗法、羊膜移植等,可用于后期并发症的对症处理。

三、电击伤

眼电击伤(ocular electrical injury)指因雷电或高压电造成的眼部组织损伤。损伤程度与电流通过人体的时间长短、电击位置与眼的距离等有关,电击位置在头颈部大多会对眼部产生损害。电流对眼部浅表组织造成烧伤的同时,还可能对眼内组织造成损伤,表现为葡萄膜炎、前房积血、继发性青光眼及继发性白内障、视网膜震荡、脉络膜挫伤、黄斑水肿、黄斑裂孔、视神经萎缩等,从而造成视力下降。治疗主要以对症处理为主,日常工作生活中注意防护。

【预防与调护】

1. 在紫外线强的工作环境,如雪地、冰川、海洋应配戴好护目镜。
2. 电焊气焊工作人员做好防护、配戴防护面罩。
3. 不要直视强光。
4. 使用紫外线灯消毒时严格按规章制度操作。

评述

眼外伤是致盲的主要原因之一。在生活和工作中,眼钝挫伤、眼球穿通伤较常见。随着眼外伤救治技术的提高,眼外伤预后较前改善。据报道,达到眼球摘除标准的外伤眼中有25%的患者可以通过积极的玻璃体手术干预,恢复解剖结构,甚至恢复光感或以上视功能。

　　治疗手段的增多也提高了眼外伤的疗效。在酸碱烧伤眼中,配戴绷带式角膜接触镜可有效缓解眼部刺激,并加速上皮再生;应用免疫抑制剂(如2%环孢素滴眼液点眼治疗可预防睑球粘连。新治疗手段的引入减轻了眼化学伤的不良预后。

　　中医药在治疗眼外伤及相应并发症、减轻术后眼部组织炎症反应、促进眼内积血吸收、提高视功能等方面可发挥积极作用。

(刘光辉　董霏雪)

复习思考题

1. 简述眼球钝挫伤的临床表现和西医处理。
2. 试述撞击伤目病气滞血瘀证的治法及方药。
3. 试述眼球穿通伤的临床表现和手术处理。
4. 简述外伤性感染性眼内炎的临床表现。
5. 试述真睛破损病的常见中医分型、治法及方药。
6. 简述眼异物伤的治疗原则。
7. 试述眼异物伤的临床表现。
8. 简述酸碱烧伤的鉴别诊断。
9. 简述眼化学烧伤常见的中医证型、治法、方药。
10. 试述眼化学烧伤的治疗原则。

第二十三章

眼部先天异常

学习目标

1. 掌握圆锥角膜、球形晶状体、视盘玻璃膜疣的临床表现。

2. 熟悉鼻泪管闭锁、先天性晶状体异位或晶状体脱位、视网膜有髓神经纤维、视盘小凹的临床表现。

3. 了解其他眼部先天异常。

眼部出生前存在的状态或出生后的形状、结构、位置、功能与正常状态不相符合者称为眼部的先天异常。其异常主要基于遗传因素及出生前的环境因素,包括某种病原体引起的母体感染,妊娠期母体内分泌异常,饮酒、药物、吸毒、射线等与畸形发生有关的环境因素。

遗传因素和环境因素的相互关系已逐渐得到重视。

第一节　眼睑先天异常

一、内眦赘皮

内眦赘皮(epicanthus)是比较常见的先天异常,常为双侧,多见于亚洲人。可能的病因是颅骨及鼻骨发育不良,使过多的皮肤形成皱褶。本病为常染色体显性遗传,有的病例无遗传关系。

上睑内眦赘皮是指上睑皮肤向下延伸到内眦部的垂直性皮肤皱褶。下睑内眦赘皮是指下睑向上延伸形成的皮肤皱褶,也称为逆向性内眦赘皮。患者多为低平鼻梁,捏起鼻梁皮肤,内眦赘皮可暂时消失。皮肤皱褶可遮蔽内眦部和泪阜,使部分鼻侧巩膜不能显露,常被误认为共同性内斜视,需用交替遮眼法仔细鉴别。

本病常合并上睑下垂、睑裂缩小、内斜视、眼球向上运动障碍及先天性睑缘内翻。少数病例泪阜发育不全。一般不需治疗。待鼻梁充分发育后,此皱褶大多消失。如为美容,可行整形手术。如合并其他先天异常,应酌情手术矫正。

二、先天性睑裂狭小综合征

先天性睑裂狭小综合征(congenital blepharophimosis syndrome)亦称先天性小睑裂,为常染色体显性遗传。可能为胚胎 3 个月前后,由于上颌突起发育抑制因子量的增加,与外鼻突起发育促进因子间平衡失调而致本病。本病还有两眼内眦间距扩大、下泪点外方偏位的征象。

表现为睑裂水平径及上下径明显变小,同时还有上睑下垂、逆向性内眦赘皮、内眦距离过远、下睑外翻、鼻梁低平、上眶缘发育不良等一系列眼睑和颜面发育异常,面容特殊。本病可分期进行手术治疗。

三、双行睫

双行睫(distichiasis)为正常睫毛根部后方相当于睑板腺开口处生长另一排多余的睫毛,也称副睫毛。本病为先天性睫毛发育异常,可能为显性遗传。

副睫毛少则3~5根,多则20余根。常见于双眼上、下睑,也有只发生于双眼下睑或单眼者。副睫毛短小细软,色素少,但也有与正常睫毛相同者。排列规则,直立或向内倾斜。常引起角膜刺激症状,裂隙灯检查可发现角膜下半部荧光素着染。

如副睫毛少而细软,触及角膜不多,刺激症状不重者,常可涂用眼膏或戴软性角膜接触镜以保护角膜。如副睫毛多且硬,摩擦角膜,刺激症状严重,可电解其毛囊后拔除,或切开睑缘间部加以分离,暴露副睫毛毛囊后,在直视下逐一拔除,再将缘间部切口的前后唇对合复位。

四、先天性眼睑缺损

先天性眼睑缺损(congenital coloboma of the lid)为少见的先天异常,女性多于男性。本病大多数与遗传无关,可能和胚胎期接触X线或注射胆碱或萘等化学性致畸物有关,有的患者家族有近亲结婚史。

本病多单眼发生,发生于上睑者较多见。缺损部位以中央偏内侧者占绝大多数。缺损的形状多为三角形,基底位于睑缘。但也有呈梯形或横椭圆形者。如缺损较大,可使角膜失去保护而发生干燥或感染。本病可行手术修补,以保护角膜或改善面容。

第二节　泪器先天异常

一、泪腺异常

(一)先天性无泪腺

先天性无泪腺(absence of the lacrimal gland)极少见,常见于无结膜、无眼球和隐眼畸形,也见于一些无泪液的病例。

(二)先天性无泪液

先天性无泪液发生于赖利-戴综合征和外胚层发育异常。常为双侧性,也有单侧性者。患者无泪,任何刺激因素都不能使其流泪。患者早期可无症状,以后发展为角结膜干燥,表现为畏光、结膜充血,并有黏稠分泌物,角膜上皮和实质点状混浊。可滴入工泪液或手术封闭泪点以尽量保持眼表面湿润,对严重病例,则需做部分睑缘缝合术以保护角膜。

(三)反常性流泪反射

进食时发生溢泪,亦称"鳄鱼泪"(crocodile tears),可以是单侧性,也可以是双侧性,常伴有第Ⅵ对脑神经麻痹或有广泛的颅骨、腭骨、脊柱和肢体畸形。此种异常可能为脑干异常累及上泌涎核和外展核,也可能是面神经运动核附近的灰质柱分化异常。

二、泪道异常

（一）泪小管和泪点缺如或闭锁

单纯泪点闭锁不少见,表面开口甚小,或被上皮遮盖而完全闭锁,表现为一小凹或突起,泪小管可正常。下泪点受累较多,亦有四个泪点全闭锁者。这些畸形多为常染色体显性遗传。泪小管正常,泪点开口小者,可用探针扩大;无开口者,做泪点切开术;无泪小管者,可做结膜泪囊造口术。

（二）额外的泪点和泪小管

额外的泪点多发生于下睑,在正常泪点的鼻侧另有一个泪点,也有三四个泪点成群,并各有一泪小管者。泪小管的外侧端开口可以位于睑缘、眼睑皮肤面、结膜或泪阜上。额外的泪小管内侧端可以汇入一个泪总管,或分别进入泪囊,也可以终止于一个囊状盲端而与泪道无关。

（三）鼻泪管闭锁

鼻泪管闭锁是常见的先天性异常,多为管道化过程中的缺陷。阻塞部位最多在下口,有时是上皮残屑堵塞,有的是因管道化不完全而形成的皱褶、瓣膜或黏膜憩室。大部分鼻泪管阻塞是由鼻泪管下口被一薄膜阻塞所致。这种先天异常可表现为常染色体显性遗传。婴儿流泪或泪道有黏液脓性分泌物时,首先保守治疗几周,滴用抗生素滴眼液,每日多次向下按摩泪囊区,促使鼻泪管下口膜穿破。如无效,再试泪道冲洗。若仍无效,再试用泪道探针探通,多数病例一次探通即可治愈。

（四）先天性泪囊瘘

先天性泪囊瘘可为单侧或双侧,也有一侧有两个瘘道者。开口于鼻外侧,内眦韧带下方,或位于上下泪小管之间,与泪囊相通,常流出清液,有的排出脓性分泌物。先天性泪囊瘘具有家族性,表现为常染色体显性遗传。瘘道可烧灼封闭或手术切除。

第三节　角膜先天异常

一、圆锥角膜

圆锥角膜(keratoconus)是一种表现为局限性角膜圆锥样突起,伴突起区角膜基质变薄的先天性发育异常。本病可为独立的疾病,也可为多种综合征的组成部分,可伴有其他先天性疾病,如先天性白内障、马方综合征、无虹膜、视网膜色素变性等。本病为常染色体显性或隐性遗传。

本病主要表现在青春期前后,双眼发病,视力进行性下降,初时能以近视镜片矫正,后因不规则散光而需配戴接触镜增视。典型特征为角膜中央或旁中央锥形扩张,为圆形或卵圆形,角膜基质变薄区在圆锥的顶端最明显。圆锥突起可导致严重的不规则散光及高度近视,视力严重下降。如发展迅速者,可致角膜后弹力层发生破裂,角膜实质可突然发生水肿、混浊,称为急性圆锥角膜,此时视力可急剧下降。其后角膜水肿吸收,但角膜顶端残留不规则线状瘢痕和混浊,不规则散光加重,视力严重下降。

明显的圆锥角膜易于确诊。早期圆锥角膜的诊断较困难。目前,除裂隙灯检查外最有效的早期诊断方法为角膜地形图检查,此外,还有 Placido 盘、角膜曲率计、角膜测厚仪和视网膜检影等。

轻症患者可根据验光结果配戴框架眼镜或硬性角膜接触镜矫正视力。视力不能矫正，或圆锥角膜发展较快者，应行角膜移植术。近年开展的紫外线核黄素交联治疗也取得了较好的疗效，但远期结果尚需进一步观察。

二、大角膜

大角膜（megalocornea）是一种角膜直径较正常大而眼压、眼底和视功能在正常范围的先天性发育异常。其可能与视杯发育过程中视杯增大受阻、视杯两前嵴闭合障碍，使视杯前部的空间增大，需要较大的角膜来填充有关，也可能与全身的胶原合成异常有关。该病为 X 染色体连锁隐性遗传，基因位点已被证实位于 Xq21.3-q22。

本病以男性多见，多为双侧性，无进展。角膜横径>13mm，垂直径>12mm，眼前段不呈比例扩大。大角膜透明，角膜缘界限清晰。少数患者可合并眼部其他异常，如虹膜及瞳孔异常，或全身先天性异常，如马方综合征。诊断大角膜时应与先天性青光眼鉴别，后者角膜大而混浊，角膜缘扩张而界限不清，伴眼压升高等。

三、小角膜

小角膜（microcornea）是一种角膜直径小于正常，同时常伴有其他眼部异常的先天性发育异常。发生小角膜的原因不明，可能与婴儿期生长停滞有关。另外，也可能与视杯前嵴的过度发育及由此使角膜发育的空间减少有关。本病为常染色体显性或隐性遗传，无性别差异。

本病单眼或双眼发病，角膜直径<10mm，角膜扁平，曲率半径增大，眼前段不呈比例缩小，常伴有虹膜缺损、脉络膜缺损、先天性白内障等眼部先天异常。此外，小角膜常伴浅前房，易发生闭角型青光眼。

第四节　巩膜色调先天异常

一、蓝色巩膜

蓝色巩膜（blue sclera）是先天发育异常，比较罕见。3 岁以上患者如巩膜表现为亮蓝色或蓝灰色，即为蓝色巩膜。此病为巩膜先天异常，其厚度因未发育成熟而较正常者薄，巩膜透明度增加，透见葡萄膜色调。本病通常为双眼发病，对眼的功能无重大损害，由于巩膜菲薄，有时轻伤也可导致巩膜破裂。本病常伴有其他全身先天异常，如并发骨异常、神经性耳聋的 Van der Hoeve 综合征，并发皮肤弹力纤维过度增生变薄、关节松弛，容易脱臼和皮肤血管特殊脆性的埃勒斯-当洛综合征，并发晶状体脱位、细长指的马方综合征等。目前研究证实，伴有蓝色巩膜的综合征与基因突变和蛋白质表达异常有关，17 号染色体上 COL1A1 的"功能型 null"同位基因或者 7 号染色体上 COL1A2 是导致 Ⅰ 型胶原减少的主要原因。

二、巩膜色素斑

巩膜色素斑（pigmentary patches of sclera）是巩膜前部表面出现的紫灰色或蓝灰色界限清楚的色素斑，推动球结膜时色素斑不随之移动。本病特别多见于睫状前静脉穿过巩膜处，有时可伴有眼内组织的黑色素沉着，偶尔前部巩膜表面有边界清楚、形似地图的片状不规则色素斑,称为巩膜黑变病(scleral melanosis)。病侧眼虹膜呈深褐色,眼底也可见色素增多。本病多数为单眼发病,仅 10% 为双眼发病,同时伴有同侧颜面,特别是眼睑皮肤范围较广的色素斑,视功能一般不受影响,临床上无特殊意义。

第五节　晶状体先天异常

晶状体先天异常包括形成异常、形态异常、透明度异常和位置异常。它可发生于胚胎晶状体泡形成至出生的不同阶段。

一、晶状体形成异常

晶状体形成异常包括先天性无晶状体、晶状体形成不全等。

1. 先天性无晶状体　胚胎早期未形成晶状体板,为原发性无晶状体,极为罕见。当晶状体形成后发生退行变性,使其结构消失,仅遗留其痕迹者为继发性无晶状体,多见于小眼球和发育不良的眼球。

2. 晶状体形成不全　是晶状体泡与表面外胚叶分离延迟,致使晶状体发育障碍的一种情况。常伴有角膜混浊、角膜后圆锥及晶状体前圆锥畸形。晶状体纤维发育异常时可发生双核或无核晶状体,以及晶状体纤维排列紊乱而出现异常裂隙。

本病根据裂隙灯下晶状体的形态可做出诊断,无特殊治疗。

二、晶状体形态异常

1. 球形晶状体(spherophakia)　又名小晶状体(microphakia)。其多为双侧发病。晶状体呈球形,直径较小,前后径较长。充分散大的瞳孔后晶状体赤道和悬韧带完全暴露。由于晶状体悬韧带松弛,晶状体前移,容易导致瞳孔阻滞而发生闭角型青光眼。滴用缩瞳剂后可使睫状肌收缩,晶状体悬韧带更松弛,晶状体前移而加重瞳孔阻滞。

球形晶状体屈光力增大,可致高度近视。常发生晶状体不全脱位,甚至全脱位。由于晶状体悬韧带延长,牵拉力减弱,因而无调节功能。应用睫状体麻痹剂使晶状体悬韧带拉紧,晶状体后移,可解除瞳孔阻滞。合并晶状体脱位、白内障者可手术治疗,有弱视者积极治疗弱视。

2. 圆锥形晶状体(lenticonus)　晶状体前极或后极呈圆锥样隆起,为少见的晶状体先天异常,投照光透照检查可以发现圆锥样隆起部分内皮质增厚,并伴有不同类型和程度的混浊,由于混浊和严重的屈光不正并存,视力相当差。

3. 晶状体缺损(coloboma of lens)　为单眼发病,也可为双眼发病。表现为晶状体下方偏内赤道部有切迹样缺损,形状大小不等。多与葡萄膜缺损同时存在。缺损处晶状体悬韧带减少或缺如。晶状体各方向屈光力不等,呈近视散光。无特殊治疗。

4. 晶状体脐状凹陷(umblication of lens)　极为少见。表现为晶状体前或后表面有一脐形的小凹陷。

三、先天性晶状体异位或脱位

正常情况下,晶状体由悬韧带悬挂于瞳孔区正后方,其轴与视轴几乎一致。若出生后即有晶状体位置异常,称为晶状体异位(ectopia lentis)。若在出生后因先天或后天因素造成晶状体位置异常称为晶状体脱位(dislocation of lens)。但在先天性晶状体位置异常的情况下,有时很难确定晶状体位置发生改变的时间,因此晶状体异位和脱位并无严格的分界,两个术语常通用。

先天性晶状体异位或脱位,可作为单独发生的先天异常;或与瞳孔异位和其他眼部异常伴发;或与中胚叶尤其是骨发育异常的全身综合征并发。主要表现如下:

1. 晶状体不全脱位　也称半脱位。其症状取决于晶状体移位的程度。由于一个方向的悬韧带松弛或缺如,晶状体被牵拉向相反方向移位。轻者散瞳后才能发现,重者在瞳孔区可看到晶状体赤道。检查可见前房加深,重者玻璃体疝可脱入前房,虹膜缺乏支持而出现虹膜震颤,患者可有单眼复视。

2. 晶状体全脱位　移位的晶状体完全离开瞳孔区,可脱位到前房或玻璃体腔内。如脱入前房,则阻塞房水通路,继发青光眼,检查可见脱位的晶状体多沉在前房下方,呈油滴状。如脱入玻璃体腔则瞳孔区无晶状体,视力差,表现为严重的屈光不正,前房变深,虹膜震颤,检眼镜下早期可在下方玻璃体腔见到可活动的透明晶状体,后期晶状体变混浊,并与视网膜粘连而固定。可继发葡萄膜炎、青光眼、视网膜脱离。

其常见于马方综合征和同型胱氨酸尿症等患者。

【治疗】

1. 保守治疗　对于没有并发症的晶状体不全脱位,可以用凸透镜或角膜接触镜矫正,能恢复一定的视力。

2. 手术治疗　脱位的晶状体发生溶解、混浊者,引起严重并发症者,以及脱位于前房和瞳孔嵌顿的晶状体,均需及时手术治疗。

第六节　玻璃体先天异常

一、永存玻璃体动脉

永存玻璃体动脉(persistent hyaloid artery)是眼内最多见的血管异常。在胚胎发育过程中,血管性中胚叶组织出现在晶体板和视泡之间,自视盘表面经玻璃体到晶状体后形成玻璃体动脉,其属于眼胚胎时期的暂时性血管系统,通常在胚胎60mm时(约11周)开始萎缩,在视网膜动脉形成过程中继续吸收,在胚胎8个月左右退化完全,卷缩于玻璃体管中。如因为某些原因造成该动脉萎缩不完全,玻璃体内有条索组织残存,则形成永存玻璃体动脉。根据其残存程度,可有以下几种表现:

1. 完全性永存玻璃体动脉,即玻璃体动脉从视盘到晶状体全部残留,见于早产儿。检眼镜检查可见细线状或灰白色条索状物,自视盘表面直达晶状体后极部,血管多数已闭塞,少数还有血液流通,甚至出现血管搏动。完全性永存玻璃体动脉可引起晶状体混浊或脱位,其也有条索中断而残留一端在视盘前,另一端在晶状体后面。

2. 玻璃体动脉后段永存于视盘上。残存端位于视网膜中央动脉走出视盘处,视盘前有一灰白色半透明的条索状物残留,也可呈结节状、线条状、树枝状、蔓状、膜状,伸向玻璃体,并可随眼球转动而飘动。玻璃体后脱离时,其可随脱离的玻璃体从视盘表面分离而漂浮在玻璃体中,也可仍附着在原处。

3. 玻璃体动脉止端永存,附着于晶状体后面。裂隙灯显微镜检查见晶状体后囊有一小环,常位于晶状体后极鼻侧偏下,为原始玻璃体动脉附着点。这种血管残端呈螺旋状,在玻璃体内浮动。

患者多无症状,也可感到眼前有条索状黑影飘动,不影响视力,无须治疗。

二、永存原始玻璃体增生症

永存原始玻璃体增生症(persistent hyperplasia of primary vitreous,PHPV)又称持续性胚胎血管症(persistent fetal vasculature,PFV),其原因为胚胎发育时期的原始玻璃体及玻璃体血管没有消失,继续增生,形成视盘部位明显的纤维胶质增殖以及原始玻璃体增生,增殖的纤维膜可牵拉视网膜导致视网膜脱离。

本病临床少见,多单眼发病,视力低下。有前部 PHPV 和后部 PHPV,也有两种表现同时存在的混合型 PHPV。

前部 PHPV 主要是前部原始玻璃体残留,出生即表现为白瞳征,小眼球,前房浅,晶状体小,白内障,晶状体后面有灰白色的血管化的纤维膜,纤维斑块与睫状突相连,将睫状突拉长且牵向瞳孔区,散瞳后可窥见平时看不到的围绕小晶状体的睫状突,为本病的特征性表现。一旦晶状体后囊膜破裂,可继发青光眼。

后部 PHPV 可单独存在,也可与前部 PHPV 同时存在。常伴发其他眼后段发育异常。临床表现为小眼球,前房正常,晶状体透明,没有晶状体后方的纤维增殖膜,玻璃体腔内花梗样组织从视盘出发,沿着视网膜皱襞向前延伸,视网膜皱襞被拉向颞下周边,花梗样组织呈扇面样向前部玻璃体展开,可出现牵拉性视网膜脱离。

永存原始玻璃体增生症宜在出生后 4~6 周做玻璃体切割术,部分患者术后可以保留部分视功能。

三、先天性玻璃体囊肿

先天性玻璃体囊肿(congenital cyst of the vitreum)临床少见,性质不明,发病多在原始玻璃体发育早期,常合并永存玻璃体动脉。临床多单眼发病,性别不限。先天性玻璃体囊肿常为圆形,大小不等,为 1/5~4/5PD,囊壁透明或半透明,囊内液澄清,直接检眼镜下透过囊肿可见其后眼底并有囊肿投影。囊肿可在玻璃体内漂浮或相对稳定。

本病一般不影响视力,部分患者有阳性暗点主诉。有的视网膜色素变性、病理性近视、眼外伤、眼内炎症患者可能出现病理性玻璃体囊肿,可以根据病史及眼底相关改变与本病相鉴别。

第七节　葡萄膜先天异常

一、先天性无虹膜

先天性无虹膜(congenital aniridia)是一种少见的眼部先天异常,多为双眼受累,常伴有角膜、前房、晶状体、视网膜和视神经异常,属常染色体显性遗传。虹膜完全缺失,可直接看到晶状体赤道边缘、悬韧带及睫状突。先天性无虹膜可有畏光及各种眼部异常引起的视力低下,较多患者因进行性角膜、晶状体混浊或青光眼而失明。为减轻畏光不适,可戴有色眼镜或角膜接触镜。

二、虹膜缺损

虹膜缺损(coloboma of the iris)分为典型性缺损和单纯性缺损两种。典型性虹膜缺损是位于下方的完全性虹膜缺损,形成梨形瞳孔,尖端向下,与手术切除者的不同点在于其缺损边缘为色素上皮所覆盖,常伴有其他眼部先天畸形,如睫状体或脉络膜缺损等。单纯性虹膜缺损为不合并其他葡萄膜异常的虹膜缺损,表现为瞳孔缘切迹、虹膜孔洞、虹膜周边缺损、虹膜基质和色素上皮缺损等,多不影响视力。

三、脉络膜缺损

脉络膜缺损(coloboma of the choroid)实际上是脉络膜及视网膜色素上皮层的缺损,常为眼球先天性组织缺损的一部分,临床相对比较常见。临床上分为典型缺损和非典型缺损两种。典型的脉络膜缺损多双眼发生,位于视盘鼻下方,也可包括视盘在内,缺损的范围及形态差异较大,可为直立的钝角三角形、盾形或椭圆形。缺损区周边的边缘在眼底及周边部的,需用三面镜或双目间接检眼镜借助巩膜压迫器检查,才可看到弧形边界。缺损区因缺乏脉络膜及视网膜色素上皮层,通过菲薄的视网膜神经上皮层可透见白色巩膜,边缘多整齐,有色素沉着,缺损区内仍有视网膜血管分布,大多走行正常,也有中断或环绕于缺损边缘者。缺损区眼球壁常有一定程度的凹陷并向外扩张,显著者呈囊肿样,为巩膜薄变所致。视野检查可见与缺损区对应的视野缺损。非典型缺损者较少见,多为单眼发病,可位于眼底任何部位,以黄斑区缺损最多见,中心视力丧失,其他与典型者相似。脉络膜缺损常伴有小眼球、小角膜、虹膜异常、视神经异常、晶状体缺如及黄斑部发育异常等。

本病无特殊治疗,并发视网膜脱离时可行手术治疗。

四、永存瞳孔膜

永存瞳孔膜(persistent pupillary membrane)又称先天性虹膜残膜,为胚胎时期晶状体表面的血管膜退化吸收不全导致不同程度的瞳孔膜状残留。退化停止得越早,残留膜的程度就越重。严重的可以全部或者大部分遮盖瞳孔,轻者仅有不同程度的残膜存在,临床以不完全性永存瞳孔膜多见,其形状有丝状和膜状两种,附着点位于虹膜者一端始于一侧的虹膜卷缩轮,跨越瞳孔附着在对侧虹膜卷缩轮或附着在晶状体前囊,富于伸缩性。也有完全附着在晶状体前表面者,会呈现星状色素团样改变。通常永存瞳孔膜不影响视力和瞳孔活动,不需要治疗。对于影响视力的较厚的永存瞳孔膜,可行手术或激光治疗。

第八节　视网膜先天异常

一、先天性视网膜血管异常

先天性视网膜血管异常可表现为视网膜血管的形态和分布异常,包括先天性视盘前血管襻、先天性视盘上膜、视网膜动脉三叉分支及静脉三叉汇流、睫状视网膜血管、黄斑异常血管、视网膜巨大血管等,一般不影响视力,故无特殊治疗。

二、视网膜有髓鞘神经纤维

正常情况下,视神经纤维的髓鞘生长至巩膜筛板之后并止于此处,视网膜内的视神经纤维不带有髓鞘,质地透明。如果在出生后1个月或几个月内越过筛板继续生长,就会形成视网膜有髓鞘神经纤维。本病大多数病例为非遗传性,少数表现为常染色体隐性遗传,显性遗传者更少见。

本病 80% 为单眼发病。检眼镜下表现为白色不透明、有丝样光泽、表面和边缘因显示神经纤维纹理而呈现鹅羽状,浓厚处可遮蔽视网膜血管。有髓鞘神经纤维部位、大小和疏密度变异较大,大多分布在视盘上、下边缘,沿神经纤维行走方向伸展,也可遮盖整个视盘及其周围血管,或远离视盘,位于视网膜上、下血管弓附近,呈现孤立的小片白色羽毛状斑。有髓鞘神经纤维分布的区域,因光线不能透过以刺激感光细胞,因此有相应的视野缺损。有髓鞘神经纤维很少发生于黄斑部。中心视力一般不受影响。

视网膜有髓鞘神经纤维形成后即行静止,终生不变。但在发生脱髓鞘疾病(如多发性硬化等)时,髓鞘斑有可能消失。

三、先天性视网膜皱襞

先天性视网膜皱襞(congenital retinal fold)是一种少见的先天性视网膜发育异常。先天性视网膜皱襞由视网膜内层异常增殖所致,病因尚无定论,可能与视杯、视网膜发育不良,初发玻璃体和发育中的视网膜发生局限性粘连有关。本病有遗传倾向,以男性多见,可能为性连锁隐性遗传。

本病临床有轻重两种类型,轻型者比较多见,重型者也称镰状视网膜皱襞。

1. 增殖性皱襞　典型的先天性视网膜皱襞常起于视盘,向颞侧水平方向扩展,直达锯齿缘部或晶状体赤道。单纯的增殖性皱襞与玻璃体或玻璃体血管系统无牵连。增殖性皱襞常累及部分或整个视网膜神经层。

2. 镰状视网膜皱襞　又名先天性视网膜镰状脱离或视网膜隔。皱襞可位于视网膜任何部位,但多见于颞侧和颞下方,可为单侧或双侧发生,双侧者常为对称性。皱襞为视网膜内层卷起的束状物,从视盘向锯齿缘和睫状体延伸。偶尔皱襞仅达黄斑附近而中止,称不完全型。沿着皱襞有平行走行的视网膜中央动脉分支或伴有残存的玻璃体动脉,皱襞上或其附近有色素沉着,还可同时有广泛的帐篷样视网膜脱离。

患者自幼视力不佳,可单眼或双眼发病,常有斜视和眼球震颤。部分病例可伴有其他眼部异常,如小角膜、小睑裂、永存瞳孔膜、白内障、黄斑异位和视网膜脉络膜缺损等。

四、先天性视网膜劈裂

先天性视网膜劈裂(congenital retinoschisis)又称性连锁性青少年性视网膜劈裂症,发生于男性,双眼受累,为性连锁隐性遗传。表现为视网膜神经上皮层内的层间分离,伴有黄斑劈裂,呈轮辐状、放射状排列的囊样黄斑变性,如合并外层裂孔可引起视网膜脱离。本病先天发病,视力不良,一般不进展或进展缓慢。

五、先天性黑矇

先天性黑矇是一种先天性视网膜营养不良性退变。受累婴儿重度视力不良,甚至无光感,可表现为眼球游动性转动或震颤,但瞳孔反射可能正常。患儿常有不停地用手指戳自己眼眶的指眼体征。眼底改变不一,有的可正常,有的视盘苍白,视网膜血管细窄,视网膜周边部椒盐状色素改变,脉络膜血管暴露,有时还可发现黄斑色素沉着。有些病例早期眼底正常,以后逐渐出现改变;视网膜电图波幅低平或有少许反应。有的病例可合并锥形或球形角膜和白内障。本病多数表现为常染色体隐性遗传,也有少数为显性遗传。

六、先天性黄斑异常

先天性黄斑异常主要有黄斑缺损和黄斑异位两种。

黄斑缺损不多见,可能与发育阻滞有关,也有的与胚胎期感染相关。大多数为单眼发病,少数为双眼发病,自幼视力高度不良,眼底形态多样,根据巩膜暴露程度和色素多少分为色素型、无色素型、黄斑缺损合并血管畸形 3 种类型。

黄斑明显脱离正常位置时为黄斑异位,原因可能与遗传、发育异常或胚胎期脉络膜视网膜炎症有关。黄斑异位程度差异较大,双眼单视功能消失,仍用中心注视者视力可以正常,旁中心注视者视力不良,且不能矫正。

第九节 视神经先天异常

一、视神经不发育和发育不全

视神经不发育和发育不全病因不明,多数可能与妊娠早期服用药物(如苯妥英钠、奎宁等)或感染性疾病(如巨细胞病毒、梅毒、风疹等)有关,少数与遗传相关。

视神经不发育很罕见,多单眼受累,偶为双眼。患眼无视力,检眼镜下看不到视盘和视网膜血管,瞳孔无直接对光反射。常常伴有小眼球、独眼畸形、白内障及眼底视网膜脉络膜缺损等先天异常,也可能伴发无脑畸形、脑积水等中枢神经系统发育不良。

视神经发育不全多为单侧发病,亦可双侧发病。双侧者常与遗传相关。患眼视力有不同程度的损害。检眼镜下可见视盘小,仅为正常的 1/3~1/2,色泽正常或变淡,生理凹陷不见或极小,视盘周围有灰黄色、完全或不完全狭窄的外晕包绕,轮晕鼻侧或颞侧又有一黄色弧,形成双环征。视网膜中央血管系统大多正常,黄斑中心凹光反射消失或减弱。患眼视野有局限性缺损,并可伴有周边视野向心性缩小等异常。患者还可有小眼球、眼球震颤、虹膜脉络膜缺损等眼部发育异常和内分泌及中枢神经系统发育异常。

二、视盘缺损

视盘缺损(optic disc coloboma)是由胚裂闭合异常而导致的视盘完全或部分缺损,常伴有虹膜和脉络膜缺损及其他先天性眼部异常。发病无性别差异,常有家族聚集性,可能与常染色体显性遗传和胚胎发育期的环境因素(营养、感染、中毒等)有关。多数患眼视力较差,也有患者视力较好甚至接近正常,这主要取决于乳头黄斑束的完整性。检眼镜下可见视盘扩大,可为正常视盘的数倍,边界清晰,表面有白色反光,呈碗状凹陷。凹陷最深处常位于下方或稍偏向鼻侧,血管仅在缺损边缘处穿出,呈钩状弯曲。视盘缺损可能进一步向下延伸,累及相邻的脉络膜和视网膜,发生视网膜脱离。视野检查可见生理盲点扩大。

三、视盘小凹

视盘小凹(optic pit)为神经外胚层的发育缺陷所致。其具体发病机制尚不清楚。本病多单眼发病,视力正常,合并黄斑部视网膜脱离时则视力下降。检眼镜下可见视盘小凹呈圆形或多角形,宽 0.1~0.4PD,深度可达 1~5PD,多位于视盘颞侧或颞下方,小凹表面常被灰白纤维胶质膜覆盖。小凹可与黄斑部视网膜下腔相通,25%~75% 发生黄斑部浆液性视网膜脱离,视盘小凹相关的黄斑病变通常在 30~40 岁出现症状。OCT、荧光素眼底血管造影检查可辅助诊断。未发生视网膜脱离者可随诊观察,有视网膜脱离者可激光治疗封闭视神经鞘与视网膜下腔的通道,必要时可重复治疗或联合玻璃体手术。

四、牵牛花综合征

牵牛花综合征（morning glory syndrome）发病机制不明，可能与胚裂上端闭合不全、中胚层异常有关。本病是一种较为罕见的视盘先天性发育异常，因眼底表现酷似一朵盛开的牵牛花而得名，多为单眼受累。儿童时期即有视力减退或斜视，视力多在指数到 0.02 之间，常伴有永存玻璃体动脉、房角劈裂综合征、小眼球、永存瞳孔膜等眼部先天异常。检眼镜下见视盘较大，是正常的 3~5 倍，呈漏斗状深凹陷，视盘中央致密而无明显结构，被成簇的白色绒毛样神经胶质组织覆盖，周边呈粉红色，在视盘边缘有 20~30 支粗细不等的血管呈放射状分布，动静脉分不清。视盘周围有灰白或灰黑色环状隆起的脉络膜视网膜色素变性环，环内常有色素沉着，其外周有与之呈同心圆的视网膜脉络膜萎缩区，有时黄斑可被累及，部分患者可出现视网膜脱离。FFA、OCT、眼部 B 型超声及眼眶影像学检查可辅助诊断。本病无特殊治疗，主要针对继发性视网膜脱离进行激光光凝或玻璃体视网膜手术。

五、视盘玻璃膜疣

视盘玻璃膜疣（optic disc drusen）的病理机制尚不清楚，推测可能与先天异常、轴突变性或遗传因素相关。视盘玻璃膜疣根据其位置的深浅分为埋藏性玻璃膜疣和浅表性玻璃膜疣。根据检眼镜检查的可见性其分为可见性玻璃膜疣和隐藏性玻璃膜疣。儿童患者通常为埋藏性玻璃膜疣，玻璃膜疣位于视盘深部，仅表现为视盘隆起，随年龄增长，玻璃膜疣体积增大，则可见性增加。

本病临床多为双眼发病，单纯玻璃膜疣视力损害极为少见，极少数患者可发生一过性黑矇。埋藏性玻璃膜疣检眼镜下表现为视盘饱满隆起，视杯消失，视盘周围可有出血，但不出现视神经纤维层水肿。浅表性视盘玻璃膜疣的特征是视盘上粗糙的、边缘凹凸不平的、发亮的不规则结晶样体，通常位于视盘的鼻侧。有些表现为假性视盘水肿，少数情况下视盘高度隆起。视盘玻璃膜疣可能出现的血管并发症主要包括视网膜中央动脉阻塞、视网膜中央静脉阻塞、前部缺血性视神经病变以及视网膜脉络膜新生血管，可能严重影响中心视力。

眼部 B 型超声是诊断视盘玻璃膜疣的可靠方法，表现为强回声，其周围呈现声学暗区。荧光素眼底血管造影可表现为较亮的结节状自发荧光，视盘不均匀的弥散强荧光，后期尤为明显。视野检查可能出现生理盲点扩大，向心性视野缩小和神经束性视野缺损（弧形缺损）。OCT 可以提供视盘高分辨率影像，对视盘玻璃膜疣诊断有意义，同时可用于 RNFL 损伤的早期诊断，随访 RNFL 厚度变化，追踪观察病情变化。眼眶 CT 检查可作为视盘玻璃膜疣的诊断手段。

目前尚无有效的治疗办法，患者需要定期随访观察视盘玻璃膜疣的变化，一旦出现相关并发症和视功能损害，需尽早参照这些疾病的治疗方案处理。

评述

眼的发育与机体发育是局部与整体的关系。眼的发育和调控与整个机体的发育和调控有着密不可分的联系，特别是与中枢神经系统的发育关系最为密切。由于遗传因素、环境因素或其他多因素的作用，眼部发育过程中任一环节出现错误，均可导致眼发育异常。部分先天异常可能引起患者在关键时期缺乏视觉体验，抑制视觉中枢的发育。理解和熟悉眼部先天异常及眼病胚胎期发育特点和机制，可以帮助我们更深入地认识眼科疾病，拓展临床思维。

（孙艳红　李妍）

ER-23-2

扫一扫，
测一测

复习思考题

1. 先天性睑裂狭小综合征的特点是什么?
2. 圆锥角膜的临床特点是什么?
3. 球形晶状体可能会引起哪些眼部并发症?
4. 晶状体全脱位有哪些临床表现?
5. 视盘玻璃膜疣有哪些临床表现?

第二十四章

眼 部 肿 瘤

学习目标

1. 掌握眼部肿瘤的中医病因病机、诊断及治疗。
2. 熟悉眼部各部位肿瘤的类型。
3. 了解眼部肿瘤的病理学基础及鉴别诊断。

第一节 眼 睑 肿 瘤

一、眼睑良性肿瘤

（一）色素痣

色素痣（nevus）为眼睑的先天性病变,由痣细胞构成。一般在幼年时即有色素,亦有在青春期或成人时才出现者。色素痣大多扁平,亦可稍隆起,境界清楚。色素痣在组织学上可分为以下几种:①交界痣（junctional nevus）:一般是平的,呈一致性棕色,痣细胞位于表皮和真皮交界处;②皮内痣（intradermal nevus）:一般是隆起的,有时为乳头状瘤,色素很少,如有则为棕色至黑色,痣细胞完全在真皮内;③复合痣（compound nevus）:多为棕色,由前两型成分结合在一起;④蓝痣（blue nevus）:一般为扁平,几乎出生时即有色素,呈蓝色或石板灰色;⑤先天性眼皮肤黑色素细胞增多症（congenital oculodermal melanocytosis）:又称太田痣（nevus of ota）,是围绕眼眶、眼睑和眉部皮肤的一种蓝痣。

色素痣若静止不变,无迅速增大变黑或破溃出血等恶变迹象,不必治疗,若为美容,可采用冷冻或激光治疗,或手术切除,但必须切除完整彻底,否则残存的痣细胞可因刺激而恶变。

（二）血管瘤

血管瘤（hemangioma）是一种血管组织的先天性发育异常,可分为毛细血管瘤和海绵状血管瘤两类。前者位置表浅,扁平,色泽较红,累及范围不一,可仅限于眼睑极少部分,亦可遮盖整个颜面;后者位于皮下较深层,呈紫蓝色,稍隆起,低头、咳嗽、用力或哭泣时可增大。

血管瘤可在出生时存在,或在出生后 6 个月内发生,由于其有自行退缩的倾向,故可观察至 5 岁以后治疗,若因肿瘤引起上睑不能睁开而影响视力者,则不能等待,应积极治疗,以免造成弱视。

目前治疗血管瘤的首选方法是用糖皮质激素（如长效的地塞米松 40~80mg 和速效的倍

他米松 6~12mg 混合液)注射于肿瘤内,但注射时切忌误入全身血液循环中。若治疗无效,可改用冷冻、放射或手术切除。

(三)黄色瘤

黄色瘤(xanthoma)常见于中老年人,以女性为多。其位于上下睑内侧皮肤上,双侧对称呈柔软的扁平黄色斑,稍隆起,与周围正常皮肤的境界清楚。此种病变实际上并非肿瘤,而是类脂样物质在皮肤组织中的沉积。本病可发生于遗传性血脂过高、糖尿病和其他继发性血脂过高患者,亦可见于血脂正常者。

一般无须治疗,若为美容可行手术切除。有明显增大趋势,或伴有疼痛,或瘤体较大者,宜行手术切除。

二、眼睑恶性肿瘤

(一)基底细胞癌

基底细胞癌(basal cell carcinoma)可能与眼睑皮肤较薄,暴露在外,容易受到慢性损伤有关。老年角化病等原有损害有可能成为其诱因。本病多见于中老年人,是眼睑恶性肿瘤中发病率最高的一种,其好发于下睑近内眦部。初起时呈小结节,表面可见小的毛细血管扩张,因富含色素,有时被误认为黑色素痣或黑色素瘤。但其隆起较高,质地坚硬,生长缓慢。病程稍久,其表面覆盖的痂皮脱落,中央出现溃疡,溃疡边缘隆起潜行,形似火山口,并逐渐向周围组织侵蚀,引起广泛破坏。基底细胞癌极少发生远处转移,转移发生率为 0.028% ~ 0.55%,转移的常见部位为肺、骨、淋巴结、肝、脾和肾上腺。

早期病变切除加眼睑成形术是最常用和有效的方法,手术切除边缘组织应行冷冻切片以确保无癌细胞残留。此肿瘤对放射线敏感,应早期切除后再行放疗。眼睑基底细胞癌侵犯眼内者少见,但可向眶内蔓延。如发生眼眶蔓延,应行眶内容摘除术。

(二)鳞状细胞癌

鳞状细胞癌(squamous cell carcinoma)的诱因多为炎症或瘢痕损害,如眼睑热烧伤、放射治疗灼伤之后,或见于狼疮瘢痕、眼睑疣等。本病多发生于中老年人,好发于睑缘皮肤黏膜移行处。初起像乳头状瘤,逐渐形成溃疡,边缘稍隆起,底部高低不平,质地坚硬,可发生坏死和继发感染。其不但向周围和深部侵蚀,亦可侵犯皮下组织、睑板、眼球、眼眶和颅内,而且可通过淋巴系统向远处淋巴结转移。

肿瘤范围较小者,可手术彻底切除,再修复眼睑;若波及眼眶者,应行眶内容摘除术,再行放射治疗。

(三)睑板腺癌

睑板腺癌(carcinoma of meibomian glands)系原发于睑板腺的恶性肿瘤。多见于中老年人,且以女性为多,好发于上睑。早期表现为眼睑皮下结节,质硬,与皮肤无粘连,颇似睑板腺囊肿,易造成误诊,故中年以上睑板腺囊肿切除术后应常规做病理检查。切除术后迅速复发者尤应关注。肿块继续增大可在结膜或皮下透见黄白色分叶状结节,继而形成溃疡或呈菜花样。其可向眶内侵犯,引起眼球突出。本病早期即可转移,可向局部淋巴结和内脏转移。本病手术时切除彻底,一般很少复发。

此肿瘤对放射线不敏感,应早期手术彻底切除,并行眼睑成形术。若病变广泛者,应行眶内容物及淋巴切除术。

第二节　泪器肿瘤

一、泪腺混合瘤

泪腺混合瘤(mixed tumor of lacrimal gland)又称多形性腺瘤(pleomorphic adenomas),多见于中年人,且以男性较多,一般单侧受累,发病缓慢,表现为眼眶外上方相对固定的包块,眼球受压向内下方移位。由于肿瘤生长缓慢,因此没有复视或疼痛。CT扫描可清楚显示肿瘤的大小及泪腺窝骨质变大。年龄大的患者可能为恶性混合瘤,生长较快,并有明显的骨质破坏。其预后一般良好。

本病宜早期手术,应尽可能连同包膜完整切除。确定为恶性者,应行眶内容摘除术,受累的眶骨也应切除,完整切除肿瘤有助于减少肿瘤复发或恶变。

二、泪腺囊样腺癌

泪腺囊样腺癌(adenoid cystic carcinoma)是泪腺最常见的恶性肿瘤,病因尚不明确。其好发于30~40岁的患者,以女性较为多见。以恶性上皮细胞呈实体状或条索状分布为特征,肿瘤呈梭形,灰白色实体肿块,内部可有坏死,肿瘤表面有结节,无明显包膜。病程短,有明显疼痛,复视,眼球突出,转动失灵,向内下方移位。X线平片或CT扫描可显示骨质破坏。本病预后较差。

本病宜手术清除病灶并联合放射治疗,但复发率较高。故临床检查疑为囊样腺癌者,应尽快先经眼睑切口切取肿物活检,一经病理确诊,立即作眶内容摘除术,术后需要配合外放射治疗。

第三节　结膜肿瘤

一、结膜色素痣

结膜色素痣(pigmented nervus of conjunctiva)是源于神经外胚层的先天性良性肿瘤。其多发于角膜缘附近及睑裂部的球结膜,呈不规则的圆形,大小不等,境界清楚,稍隆起于结膜面,一般为黑色,浓淡不等,有的为深黑色,有的为棕红色。痣内无血管。出生时常不明显,青春期有生长趋势,很少恶变。如痣体突然增大,表面粗糙,且有血管长入,提示有恶变可能。

本病一般不需要治疗,如影响外观,可采用手术切除,但要切除彻底,并做常规病理检查。

二、结膜血管瘤

结膜血管瘤(conjunctival angioma)多为先天性,出生时或出生后不久即出现,分为毛细血管瘤和海绵状血管瘤两型。前者为一团扩张的毛细血管,无明显界限;后者为一隆起的紫红色肿物,可为多叶,外有包膜。血管瘤有压缩性,可随结膜一起移动,常伴发眼睑、眼眶或颅内血管瘤。本病相当于中医学的"血瘤",《外科正宗·瘿瘤论》曰:"血瘤者,微紫微红,软硬间杂,皮肤隐隐,缠若红丝,擦破血流,禁之不住;治当养血凉血,抑火滋阴,安敛心神,调和血脉,芩连二母丸是也。"

西医治疗一般可行手术切除或做电凝、冷凝治疗,亦行可[90]锶放射治疗,或用糖皮质激素结膜下注射或口服治疗;中医治疗血管瘤的外用中药多为具有腐蚀性作用的药物,使用时应根据血管瘤的类型、部位、大小、深浅不同而用药。

三、结膜皮样脂肪瘤

结膜皮样脂肪瘤(dermolippoma)为先天性良性肿瘤,多位于颞上象限近外眦部的球结膜下,呈黄色、质软的光滑包块。包块可向上、向外延伸,并位于外直肌、上直肌之间。其可向前生长至角膜,向后长入眼眶,多为双侧性。类本病似于中医学的肉瘤,《外科正宗·瘿瘤论》云:"肉瘤者,软若绵,肿似馒,皮色不变,不紧不宽。"

本病一般不需要治疗,如生长扩大或影响美观,可考虑部分切除,并配合中药治疗。

由于结膜皮样脂肪瘤多为眼睑遮盖,显露不多,故一般不需切除。如影响美容,可部分切除。前部切除时要注意勿损伤外直肌,后部切除更要谨慎,因其常与眶脂肪相连,手术可引起眶内出血及眼眶紊乱等并发症,比原发病更为厉害。

四、结膜恶性黑色素瘤

结膜恶性黑色素瘤(melanoma)多发生于成人,30 岁以前罕见,常见发病年龄在 40~60 岁。在球结膜的黑色素瘤,可在 1 年左右长至豌豆大小,肿瘤隆起,分叶或结节状,有时可出现血性泪水。结膜恶性黑色素瘤常侵犯角膜缘并波及周边部角膜。根据肿瘤色素的多少,恶性黑色素瘤可呈黑色、棕色或淡红色。球表黑色素瘤早期侵及角膜,肿瘤细胞在上皮和前弹力膜之间或沿角膜神经通道蔓延,一旦突破前弹力层,基质层很快被肿瘤细胞浸润。结膜恶性黑色素瘤属恶性肿瘤,类似于中医学中的"岩"病。

首先对怀疑为恶性黑色素瘤的病灶做活组织检查,如果病灶局限则可将病灶整体切除,明确诊断。确诊者按下列原则处理:边缘干净无肿瘤细胞者,不再做补充治疗,而定期追踪随访;边缘残留可疑肿瘤细胞浸润者,在显微镜下对可疑范围做冷冻治疗,冻融 2 次。

多数结膜黑色素瘤可手术切除。推荐的方法为切除范围包括肿瘤边界 4mm 处结膜,以及肿瘤下方薄的板层巩膜瓣,手术区域的巩膜用无水乙醇处理,结膜创缘进行冷冻治疗。结膜切除范围较大时可进行结膜或羊膜移植,以防止术后粘连。

第四节 角膜肿瘤

一、角结膜皮样瘤

角结膜皮样瘤(dermoid tumor of cornea)是一种类似肿瘤的先天性异常,其来自胚胎性皮肤,肿物表面覆盖上皮,肿物内有纤维组织和脂肪组织,也可含有毛囊、毛发及皮脂腺、汗腺。病变一般侵及角膜实质浅层,偶尔可达角膜全层甚至前房内。肿物多位于颞下方球结膜及角膜缘处,为圆形淡黄色实性肿物,有时表面有纤细的毛发。肿物的角膜区前缘,可见弧形的脂质沉着带,有时肿物可位于角膜中央,仅遗留周边角膜。若角结膜皮样瘤伴有耳郭畸形、脊柱异常等,即为 Goldenhar 综合征,类似于中医学的肉瘤。

角结膜皮样瘤位于浅层或较小者,可行板层切除,或板层角膜移植术;对位于深层或较大者,宜行穿透角膜移植;位于角膜中央者要在 6 个月内手术切割,并做板层角膜移植,以防弱视。手术时如果见皮样瘤组织侵入全层角膜,则改做穿透性角膜移植。

二、原位癌

原位癌(carcinoma in site)又称鲍恩病,多发于老年人,单眼发病,病程缓慢。病变好发于角膜结膜交界处,呈灰白色半透明隆起,有血管时呈红色胶样扁平隆起,界限清楚,可局限生长。

对于原位癌的治疗,可行手术彻底切除并做部分板层角膜移植术,预后良好。

三、角膜鳞状细胞癌

角膜鳞状细胞癌(corneal squamous cell carcinoma)是一种眼表面的上皮性恶性肿瘤。病变好发于角膜缘部位,外观呈菜花状,新生血管丰富,邻近球结膜充血明显。对于角膜鳞状细胞癌的治疗,早期应彻底切除联合角膜移植术,辅以放射治疗。

第五节 葡萄膜肿瘤

一、虹膜色素痣

虹膜色素痣(iris nevus)大多位于虹膜表面呈深褐色斑,大小不一,表面平整,边界清晰。一般无生长倾向,为良性,较小的色素痣无明显临床症状,无须治疗。若色素痣突然颜色加深且增大,是恶变的征兆,应早日予以手术切除。如不能确诊,应随访观察,密切关注其大小及颜色的变化。

二、脉络膜血管瘤

脉络膜血管瘤(choroidal hemangioma)为先天性血管发育畸形所形成的错构瘤,多发于青年人。病变主要位于视盘及后极部附近,早期肿瘤部位眼底表现为淡红色的圆形或近似球形隆起,边界不清,其表面的视网膜有浆液性脱离。晚期变为灰白色,边缘陡峭,常伴有黄斑损害,视力严重减退,最后因发生广泛的视网膜脱离和青光眼而失明。超声检查和荧光素眼底血管造影有助于诊断。本病可采用激光治疗。如果脉络膜血管瘤伴有颜面血管瘤,或脑膜血管瘤及青光眼,称为斯德奇-韦伯综合征。

三、脉络膜黑色素瘤

脉络膜黑色素瘤(melanoma of the choroid)是起源于葡萄膜色素细胞和痣细胞的恶性肿瘤(图 24-1、图 24-2),多见于 50 岁以上的中老年人,常为单侧性。

临床症状常与肿瘤生长位置及大小有关。若位于眼底的周边部且体积较小,可无自觉症状。随着瘤体的增大,累及黄斑区,表现为视力减退、视物变形、视野缺损等症状。根据肿瘤生长情况,脉络膜黑色素瘤可分为局限性与弥漫性两种,以前者多见。局限性者,表现为突向玻璃体腔的球形隆起肿物,周围常有渗出性视网膜脱离;弥漫性者,肿瘤沿脉络膜水平发展,呈普遍性增厚而隆起不明显,易被漏诊或误诊,并易发生眼外和全身性转移,可转移至巩膜外、视神经、肝、肺、肾和脑等组织,预后极差。恶性黑色素瘤可因渗出物、色素及肿瘤细胞阻塞房角,或肿瘤压迫涡静脉,或肿瘤坏死所致的大出血等,引起继发性青光眼。

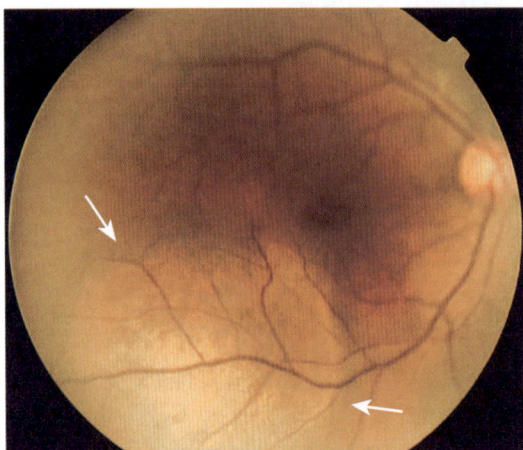

图 24-1　脉络膜黑色素瘤眼底像

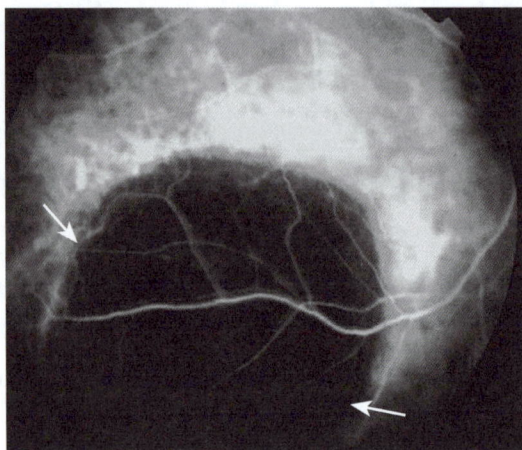

图 24-2　脉络膜黑色素瘤早期 ICGA 像：瘤体呈遮蔽荧光

　　本病宜早期诊断,应详细询问病史、家族史,进行细致的眼部及全身检查,同时还应结合巩膜透照、超声、荧光素眼底血管造影、CT 及磁共振成像等检查。

　　局限性脉络膜恶性黑色素瘤可考虑局部切除、激光光凝和放疗。后极部大范围肿瘤,宜行眼球摘除。肿瘤已穿破眼球壁者,应行眶内容摘除术。

四、脉络膜转移癌

　　脉络膜转移癌(metastatic carcinoma of choroids)为其他脏器的恶性肿瘤通过血行转移脉络膜所致。临床以乳腺癌转移最为常见,其次为肺癌,其他包括肾癌、消化道癌、甲状腺癌和肝癌等的转移。由于转移癌生长较快,可压迫睫状神经,早期就有剧烈眼痛和头痛。眼底表现为后极部视网膜下灰黄色和黄白色、结节状的扁平隆起,晚期可发生广泛视网膜脱离(图24-3~图 24-5)。

　　根据病史、原发病灶,结合 CT、磁共振成像、超声和荧光素眼底血管造影等检查有助于诊断。由于本病多为癌症晚期,脑部或其他部位可能已有多处转移,可考虑化疗或放疗。

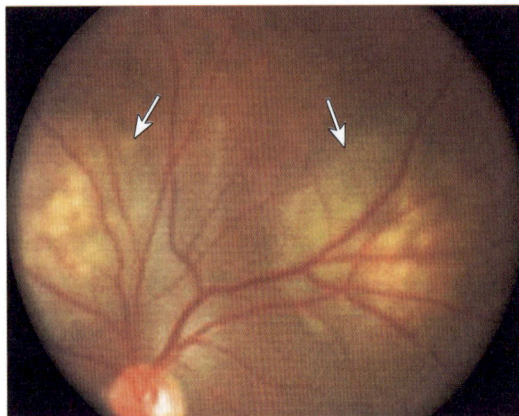

图 24-3　脉络膜转移癌眼底像：上方两处隆起转移灶

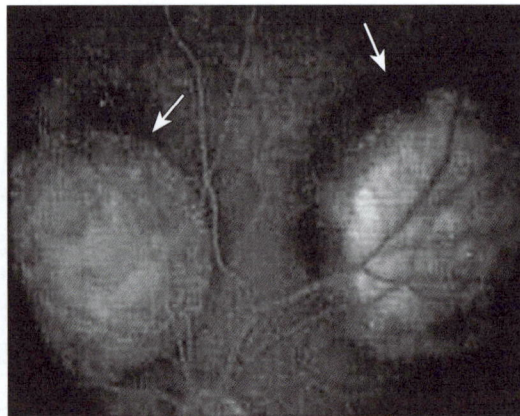

图 24-4　脉络膜转移癌眼底 FFA 像：肿瘤斑驳状荧光着染及渗漏

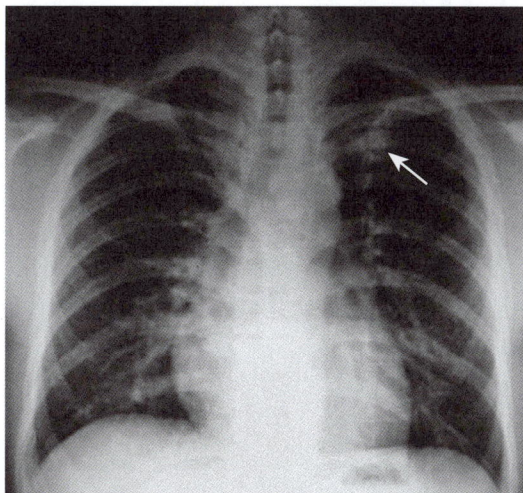

图 24-5 脉络膜转移癌肺部原发性肿瘤灶

第六节 视网膜肿瘤

一、视网膜血管瘤

视网膜血管瘤(retinal hemangioma)属于视网膜血管性组织的肿瘤或肿瘤样病变。本病可分为三类:视网膜毛细血管瘤、视网膜海绵状血管瘤、视网膜蔓状血管瘤。

视网膜毛细血管瘤(retinal capillary hemangioma)是真正意义上的血管性肿瘤,眼底可见单个或多个病灶,可以逐渐长大。早期病灶较小,检眼镜下不易发现,多无自觉症状。随着瘤体的增大,可见橘红色球形隆起的肿块,有粗大的视网膜动静脉与之相连。肿瘤可以渗出血浆,引起血管瘤附近的视网膜发生浆液性脱落,也可见到黄白色脂质渗出物,如果视网膜脱离影响到黄斑区,则可影响视力。眼底荧光造影对本病有明确的诊断意义。

视网膜血管瘤单独发生在视网膜时又称为 Von Hippel 病,若伴有中枢神经系统血管瘤则称 Von Hippel-Lindau 病。

对于视网膜血管瘤的治疗,可用激光光凝或冷凝直接凝固血管瘤,促使血管闭塞,瘤体缩小,渗出吸收。

视网膜海绵状血管瘤(retinal cavernous hemangioma)是视网膜血管先天性畸形,多为单眼发病。检眼镜下可见葡萄串状排列的血管瘤,位于视网膜内层,没有滋养血管,网膜血管组织正常,视网膜下无渗出物。眼底荧光造影对本病有明确的诊断意义。本病无继续生长倾向,无须治疗。

视网膜蔓状血管瘤(retinal racemosum hemangioma)是先天性视网膜动静脉直接吻合,使动静脉扩张、迂曲,形成血管瘤样畸形。病变范围小的患者无明显视力下降,病变范围大可不同程度影响视力。眼底荧光造影对本病有明确的诊断意义。本病无继续生长倾向,无须治疗。

二、视网膜母细胞瘤

视网膜母细胞瘤(retinoblastoma,RB)是婴幼儿时期最常见的眼内恶性肿瘤,不仅致盲而且危及生命。大多数在 3 岁以前发病,其发病率随年龄的增长迅速降低,故本病偶见于成人。本病具有遗传因素,与基因突变有一定的关系。无种族、性别或眼别的差异。

本病约40%为遗传型,由患病的父母或父母为突变基因携带者遗传,或由正常父母的生殖细胞突变所致,为常染色体显性遗传。此型发病早,多为双眼发病,视网膜上可有多个肿瘤病灶,且易发生第二恶性肿瘤。约60%的病例属非遗传型,由患者本人的视网膜母细胞发生突变(体细胞突变)所致。此型发病年龄稍大,多为单眼发病,为散发性,此型不遗传,视网膜仅有单个肿瘤病灶,不易发生第二恶性肿瘤。

根据视网膜母细胞瘤的发展过程,其可分为眼内期、青光眼期、眼外增殖期和眼外转移期四期。由于肿瘤生长部位不同等原因,部分患者不完全历经四期。

眼内期(图24-6):由于肿瘤发生于婴幼儿,还有部分患者肿瘤位于视网膜周边部,没有任何的症状和体征,早期不易发现。直至肿瘤发展到后极部或累及黄斑区则影响视力,甚至出现斜视,或因肿瘤发展较大,瞳孔区呈现黄白色反光如"猫眼"时,才引起家长注意而就医。眼底检查:视网膜上有圆形或椭圆形结节隆起的黄白色肿块,其表面可有视网膜血管扩张或出血,以后极部偏下方为多见。或伴有浆液性视网膜脱离,肿瘤可播散于玻璃体及前房中,造成玻璃体混浊,假性前房积脓,角膜后沉着物,或在虹膜表面形成灰白色肿瘤结节。

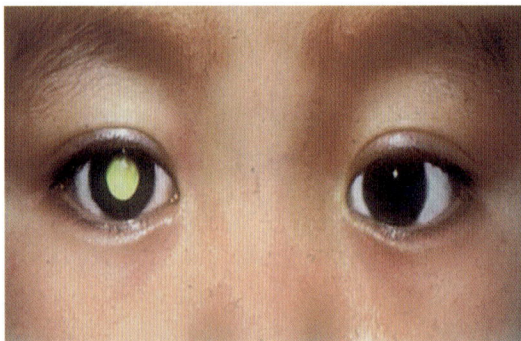

图24-6 视网膜母细胞瘤眼内期白瞳症

青光眼期:肿瘤继续生长可使眼内容物增多,而引起眼压升高,继发青光眼。出现结膜充血,角膜水肿、雾状混浊。若肿瘤持续变大,可致角膜变大,眼球膨大,形成"牛眼"或巩膜葡萄肿。

眼外增殖期:肿瘤向外发展,可向前穿破眼球壁而突出睑裂之外,或向后穿出而占据眼眶位置,致使眼球突出,运动障碍。

眼外转移期:肿瘤细胞可经视神经或眼球壁上神经血管的孔道向颅内或眶内发展,或经淋巴管的附近淋巴结、软组织转移或经血液循环向全身转移,最终导致死亡。

本病的早期诊断可通过患者的发病年龄、家族遗传史以及症状体征即可明确诊断。如果并发玻璃体积血或视网膜脱离时,需辅助检查明确诊断。超声、X线摄片、CT扫描及磁共振成像可明确诊断。眼部B型超声检查早期可发现实质性肿块回声,晚期可见肿块坏死空隙形成囊性回声。眼眶X线摄片可显示肿瘤内有钙化点阴影。CT扫描及磁共振成像检查可显示眼球内或眼眶内实质性占位性病变。

本病临床应注意与转移性眼内炎与外层渗出性视网膜病变相鉴别。转移性眼内炎见于儿童在高热急性传染病后,有玻璃体脓肿形成,瞳孔呈黄白色。后期低眼压、并发性白内障或眼球萎缩。外层渗出性视网膜病变多发于6岁以上男性儿童,病程缓慢,多为单眼发病,可见视网膜血管广泛异常扩张,有大片黄白色脂质渗出及胆固醇结晶。晚期可引起继发性青光眼、视网膜脱离、并发性白内障等。超声检查无实质性肿块回声。如CT、B型超声等不能明确诊断时,可应用针吸活检术明确诊断,但方法为有创性检查,临床很少应用。另外,基因诊断对于本病的发生原因有明确的诊断意义,但国内开展极少。

目前对视网膜母细胞瘤的治疗以手术切除肿瘤为主。若局限于视网膜的早期小肿瘤,可考虑用激光或冷冻治疗,以使肿瘤坏死萎缩;中等大小但较局限者,可用敷贴器放疗。若病变局限于眼内但超过一个象限者,以眼球摘除为首选治疗。手术操作应轻柔,以防肿瘤细胞进入血液循环,切除视神经应尽量长一些,不得短于10mm。若肿瘤扩散到巩膜或视神经,应进行眶内容摘除术,术后应联合放疗与化疗。基因治疗前景广阔,正在深入研究,还存在很多亟待解决的问题。

第七节 视神经肿瘤

一、视神经胶质瘤

视神经胶质瘤(glioma of optic nerve)起源于视神经内的神经胶质成分,属于良性或低度恶性肿瘤。良性视神经胶质瘤常见于10岁以下儿童,病情发展缓慢,愈后较好。恶性常见于中年人,进展速度相对较快,可造成失明,甚或危及生命。

视神经胶质瘤一般起自视神经孔附近,根据其发病方向,可分为眶内视神经胶质瘤和颅内视神经胶质瘤。

眶内视神经胶质瘤早期视力明显减退,晚期逐渐出现眼球突出,其特征是视力障碍在先,眼球突出在后。眼底表现为原发性视神经萎缩,极少数亦可出现视盘水肿,可见脉络膜视网膜皱褶,眼球突出方向多向正前方,严重突出者可向颞下方。另外,本病还常常伴有全身病变,如眼痛、头痛、内分泌失调等。

颅内视神经胶质瘤仅有视力减退或丧失,不发生眼球突出,常合并颅内占位性病变的表现,如头痛、呕吐等。

X线和CT扫描均可显示视神经孔或视神经管扩大。CT及MRI可显示眶内眼球后有椭圆形肿物,位于肌肉圆锥内,边界光滑清楚,密度均匀一致。

视神经胶质瘤应尽早手术切除,一般位于眶内者预后较好,位于颅内者预后较差。

二、视神经脑膜瘤

视神经脑膜瘤(meningioma of nerve)起于视神经外周的鞘膜,由硬脑膜或蛛网膜的内层细胞组成。一般为良性肿瘤,多见于中年女性,偶发于儿童,病程较长,发展缓慢。

临床表现为眼球突出,视力减退及眼球运动障碍。其特点是视力下降常发生在眼球突出之后。眼球呈进行性突出,早期向正前方突出,晚期因肿瘤增大而向颞下方突出,伴有眼球运动障碍。

X线摄片提示眼眶扩大,视神经孔扩大或骨质增生。

CT及MRI可显示眶内眼球后的圆锥形或雪茄形肿物。CT表现为高密度块影,边界锐利而不整齐,质地不均匀;MRI显示视神经普遍增粗。

视神经脑膜瘤的治疗,应尽早进行手术彻底切除。晚期肿瘤占据整个眼眶,视力丧失者,可行眶内容摘除术。

第八节 眼眶肿瘤

眼眶肿瘤多原发于眼眶,亦可由邻近组织(包括眼睑、眼球、鼻窦、鼻咽部和颅腔内等部位)的肿瘤扩展而来,或为远处的转移癌。常见的眼眶肿瘤为眶皮样囊肿、海绵状血管瘤、眶内脑膜瘤、眶横纹肌肉瘤、眼眶绿色瘤等。

一、眶皮样囊肿

眶皮样囊肿(dermoid cyst of the orbit)是胚胎期表皮外胚层植入形成的囊肿,是一种迷芽瘤。发于浅表者多见于儿童,位于眶隔以后的囊肿多见于成人。

眶皮样囊肿为先天性肿物,发展缓慢。其好发于眼眶外上缘,也可见于内上或内下眶缘。位于眶前部的囊肿,可在眶缘皮下触及圆形肿物,表面光滑,边界清楚,大小不一,压之不痛,推之可移。囊肿如压迫眼球,可引起屈光不正。若向后发展,压迫视神经,可引起视神经萎缩。位于眶深部的囊肿,常表现为渐进性眼球突出并向下移位。若偶尔囊肿破裂,可引起严重炎症反应,类似于蜂窝织炎。

CT扫描可发现占位性病变,其内密度不均,以及眶壁凹陷等改变。超声检查可显示边界清楚的占位性病变,可有液体暗区。

对于眶皮样囊肿的治疗,应手术完全切除,并将囊壁去除干净。位于骨膜下者,囊壁刮除后用碳酸腐蚀,75%乙醇中和,生理盐水冲洗,以免复发。

二、海绵状血管瘤

海绵状血管瘤(cavernous hemangioma)是眶内常见的良性肿瘤,多见于成人,且以女性为多。其多位于肌锥内或视神经的外侧,生长缓慢。

其临床表现为慢性渐进性眼球突出,突出方向多为轴性,且不受体位的影响。位于眶前部的肿瘤,局部隆起,呈紫蓝色,触诊为中等硬度、圆滑、可移动的肿物。眶深部肿瘤虽不能触及,但按压眼球有弹性阻力。位于眶尖者,可压迫视神经,引起视神经萎缩而致视力下降。晚期可出现眼球运动障碍及复视。

X线摄片可见眶容积扩大及密度增高。B型超声检查有特征性声像图:病变呈圆形或椭圆形,边界清楚圆滑,内回声多而强,且分布均匀,中等度声衰减,压之可变形。CT扫描可准确提示肿瘤所在的位置、数目、大小与邻近组织的关系。

对体积小、发展慢、视力好、眼球突出不明显的海绵状血管瘤,可进行观察;若影响视力及美容时,宜手术治疗。

三、眶内脑膜瘤

眶内脑膜瘤(intra-orbital meningioma)分原发于眶内组织的脑膜瘤和由颅内蔓延到眶内的脑膜瘤。前者多来自视神经鞘的蛛网膜,后者由蝶骨脑膜蔓延而来。本病多见于中年妇女,大多为良性病变,起病缓慢,病程较长。

其临床表现以眼球突出、视力减退和眼球运动障碍为主要特征。视神经鞘脑膜瘤早期可引起视盘水肿,影响视力,继而视神经萎缩,肿瘤可突破硬膜向眶内侵犯,而致眼球突出,眼球运动障碍。

继发于颅内脑膜瘤者,多来自蝶骨,经视神经管或眶上裂、眶骨壁向眶内蔓延。源于蝶骨鞍部的肿瘤,邻近视神经,较早引起视力减退、视盘水肿和视神经萎缩。颅内压增高时,引起福-肯综合征,即同侧视神经萎缩和对侧视盘水肿,并可损及第Ⅲ、Ⅳ、Ⅵ对脑神经及第Ⅴ对脑神经眼支诸神经(动眼神经、滑车神经、展神经及三叉神经眼支诸神经)。肿瘤蔓延至眶内,可引起眼球突出。源于蝶骨外侧骨翼的脑膜瘤常引起眶壁增生、颞窝肿块和眼球突出、眼睑和球结膜水肿,而视力减退及眼球运动障碍发生较晚。

X线摄片显示眶腔扩大,眶骨增生肥厚伴有肿瘤内异常钙化,有的见视神经孔和眶上裂扩大。B型超声可发现视神经增粗及眶内肿块。CT和MRI均可显示眶内及颅内肿块。眶内脑膜瘤的治疗,主要是手术切除,放射治疗无效,手术切除越完全,复发概率越小。

四、眶横纹肌肉瘤

眶横纹肌肉瘤(rhabdomyosarcoma of orbit)为儿童期最常见的原发性眶内恶性肿瘤,多见于 10 岁以下的儿童,平均年龄 7~8 岁,发病原因不明,一般多发于单眼,恶性程度高,发展迅速,预后不良。

肿瘤好发于眶上部,也可发生在球后或眶内任何部位。其临床表现为单眼眼球迅速突出,多向外下方移位。1~2 周内眼球突出于眼眶之外,常伴有上睑下垂,眼睑水肿,球结膜充血水肿,有时可误诊为眶蜂窝织炎。若肿瘤侵及视神经和眼外肌,则视力丧失,眼球运动障碍。晚期肿瘤可蔓及整个眼眶,累及鼻窦,甚至进入颅内。

X 线检查眶内密度增高,眼眶不扩大,晚期有骨质破坏。B 型超声探查显示眶内回声少,透声性强,在低增益条件下类似囊样病变。CT 和 MRI 检查能明确肿瘤的部位和范围。CT 表现为形状不规则、边界不清楚的高密度阴影。

对于眶横纹肌肉瘤的治疗,主要采用眶内容摘除术与放疗和化疗相结合的综合治疗。

五、眼眶绿色瘤

绿色瘤(chloroma)是由于骨髓性白血病细胞在眶内骨膜下和软组织内形成的一种局限性浸润。本病多见于 10 岁以下儿童,病程发展迅速,患儿可在数周或数月内死亡。

临床表现以眼球突出和眶部肿物为特征。肿物多位于眶上部,其次位于眶下部,眶缘可触及质地坚硬的肿块,表面不光滑,不能移动。眼睑肿胀隆起,呈淡绿色,表面血管迂曲扩张。眼球突出,多向下或向上移位。患眼常伴有明显的炎症反应、结膜充血水肿、睑裂闭合不全、角膜混浊溃疡、视盘水肿、眼球运动障碍等。全身检查可发现肝、脾和淋巴结肿大。血液和骨髓检查有助于诊断。

对绿色瘤的治疗,宜针对白血病以化疗及放疗为主。

评述

眼部肿瘤与其他眼部疾病有不同的特点:第一,眼部肿瘤不仅能导致失明,且可致命;第二,眼部与邻近组织眼眶、鼻窦和颅脑联系紧密,病变可相互影响并产生复杂的临床症状;第三,眼部组织肿瘤和全身肿瘤也可互相转移。因此,眼科影像学和病理学的检查相当重要,以防止误诊误治;手术治疗、放射治疗、化学药物治疗仍是最重要的治疗方法,依据病变的性质,可分别采取手术、放疗、化疗等相应的治疗方法,可结合中医内外治疗有效地提高治愈率。涉及其他学科的肿瘤,需多学科综合治疗。

ER-24-2

扫一扫,
测一测

●（陈向东　周　丹）

复习思考题

1. 试述眼睑血管瘤的临床表现。
2. 简述眼睑恶性肿瘤基底细胞癌与鳞状细胞癌的鉴别诊断。
3. 简述泪腺混合瘤与泪腺囊样腺癌的鉴别诊断。
4. 试述结膜皮样脂肪瘤的西医治疗。
5. 试述原位癌的概念。
6. 试述眼部肿瘤的调护。

◇◇◇ 第二十五章 ◇◇◇

全身性疾病的常见眼部表现

学习目标

1. 掌握动脉硬化的眼部表现,糖尿病常见眼病的诊断、治疗。
2. 熟悉颅脑外伤、脑血管病的眼部表现。
3. 了解常见全身眼部表现及治疗。

第一节 内 科 疾 病

一、动脉硬化

动脉硬化分为老年性动脉硬化、动脉粥样硬化、小动脉硬化等。通常眼底所见的视网膜动脉硬化为老年性动脉硬化和小动脉硬化。硬化的程度反映了脑血管和全身其他血管系统的情况。动脉硬化性视网膜病变属中医学"视瞻昏渺"范畴,其病因病机以肝肾亏损、情志失调、痰浊阻滞、阴虚阳亢为多,正虚血瘀痰阻为其基本病机,痰瘀互阻为病机关键。

眼部表现:①视网膜动脉变细、弯曲,颜色变淡,动脉光反射增宽,血管走行平直;②动静交叉处可见静脉隐蔽和静脉斜坡现象;③视网膜尤其是后极部可见渗出和出血。

【治疗】

1. 中医治疗 中医或采用辨证分型治疗,或以基本方为主加减治疗,或以经验方治疗,还可给予针灸治疗、情志疏导等。

2. 西医治疗 控制全身基础疾病加用阿托伐他汀钙等。

二、糖尿病

糖尿病(diabetes mellitus,DM)是一组由遗传和环境因素相互作用引起的以慢性高血糖为特征的临床综合征。高血糖是由胰岛素分泌或作用缺陷,或两者同时存在而引起的。除糖类外,尚有蛋白质和脂肪代谢异常。随着糖尿病病程发展,多个系统受到损害,如眼、肾、神经、心脏和血管等组织的慢性进行性病变,引起其功能缺陷及衰竭。糖尿病引起的眼部并发症有很多,如糖尿病视网膜病变、糖尿病性白内障、糖尿病视神经病变、糖尿病眼肌麻痹、虹膜红变和新生血管性青光眼等。

(一)糖尿病视网膜病变

本部分内容详见第十七章第二节相关内容。

(二)糖尿病性白内障

糖尿病性白内障(diabetic cataract,DC)是以晶状体混浊为主要特征,是糖尿病晚期的主要并发症之一,已成为糖尿病并发症中仅次于视网膜病变的第二大眼病,可分为真性糖尿病性白内障和糖尿病患者的年龄相关性白内障两种类型。

糖尿病性白内障属中医学"黄心内障"范畴,是指晶珠混浊,视力渐降,终至失明的慢性眼病,因最终在瞳神中间出现圆形银白色的翳而得名。

【病因病理】

1. 西医病因病理 血糖升高时,进入晶状体内的葡萄糖增多,此时己糖激酶作用饱和,葡萄糖转化为6-磷酸葡萄糖受阻。继而醛糖还原酶的作用被激活,将葡萄糖转化为山梨醇。后者在山梨醇脱氢酶的催化下可生成果糖,但因山梨醇脱氢酶的亲和力较低,果糖的生成量并不高。果糖特别是山梨醇不能透过晶状体囊膜,在晶状体内大量蓄积,晶状体内渗透压升高,吸收水分,使晶状体内纤维肿胀变性、破裂,晶状体内成分外漏,一次产生皮质和核的混浊。

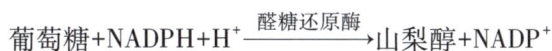

$$葡萄糖+NADPH+H^+ \xrightarrow{醛糖还原酶} 山梨醇+NADP^+$$

2. 中医病因病机 肝肾不足,精血亏损,不能滋养晶珠而混浊;或可阴血不足,虚热内生,上灼晶珠,致"晶珠混浊"。这是糖尿病性白内障发生的主要病机。

【临床表现】

1. 真性糖尿病性白内障 比较少见,常发生于30岁以前、病情严重的1型糖尿病患者。常为双眼发病,进展迅速,晶状体可能在数天、数周或数月内形成完全性白内障。典型的真性糖尿病性白内障开始时,在前、后囊下的皮质浅层区内出现无数分散的、灰白色或蓝色雪花样或点状混浊,好像"点点雪花飘荡在铅灰色的天空"。皮质深层区出现裂隙。随着病情发展,晶状体全部灰白色混浊膨胀、成熟。

2. 糖尿病患者的年龄相关性白内障 又称糖尿病合并年龄相关性白内障、假性糖尿病性白内障。本病较多见,其表现与无糖尿病的年龄相关性白内障相似,但发生较早,进展较快,容易成熟。糖尿病患者发生的年龄相关性白内障可能是由晶状体内山梨醇积聚、水化以及蛋白质的糖化增加所致。

【诊断要点】

根据糖尿病的病史、混浊的形态、白内障发生、发展情况可做出诊断。虽然目前临床上真性糖尿病性白内障很少见,但如果儿童或青少年发生了快速成熟的双侧皮质性白内障,应考虑糖尿病性白内障的可能。

【治疗】

1. 中医治疗

(1) 中医辨证论治

肝肾不足证

证候:视物昏花,视力缓降,晶珠混浊;或头昏耳鸣,少寐,健忘,腰腿酸软,口干;舌红苔少,脉细。或见耳鸣耳聋,潮热盗汗,虚烦不寐,口咽干痛,小便短黄,大便秘;舌红少津,苔薄黄,脉细弦数。

治法:补益肝肾,清热明目。

方药:杞菊地黄丸加减。肝血不滋,阴精不荣于上,少寐口干者,宜加女贞子、墨旱莲以补益肝肾;若阴亏虚火上炎,潮热虚烦,口干咽燥者,可用知柏地黄丸加地骨皮、石斛以滋阴降火。

(2) 针灸治疗:本病初、中期可行针刺治疗。主穴:太阳、攒竹、百会、四白、完骨、风池、足三里。予以泻法,每日1次,留针30分钟,30日为1个疗程。

（3）其他治疗

1）中成药：可选用杞菊地黄丸、知柏地黄丸及石斛夜光丸等。

2）内科治疗：内科方法治疗消渴病。

2. 西医治疗　在糖尿病性白内障的早期，严格控制血糖，晶状体混浊可能会部分消退。当白内障明显影响视力，妨碍工作、学习和生活时，可在血糖控制后行白内障摘除术。术后特别应注意糖尿病眼部并发症的防治。

（三）糖尿病视神经病变

糖尿病视神经病变（diabetic optic neuropathy，DON）　1型和2型糖尿病可累及中枢神经系统以及周围神经系统的运动、感觉和自主神经，视神经受累时称为糖尿病视神经病变（DON）。DON是1型和2型糖尿病较为常见的慢性并发症之一。

【临床表现】

糖尿病视神经病变的典型临床表现为视力急剧下降，伴或不伴眼痛，相对性传入性瞳孔障碍阳性，视盘水肿或正常；典型神经束性视野损伤，如巨大中心暗点、旁中心暗点和光灵敏度弥漫性降低；视觉诱发电位检查显示P2/P100潜伏期延长，振幅正常或降低；眼眶或颅脑MRI检查显示受累视神经增粗和/或强化；部分患者血和/或脑脊液中可检测到水通道蛋白4抗体或髓鞘少突胶质细胞糖蛋白抗体阳性。

【治疗】

1. 中医治疗

（1）中医辨证论治：糖尿病视神经病变属中医学"目系暴盲"范畴。本病多因热病伤阴或素体阴亏，阴精亏耗，水不济火，虚火内生，上炎目系。

阴虚火旺证

证候：视力急降，眼球后隐痛或眼球胀痛，视盘充血肿胀，边界不清，视盘周边可见出血、渗出，视网膜静脉扩张迂曲、颜色紫红；伴头晕目眩，五心烦热，颧赤唇红，口干；舌红苔少，脉细数。

治法：滋阴降火，活血祛瘀。

方药：知柏地黄丸加减。可加丹参、毛冬青以助活血化瘀。若耳鸣耳聋较重者，酌加龟甲、玄参、墨旱莲，以增强滋阴降火之力；若口渴喜冷饮者，宜加石斛、天花粉、生石膏以生津止渴。

（2）针灸治疗：主穴选太阳、攒竹、睛明、风池、球后、足三里、肝俞、肾俞、三阴交等。每次选局部穴、远端穴各2~4个，轮流使用。每日1次，留针30分钟，10日为1个疗程。

2. 西医治疗　DON是可防、可控、可避免的致盲性眼病，早期诊断、早期干预、早期有效治疗可以延缓疾病的进展，可以防治糖尿病性盲。视神经保护理念要贯穿整个糖尿病眼病的防治过程中，对于DON，首先要控制其危险因素，包括高血压、高血糖、高血脂、吸烟，还有阻塞性睡眠呼吸暂停综合征等。高血压患者要避免在夜晚口服降压药，因为夜晚的低血压往往会诱发患者出现NAION。如果视盘明显水肿，可以考虑使用糖皮质激素，糖皮质激素需结合患者的情况慎重使用。

（四）糖尿病虹膜红变和新生血管性青光眼

糖尿病虹膜新生血管的发生率也较高，原因是广泛的视网膜缺血，诱发血管内皮生长因子释放，刺激虹膜及房角产生新生血管。其表现为虹膜表面出现粗细不等、疏密不同的新生血管，或在虹膜周边部出现花环状新生血管网，使虹膜呈红色，即虹膜红变（rubeosis iridis）。由于新生血管结构异常，管壁很薄，因此易发生前房积血。一旦前房反复发生积血，则积血很难吸收。

　　此外,糖尿病与青光眼间关系比较复杂,糖尿病患者常发生原发性开角型青光眼,高血糖状态下的晶状体膨胀可导致继发性闭角型青光眼。随着新生血管不断长入前房角,使房水排出受阻,导致眼压升高,最终引起新生血管性青光眼(neovascular glaucoma)。因虹膜新生血管丛容易破裂,反复发生前房积血,故又名出血性青光眼(hemorrhagic glaucoma)。本病极顽固,患者异常疼痛,常导致失明。由糖尿病引起者常发生于有增生性视网膜病变及反复出血者。由于视网膜缺氧而产生血管形成因子,引起虹膜表面和小梁网的纤维血管膜增殖。初期它们覆盖开敞的房角,后期纤维血管膜收缩形成房角周边前粘连,均可导致顽固的眼压升高。

　　中医学对青光眼早就有深刻的认识,认为青光眼属“绿风内障”和“青风内障”范畴,是由肝气郁滞、肝肾亏虚等致气血失和所致。此外,脉络不利,玄府闭塞,神水瘀积,可加重本病进展。

【临床表现】

　　新生血管性青光眼的临床过程可分为三期。

　　1. 青光眼前期　瞳孔缘周围虹膜有毛细血管丛扩张和细小新生血管,逐渐向虹膜根部进展。前房角正常或有少量新生血管。此期眼压正常。

　　2. 开角型青光眼期　虹膜新生血管融合,前房有炎症反应。房角开放但有大量新生血管,眼压突然升高。

　　3. 闭角型青光眼期　纤维血管膜收缩,虹膜变平,瞳孔开大,瞳孔缘色素层外翻,虹膜与晶状体间距离加大,房角广泛周边前粘连或完全关闭。眼压升高。

【治疗】

　　中医治疗新生血管性青光眼可以有效控制眼压,提高视力,促使新生血管消退,是一种安全有效的治疗方式。

　　1. 中医治疗

　　(1) 中医辨证论治

　　1) 肝郁气滞证

　　证候:时有视物昏蒙,目珠微胀,轻度抱轮红赤,或瞳神稍大,眼底视盘杯盘比大于0.6,或两眼视盘杯盘比差值大于0.2;可见虹膜红变,房角镜检查可见房角新生血管;可见视野缺损,眼压偏高;或兼情志不舒,心烦口苦;舌苔黄,脉弦细。

　　治法:疏肝解郁,清热化痰。

　　方药:逍遥散合温胆汤加减。可加香附行气以解气郁;加川芎、丹参活血祛瘀以理血郁;加车前子利水明目;若头眼时有胀痛,视力渐降,可加菊花、白芷以清肝明目止痛。

　　2) 肝肾亏虚证

　　证候:患病日久,视物不清,瞳神稍大,可见虹膜红变,房角镜检查可见房角新生血管,视野缺损或呈管状,视盘苍白;可伴头晕失眠,腰膝无力,舌淡苔薄,脉细沉无力;或面白肢冷,精神倦怠,舌淡苔白,脉细沉。

　　治法:滋补肝肾,益气养血。

　　方药:加减驻景丸加减。视力渐减,视野渐窄者,加党参、白芍、川芎、当归等以益气养血;若见面白肢冷,精神倦怠,偏肾阳虚者,可用肾气丸加减。

　　(2) 针灸治疗:主穴取睛明、上睛明、风池、太阳、四白、合谷、神门、百会。配穴的选取如下:痰湿泛目证选脾俞、肺俞、三阴交、丰隆;肝郁气滞证选三阴交、丰隆、内关、太冲;肝肾亏虚证选肝俞、肾俞、太溪、三阴交。根据虚实选用补泻手法,每日1次,留针30分钟,10日为1个疗程。

（3）其他治疗

1）中成药：根据证型选用五苓散、逍遥散、六味地黄丸、益脉康分散片、川芎嗪注射液等。

2）视神经保护剂：如钙通道阻滞剂，谷氨酸拮抗剂，神经营养因子，抗氧化剂，活血化瘀中药灯盏细辛注射液等，可从不同的环节起到一定的视神经保护作用。

2. 西医治疗

（1）局部治疗：局部应用糖皮质激素和阿托品能缓解症状，但不能降眼压。眼压高时可全身或局部选用降眼压治疗。用缩瞳剂可使充血及疼痛加重。

（2）手术治疗：抗 VEGF 治疗联合全视网膜激光凝固治疗、引流阀置入术以及小梁切除术等。

由于视网膜血管病变及继发性青光眼而已失明者，为解除痛苦可摘除眼球。如尚残存有用视力，可作引流阀置入术，效果较其他引流手术好，术前应降低眼压，术中穿刺前房时动作要慢，以尽可能减少前房积血；也可试行小梁切除术。强化的冷凝治疗可使虹膜血管暂时消退。

近年来应用全视网膜激光凝固治疗新生血管性青光眼取得了一定的疗效。全视网膜光凝治疗可使视网膜萎缩，使其不至于缺氧，消除了新生血管产生的因素，并可使虹膜和房角的新生血管萎缩。此疗法适用于早期病例，在房角被纤维血管膜封闭以前，可使房角的血管消退，并能使部分粘连拉开。如同时加用药物，眼压可能被控制。

青光眼前期行全视网膜光凝术是预防虹膜红变和新生血管性青光眼最有效的治疗方法。屈光间质混浊时可做全视网膜冷凝术或房角新生血管直接光凝术。所有新生血管性青光眼病例，除做降眼压手术外，均应做全视网膜光凝或冷凝术，以解除其产生视网膜或虹膜新生血管的病因，可根据具体情况，选择在降眼压手术之前或手术后做。

（五）糖尿病眼肌麻痹

糖尿病眼肌麻痹以动眼神经损害引起的眼肌麻痹最常见，临床上往往表现为单侧上睑下垂或复视。本病预后较好，在控制血糖、给予足量维生素、中医药治疗等措施干预下，短期多可以恢复，但可反复发作。

（六）糖尿病与角结膜病变

糖尿病通过广泛的微血管病变、周围神经病变和异常代谢产物沉积导致角膜、结膜、泪腺等相关眼表组织损伤，是造成糖尿病眼表病变的病理基础。47%～64%的糖尿病患者会出现原发性糖尿病性角膜病变，糖尿病性角膜病变主要为角膜上皮病变、角膜知觉减退和角膜水肿，其中上皮病变可表现为浅层点状角膜炎、持续性上皮缺损、反复的上皮糜烂、慢性上皮炎、浅层角膜溃疡、丝状角膜炎等。通常可应用人工泪液保持眼表润滑（如果无不适，往往可以长期用），抗炎药物（非甾体、类固醇、环孢素），角膜反复糜烂的可用角膜绷带镜以促进上皮修复。

三、肾炎

肾炎通常指肾小球肾炎（glomerulonephritis），分为急性和慢性。两者均可引起眼部变化。

（一）急性肾小球肾炎

急性肾小球肾炎（acute glomerulonephritis）简称急性肾炎，多见于链球菌感染，以急性肾炎综合征为主要临床表现，男性多于女性，多发于小儿或青少年。本病起病急，以全身水肿、血尿和蛋白尿最为常见，70%~90%有程度不一的高血压症状。

ER-25-5

肾透析者视网膜水肿

【临床表现】

眼部主要表现为眼睑水肿,眼底大致正常。少数因高血压可出现小动脉痉挛及轻度视盘水肿等。这些改变可以逆转,随病情好转而自愈。

(二)慢性肾小球肾炎

慢性肾小球肾炎(chronic glomerulonephritis)简称慢性肾炎,病因不明,起病隐匿,病情迁延,临床上以蛋白尿、血尿、高血压、水肿及肾功能不全为特征。

【临床表现】

眼底常见器质性改变,表现为视盘充血,边界不清,严重者可有视盘水肿;视网膜水肿、出血,出血可呈线状、火焰状或圆形、斑点状;视网膜棉絮状渗出物;黄斑区星芒状硬性渗出,视网膜动脉因持续性高血压所致的小动脉痉挛而变细,反光增强,呈铜丝状或银丝状,动静脉交叉压迫征。若视盘水肿明显,棉絮斑增多并融合,则常为肾炎预后不良的征兆。

【治疗】

肾炎相关性眼病西医治疗可在积极治疗肾炎的基础上对症治疗相关眼部症状。中医多认为本病与脾肾不足密切相关,临床治疗多采用补肾健脾以治本,或加清热化湿中药以消肿,或加活血化瘀中药以通络。

四、亚急性感染性心内膜炎的常见眼部表现

亚急性感染性心内膜炎(subacute infectious endocarditis)是由致病力较弱的病原微生物引起的心内膜炎,主要致病菌为草绿色链球菌,其次为 C 族链球菌(包括牛链球菌和肠球菌)。致病菌常侵犯已有病变的心内膜,主要见于主动脉瓣和二尖瓣。本病发病年龄以 20~30 岁多见。临床除有心脏体征外,尚有发热、点状出血、脾大及贫血等迁延性败血症表现。

【临床表现】

视力一般变化不大,但如果出血或渗出累及黄斑或伴视网膜中央动脉阻塞,则视力有不同程度下降,甚至无光感。眼睑有小出血点,出血点中心呈灰白色。结膜下有出血。如果细菌栓子进入葡萄膜,可引起转移性眼内炎。视网膜出血和渗出多位于视盘及其邻近视网膜,出血数量和形状不一,呈小圆片或火焰状。典型的渗出物成为罗特斑,即出血斑中央的圆形或椭圆形白色渗出,在诊断上具有相当重要的意义。

心瓣膜赘生物一旦脱落形成栓子,可随血流到达视网膜中央动脉或其分支,形成视网膜中央动脉或分支阻塞。患者视力突然严重下降甚至消失。视盘颜色变淡,视网膜水肿,黄斑出现典型的樱桃色,晚期视神经萎缩,并出现视野缺损。

【治疗】

以亚急性感染性心内膜炎为病因的眼病,应祛除病因,对症治疗相关眼病。

五、血液病

(一)贫血

贫血(hemophthisis)是指人体外周血细胞容量减少,低于正常范围下限的一种常见临床症状。在海平面地区,如果成年男性 Hb<120g/L,成年女性(非妊娠)Hb<110g/L,孕妇 Hb<100g/L 则为贫血。贫血引起的眼部改变,因贫血程度不同而不同。

【病因病理】

贫血引起眼底改变与血液中血红蛋白含量降低使血液携氧量不足导致组织缺氧有关。缺氧使末梢小血管扩张,血液流动变缓,血管内皮细胞由于缺氧而发生胞质液化,内皮细胞间形成空隙,使血浆和细胞成分溢出管腔,出现视网膜渗出和出血。

ER-25-8

视神经萎缩

【临床表现】

贫血按照发病缓急的顺序,分为急性贫血和慢性贫血两类,临床表现各不相同。

1. 急性贫血 一过性黑矇或复视。视网膜颜色淡,有不同程度水肿,可见出血和渗出。视网膜血管细小。视盘颜色浅淡,轻度水肿,晚期视神经萎缩。周边视野缩小或出现中心暗点。若合并缺血性视盘病变时,则有相应的视力和视野损害。

2. 慢性贫血 视力轻度或严重下降。视盘颜色变淡,可发生视神经炎和视神经萎缩。视网膜出血、渗出和水肿,整个眼底颜色浅淡,模糊不清。视网膜动脉管径变细或不均匀,静脉扩张迂曲。视网膜出血呈火焰状、线状、梭状、点状、不规则形或视网膜前出血。视网膜渗出呈棉絮状或硬性白色斑点状,黄斑区渗出为星芒状。其他表现还有球结膜出血、眼球运动障碍、眼球震颤、瞳孔对光反射迟钝等。

(二)白血病

白血病(leukemia)是一种原发于造血器官的恶性肿瘤,主要表现为异常白细胞及其幼稚细胞失控性增生,导致外周血液中白细胞发生质和量的变化。

【病因病理】

眼部病变主要与患者血液中含有大量恶性增生的白细胞有关,恶性增生的白细胞对血管壁造成浸润与破坏,使血液中血浆及细胞成分溢出血管外,引起出血及渗出。

【临床表现】

患者视物模糊或视力减退,视野损害,可见视盘水肿,视网膜动脉大多正常,静脉扩张、充盈,部分有白鞘。眼睑皮下淤血、皮下结节,球结膜颜色变淡,球结膜下出血,房水轻度混浊,虹膜和睫状体内有白细胞浸润。视盘颜色浅淡、水肿。白血病性视网膜病变分为三期:第一期,视网膜静脉扩张、充盈;第二期,视网膜静脉扩张、充盈,伴有出血和渗出;第三期,视网膜出血呈火焰状、线条状,或深层圆点状或不规则状,严重者有视网膜前出血,视网膜渗出呈棉絮状。典型的白血病眼底出血表现为出血斑中心可见白点,称为罗特斑。眼眶肿块也是白血病常见眼部体征之一,以淋巴细胞性白血病和绿色瘤最多见。眼眶内组织因受白细胞浸润而形成局限性肿块,位于眼眶深部、浅部或颞部皮下组织,使眼球突出,活动受限,并伴有眼球疼痛等。

慢性白血病患者常出现夜盲和视野缩小症状,周边部视网膜可见微动脉瘤,少数有周边血管闭塞和新生血管。儿童易发生眼眶浸润,表现为眼球突出,运动障碍,上睑下垂,结膜充血水肿,眶缘可触及坚硬肿块,称为"绿色瘤"。绿色瘤对放射线非常敏感,可作为诊断性治疗,但易复发。眼眶出血,形成血肿,引起眼球突出和球结膜水肿,同时常伴有严重的球结膜下出血,故易与眶内单纯性白血病性肿块相区别。虹膜浸润的表现类似虹膜睫状体炎。

(三)真性红细胞增多症

真性红细胞增多症(polycythemia rubra vera)是一种慢性骨髓增殖性疾病。

【临床表现】

患者表现为阵发性视物模糊,视力突然减退或丧失,但可迅速恢复正常。眼睑呈紫红色,结膜和虹膜血管扩张充盈。轻者视网膜颜色比正常红,血管充盈迂曲,呈紫红色;重者视网膜深红或紫红色,甚至暗红色,静脉管径显著加宽,出现腊肠状或分节状改变。视盘颜色红,边缘不清晰,严重者出现视盘水肿。

【治疗】

血液病出现的眼部症状因病因不同而表现各异,其总的治疗原则为纠正血液异常状态,中西医结合治疗出现的眼部症状。

六、结节病

结节病（sarcoidosis）是侵犯多器官的肉芽肿性疾病。在眼部以葡萄膜炎为常见，包括急性前葡萄膜炎、慢性前葡萄膜炎和脉络膜视网膜炎。

【临床表现】

急性前葡萄膜炎多为双侧，突然发病，眼痛伴视力减退，可伴有发热和结节性红斑等。慢性前葡萄膜炎最为多见，自觉症状不明显，有羊脂状 KP、克普结节及布萨卡结节，大的虹膜肉芽肿性结节易被误诊为虹膜肿物。严重病例可发生继发性青光眼和并发性白内障。脉络膜视网膜炎表现为灰黄色或灰白色渗出，多为圆形，大小不等，多见于后极部，沿血管分布，常伴有视网膜静脉周围炎。此外，还可出现眼睑、泪腺、结膜结节病肉芽肿，干燥性角膜炎，玻璃体混浊，视盘水肿和视神经炎等。

【治疗】

针对结节病尚无根治性措施，治疗原则为抑制肉芽肿性炎症，延缓疾病向纤维化进展及破坏器官功能。目前一线治疗药物仍为口服糖皮质激素，可显著抑制结节病肉芽肿性炎症通路中的细胞因子，产生强大的抗炎作用。二线药物为细胞毒性药物，可能通过下调 CD4$^+$T 细胞的代谢活性达到免疫抑制的效果，常用药物包括甲氨蝶呤和硫唑嘌呤，可替代激素使用。中医学认为治疗肺结节病的原则是疏利三焦、化痰散结、益气活血。结节病出现眼部病变应在控制结节病的基础上对症治疗相关眼部疾病。

七、结核病

结核病（tuberculosis）是由结核分枝杆菌引起的一种全身多脏器的炎性病变，以肺结核最常见，也可见于其他器官。典型的病变为结核结节，并伴有不同程度干酪样坏死。

【病因病理】

结核分枝杆菌主要通过以下 3 种途径引起眼部病变：

1. 结核分枝杆菌直接感染睑结膜、泪器等组织引起原发病。

2. 结核分枝杆菌通过血行播散到眼部组织引起继发性病变。

3. 结核分枝杆菌感染使机体对结核分枝杆菌或其代谢产物产生过敏反应，再次感染结核分枝杆菌后，通过免疫机制引起发病。

【临床表现】

（一）眼表结核

1. 眼睑结核　初期表现为大小不等的圆形结节，以后逐渐坏死，形成溃疡及瘘管，经久不愈，溃疡痊愈后，常形成瘢痕引起眼睑外翻、眼睑闭合不全或暴露性角膜炎等。

2. 泪器结核　以结核性泪腺炎多见。

3. 结膜结核　常单眼发病，因患者的免疫状态不同而有多种不同表现。①结核瘤：开始表现为急性结膜炎，急性期后发展为结核灶。②结膜寻常狼疮：少见。病变处结膜一致性增厚，可见红斑，红斑中可见小溃疡。③疱疹性结膜炎或泡性角结膜炎：多见于儿童。发生原因可能与结核菌蛋白过敏有关。

4. 角膜结核　常由结膜、巩膜等邻近组织的结核病灶蔓延而来。其表现为角膜炎、结核性角膜溃疡等，为角膜对结核菌蛋白的一种过敏反应。

5. 巩膜结核　多由角膜、葡萄膜、结膜的结核性病变累及巩膜所致，也可由对结核菌蛋白过敏所引起。表现为巩膜外层炎、巩膜炎、前巩膜炎及后巩膜炎。当前巩膜炎症向角膜方向蔓延时，可形成角巩膜炎或硬化性角膜炎。

（二）眼内结核

1. 脉络膜结核　脉络膜结核结节是眼内结核病最典型表现,可相当于一个至数个视盘大小,边界清楚,多累及后极部。也可出现浆液性视网膜脱离,大多数患者眼前段正常,无玻璃体炎症状,少数患者可并发全葡萄膜炎。

2. 视网膜结核　很少有结核的原发灶,多由其他组织器官的结核循血液播散继发感染,或由邻近组织结核蔓延至视网膜而致。视网膜结核多为单眼发病,可见结核结节、黄白色渗出、出血,或伴视网膜静脉充盈、弯曲等,常伴有脉络膜结核结节。

3. 视网膜静脉周围炎　眼底表现为视网膜血管鞘等血管异常,广泛纤维血管增生伴有反复发作的静脉出血。可能与结核菌蛋白过敏有关。

【辅助检查】

目前较新的诊断模式为正电子发射计算机体层扫描(positron emission tomography,PET),或使用培养基和核酸扩增试验进行眼部采样。

【治疗】

眼部结核的治疗依赖于全身的抗结核药物治疗和糖皮质激素,与肺结核和其他肺外结核的治疗原则相似。但是由于多种药物之间潜在的相互作用、副作用以及多种耐药结核分枝杆菌的存在,故应该在咨询结核传染病专家的基础上进行治疗。中医学称肺结核为"肺痨"。抗结核西药,部分药物可引发精神症状,患者易出现恶心、纳差、便溏等胃肠道反应,影响造血系统功能,日久出现气血两虚表现,肝肾功能受损出现黄疸、小便异常临床表现。中医学认为抗结核西药味苦、辛,性微寒,归胃、肝肾经。中西医结合抗结核治疗时根据中药相须、相使原则,中药适当增加甘淡、温热药物可纠正西药偏性,以减轻化疗药物的不良反应,保证抗结核疗效。

八、流行性出血热

流行性出血热(epidemic hemorrhagic fever)是一种自然疫源性疾病,自然界许多啮齿类动物可能为本病的传染源,多在春、冬季发病,以男性青壮年多见。

【临床表现】

1. 症状　患者视力不同程度下降,眼睑有出血斑或皮下出血。

2. 体征　结膜充血为本病早期症状之一,毛细血管扩张迂曲,呈鲜红色球状或囊状,结膜下出血可发生于结膜的任何部位。此外尚有视网膜出血、水肿和血管痉挛,以及眶内出血等。

【治疗】

对于流行性出血热相关眼病患者应用利巴韦林进行治疗,可以取得显著的治疗效果。流行性出血热属于中医学瘟疫、疫疹、疫斑范畴。中医治则为清热解毒、凉血化瘀、通腑利尿。

九、败血症

败血症(septicemia)是细菌由局部病灶进入血液后,大量繁殖并产生毒素,引起全身中毒症状和病理变化的一种疾病。

【临床表现】

眼部表现为眼睑红肿、眼睑蜂窝组织炎、角膜溃疡、前房积脓、虹膜睫状体炎、化脓性葡萄膜炎、玻璃体脓肿、视神经视网膜炎、转移性眼内炎或全眼球炎,以及眼眶蜂窝组织炎,最终导致眼球萎缩。

【治疗】

西医对败血症眼病主要是进行抗感染、纠正酸中毒和低氧血症、补液及保持水、电解质平衡等治疗。中医学认为其病机主要为外感毒邪，侵及营血，主张采用清热解毒、凉血的原则治疗该病。

十、钩端螺旋体病

钩端螺旋体病(leptospirosis)是由各种不同型别的致病性钩端螺旋体引起的一种急性传染病，为人畜共患疾病，鼠和猪是主要传染源。绝大多数为双眼患病，以葡萄膜炎为主。

【临床表现】

1. 症状　视力可有不同程度减退，严重时仅有光感。

2. 体征　眼部表现为眼睑痉挛，少数患者上睑下垂。结膜充血，结膜下出血，巩膜黄染，角膜炎，葡萄膜炎，两侧瞳孔不等大。视网膜水肿、出血和渗出。可发生眼外肌麻痹和眼球运动性疼痛等症状。视野缩小或出现暗点。

【治疗】

钩端螺旋体病相关性眼病，西医治疗为绝对卧床休息，给予足够的蛋白质、高热量饮食及维生素，维持水、电解质平衡，青霉素肌内注射。从中医病因来说其总的不外湿、热所致，而治疗上应以辛凉解表、苦寒清热、解毒化湿为主。

十一、疟疾

疟疾(malaria)是人体被疟原虫感染所引起的疾病。其表现为周期性视力障碍，常发生于疟疾发热期。

【临床表现】

1. 症状　少数患者有色盲或夜盲，视野显著缩小。眼睑充血水肿，结膜苍白，发热时充血。

2. 体征　角膜病变表现为角膜缘疱疹、树枝状角膜炎、盘状角膜炎或深层角膜炎、麻痹性角膜炎和角膜溃疡。可伴发虹膜睫状体炎。眼底改变为视网膜出血和水肿，视网膜动脉痉挛，静脉扩张充盈，视网膜色素沉着和视神经炎等。外直肌运动可受限，或偶尔发生眼眶蜂窝组织炎。

【治疗】

中国在疟疾治疗药物方面的重大原创性发现在疟疾的治疗中起到了举足轻重的作用。1967 年，中国政府启动了"523 项目"，最终以屠呦呦为代表的研究团队受到传统中医药的启发，在 20 世纪 70 年代发现了治疗疟疾的全新特效药"青蒿素"。经过半个世纪的实践检验，青蒿素仍然是治疗耐药性疟疾效果最好的药物，基于青蒿素类抗疟药的联合疗法(ACTs)，也仍然是当下治疗疟疾的最有效最重要手段。应在治疗疟疾的基础上对症治疗出现的眼部症状。

十二、维生素缺乏病

(一) 维生素 A 缺乏症

维生素 A 又称视黄醇，是视黄醛、视黄酸的总称。维生素 A 是视网膜光感受器中视黄醛与视蛋白结合形成视紫红质，维持杆细胞暗光下视觉的必不可少的物质。维生素 A 还参与上皮组织新陈代谢，维持正常的角膜功能。当血液中维生素 A 浓度低于 50U/L 时，上皮的维持及视觉代谢即受到影响。其表现为皮肤干燥、毛囊角化、生长发育障碍及免疫功能低下等。

【临床表现】

眼部早期表现为暗视力减退,暗适应障碍和夜盲。儿童患者常伴发眼睑痉挛,睑缘炎,泪液减少。比奥斑是维生素 A 缺乏的眼部典型表现之一,为肥皂沫状的三角形干燥斑,位于睑裂部位角膜缘的颞侧和鼻侧球结膜表面,其基底向角巩膜缘,尖端向眦部。特征为湿润后很快又出现干燥。早期角膜失去正常光泽而呈暗淡无光状,严重者可发生角膜软化、角膜感觉减退或完全消失,如不及时治疗,极易发生角膜穿孔,形成粘连性角膜白斑,因发生继发性青光眼而导致角膜葡萄肿,最终导致失明。

【临床分期】

维生素 A 缺乏在眼部表现分为以下 3 期:

1. 第一期　夜盲期。

2. 第二期　干燥期。

3. 第三期　角膜软化期。

此外,还表现为视网膜动脉变细、静脉扩张充盈、视盘充血等。

（二）维生素 B_1 缺乏病

维生素 B_1 又名硫胺素,是硫胺素焦磷酸盐(TPP)的前体,是人体三羧酸循环中的重要辅酶,与脑细胞活性与神经冲动传导亦有一定关系。正常人每天需要量为 1.0~1.5mg,正常血浆浓度为 $21\mu g/L$。维生素 B_1 缺乏可引起一系列神经及循环系统症状,该病也称脚气病(beriberi),是由于维生素 B_1 需要量增加,而维生素 B_1 摄取不足或长期患有慢性消耗性疾病而引起。

【临床表现】

眼部表现为视力减退、弱视,以及视疲劳,可发生慢性结膜炎、弥漫性浅层点状角膜炎、视网膜静脉扩张充盈。如发生轴性球后视神经炎,则视力急剧下降,瞳孔不同程度扩大,对光反应迟钝。视野改变为生理盲点扩大或出现旁中心暗点或哑铃状暗点,周边视野缩小或缺损。

（三）维生素 B_2 缺乏病

维生素 B_2 即核黄素,正常人每天需要量为 1.2~1.7mg。该病又称核黄素缺乏病,主要是由饮食中缺乏核黄素所致。

【临床表现】

1. 症状　眼部表现为畏光,视物模糊,视疲劳,视力不同程度减退。眼睑瘙痒,泪液分泌增生,流泪明显。

2. 体征　结膜充血,角膜缘有新生血管,伴虹膜炎和白内障。视网膜出现灰色或棕色斑点,黄斑水肿,并伴球后视神经炎及周边视野缩小。

（四）维生素 B_{12} 缺乏病

维生素 B_{12} 每天需 $2\mu g$,血浆浓度为 $350\mu g/L$。缺乏时可致神经系统异常,中枢神经系统受累可产生神情淡漠、幻听、幻视、昏睡;周围神经系统受累可产生脱髓鞘病变,皮肤感觉异常或肢体运动异常;视神经受累可产生视神经萎缩、弱视、中心暗点。

（五）维生素 PP 缺乏

维生素 PP 即烟酸和烟酰胺的总称,正常成人每天需要量为 13~19mg,缺乏时眼部可出现视网膜或视神经炎症。

（六）维生素 C 缺乏症

维生素 C 即抗坏血酸,正常成人每天需要量为 75mg 左右。该病又称坏血病,主要是由饮食中缺乏维生素 C 所致。轻者视力变化不明显。

【临床表现】

表现为眼睑水肿、出血斑或血肿形成,结膜下出血和慢性结膜炎。角膜病变表现为角膜弥漫性混浊或溃疡,树枝状角膜炎,盘状角膜炎或硬化性角膜炎。可发生虹膜睫状体炎、晶状体混浊、玻璃体积血或视网膜出血。眼球突出多发生于小儿,可伴发眶内和眶骨骨膜下出血。

（七）维生素 D 缺乏症

当维生素 D 不足时引起钙磷代谢紊乱,生长发育的婴幼儿会患佝偻病,成人会患软骨软化病。常表现为屈光不正,眼睑痉挛和慢性结膜炎。白内障是维生素 D 缺乏症比较常见的并发症之一,是甲状旁腺功能不足和手足搐搦时出现的一种病变,所以也称手足搐搦性白内障（低血钙性白内障）。

【临床表现】

初期在晶状体皮质的浅层出现白色点状或条状混浊,多呈放射状排列,有时在晶状体囊膜下见到彩色的点状结晶。偶有视盘水肿及眼眶骨膜下血肿。

【治疗】

维生素缺乏病出现的眼部症状主要是补充相应的维生素,对症治疗相关眼病。中医主要是通过辨证论治的方法对维生素缺乏病出现的眼部症状进行治疗。病因病机主要为脏腑失和,气血失调,治疗原则为益气养血。

第二节　外科疾病

一、颅脑外伤

颅脑损伤多由重力撞击、挤压、锐器刺穿或弹伤所致。脑创伤的原发性损害包括硬脑膜外血肿、硬脑膜下血肿、颅底骨折、颅骨骨折、视路损伤、视神经损伤等。

（一）硬脑膜外血肿

硬脑膜外血肿（epidural hematoma）以脑膜中动脉主干损伤产生的颞部血肿最常见。本病的一个重要体征为瞳孔改变,表现为外伤后几分钟,同侧眼瞳孔立即缩小,持续数分钟;然后瞳孔开大,1~2 小时后呈高度僵直性开大。此时,多可挽救患者生命。如果一侧或双侧瞳孔开大、僵直达 30 分钟以上,很少有存活者。此外,眼部还可以表现出眼球运动神经麻痹。幕上硬脑膜外血肿合并广泛脑挫裂伤时,可见视网膜前出血。

（二）硬脑膜下血肿

硬脑膜下血肿（subdural hematoma）多由外伤引起颅内小静脉破裂导致颅内压升高所致。其可分为急性、亚急性和慢性。眼部表现为同侧瞳孔开大;轻度颅脑损伤患者眼底多无变化;较严重者常出现轻度视盘水肿、视网膜水肿、静脉充盈等变化;眼球运动神经麻痹。

（三）颅底骨折

颅底骨折（basicranial fracture）表现为双侧眼睑及眼眶皮下淤血,结膜下出血。颅前窝骨折可因眶内血肿导致眼球突出或眼眶皮下气肿。

（四）颅骨骨折

颅骨骨折（fracture of skull）常波及眶顶,表现为眼睑皮下出血,球结膜下出血和眼球突出等。眼球突出、眼球运动障碍及复视是由于损伤部位水肿、出血、骨折错位等引起的眶内压增高或眶容积减小。

颅骨骨折伴有视神经管骨折。骨折片可压迫视神经引起失明。患者在受伤时常处于昏迷或衰竭状态，易忽略眼部特征，最终发生视神经萎缩。因此，对颅脑损伤者，应特别注意双侧瞳孔的改变。如发现一侧瞳孔直接对光反射消失，间接对光发射存在，则表明该侧视神经受损，应及时做 X 线或 CT 检查，发现视神经管骨折，可考虑手术。

（五）视路损伤

严重颅脑损伤时，可引起不同部位的视路损伤，如视交叉、视束损伤，产生相应的视野缺损，或伴有眼球运动神经麻痹。

（六）视神经损伤

颅脑外伤，如头颅或眶部受钝力冲击、挤压，引起骨折、出血，可直接或间接挫伤视神经，依据外力作用部位、伤害程度的不同，可引起视神经震荡、视神经鞘膜内出血、视神经钝挫伤，直至视神经断裂、撕脱，造成不同程度的视功能损害，甚至完全失明。

【治疗】

颅脑外伤后可出现不同的眼病表现，西医可根据影像学检查，或保守治疗，或手术治疗，中医多治以调和气血、通经活络之法。

二、与外伤有关的视网膜病变

（一）远达性视网膜病变

远达性视网膜病变（Purtscher's retinopathy）是由车祸、地震、房屋倒塌等对头颅胸腹部和四肢等处的急性挤压伤，引起一眼或双眼的视网膜病变，视力下降。在没有外伤的情况下，其他一些疾病凡能激活补体的，也可以引起类似的眼底改变。

【临床表现】

可有眼睑、结膜充血、水肿，或眼球突出，视力下降。视网膜静脉充盈迂曲，视网膜浅层于血管附近及视盘与黄斑间，有类圆形 1/4PD 大小的棉絮斑，呈灰白色，分散或融合；视网膜浅层火焰状或线状出血；部分见视盘水肿或玻璃体积血。眼底改变发生在前述挤压伤 1~2 天后，多在 1~2 个月内自行消退。视网膜恢复正常外观或残留色素紊乱；视功能可有不同程度的恢复，严重者可造成永久性损害。

（二）Terson 综合征

Terson 综合征是指由颅内出血引起的的眼内出血，在蛛网膜下腔出血的患者中尤为常见。目前 Terson 综合征具体发病机制不清，可能的发病机制有：颅内出血导致颅内压增高，增高的颅内压引起视网膜静脉回流受阻，引起静脉阻塞性出血；颅内出血沿视神经鞘进入眼内，引起眼内出血。病变多见于 30~50 岁，也可发生于任何年龄。少有视网膜脱离。

（三）Valsalva 视网膜病变

腹腔内压力突然升高（如咳嗽、呕吐、举重、大便用力），可使眼内静脉压上升，足以使黄斑部的毛细血管破裂，出血位于内界膜下，通常较小，偶有 1~2PD，视力仅稍有下降，预后好，出血在数月内自发消退。

（四）胸腹部挤压伤

当胸腹部受到严重压挤时，可造成间接性眼部损伤。

【临床表现】

眼眶软组织水肿，眼球轻度突出，眼睑皮下淤血、肿胀，结膜下出血，瞳孔散大。眼底改变为视盘边界不清、水肿，视网膜出血呈火焰状或圆形，沿视网膜血管有白色棉絮状渗出物，有时伴有玻璃体积血、视网膜中央静脉阻塞以及视神经萎缩等。

【治疗】

对于与外伤有关的视网膜病变西医治疗给予营养神经、消肿等治疗,出现视网膜脱离、玻璃体积血的患者,可考虑行玻璃体切除术清除玻璃体积血,使视网膜复位。中医早期予以凉血止血,后期予以活血化瘀。

三、面部疖肿及体内深部脓肿

面部疖肿(facial furuncle)多发生于眉尖及口角两侧之间的危险三角区。引起面部疖肿的细菌多为金黄色葡萄球菌,其次为溶血性链球菌。

【临床表现】

本病临床表现为溢泪,眼睑痉挛,睑缘炎和结膜炎。严重者可出现海绵窦静脉炎或海绵窦血栓。由于面部血运丰富,静脉无瓣膜,脓性栓子进入血流后,可发生静脉炎,如栓塞于眶内,可引起眶蜂窝组织炎,使眼球突出,球结膜充血水肿,眼球运动受限,并伴有全身中毒症状。也可因败血症引起转移性眼内炎。

【治疗】

面部疖肿及体内深部脓肿西医可予以抗感染治疗,必要时予以手术切开排脓。中医治疗多给予清热解毒,消肿排脓。

第三节　妇产科疾病

妊娠高血压综合征

妊娠晚期因血压增高而产生一系列眼底症状,以往称之为妊娠毒血症(toxemia of pregnancy),现在已知与血压有关,故称为妊娠高血压综合征(简称妊高征)。通常发生在妊娠最后3个月,90%的患者发生在妊娠第9个月。眼底改变发病率较高,有50%~80%的患者有眼底改变。

【临床表现】

1. 全身体征　所有患者均出现高血压、全身水肿和蛋白尿,尤以下肢水肿和眼睑水月中更常见,严重者可产生肺水肿。患者可有头痛、头晕、恶心、呕吐、心悸、气短等。惊厥期可产生抽搐、昏迷、神志不清,可发作一次或多次。一般分娩后2周至20周妊高征症状缓解。如妊娠前即有高血压者,分娩后部分患者血压仍可持续增高,少数人可产生永久性器质性血管改变。

2. 眼底症状　自觉视力模糊、闪光幻觉、视野可有暗点,或复视等。眼底改变分为三期:一期为血管痉挛期;二期为血管硬化期;三期为视网膜病变期。有的患者也可不经过血管硬化期而直接进入视网膜病变期者。

(1) 第一期:血管痉挛期。动脉管径粗细不均,管壁反光增强,进一步发展至缩窄,动静脉比例由正常的2:3或3:5变为1:2或1:3。

(2) 第二期:血管硬化期。出现网膜水肿、渗出。

(3) 第三期:视网膜病变期。视网膜水肿明显,有时有棉絮状渗出,甚至可见火焰状出血,水肿、渗出严重时可引起浆液性视网膜脱离。

最早出现的眼底改变为视网膜小动脉痉挛、管径变窄,开始为局限节段性,继而进行为均一普遍性缩窄。如血压持续增高,血管从功能性收缩进入器质性硬化,如妊娠前即有高血压者则更明显。动脉变窄,动静脉比例可达1:2甚至1:4,反光增强,甚至产生动静脉交叉压迫现象。血-视网膜屏障受损,产生视网膜水肿,尤以后极部水肿明显,视网膜毛细血管扩张,或产生局限闭塞。有棉絮状斑形成,并伴有火焰状出血。重症者尚可有黄斑区星芒状渗出。严重病例可产生浆液性视网膜脱离。脱离常为双侧性,呈球形,多位于视网膜下方,也可波及整个视网膜。这种视网膜脱离一般预后好,无须手术。分娩后血压下降,视网膜脱离可自行复位,视力恢复,可留下色素沉着和脱失。严重病例尚可产生视盘水肿。长期水肿可产生视神经萎缩,也可由于筛板区视神经血供受损而造成急性视神经缺血性病变而使视力减退。

【辅助检查】

荧光素眼底血管造影:由于脉络膜毛细血管也受损,造影时视盘周围和后极部脉络膜血管充盈延迟或充盈缺损。视网膜下和色素上皮下有点状荧光素渗漏,说明视网膜脱离继发于脉络膜血管渗漏和色素上皮受损。视网膜动脉狭窄,毛细血管代偿性扩张,或局限性闭塞,可产生血管染色和无灌注区。视网膜脱离复位后,由于色素上皮受损可产生弱荧光和透见荧光。

【治疗】

妊娠高血压综合征是危及产妇和胎儿生命安全的危险病症。处理不当会产生许多并发症。何时终止妊娠必须由眼科和产科医生及时抉择。如果孕妇经过休息、禁盐、服用镇静药和降压药之后血压下降者可继续妊娠。如果经过以上措施血压仍持续增高,视网膜和/或视盘有严重水肿、出血和渗出则应引产或剖宫产分娩。如果继续妊娠,则不仅孕妇视力严重受损,同时还可能危及母婴的生命。而且终止妊娠必须及时,如果视网膜和全身小动脉已发生器质性损害时,则可导致产后永久高血压血管病变。晚期导致心、脑、肾等发生合并症。

第四节　儿　科　疾　病

一、早产儿视网膜病变综合征

关于早产儿视网膜病变综合征(retinopathy of prematurity syndrome,ROP)的报道,最早在1942年由Terry提出,由于患眼晶状体后发现大量白色瘢痕型纤维增生,故当时称"晶状体后纤维增生症(retrolental fibroplasia)"。近年来随着病理学研究成果的出现,发现这一名称仅概括了本病的晚期表现,不能包括本病的早期改变,且经发现,本病与未熟儿与吸氧有关,故将其正式命名为早产儿视网膜病变综合征。本病是一种视网膜血管异常增生而导致视力严重丧失的病变,绝大多数发生于早产儿和低出生体重儿。其特点是影响早产儿视网膜血管发育,产生视网膜缺血和新生血管形成,以及增生性视网膜病变等。多为双眼发病,与性别无关。目前,在世界范围内,该病已成为儿童失明的主要原因,占儿童致盲原因的6%~8%。

【病因病理】

早产儿视网膜病变综合征是多因素所致眼病。早产、低出生体重、吸氧及母亲产前服用某些药物等都与发病关系密切,尤其与给氧治疗关系最为密切。除早产、低体重和吸氧外,伴随疾病也可成为本病诱因,如孕妇产程长、宫内缺氧、发绀、呼吸窘迫综合征、气胸、心室内出血、贫血、先天动脉导管未闭和心脏病等。目前最支持早产儿视网膜病变综合征发病机制的是血管内皮因子(VEGF)学说和氧自由基学说。视网膜的发育过程在胚胎发育至4个月时,由中胚层分化而来的视网膜血管出现于视盘周围,随着胚胎发育,血管向鼻侧和颞侧延伸,胚胎 8 个月时接近颞侧锯齿缘,有的在足月出生时才到达锯齿缘。故早产儿的视网膜血管尚处于未到达锯齿缘的非成熟阶段。其视网膜周边部为无血管区。早产儿胎龄越短,体重越低,发育越不成熟,此无血管空白区越大。胎儿期向周边发育的视网膜血管前端组织对氧需求特别敏感。当出生后吸入高浓度氧时,视网膜血管收缩,甚至闭塞。当停止吸氧时,血氧张力降低,随之出现视网膜缺血、缺氧,VEGF 和 VEGF 受体的表达显著增强,并使 VEGF 和 VEGF 受体的亲和力也增强,刺激新生血管形成,诱发早产儿视网膜病变综合征发生。另外,早产儿存在抗氧化系统缺陷,相对缺乏抗氧化剂,如维生素 E、抗坏血酸等,机体内过多的氧自由基会造成视网膜损伤。

【临床表现】

1. 按其病理生理过程主要分为两个阶段:①血管关闭和消失;②视网膜血管异常增生。其病变分期:Ⅰ期为视网膜有血管区与无血管区之间出现一条清楚的分界线;Ⅱ期为分界线变宽、变高形成嵴;Ⅲ期为嵴伴视网膜纤维血管增生,出现新生血管化改变;Ⅳ期分Ⅳa 期和Ⅳb 期,Ⅳa 期视网膜部分脱离,未累及黄斑,Ⅳb 期视网膜部分脱离,累及黄斑;Ⅴ期为完全性视网膜脱离。

2. 按临床进展可分以下为三期:

(1) 急性活动期:病变最早发生在视网膜周边部,尤以颞侧最常见,重症者鼻侧也受累。其特征是周边部血管突然终止,形成一条平行于锯齿缘的分界线,这条线可很短,仅位于颞上或颞下象限,有 5~6 支扩张的血管终止于此线。有时分界线很宽很长,侵犯整个视网膜,形成平行于锯齿缘呈波浪形的分界线,可有 10~15 条扩张的血管终止于这条线上。随着病情的发展分界线变宽变厚,可形成嵴。终止于该嵴的动脉和静脉扩张、迂曲。彼此间缺乏正常的毛细血管,可形成动静脉短路。嵴的顶端可有点状出血,嵴的前面和/或后面有新生血管形成,并可长入玻璃体内。荧光造影嵴很快充满荧光素,嵴后面的毛细血管扩张,嵴前面呈无灌注区,其交界处的新生血管有荧光素渗漏。

(2) 退行期:大多数婴儿随年龄增大病变自然停止进入退行期,分界线视网膜颜色由灰白色变成粉红色,周边部视网膜由混浊逐渐变透明。荧光造影可见在动静脉短路的前沿有芽状毛细血管往前伸展,逐渐发育至周边部,不留后遗症。

(3) 瘢痕期:有 20%~25% 的患儿病变继续发展,新生血管有机化膜形成,牵拉该处视网膜变性或破孔形成,也可因瘢痕形成视网膜皱襞。重症者视网膜有广泛结缔组织增生和机化膜形成致视网膜全脱离。整个玻璃体内充满白色机化组织直达晶状体后面,形成白瞳,为本病的最后阶段。

【诊断要点】

1. 病史　早产儿或低体重儿,吸氧或缺氧病史。

2. 体征　早期在视网膜有血管区和无血管区之间出现分界线,分界处有增生性病变,视网膜血管走行异常,不同时期的表现如上所述。

【鉴别诊断】

1. 外层渗出性视网膜病变　多为单眼发病,常为青少年男性。超声检查为多数点状回声波。

2. 视网膜母细胞瘤　多无早产史,超声检查两者不同,视网膜母细胞瘤出现强度高的回声波,且常有钙化。而早产儿视网膜病变则呈现一般视网膜脱离的膜样回声波。

3. 永存原始玻璃体增生症　为先天异常,多单眼发病,足月生产晶状体后原始玻璃体增生呈灰白色,但常无视网膜血管。

ER-25-7
早产儿视网膜病变 3 期+

ER-25-8
外层渗出性视网膜病变眼底

4. 家族渗出性玻璃体视网膜病变 本病易与早产儿视网膜病变急性期混淆,但无早产史,且双眼病变不如早产儿视网膜病变对称,且有家族遗传史。

5. 转移性眼内炎:常有全身感染史,眼前段可有充血,或眼痛等症状。

【治疗】

早产儿视网膜病变综合征中第Ⅰ期、第Ⅱ期病变有一部分可不治自愈,只需密切观察即可,第Ⅲ期是治疗的关键期。

1. 药物治疗 早产儿视网膜病变综合征的药物预防及早期药物干预治疗一直在不断探索中,但目前尚无有效控制早产儿视网膜病变综合征发生、发展的药物。抗氧化剂(如维生素 E 等)的应用,理论上可防止或抑制早产儿视网膜病变综合征的发生、发展,但确切疗效有待于进一步探讨。

2. 手术治疗

(1)冷凝治疗:当病变发展至阈值病变时,须行冷凝治疗。对视网膜周边无血管区进行连续冷凝治疗,可使黄斑皱襞、后极部视网膜脱离、晶状体后纤维增生等影响视力的严重后果减少约 50%。

(2)激光光凝治疗:与冷凝治疗相比,光凝治疗的优点在于其操作更准确,并发症更少,眼部炎症反应较轻。光凝能同时破坏视网膜内网状层至色素上皮层各层次的结构,对脉络膜损伤小,不损害巩膜。

(3)巩膜扣带术:对Ⅳ期早产儿视网膜病变综合征,即有部分视网膜脱离者,须行巩膜扣带术治疗。行巩膜扣带术治疗有两个目的:一是解除视网膜牵引,促进视网膜下液吸收及视网膜复位;二是可以阻止病变发展到Ⅴ期。手术方法与成人巩膜扣带术基本相同,但由于早产儿视网膜病变综合征患儿眼球较小,巩膜较薄,眼部血流易受眼压影响等特点,术中环扎带不宜太紧。另外,为了不影响患儿眼球和眼眶的发育,术后 1 年要常规取出环扎带。视网膜复位不牢者,可适当延长拆除时间。目前巩膜扣带术已很少单独应用于治疗早产儿视网膜病变综合征,多联合玻璃体切割术。

(4)玻璃体切割术:对已发展到第Ⅴ期的视网膜脱离者,应行玻璃体切割联合视网膜复位术。早产儿视网膜病变综合征发展到晚期,即使行玻璃体视网膜手术治疗,其视功能的恢复也很难达到理想的效果。对于有Ⅴ期病变的患者,因为肯定会出现严重的弱视,又存在麻醉危险性,以及可以预期的很差的预后,所以对于单眼患病的患者是否需要施行玻璃体切割术目前尚存在争议。

3. 基因治疗 是从控制早产儿视网膜病变综合征的基因水平进行调控蛋白的表达,从而干扰视网膜高氧后在缺氧时新生血管的表达,具有广阔的研究前景,尤其对预防早产儿视网膜病变综合征或治疗早期(阈值前期)早产儿视网膜病变综合征具有决定性的意义,但目前基因治疗只处于动物实验研究阶段。

二、麻疹

麻疹是由麻疹病毒感染引起的急性呼吸道传染病,临床特征为发热、流涕、咳嗽、眼结膜炎、口腔黏膜斑及全身皮肤斑丘疹。患儿不同时期感染麻疹病毒,其眼部表现不同。胎儿期:母亲妊娠的前 3 个月内感染麻疹病毒,可导致新生儿先天性白内障或色素性视网膜病变。幼儿期:感染麻疹病毒者临床表现为发热、流涕、咳嗽、眼结膜充血、麻疹黏膜斑及全身斑丘疹。

【临床表现】

麻疹分为卡他期、发疹期、恢复期三期。早期可见眼睑轻度水肿、结膜充血、流泪、畏光、点状角膜上皮病变,绝大多数患儿眼部症状可自愈且无后遗症。少数患儿因病情严重、体质虚弱、抵抗力低下而出现角膜大面积糜烂,易继发细菌感染,导致角膜溃疡、穿孔,最终形成角膜白斑,从而严重影响视力;并可继发青光眼、角膜葡萄肿,甚至出现眼内炎、眼球萎缩。少数病例也可见到急性泪囊炎、虹膜睫状体炎、脉络膜炎、脉络膜视网膜炎、眼内炎、视盘水肿、视盘炎、球后视神经炎、视神经萎缩等。视神经视网膜炎通常发生在最初的皮疹出现后1~2周,表现为视盘和黄斑弥漫性水肿伴静脉扩张、黄斑区星芒状改变,视力急剧下降,水肿消退后可有一定程度的改善。几周至几个月内,出现继发性视神经萎缩、视网膜血管变细和色素变性。由视神经炎导致的视力减退和色素变性,可在以后的许多年内逐渐加重。

【辅助检查】

1. 鼻咽部、眼分泌物或尿沉渣涂片染色　查找多核巨细胞(含核5~80个)。前驱期出疹期均可发现,出疹前2日阳性率最高,有早期诊断价值,尿沉渣镜检可发现单核细胞质内包涵体。

2. 荧光抗体染色检查　取鼻、咽、眼分泌物及尿沉淀物涂片,以荧光抗体染色,可在脱落细胞内查及麻疹病毒抗原,阳性率更高。有早期诊断价值。

3. 血清学检查　用酶联免疫吸附试验或免疫荧光技术检测患者血清抗麻疹IgM;以血凝抑制试验、中和试验、补体结合试验检测麻疹抗体IgG,急性期和恢复期血清呈4倍升高,均有诊断价值。

【治疗】

1. 呼吸道隔离患者应在家隔离、治疗至出疹后5天。有并发症患者应住院隔离治疗,隔离期延长5天。

2. 保持室内温暖及空气流通,给予易消化营养丰富的流质或半流质饮食,水分要充足。

3. 保持皮肤及眼、鼻、口、耳的清洁,用温热水洗脸,用生理盐水漱口。

4. 用抗生素(红霉素)眼膏或(氯霉素,诺氟沙星)滴眼液保护眼睛,防止继发感染。

三、风疹

风疹是由风疹病毒引起的传染病。本病与麻疹相似,症状较轻。但在妊娠的前3个月内,如母体感染风疹病毒,81%受感染的胎儿将产生一种或多种先天性异常,如先天性白内障、先天性心脏病等。风疹病毒存在于早期患者的口、鼻、眼等分泌物中,通过直接接触传播。43%感染先天性风疹病毒的儿童会有眼部表现,可累及眼部的各种组织,但临床上最为常见的是白内障和色素性视网膜病变。

【治疗】

风疹的眼部表现西药予以抗组胺药与H_2受体拮抗剂、钙剂合用,可明显提高临床治疗效果。中医治疗以养血祛风、止痒为主。中西医结合,标本兼治。

第五节　口腔科疾病

一、下颌瞬目综合征

下颌瞬目综合征又称Marcus Gunn综合征,是一种较少见的先天性上睑下垂和下颌的共同运动,由先天性三叉神经与动眼神经中枢或末梢有异常的联系所引起。本病多为单侧发病。

【临床表现】

当张口和下颌向左右活动时,睑裂发生不同的变化,上睑提起,睑裂开大甚至超过健眼;闭口时上睑又恢复下垂位置。咀嚼时,眼睑随之不停地瞬目。部分性眼肌麻痹,内斜视。

【治疗】

轻者无须治疗,重者可手术治疗。

二、牙槽脓肿

牙槽脓肿(alveolar abscess)又称根尖周脓肿,是根尖周病的一种类型。根尖周病是指发生于牙根周围组织的炎症性疾病,多继发于牙髓病。牙槽脓肿是牙髓病中根管内长期存在的感染及病源刺激物长期作用于根尖周组织而导致的炎症状态。一般为急性过程,可自行破溃排脓和消退,但若不积极治疗,或反复急性发作,可成为慢性牙槽脓肿。

【临床表现】

牙槽脓肿因细菌毒素或组织蛋白分解物经常进入血液循环,引起眼部的过敏反应而成为一些眼病的病灶,引起角膜炎症和葡萄膜炎症等。牙槽脓肿的致病菌也可沿上颌窦或上颌骨蔓延引起眼眶感染,导致眶蜂窝织炎,甚至形成眶骨膜炎及骨髓炎。拔牙后患牙自身炎症的播散,或拔牙操作过程中污染了注射器或麻药液,可继发感染导致海绵窦综合征。细菌进入血内引起菌血症,可发生虹膜睫状体炎、化脓性眼内炎或眶蜂窝织炎。

【治疗】

对原因不明的一些眼病应详细询问病史,并应常规做口腔检查,发现病灶及时根治。

三、颌面部外伤

颌面部外伤(Maxillo-facial injury)包括牙折断、牙脱臼、牙槽骨骨折、上下颌面骨折、颧骨颧弓骨折、鼻骨骨折及面部软组织损伤等。本病多为突发事故所致,常见的颌面部外伤可分为颌面软组织损伤和颌面部骨折。

【临床表现】

颌面部有许多带有细菌的腔窦,如口腔、鼻腔、鼻旁窦等,伤口如与这些腔窦相通容易感染。眼周围软组织受伤时表现为眼周青紫肿胀,睁眼困难。外伤致额窦前后壁骨折常合并筛窦、眼眶和鼻骨的损伤,即鼻额筛眶复合体骨折,表现为鼻腔上部出血,鼻根及眼眶部肿胀,出现视力障碍,瞳孔散大,直接对光反射消失,但间接对光反射存在。上颌骨骨折损伤眶底时可有眼球内陷、斜视、视力减退等内眼外伤性改变。颌面中部外伤可并发间接性视神经损伤,这是由于受伤时外力通过眼球壁或眼内组织的传导间接性引起损伤,表现为视力锐减,检查无眼球及视神经改变,晚期可形成视神经萎缩。

【治疗】

正确处理颌面伤口,不仅对改善面部畸形和美容至关重要,对眼部美容和功能更为重要。多发性骨折造成的眼球破裂需进行眼球摘除。

第六节　耳鼻喉科疾病

一、慢性扁桃体炎

慢性扁桃体炎(chronic tonsillitis)多是由于急性扁桃体炎反复发作或因腭扁桃体引流不

畅,扁桃体窝内细菌或病毒感染而演变成慢性炎症。

【临床表现】

扁桃体感染引起的免疫反应可导致眼睛发红、流泪、疲劳以及因累及眼部淋巴结造成眼睛疼痛。扁桃体内易寄生多种致病菌,慢性扁桃体炎常可作为眼病的病灶,贮留在扁桃体内的细菌或其产生的毒素不断进入血液内,引起菌血症或毒血症,从而导致葡萄膜组织过敏,引起虹膜睫状体炎、视网膜脉络膜炎或全葡萄膜炎等。若不清除病灶,治疗后也易复发。

【治疗】

在治疗伴有扁桃体炎的眼部疾病的同时,也应治疗扁桃体炎。有时急性扁桃体炎也可引起急性结膜炎或角膜溃疡。目前临床常用的治疗方法为抗感染及对症治疗,必要时手术治疗。中医以清热解毒、消肿利咽为治疗原则。

二、中耳炎及乳突炎

中耳炎(Otitis media)是累及中耳(包括咽鼓管、鼓室、鼓窦及乳突气房)全部或部分结构的炎性病变。本病尤其好发于儿童,可分为非化脓性及化脓性两大类。发生急性中耳炎时,炎症蔓延到乳突,发生乳突炎。

【临床表现】

由化脓性细菌感染引起的急性化脓性中耳炎的临床症状主要以耳痛、耳内流脓、鼓膜充血、穿孔为特点。严重者可伴有急性化脓性乳突炎,乳突腔内脓液积聚,随着压力增大,气房之间薄弱的骨性房隔被破坏,发生融合性乳突炎之后可形成脓腔,最终脓液扩散到邻近区域。病变向颅内发展可引起颞骨岩尖炎及颞叶脓肿,或引起局限性脑膜炎,从而导致患侧第Ⅲ、Ⅳ、Ⅴ对脑神经或兼有面神经损害,称格拉代尼戈综合征。三叉神经受损可引起病变侧眼部和面部疼痛,多呈刀割样、撕裂样、夜间重白天轻,可有面部感觉障碍。展神经受损可致同侧眼球内斜、复视。严重者还可能发生大脑颞叶脓肿,除有发热中毒症状外,由于颅内压增高,眼底表现为视盘水肿,视野检查为病灶对侧的双眼上象限同侧偏盲。炎症累及乙状窦、横窦或部分海绵窦血栓形成时,可表现为眼睑、球结膜水肿、眼球轻度突出和视盘水肿等,中耳炎也可因内耳受到波及而产生眼球震颤和眩晕。

【治疗】

中耳炎及乳突炎早期以抗生素治疗为主,如不能改善则需手术和静脉给药联合治疗。中医治疗以清热解毒为主,可联合针灸等治疗。

三、鼻窦炎

由于鼻窦位于眼眶的内侧,与眼眶相连,内侧仅隔有纸样薄层筛骨眶板,且经过鼻窦与眼眶之间无静脉瓣的丰富的静脉网,因此鼻窦的炎症感染很容易扩散到眼眶内部,引起眶蜂窝织炎、眶壁骨膜下脓肿、眶内脓肿。

【临床表现】

表现为眼部胀痛、结膜充血、眼球突出、眼球活动受限及视力减退。患者如就诊及时,预后可良好,但严重者可导致永久性视力丧失、海绵窦血栓或化脓性脑膜炎而危及生命。也可引起眼眶的反应性水肿,使眼睑充血水肿和眼球轻度前突等。临床上应仔细和眶蜂窝织炎鉴别,前者反应较轻,且无明显触痛;后者炎症较重,疼痛和触痛明显。鼻窦炎也可导致视神经炎或球后视神经炎,引起视力下降或完全失明。鼻窦炎也可引起急性或慢性结膜炎、慢性睑缘炎、葡萄膜炎、眼睑疼痛及不明原因的流泪等。临床上,鼻窦炎引起的眼球突出多见于小儿,表现为寒战、发热,眼球深部钝痛,眼睑水肿,眼球突出。

【治疗】

应全身进行抗炎治疗,脓肿形成及时行引流术。由于鼻窦深藏症状隐匿,以眼球突出为首发症状的病例要考虑到鼻源性疾病的可能,以免延误诊断和治疗。本病属中医学"鼻渊"范畴,多为肺气不足,外感风邪,鼻窍通利失常所为。当以补益肺气、疏风散邪、宣肺通窍为治。

四、鼻窦肿瘤

鼻窦源性肿瘤或囊肿常侵入眼眶,压迫眶内组织并不断向眼眶发展,导致眼球向外突出,临床上常误诊为眶内原发性肿瘤。鼻窦的部位不同,引起的症状亦不相同,眼球突出的方向亦各异。

【临床表现】

上颌窦病变使眼球向前向上突出,眼球下转受限;额窦病变则使眼球向前向下突出,上转受限;前组筛窦肿瘤致眼球向外、上方移位,眼球内转困难;蝶窦和筛窦后组肿瘤压迫眶尖致眼球轴性前突。当视神经受损时可出现视盘水肿及视神经炎症或萎缩。详细观察眼球突出的方向,有助于判断病变的原发部位。蝶窦、筛窦与视神经紧密相邻,这两组鼻窦肿瘤由于部位隐蔽,鼻部症状出现晚,通常以视力下降为首发症状。鼻窦肿瘤也可因眼外肌麻痹表现相应的斜视及眼球运动障碍。当肿物累及眶尖时可出现眶尖综合征(orbit apex syndrome)。早期诊断和治疗鼻窦肿瘤可避免眼的并发症,对于不明原因的单眼眼球突出、移位和视力下降者应做常规鼻科检查和鼻旁窦 CT 检查。CT 扫描可区别病变原发于眶内或起源于鼻窦内,特别是对后组筛窦的病变,但对肿瘤的确诊仍需依靠病理检查。

【治疗】

鼻窦肿瘤一般多采用化疗或手术治疗。中医治疗可用于减少化疗毒副作用。

五、鼻咽癌

鼻咽癌(nasopharyngeal carcinoma,NPC)是指发生于鼻咽腔顶部和侧壁的恶性肿瘤。鼻咽癌是我国高发恶性肿瘤之一,多见于我国南方,发病率为耳鼻咽喉恶性肿瘤之首,易早期转移,病死率高。

【临床表现】

鼻咽癌引起眼部症状主要通过癌肿的颅底和眼部浸润,癌症的眼部转移和肿瘤压迫眼相关神经和组织等方式。鼻咽癌发生部位的隐蔽性和复杂性,使其临床表现多样化和复杂化,其眼部的并发症可以是鼻咽癌患者的晚期表现,也可以为首发症状,以眼部为首发症状的鼻咽癌极易漏诊和误诊。25%~42%的鼻咽癌患者有眼部症状。鼻咽癌病变易向颅底及颅内扩散,经颅底破裂孔等处长入颅中凹,而引起第 III~VII 对脑神经受损,展神经在脑神经中最为敏感,在海绵窦诸神经中最为受累,肿瘤常首先侵犯展神经而出现外直肌麻痹,患者出现复视症状有一定诊断意义。肿瘤经鼻腔入筛窦或经翼腭窝和眶下裂进入眼眶,可引起眼球突出、眼外肌麻痹、斜视等症状。肿瘤使三叉神经受损而引起眼球后及眼眶疼痛、角膜感觉消失及麻痹性角膜炎或溃疡,也可表现为霍纳综合征。眼部自身炎症、屈光不正、眼底病等也能引起上述临床表现,两者仅从症状上很难区别,因此以眼部不适首诊的鼻咽癌患者容易被误诊或漏诊,这就要求眼科医生尤其是鼻咽癌高发地区的眼科医生对没有明确病因的眼部疾病给予鼻咽部检查及影像学检查,及早地诊断或排除鼻咽癌。

【治疗】

目前放疗是鼻咽癌最主要的治疗手段。中医治疗鼻咽癌总的原则为扶正祛邪、减毒增效。

第七节　皮肤与性传播疾病

一、史-约综合征

史-约综合征又称多形渗出性红斑症，为一种严重的皮肤黏膜疾病。本病好发年龄为10~30岁，多见于男性。发病原因可能与病毒感染或药物过敏有关。眼部表现为眼睑红肿、糜烂，结膜充血、水肿并见大疱样损害；卡他性、黏液脓性、出血性或膜状结膜炎；浅层或深层角膜炎、角膜溃疡甚至穿孔；泪点或鼻泪管阻塞；睑球粘连、睑内翻等。全身表现为高热、恶寒、急性呼吸道感染、皮肤有多形性渗出性红斑，口腔溃疡、龟头炎、尿道炎、阴道炎等。患有史-约综合征眼部并发症的患者早期采用大剂量甲泼尼龙冲击治疗，同时给予局部激素滴眼，取得了较好的效果。

二、淋病

淋病（gonorrhea）是由淋球菌感染所引起的性传播疾病。眼部表现为超急性结膜炎伴有大量白色牛奶样分泌物，还可引起眶蜂窝织炎、新生儿淋菌性眼炎。研究表明，阿奇霉素联合头孢克肟或头孢曲松素治疗淋病，具有较高的杀菌效果，可降低头孢曲松、头孢克肟耐药菌株的出现。

三、梅毒

梅毒（syphilis）是由梅毒螺旋体感染所引起的慢性传染病。眼部表现为角膜基质炎、虹膜睫状体炎或葡萄膜炎。先天性梅毒患儿还可见孤立或多灶性脉络膜视网膜，表现为出生后不久双眼发病，弥漫性，呈椒盐状眼底，即有散在细小的蓝黑色斑点和同样大小的脱色素斑点。周边或全眼底散在片状脉络膜视网膜萎缩区及骨细胞样色素沉着。

梅毒还可引起视神经炎、视神经视网膜炎、视神经萎缩、斜视以及上睑下垂等。瞳孔可表现为阿-罗瞳孔，双侧瞳孔缩小、不等大、不正圆；反射性瞳孔强直，无光反应而有调节反应与集合反应；对散瞳剂反应差。二期梅毒患者偶见单纯性结膜炎、巩膜炎和眶骨骨膜炎。

梅毒的治疗首选青霉素。无症状性神经梅毒经系统规范的青霉素治疗，大部分早期患者可以达到根治的目的，而且越早治疗效果越好。

四、获得性免疫缺陷综合征

获得性免疫缺陷综合征又称艾滋病，常发生于性混乱和同性恋、静脉注射毒品、输血及使用血液制品者，也可见于儿童。在本病的不同时期均可累及眼部，引起视力损害或丧失。

【临床表现】

1. 微血管病变　球结膜可见微血管管腔不规则、节段性血柱、毛细血管瘤、小动脉狭窄等；眼底可见视网膜棉绒斑，毛细血管瘤，血管白鞘，罗特斑，后极部片状、火焰状出血，黄斑水肿渗出。

2. 眼部感染　主要表现为巨细胞病毒性视网膜炎，眼带状疱疹、水痘-带状疱疹病毒性视网膜炎,急性视网膜坏死,角膜炎,葡萄膜炎及眼内炎。

3. 眼部肿瘤 ①卡波西肉瘤:肉瘤呈暗红、青紫或鲜红色,扁平斑状、片状、结节状或弥漫性,孤立或多发性。常位于眼睑、结膜、睑板腺、泪腺、虹膜或眼眶等部位。以下睑、下穹窿部为最早发生的部位。②眼眶淋巴瘤:表现为上睑下垂、眼球运动障碍、瞳孔对光反应迟钝或消失。

4. 神经性眼部异常可引起第Ⅲ、Ⅳ、Ⅵ对脑神经障碍,表现为上睑下垂、眼肌麻痹、视盘水肿、视盘炎、球后视神经炎、视神经萎缩。

【治疗】

中医药目前在治疗获得性免疫缺陷综合征方面,通过临床观察,发现在改善患者临床症状、减轻抗病毒西药的毒副作用、提高免疫功能、减少机会性感染、改善生存质量等方面,有着良好的效果。

第八节 遗传性代谢性疾病

一、肝豆状核变性

肝豆状核变性(hepatolenticular degeneration)又名 Wilson 病,是由常染色体隐性遗传的铜代谢障碍所引起的肝硬化和脑变性疾病,主要病变为基底节变性、肝硬化和肾损害。本病多侵犯 10~25 岁青少年,临床上以进行性的肢体震颤、肌强直及智力减退为其特征。眼部可见特征性的角膜缘棕绿色环(凯-弗环),裂隙灯检查可见角膜缘处有 1~3mm 宽的色素颗粒组成的环,呈棕黄色或略带绿色,位于角膜后弹力层及附近组织内,色素环与角膜缘间有一透明带。晶状体前囊或囊下葵花状混浊。可伴有眼肌麻痹、眼球震颤及色盲等。角膜色素环(凯-弗环)为本病唯一的特征性体征。

驱铜治疗一直都是 Wilson 病的主要治疗方法。众所周知,早期持续、规律的驱铜治疗能够显著改善患者的临床症状,减轻残疾,降低疾病的死亡率。中医药治疗肝豆状核变性以清热化湿、活血化瘀为主,常用利水渗湿、活血化瘀、清热药,可配伍补虚及泻下药等。

二、白化病

白化病(albinism)是常染色体隐性遗传病,表现为眼与皮肤黑色素减少或缺乏的一组疾病。眼部表现为视力低下,眼球震颤,虹膜颜色变淡甚至粉红色半透明,眼底少色素,黄斑区发育不良,黄斑中心凹变平或消失。眼部突出的症状为畏光。

针对白化病,糖皮质激素、氯喹及氩氖激光局部照射等均可进行治疗。对系统性疾病在不同器官的特殊病变应到相应的专科进行治疗,各专科医生之间进行沟通与会诊,既兼顾全身,又专注局部病损,让患者得到更专业更有效的治疗以防延误病情。

第九节 神经科与精神科疾病

一、多发性硬化

多发性硬化(multiple sclerosis)是一种青壮年起病的中枢神经系统炎症性脱髓鞘性自身

免疫性疾病。其好发年龄为 14~30 岁,男女比例为 2:1。颅腔及脊髓白质可见白色病灶,多有中枢神经系统症状,常以视神经、脊髓、小脑和脑干受损为主。以眼部症状为首发者亦较多见,表现为数天内单眼视力急剧下降,也有双眼视力同时发生障碍者,但较少见,一侧受累后 2~3 周出现另一眼受累,常伴眼球转动痛。50% 病例发生球后视神经炎,一般在数周内大部分恢复,但常反复发作,视野可有中心或旁中心暗点,视野缺损。眼肌麻痹表现为病变侧眼内收不足,向外注视时出现单眼水平性眼震,脑脊液检查异常。MRI 是检测多发性硬化最有效的辅助诊断手段,能显示大脑及脊髓的病变区域,并可识别无临床症状的病灶。部分视神经损害严重者可出现视神经萎缩。

目前对于多发性硬化出现的眼部症状的治疗主要有细胞因子、免疫干预和金属蛋白内切酶抑制剂、干细胞移植等。中医治疗以扶正祛邪贯穿始终,扶正包括滋补肾阴、补益脾气、温壮肾阳,阴阳两虚者滋肾阴、温肾阳并举,祛邪分别以活血、化痰、清热、利水、通腑和豁痰开窍为法。

二、视神经脊髓炎

视神经脊髓炎(neuromyelitis optica)是先后或同时累及视神经和脊髓的一种脱髓鞘疾病。其可表现为急性视神经炎或球后视神经炎,同时或先后发生的由脊髓炎引起的截瘫。视力多急剧下降至光感或完全失明,巨大中心暗点或视野向心性缩小。偶伴有眼外肌麻痹。

治疗分为急性期治疗、序贯治疗、对症治疗和康复治疗。急性期以激素冲击疗法、血浆置换及免疫吸附,注射人免疫球蛋白为主;序贯治疗药物分单克隆抗体药物及免疫抑制剂两大类。缓解期给予预防复发治疗,控制疾病进展,改善神经损害。中医治疗以补益气血,通络明目为主。针刺取睛明、四白、攒竹、太阳,该穴皆是治眼病的常用穴,加之球后为经外奇穴,可疏通络脉,调和元府,以治其标。

三、帕金森病

帕金森病又称为震颤麻痹(paralysis agitans),是一种锥体外系的慢性进行性疾病,多发于 50~60 岁。表现为眼肌痉挛、瞬目和眼球活动减少,视野外侧缩小或向心性缩小。可有球后视神经炎或视神经萎缩、视网膜小动脉硬化。动眼危象见于脑炎后震颤综合征,表现为阵发性眼球向上偏斜。

本病提倡早期诊断、早期治疗,这不仅可以更好地改善症状,而且可能达到延缓疾病的进展。应坚持"剂量滴定"以避免产生药物急性不良反应,力求实现"尽可能以小剂量达到满意临床效果"的用药原则,可避免或降低运动并发症,尤其是异动症的发生率。抗帕金森病药物治疗时不能突然停药,特别是使用左旋多巴及大剂量多巴胺受体激动剂时,以免发生撤药恶性综合征。中医治以补益肝肾,益气健脾,兼以养阴生津。

四、颅内肿瘤

额叶、枕叶和颞叶的肿瘤,以及脑垂体瘤和小脑肿瘤等可有两大类眼部表现:①颅内压增高引起的原发性视盘水肿,晚期出现视神经萎缩。②视野改变,与肿瘤定位有关。额叶肿瘤表现为向心性视野缩小,伴患侧视神经萎缩、对侧视盘水肿,称福-肯综合征;颞叶肿瘤表现为同侧偏盲或上象限盲;枕叶肿瘤表现为对侧同向偏盲,常有黄斑回避。

治疗上西医治疗采用最大限度的手术切除,配合放化疗。中医治疗宜行气化痰,祛瘀通窍。

五、癔症

癔症(hysteria)常见眼部症状有双眼复视,视野缩小;畏光、异物感,眼球或眼眶剧痛;色觉异常;并可有眼球运动障碍,眼球震颤,眼睑痉挛,调节痉挛或调节麻痹等。癔症性失明又称为精神性盲,由强烈精神刺激,视皮层视觉投射区出现局部性抑制所致。上述眼部不正常表现属功能性,瞳孔及眼底检查多正常,且这些症状可能在暗示下加重、缓解或消失。

西医临床领域多采用抗精神病药物治疗,但只能暂时控制患者的病情,远期效果并不理想。中医以重镇安神、降逆清热、扶正祛邪为治疗法则,对于控制缓解癔症患者的烦躁、惊狂不安、时有谵语等症状较为有利。

第十节 眼与全身性免疫异常

一、系统性红斑狼疮

系统性红斑狼疮(systemic lupus erythematosus,SLE)是一种多系统受累的结缔组织病。眼部多种组织均可受累,其中以眼底病变常见。20%~25%的患者出现眼底改变,FFA 显示小动脉闭塞,常见视盘周围及后极部典型的棉絮状斑,亦可见视盘及其周围视网膜水肿、视网膜出血、微动脉瘤。非典型视网膜病变可见动脉狭窄或阻塞。其他还可见巩膜外层炎、巩膜炎、干燥性角结膜炎等。眼底改变均发生于急性活动期,眼底改变无特征性,不能作为诊断的主要依据,但眼底病变的出现、严重与消退常标志着全身病情的进展或缓解。

目前临床多采用西药免疫抑制剂和糖皮质激素联合治疗,西药比较单一,治疗成果也比较有限,在改善症状及预后的同时,也经常会出现一系列严重并发症。中医以健脾化湿药为主,配伍清热解毒药、补益肝肾药、活血化瘀药,寒温并用,甘苦同调。中医药在 SLE 的治疗方面具有一定的优势,特别是在减轻激素的副作用等方面。

二、强直性脊柱炎

强直性脊柱炎(ankylosing spondylitis)是脊柱关节炎常见的临床类型,以中轴关节受累为主,可伴发关节外表现,是一种慢性自身炎症性疾病。常并发急性非肉芽肿性虹膜炎、虹膜睫状体炎、葡萄膜炎或巩膜炎。骶髂关节摄片和血 HLA-B27 检查有助于诊断。

对于活动期强直性脊柱炎的治疗,NSAIDs 和 TNF-α 抑制剂是首选药物,但是其不良反应也不容忽视。中医主张采用温阳补肾、祛风散寒除湿的治疗原则进行干预,安全性高,疗效好。

三、眼-口-生殖器综合征

具体详见第十六章第二节"二、眼-口-生殖器综合征"相关内容。

四、重症肌无力

重症肌无力(myasthenia gravis,MG)是以神经肌肉接头传递障碍为特征的一种疾病,与乙酰胆碱不足有关,属自身免疫性疾病,与胸腺增生或胸腺瘤有关。其表现为病变的横纹肌功能减退,易疲劳,休息后可恢复,女性多见,一般 15~35 岁发病。患者以眼外肌病变为最常见及首发症状,表现为上睑下垂、复视、眼球运动障碍。晨轻夜重,可视疲劳程度而表现不同,时好时坏。进一步发展,延髓肌、呼吸肌及全身其他骨骼肌群受累,表现为呛咳、言语不清、无力咀嚼、呼吸困难、行走困难、易摔倒,症状时轻时重。重症者常因延髓肌及呼吸肌受累而呼吸衰竭,产生肌无力危象。用抗乙酰胆碱酯酶新斯的明 0.5~1.0mg 皮下注射 15~30 分钟后,上睑下垂症状明显改善。重症肌无力上睑下垂应与先天性上睑下垂相鉴别。后者与生俱来,无朝轻暮重之现象,对新斯的明试验无反应。本病亦应与单纯眼外肌不全麻痹相鉴别。

重症肌无力患者病情个体差异大,目前尚未研发出能根治该病的特效药物,主要通过激素、免疫抑制剂、丙种球蛋白、胆碱酯酶抑制剂等药物进行治疗。中医治疗原则为补益脾肾、扶正补虚或清热化湿、标本同治。

五、干燥综合征

干燥综合征(sicca syndrome)又称舍格伦综合征(Sjögren syndrome),是一种侵犯唾液腺和泪腺等外分泌腺体,以口、眼干燥为主要特征,具有淋巴细胞浸润和特异性自身抗体等特征的弥漫性结缔组织病。本病分为原发性和继发性两类。继发性干燥综合征是指与诊断明确的弥漫性结缔组织病(如系统性红斑狼疮等)并存的干燥综合征。原发性干燥综合征是指全身检查未发现弥漫性结缔组织病(如类风湿关节炎、系统性红斑狼疮)的干燥综合征。其在我国老年人群中的患病率为 2%~4.8%,女性患者明显多于男性患者,男女比为 1:9~1:20;发病年龄多为 30~60 岁。该病病因至今不清,目前认为是多种病因相互作用的结果。本病特征是全身多发性干燥症,包括眼部、皮肤、黏膜、泪腺、口涎腺及其他排泄管腺存在分泌障碍。眼部表现为眼干燥感、刺痛、异物感、灼热感、痒感及眼睑开启困难和少泪等症状;眼睑皮肤干燥或轻度水肿;结膜干燥、充血;角膜干燥,上皮剥脱,角膜点状、线状混浊,荧光素染色阳性;泪膜破裂时间变短;泪液分泌试验≤5mm/5min 等。其诊断依赖于临床表现和实验室检查,如自身抗体和高球蛋白血症。本病的治疗主要是对症治疗和替代疗法。

第十一节　药源性眼病

药源性眼病是指全身用药后引起的眼部病变。随着医药工业的发展,应用于临床各科的药物品种迅速增多,药物引起眼的不良反应亦日益受到重视。治疗上应及时停用相关药物,对症治疗眼病出现的症状。

一、糖皮质激素

肾上腺皮质激素是肾上腺皮质分泌的激素的总称,一般眼科临床使用的是由肾上腺皮质中间层(束状带)分泌的糖皮质激素,包括机体产生的可的松、氢化可的松及人工合成的泼尼松、泼尼松龙、甲泼尼龙、倍他米松、地塞米松、曲安西龙等,由于糖皮质激素具有多方面的药理作用和临床用途,因而在临床各科均广泛使用,其长期大量应用可导致多种眼部损害。

(一)激素性青光眼

主要是长期局部应用(点眼)糖皮质激素,全身给药及结膜下注射也可引起本病。眼压升高的原因可能为糖皮质激素影响糖胺聚糖代谢,造成糖胺聚糖堆积,引起房水排出困难,眼压升高;另一原因可能是糖皮质激素抑制了小梁网的内皮细胞的吞噬功能,使其清除 Schlemm 管房水中碎片的能力下降,导致房水碎片堆积而影响 Schlemm 管的排水功能。激素性青光眼的临床特征:①非充血性无痛性高眼压;②视盘色苍白伴不典型凹陷;③中等度中心视力下降及视野缺损。

（二）激素性白内障

长期服用或滴用糖皮质激素可引起白内障,晶状体混浊多见于后囊下皮质,为不规则的彩色混浊,呈颗粒状,有闪烁感,严重者完全混浊。本病多见于自身免疫性疾病等长期服用激素者。个别病例在停止激素治疗后,后囊下白内障会自行消失,少数晶状体完全混浊者需行手术。

（三）诱发或加重原有眼病

激素使全身或局部抵抗力降低,易诱发角膜真菌及病毒感染,严重者发生角膜穿孔。易诱发已静止的眼弓形虫病、眼结核病灶等复发或病情加重。激素还可引起黄斑部色素上皮层屏障功能破坏,导致原中心性浆液性脉络膜视网膜病变病情加重;激素影响成纤维细胞的再生,导致伤口愈合减慢,局部用药还会引起轻度上睑下垂,瞳孔散大,调节力减弱,部分还会发生近视。

二、安定药

本类药物中通常引起药源性眼病的有氯丙嗪、三氟丙嗪、氟非那嗪、奋乃静、三氟拉嗪等。以上药物均发生在长期大剂量用药的精神病患者。

（一）氯丙嗪

长期(3~10年)、大剂量(500~1 500mg/d)服用氯丙嗪,可引起眼部损害。①眼睑和结膜:眼睑蓝灰色或紫色,结膜暴露部分呈铜棕色;②角膜:下半部内皮或实质层可见类似于晶状体的混浊;③白内障:表现为前囊、前囊下灰白色小点沉着或浅棕色混浊;④视网膜:可见色素沉着,黄斑区有游离棕色色素,呈点状,也可堆积成簇,多为双眼发病,损害为不可逆性。从损害的部位来看,这种改变多与长期服药后遭受日光或紫外线照射有关。偶见动眼危象。

（二）硫利达嗪

硫利达嗪为吩噻嗪类抗精神病药,当剂量大于1 000mg/d时,在1~2个月即产生脉络膜、视网膜损害,表现为视物昏蒙、色盲、色觉障碍,个别患者视力锐减甚至失明,普遍存在中心及环状暗点,ERG b波振幅降低。视网膜黄斑部可有色素沉着,出现类似视网膜色素变性的改变。停药后中心视力和暗适应可部分恢复,但色素变性改变可依然存在。

三、心血管系统药

（一）强心苷

10%~25%接受强心苷治疗的患者可出现视物模糊及视物变色,视物为黄色、绿色、红色或雪白色等,也可有畏光或闪光感,少见的尚有弱视和暗点,可能有视力降低、眼球震颤、眼肌麻痹及球后视神经炎。这可能与视网膜感光细胞的直接受累或中枢受抑制有关。

（二）胺碘酮

本品为苯并呋喃衍生物,主要用于各种原因引起的心律失常,短期大量服药时,部分患者可见灯光周围有绿色或蓝色晕环,长期应用引起的眼部病变为角膜色素沉着,在双眼角膜上皮层出现数条呈漩涡状的黄色或淡褐色色素沉着带,色素一般在1~3个月出现,其严重程度与日用量有关,<20mg/d者较轻,一般不影响视力,停药后在6~18个月逐渐消失。色素沉着原因是本药具有阳离子两性化合物性质,能与脂质极性基因结合而聚集于细胞溶酶体内。

四、抗结核药

由于肺结核病近年来有复发之势,抗结核药物的使用越来越广泛,其所引起的眼部病变应引起眼科医生的重视。

（一）乙胺丁醇

该药对眼的主要毒性作用是球后视神经炎,毒性反应的发生率与用药剂量呈正相关（15~25mg/kg 小剂量发生率为 1%）,多数在服药后 2~3 个月后发生,其发生原因可能是本药具有强金属络合作用,长期服用可造成酶辅基的锌、铜离子耗竭,导致新陈代谢紊乱,造成视神经、视网膜变性。患者主观症状有视物模糊、视疲劳、昼盲现象,眼球、眼窝胀痛,眼球运动时牵引痛。检查可见视力下降,视野双颞侧偏盲。视功能损害大多数能在停药 2~4 个月后不同程度恢复,但也可存留永久损害,甚至失明。

（二）利福平

利福平多与其他抗结核药联合使用,其滴眼液用于防治沙眼及某些病毒性眼病。眼部表现包括有色泪液（橘红色、粉红色或红色泪液,可影响接触镜的透光度）或可发生渗出性结膜炎、睑缘结膜炎等。另外,与乙胺丁醇合用后有加强视力损害的作用。

五、口服避孕药

口服避孕药由于使用方便,安全可靠,已得到广泛使用,个别育龄期妇女在较长期服用避孕药后可出现眼底改变。眼底可见视网膜硬性渗出,呈灰白或黄白色,多位于后极部与赤道部,相应处的视网膜血管可有白鞘,个别病例有黄斑孤立性水肿。长期口服避孕药,特别是有高血压的患者,可引起血液循环障碍,如视网膜中央静脉阻塞、视网膜中央动脉阻塞,亦可有视盘水肿、视神经炎或球后视神经炎等,也可诱发脑梗死从而引起眼部改变。

六、抗疟药

氯喹用于治疗疟疾急性发作,也可用于结缔组织病和光敏性疾病等。长期或大量应用,总剂量超过 100g 或长期服用超过 1 年,可引起眼部损害。角膜上皮或上皮下有细小的灰白色小点,呈环形沉着。视力轻度下降,停药可逆转。因此,轻微的角膜累及不是停药的指征。长期服用氯喹也可导致严重视网膜病变,表现为眼底黄斑区色素沉着,外围以环形脱色素区,周边再围绕色素沉着,呈"靶心"状改变。晚期视网膜血管变细,视神经蜡黄色萎缩。氯喹对视网膜的损害为不可逆并且有蓄积作用。因此,使用该药前、中、后均需要检查视力、视野、色觉和眼底。

羟氯喹作为常用于治疗自身免疫性疾病的药物,也可引起上述氯喹相同的眼部症状。虽然较氯喹引起的不良反应轻,但应用时也要进行相关的眼部检查。

评述

眼是机体的重要组成部分,其在生理、病理上与全身其他系统密切联系并相互影响。中医学认为眼虽属局部器官,但与整体,特别是脏腑经络不可分割。《灵枢·大惑论》曰:"五脏六腑之精气,皆上注于目而为之精。"

在诊断方面,发现某些全身性疾病时应考虑可能出现的眼部表现或并发症,如糖尿病、高血压、肾炎、甲状腺功能亢进等疾病,及时的早期诊断有利于相关眼病的防治已是共识。而某些眼部并发症的出现对全身性疾病严重程度的划分也有重要的参考价值。在治疗方面,全身性疾病的眼部表现不仅需要对症治疗,处理好基础疾病往往能起到釜底抽薪的效果,反过来治疗好眼部并发症则有利于提高患者的生存质量和促进全身性疾病的恢复。

随着科技的进步,许多全身性疾病的眼部并发症（如糖尿病视网膜病变）有了更好的诊疗方法。近年来,开发的 OCTA 作为一种非侵入性成像技术,检查时间短,且能分层显示视

笔记栏

EB-25-10

扫一扫，
测一测

网膜及脉络膜血流，使以往行 FFA 有禁忌证的患者能更好地诊断和随访；而抗 VEGF 治疗糖尿病视网膜病变有效改善了患者的预后。设备的无创、高效和治疗的精准化仍然是未来的医疗发展方向。

全身性疾病相关眼病，其病因的多样性和病变机制的复杂性，决定了其临床需采取综合性治疗。中医药的辨证论治和整体观在本病治疗中具有重要的临床价值。诸多研究表明，加深对本章系列疾病中、西医诊疗的认识，发挥各自优势，扬长避短，中西医结合治疗全身相关眼病可能是最优解。

（龙　达　徐　剑）

复习思考题

1. 试述动脉硬化引起的眼病表现。
2. 试述糖尿病常见眼部病变的诊断及治疗。
3. 试述肾炎的眼部临床表现。
4. 试述甲状腺功能亢进症相关性眼病的临床表现。
5. 试述维生素 A 缺乏症眼部表现的临床分期、临床表现。
6. 试述颅脑外伤的常见眼部表现。
7. 试述妊娠高血压综合征眼部表现的临床表现、治疗方法。
8. 试述早产儿视网膜病变综合征的临床表现、鉴别诊断、治疗方法。

第二十六章

防 盲 治 盲

盲(blindness)和视力损伤(vision impairment)是由各种原因导致的不能矫正的双眼视力低下或视野缩小,是重大的公众健康问题之一。防盲治盲(blindness prevention and treatment)既是公共卫生事业的一部分,也是眼科学的重要组成部分。我国人口老龄化的加剧和人民生活方式的改变给防盲治盲工作带来巨大的挑战。我国对盲和视觉损伤的防治十分重视。以习近平新时代中国特色社会主义思想为指导,我国政府制定了《"十四五"全国眼健康规划(2021—2025 年)》,规划指出:眼健康是国民健康的重要组成部分,涉及全年龄段人群全生命期。包括盲在内的视觉损伤严重影响人民群众身心健康和生活质量,加重家庭和社会负担,是涉及民生福祉的公共卫生问题和社会问题。因此,我国眼科医生全面贯彻党的二十大精神,根据不同眼病的特点开展防盲治盲工作,对眼健康事业发展有重要意义。

第一节 盲和视力损伤标准

各国采用的盲和视力损伤的标准并不一致,这对盲和视力损伤的流行病学研究、防盲治盲工作的开展和国际交流造成了困难。世界卫生组织(WHO)于 1973 年提出了盲和视力损伤的分类标准(表 26-1),并鼓励所有国家的研究工作者和有关机构采用这一标准。中国于1979 年第二届全国眼科学术会议决定采用这一标准。依据 WHO 的标准,将盲和视力损伤分为五级。盲指较好眼最佳矫正视力<0.05 或视野半径<10°;低视力指视力较好眼最佳矫正视力 0.05~0.3。因为人眼识别周围环境的能力也依靠其视野范围的大小,该标准还考虑到视野状况,规定以中心注视点为中心,视野半径≤10°但>5°时为 3 级盲,视野半径≤5°时为 4级盲。在国际疾病分类中,为了反映盲和视力损伤的实际情况,又将盲和低视力分为双眼盲、单眼盲、双眼低视力、单眼低视力。如果一个人双眼的最佳矫正视力均<0.05,则为双眼盲;只有一只眼的最佳矫正视力<0.05,另一只眼的视力≥0.05 时,则为单眼盲;双眼的最佳矫正视力均<0.3、但≥0.05,则为双眼低视力;只有一只眼视力<0.3 但≥0.05,则为单眼低视力。在实际统计中,对于一些既符合单眼盲又符合单眼低视力标准的人,这些人将归于单眼盲中。

表 26-1 视力损伤的分类(WHO,1973)

视力损伤		最好矫正视力	
类别	级别	较好眼小于	较差眼等于或大于
低视力	1	0.3	0.1
	2	0.1	0.05(指数/3m)
盲	3	0.05	0.02(指数/1m)
	4	0.02	光感(LP)
	5	无光感(NLP)	

实际上,各国社会状况不同,采用的盲和视力损伤的标准也有所不同。目前,一些国家采用下列标准。①视力正常者:双眼中较差眼的视力≥0.3者;②视力损伤者:双眼中较差眼的视力<0.3但≥0.1者;③单眼盲者:双眼中较差眼的视力<0.1但较好眼的视力≥0.1者;④经济盲者:双眼中较好眼的视力<0.1但≥0.05者;⑤社会盲者:双眼中较好眼的视力<0.05者。

第二节　世界防盲治盲状况

盲是发展中国家最大的公众健康问题之一。WHO研究统计,2020年全球估计有5.96亿人有远距离视力障碍,其中有4 300万盲人,这群人大部分生活在低收入和中等收入国家。预计到2050年,人口老龄化、人口增长和城市化可能导致8.95亿人有远距离视力障碍,其中有6 100万盲人。

全世界致盲的原因:白内障占47.8%,沙眼占3.6%,河盲症(盘尾丝虫病)占0.8%,各种原因引起的儿童盲占3.9%,青光眼占12.3%,糖尿病视网膜病变占4.8%,年龄相关性黄斑变性占8.7%,角膜混浊占5.1%,其他原因占13.0%。通过利用医疗资源与技术将其治愈或预防,称为可避免盲。例如由于感染或营养不良引起的盲,是很容易预防的;而白内障引起的视力丧失,也可通过手术使视力恢复。根据世界卫生组织估计,通过眼保健教育和加强眼保健工作,全球80%的盲是可以避免的,只有20%的盲和视力损伤目前尚无有效的预防和治疗方法,但通过低视力保健和康复治疗,可以使他们得到程度不等的帮助,以便提高生活质量,适应社会发展的需要。

全世界盲的发病具有以下特点:①不同地区由于经济社会状况不同,盲患病率明显不同。盲患病率在发达国家为0.3%左右,而在发展中国家为0.6%以上。②不同年龄人群中盲患病率明显不同,老年人群中明显增高。发展中国家老年人群盲患病率增高更为明显。③低视力患病率约为盲患病率的2.9倍。做好低视力患者的防治对减少盲的发生率至关重要。④不同经济地区发生盲的病因不同,经济发达地区为老年性黄斑变性、糖尿病视网膜病变等,而经济发展较差的地区为老年性白内障和感染性眼病等。⑤由于世界人口的增长和老龄化,盲人数将继续增加。

1999年,世界卫生组织和国际防盲协会联合发起"视觉2020,享有看见的权利"全球性行动,目标是2020年全球消除可避免盲,并将白内障、沙眼、河盲症、儿童盲、屈光不正和低视力等眼病作为"视觉2020"(vision 2020)行动的重点。这次行动将通过以下措施来解决可避免盲:①预防和控制眼病;②培训眼保健人员;③加强现有的眼保健设施和机构;④采用适当和能负担得起的技术;⑤动员和开发资源用于防治盲。

第三节　中国防盲治盲的历史与现状

一、历史

1950年前后,中国是盲和视力损伤十分严重的国家之一。由于卫生条件差,眼病非常普遍。沙眼患病率达50%,而在偏远农村地区的患病率高达80%~90%,该病通过接触传染,严重者会导致失明。以沙眼为主的传染性眼病、维生素A缺乏、外伤和青光眼是当时致盲的主要疾病。中华人民共和国成立之后,各级政府大力组织防治沙眼的工作。全国许多医院的眼科开展了沙眼的流行病调查、临床诊断、分类标准、药物治疗及病理等方面的研究工作。1955年汤飞凡、张晓楼在世界上首次成功分离出沙眼衣原体,为在中国乃至世界防治沙眼做出了重大贡献。1956年在全国农业发展纲要中,沙眼被列为紧急防治的疾病之一。全国眼科医生响应政府号召,积极参与防治沙眼工作,许多眼科医生深入农村、基层,建立沙眼防治网站,使全国沙眼患病率和严重程度明显下降。1984年国家成立全国防盲技术指导组,统筹全国防盲治盲工作,制定了《1991—2000年全国防盲和初级眼保健工作规划》。全国各省、市、县建立了相应机构,形成了全国性的防盲治盲技术指导体系,为大规模开展防盲治盲工作奠定了组织基础。1996年卫生部等国家部委发出通知,规定6月6日为"全国爱眼日",同时各级眼科医生积极参与,大力开展此项工作,通过各种途径普及眼病防治和眼保健知识,增强公众自我眼保健能力。

1980年全国各地进行眼病流行病学调查,明确白内障为致盲的主要原因。中国防盲治盲工作的重点逐步转向白内障的筛查和手术治疗。中国残疾人联合会把白内障复明纳入工作范围,在全国有组织地开展宣教和治疗工作,极大地推动了防盲治盲工作的进展。1988年国务院批准实施的《中国残疾人事业五年工作纲要》将白内障手术复明列为抢救性的残疾人三项康复工作之一。1991年国务院批准的《中国残疾人事业"八五"计划纲要》中又明确规定了白内障复明任务。全国各省、自治区、直辖市也相继成立了防盲指导组,认真规划防盲治盲工作,积极开展以白内障为主的致盲眼病的防治工作,建立和健全了中国防盲治盲网络。同时眼科事业得到了很大发展,全国现有眼科医生4.7万人。许多地区眼科技术和设备都有了很大的发展,除诊治眼科常见病之外,还能开展先进和复杂的手术。世界卫生组织和一些非政府组织也大力支持中国的防盲治盲工作,推动了中国防盲治盲事业的发展。

二、现状

根据1980年以后中国各地陆续进行的盲和视力损伤流行病学调查,估计中国盲患病率为0.5%~0.6%,盲人数为670万,双眼低视力患病率为0.99%,患者数为1 200万。盲和低视力的患病率随年龄增长而明显增加,女性比例明显高于男性,城市中高中以上文化水平人群盲患病率显著低于农村及文盲、半文盲人群。随着中国人口的增加和老龄化的加重,与年龄相关的眼病也将大量增加。如果不采取切实有效的措施做好防盲治盲工作,中国的盲人数将会急剧增加。

中国防盲治盲工作正以多样化形式发展。以县、乡、村三级防盲治盲网络开展眼病防治工作的形式,将防盲治盲工作纳入中国初级卫生保健,发挥各级眼科工作人员的作用,形成一个发现和转诊盲人的体系。这一体系的建立,可持续有效地发挥防盲治盲的作用。中医在防盲治盲工作中具有很多优势。中医眼科在"治未病"的预防思想基础上,提出"未病先防、已病防变、病愈防复"的预防观点。未病先防,强调顺应四时,防止外邪侵袭;调和情志,避免脏腑内损;讲究用眼卫生,爱惜目力;饮食有节,起居有常;劳逸适度,亦勿过逸;避戒烟酒等不良嗜好;加强锻炼,增强体质;坚持做眼保健操;注意安全,防止眼部外伤;注重优生,防止遗传性、先天性眼病。已病防变,强调不仅要早期诊断、及时治疗,而且应根据眼病传变规律,用药物先安未受邪之地。病愈防复,认为应当服药调理以善后;定期复查,以防患于未然;节约目力,进一步巩固疗效;加强锻炼,调畅情志,起居有节,避感外邪;注意饮食调摄,既要增加营养,又应适当忌口。在预防眼病和保护视力方面,中医眼科发挥着越来越大的作用,受到眼科医家和社会民众的广泛重视。

三、主要致盲眼病的防治

（一）白内障

白内障是致盲的主要原因,估计目前全世界有 2 000 万人因此而失明。中国目前盲人中约有半数是由白内障引起的,估计积存的急需手术治疗的白内障盲人有 290 余万。中国每年新增白内障盲人约为 40 万。目前国际上通常以白内障手术率(cataract surgical rate,CSR)衡量白内障盲的防治状况。CSR 是指每年每百万人群中所做的白内障手术数,是一个表示不同地区眼保健水平的测量指标。目前世界各国之间 CSR 差别很大,发达国家约为 5 000,东南亚国家约为 1 000,非洲最低,仅为 200,而我国经过多年努力目前为 3 000。

随着我国白内障手术技术的发展、经济实力和人民生活水平的提高,白内障患者对术后效果的要求也日益提高。超声乳化白内障手术的普及,飞秒白内障手术仪器的使用,多焦及散光人工晶体的植入,使我国白内障手术也从传统"复明"手术进入到"屈光白内障"手术时代。但由于我国幅员辽阔,在地域、经济水平、文化观念方面存在明显差异,我国不同地区白内障患者手术率存在显著差异,全国总体白内障患者手术率与发达国家也有较大差距,这说明我国白内障手术率未来存在巨大提升空间,中国防治白内障盲的任务还很艰巨。

（二）角膜病

角膜病引起的角膜混浊也是中国致盲的主要原因之一,主要的致盲角膜病变为感染性角膜炎、角膜白斑、化学烧伤、热烧伤、圆锥角膜等,目前多见于感染性角膜炎。积极预防和治疗细菌性、病毒性、真菌性角膜炎是防止角膜病致盲的主要措施。一旦因角膜病致盲,角膜移植术是最有效的治疗手段。虽然近年来在中国的不少地区设立了眼库,为角膜移植患者提供了角膜的供体,但供体的来源还是受到很大的限制,影响该手术的开展,使很多因角膜病致盲的患者不能及时通过手术复明。解决角膜致盲问题的关键在于:①加强社会各界大力支持和宣传,带动更多的人加入捐献角膜的行列,使角膜病盲人获得更多的重见光明的希望;②开拓构建人工生物角膜,在体外重建与正常角膜功能等效、形态与结构相仿的生物角膜组织;③加强眼库建设,形成网络体系,互通有无,尽快形成角膜供体网络系统;④加强角膜病的防治研究。

（三）沙眼

沙眼是一类传染性角结膜炎,主要感染源是沙眼衣原体。沙眼是社会经济不发达地区的常见病,其严重程度以及发病率与缺少住房、水和基本医疗卫生设施存在密切关联。它是世界上最常见的可预防的致盲眼病,估计现有 560 万人因此而失明或视力损伤,有 1.46 亿例活动性沙眼需要治疗。WHO 制定"SAFE"(surgery,antibiotic,facial cleanliness,and environmental improvement,即手术、抗生素、清洁面部和改善环境)的防治策略,以对沙眼进行良好控制。沙眼曾是中国致盲的最主要原因,在国家卫生部门的领导和 WHO 的支持下,中国沙眼的患病率和严重程度明显下降。目前沙眼在中国很少致盲。

（四）青光眼

青光眼是世界首位不可逆致盲眼病,预计到 2040 年,全世界青光眼患者人数将达到1.118 亿。《中国青光眼指南(2020 年)》指出,中国青光眼患者约占全球总量的 1/4,在我国原发性闭角型青光眼的患病率在 40 岁以上的人群中为 3.05%,其致盲率达 38%,成为我国严峻的公共卫生问题。一般地说,开角型青光眼的发生是不能预防的,但只要早期发现,合理治疗,绝大多数患者可终生保持有用的视功能。对于青光眼的防治,我们应该注意以下几方面:①人群中筛查青光眼患者是早期发现青光眼的重要手段;②普及青光眼相关知识,对确诊的青光眼患者提供合理的药物、激光、手术治疗,定期随诊;③开展青光眼的病因、诊断和治疗方面的研究,特别是视神经保护的研究,努力开发治疗青光眼的新药物、新手术也是预防青光眼盲的重要措施之一。中医药在防治青光眼、保护视功能等方面具有一定疗效,应当进一步积极挖掘。

（五）儿童盲

儿童盲是"视觉 2020"行动提出的防盲治盲重点,我国现有低视力儿童约 30 万,儿童低视力的康复已列入中国残疾人联合会的发展规划。儿童盲主要由维生素 A 缺乏、麻疹、新生儿结膜炎、先天性或遗传性眼病和未成熟儿视网膜病变引起。不同国家儿童盲的原因有所不同。由于考虑到儿童失明后持续的时间较成人长,而且失明对儿童身心健康均会产生深刻影响,因此儿童盲被认为是优先考虑的领域。"视觉 2020"行动对防治儿童盲采取以下策略:①在初级卫生保健项目中加强初级眼病保健项目,以便消灭可预防的致病原因;②提供手术等治疗服务,有效地处理"可治疗的"眼病;③建立光学和低视力服务设施。

在中国,儿童盲主要是由先天性或遗传性眼病所致。应当加强宣传,避免近亲结婚,开展遗传咨询,提倡优生优育,注意孕期保健和检查,可以有效地减少这类眼病的发生。同时在一些地区也应注意维生素 A 缺乏和未成熟儿视网膜病变的防治。此外,儿童眼外伤也是引起儿童盲的原因,应做好宣传,加强监护,教育儿童不随意燃放烟花爆竹、不乱投石块、不玩耍锐利器具等。

（六）屈光不正和低视力

屈光不正是全球低视力的最主要原因及第二位致盲性眼病,在盲和低视力的原因中各占 1/4 和 1/2。世界卫生组织估计目前有 3 500 万人需要低视力保健服务。"视觉 2020"行动将通过初级保健服务、学校中普查视力和提供低价格的眼镜,努力向大多数人提供能负担得起的屈光服务和矫正眼镜。

近视性屈光不正是引起未矫正的视力损伤的主要原因。预计到 2050 年,我国患有近视人口占世界人口的 49.8%,中国儿童青少年近视患病率约为 84%。2018 年 8 月,习近平总书记作出重要指示"我国学生近视呈现高发、低龄化趋势,严重影响孩子们的身心健康,这是一个关系国家和民族未来的大问题,必须高度重视,不能任其发展"。青少年近视防控是一项系统工程,需要政府、学校、医疗卫生及社会机构等各个部门协调与合作,并充分调动各方面的积极性,吸收多方资源共同参与,同时家庭和学生本人也要共同努力,从而促进眼健康,降低我国近视的发生率。

思政元素

我国眼健康事业高质量发展

防盲治盲既是眼科学的重要组成部分,也是公共卫生事业的一部分。我国高度重视眼健康工作。中华人民共和国成立初期,由于卫生条件差,我国是盲和视力损伤十分严重的国家之一。为此,国家层面连续出台防盲治盲和眼健康有关规划、政策,强化顶层设计,明确任务目标,提出具体措施,持续完善眼健康管理体系、技术指导体系和医疗服务体系。1984 年国家成立全国防盲技术指导组,统筹全国防盲治盲工作,制定了,形成了全国性的防盲治盲技术指导体系,为大规模开展防盲治盲工作奠定了基础。1996年规定 6 月 6 日为"全国爱眼日",大力普及眼病防治和眼保健知识。推进"千县工程",持续开展光明工程、光明行等活动,建立并完善了国家、区域、省、市、县五级眼科医疗服务体系,聚焦沙眼、白内障、儿童青少年近视等眼病防治和低视力康复,着力提升人民群众眼健康水平。

"十三五"时期,全面落实《综合防控儿童青少年近视实施方案》《儿童青少年近视防控适宜技术指南》,形成"政府主导、部门配合、专家指导、学校教育、家庭关注"的良好氛围。眼科医疗卫生事业快速发展,眼科服务能力持续提升,医务人员积极参与眼健康科普宣教。人民群众爱眼护眼意识明显提升。"十三五"时期末,我国盲的年龄标化患病率已低于全球平均水平。世界卫生组织正式认证,我国消除了致盲性沙眼这一公共卫生问题。我国百万人口白内障手术率(简称 CSR)超过 3 000,较"十二五"时期末翻了一番。

随着我国经济的飞速发展,人民生活方式的改变,人口老龄化不断加剧,我国主要致盲性眼病由传染性眼病转变为以白内障、近视性视网膜病变、青光眼、角膜病、糖尿病视网膜病变等为主的眼病。以习近平新时代中国特色社会主义思想为指导,充分发挥国家级、省级防盲技术指导组、眼科专业学协会技术优势,积极推动"互联网+"医疗服务模式在眼科领域的应用,利用互联网诊疗、远程医疗等信息化技术,提升眼科医疗服务可及性。推进大数据、人工智能、5G 等新兴技术与眼科服务深度融合,开展人工智能在眼病预防、诊断和随访等中的应用,提升眼病早期筛查能力,这些必将在实现普遍眼健康的宏伟目标过程中发挥着越来越大的作用。我国的防盲治盲事业必将创造新局面。

第四节　盲和低视力的康复

一些眼病患者虽经积极治疗,仍处于盲或低视力状态,给他们的生活、教育、工作带来很大的困难。对于这些患者并不意味着束手无策、毫无希望,应当采取积极的康复措施,尽可能地使这些患者能够过上接近正常人的生活。关注处于盲和低视力状态患者康复和尽快地使盲人适应生活是眼科医生重要的责任。盲人适应生活的能力与盲发生年龄、患者的性格、受教育程度、经济状况等因素有关。例如:老年盲人比青壮年盲人更能平静地接受盲的事实;出生时就失明或视力逐渐丧失的人比视力突然丧失的人更能平静地接受盲的事实。

不同类型的盲人会有不同的需要,因此盲人的康复应根据每个盲人的年龄、生活状况、教育程度等具体情况采取个体化康复措施。老年盲人可能最需要适应家庭生活方面的训练,而年轻的盲人则需要适应社会生活、教育、工作等比较全面的训练,包括盲文方面的训练。

对于仍有部分视力的盲人和低视力患者来说,助视器在视力残疾的康复中是最为重要的工具之一,可以改进他们的视觉活动能力,使他们利用残余视力工作和学习,以便获得较高的生活质量。

助视器可以分为两大类,即光学性助视器与非光性学助视器。

一、光学性助视器

光学性助视器是一种装置或设备。借其光学性能的作用来提高视力残疾患者的视觉活动水平。它可以是凸透镜、三棱镜、平面镜或电子设备。凸透镜对目标能产生放大作用,三棱镜或平面镜可以改变目标在视网膜上的成像位置,电子设备亦可产生放大作用。实际上没有一种助视器能取代正常眼球的全部功能。视力残疾患者因工作、生活及学习等各种不

笔记栏

同的要求,常常需要一种以上的助视器。

目前使用的助视器有远用和近用两种。常用的远用助视器为放大2.5倍的Galileo式望远镜,以看清远方的景物。望远镜最大的缺点是视野缩小,因此这种助视器不适合行走时配戴。近用的助视器:①手持放大镜:是一种手持的、可在离眼不同距离使用的凸透镜,是眼与凸透镜间距离可任意改变的近用助视器。它可使视网膜成像增大,最适用于短时间看细小目标。②眼镜式助视器:主要用于阅读,其优点是有恒定的放大作用,而且视野较大,携带方便,使用时双手可自由活动,如可写字及操作。本品有双眼融合视,美观及价格较低,容易获得。它的缺点是使用它阅读及工作距离较近,放大倍数越大越明显。③立式放大镜:由固定在一个支架上的凸透镜构成。目标与凸透镜间的距离多为恒定的(固定焦距),以减少凸透镜周边部的畸变。立式放大镜的主要优点为有比较正常的阅读距离,适用于短时间细致工作及老年人或小儿用手持放大镜拿不稳,或拿不动(不持久)者。如本身带有光源,则使用更为方便。主要缺点是视野小,阅读姿势易于疲劳。如不用阅读架,眼与放大镜不成直角则易有像的畸变。立式放大镜适合于视野损害较严重,而视力相对比较好的患者。儿童也比较易于接受这种放大镜。④双合透镜放大镜:由一组消球面差正透镜组合,固定于眼镜架上,有多种放大倍数,可以根据需要选用。其优点是近距离工作时不需用手扶持助视器。其缺点是焦距短,照明的要求高。⑤近用望远镜:在望远镜上加阅读帽而制成。其主要优点是比同样放大倍数的普通眼镜助视器阅读或工作距离远。中距望远镜适合一些特殊工作,如打字、读乐谱、修理半导体收音机、电视机等,双手可自由活动。它的缺点是视野小,景深比眼镜助视器及手持放大镜短。⑥电子助视器:即闭路电视,包括摄像机、电视接收器、光源、监视器等,对阅读物有放大作用。其优点是放大倍数高,且放大倍数可随时改变,视野大,可以调节对比度和亮度,体位不受限制,无须外部照明,更适用于视力损伤严重、视野严重缩小和旁中心注视者。缺点是价格较贵,比较笨重,携带不便,维修复杂及需要练习使用。

二、非光学助视器

通过改善周围环境的状况来增强视功能的各种设备或装置,称为非光学助视器。其也可以与各种光学性助视器联合应用来改善患者的视功能。

非光学助视器包括大号字的印刷品,改善照明、阅读用的支架等,也有助于患者改善视觉活动能力。许多低视力患者常诉说对比度差和眩光,戴浅灰色的滤光镜可减少光的强度,戴琥珀色或黄色的滤光镜片有助于改善对比敏感度。

现代科学技术的进步会给盲人带来方便。声呐眼镜、障碍感应发生器、激光手杖、字声机、触觉助视器等虽然不能使盲人获得正常人那样的影像,但明显提高了他们的生活质量。人工视觉的研究为盲人重建视觉带来了希望。

助视器或其他非视觉性设备在眼科康复中是一种有力的不可缺少的工具,再加上科学的训练,视力残疾的康复可收到较满意的效果。

(施 炜)

附录一　眼科有关正常值

一、眼球

1. 成人
矢状径:外轴 24mm,内轴 22.12mm。
水平径:23.5mm。
垂直径:23mm。
赤道部周长:74.91mm。
眼球重量约 7g,容积约 6.5ml,比重 1.002~1.09。
2. 3 个月婴儿
矢状径:7.32mm。
水平径:7.75mm。
垂直径:6.72mm。
3. 6 个月婴儿
矢状径:12.56mm。
水平径:12.66mm。
垂直径:11.51mm。
4. 9 个月婴儿
矢状径:17.53mm。
水平径:17.63mm。
垂直径:16.43mm。

二、视功能

1. 视力
远视力:对数视力表 5.0;国际标准视力表 1.0。
近视力:对数近视力表 5.0;徐广弟近视力表 1.0;Jaeger 近视力表 Jr1。
2. 视野
周边视野:3/330 白色,上侧 55,下侧 70,鼻侧 60,颞侧 90。
蓝、红、绿色视野依次递减 10 左右。
中心视野:生理盲点中心在固视点颞侧 15.5,在水平线下 1.5 处,呈椭圆形,垂直径 7.5±2,横径 5.5±2。

三、角膜

1. 径线
成人:水平径 11~12mm,垂直径 10~11mm。

3个月婴儿:水平径3.93mm,垂直径3.57mm。

6个月婴儿:水平径6.46mm,垂直径5.93mm。

9个月婴儿:水平径9.74mm,垂直径9.04mm。

2. 角膜厚度

活体光学方法测定:中央0.583~0.641mm。

3. 角膜曲率半径

前面:7.84mm。

后面:6.8mm。

4. 角膜屈光力(包括房水)　43.05D。

5. 角膜缘宽度　约1mm。

四、前房

深度:2.5~3.0mm,平均(2.75±0.03)mm。20岁前随年龄增长而增加,20岁后随年龄增长而减少。

房水总量:0.25~0.3ml。前房约为0.18ml,后房约为0.06ml。

房水比重:1.006。

房水屈光指数:1.334。

房水pH值:7.3~7.5。

五、瞳孔

1. 瞳孔直径

新生儿:2.0~2.5mm。

1~7个月:3.0~3.5mm。

7个月~2岁:4.0~4.5mm。

2~10岁:4.0~5.0mm。

10~15岁:4.0~4.5mm。

15~30岁:3.5~4.0mm。

30~50岁:3.0~3.5mm。

50~60岁:2.5~3.0mm。

60~86岁:2.0~2.5mm。

86~90岁:1.5~2.0mm。

2. 瞳孔距离

男性:(60.90±0.18)mm。

女性:(58.30±0.13)mm。

六、眼压与青光眼

1. 眼压

正常值:1.333~2.793kPa(10~21mmHg)。

病理值:≥3.192kPa(24mmHg)。

2. 昼夜眼压差

正常值:0.667kPa(5mmHg)。

病理值:≥1.066kPa(8mmHg)。

3. 两眼眼压差

正常值：≤0.533kPa（4mmHg）。

病理值：≥0.667kPa（5mmHg）。

4. 杯/盘（C/D）

正常：≤0.3。

异常：≥0.6。

两眼相差≤0.3。

5. 眼压描记指标

巩膜硬度（E）：0.0215。

房水流畅系数（C）：正常值0.19~0.65；病理值≤0.12。

房水流量（F）：1.838±0.05。

压畅比（P_0/C）：正常值≤100；病理值>120。

6. 激发试验（数值为异常数值）

饮水试验：相差≥0.798kPa（6mmHg）或顶压达3.999kPa（30mmHg）。

暗室试验：相差>0.798kPa（6mmHg）。

俯卧试验：相差≥0.798kPa（6mmHg）。

散瞳试验：相差>0.798kPa（6mmHg）。

读书试验：相差>1.333kPa（10mmHg）。

妥拉唑林试验：相差≥1.199kPa（9mmHg）或顶压达4.266kPa（32mmHg）。

七、晶状体

1. 直径9~10mm，厚度4~5mm。

2. 前面曲率半径10~11mm，后面曲率半径6mm。

3. 重量0.2g，容积0.163~0.244ml。

4. 屈光指数1.406~1.455，平均1.43，屈光力19.11D。

八、玻璃体

容积约4.5ml，屈光指数1.377。

九、视网膜

1. 视盘直径1.5mm，黄斑区直径1~2mm，黄斑中心凹位于视盘颞侧3~4mm。

2. 视网膜中央动脉直径0.096~0.122mm，视网膜中央静脉直径0.123~0.142mm，动静脉管径比为动∶静=2∶3。

3. 视网膜中央动静脉于眼球后6.4~14mm（平均9.34mm）处穿入视神经。

4. 直接检眼镜放大倍率16倍，眼底隆起物每3D=1mm。

5. 荧光素眼底血管造影显示臂-脉络膜循环时间平均为8.4秒，臂-视网膜中央动脉循环时间为5.4~14.7秒，平均8.8秒。

6. 视网膜中央动脉血压（Bailliart弹簧式视网膜血管血压计）7.999~10.666kPa/3.999~5.332kPa（60~80mmHg/30~40mmHg）。

十、视神经

长35~55mm，两侧差1~7mm，眼内段1mm，眶内段25~30mm，管内段5~6mm，颅内段10mm。

附录二　眼科疾病名称 中西医对照

中医疾病名称	西医疾病名称
针眼	睑腺炎（麦粒肿）
胞生痰核	睑板腺囊肿（霰粒肿）
睑弦赤烂	睑缘炎
风赤疮痍	眼睑湿疹
眼睑丹毒	眼睑丹毒
眼睑带疮	眼睑带状疱疹
椒疮	沙眼
粟疮	结膜滤泡症、滤泡性结膜炎
春夏奇痒症	春季卡他性结膜炎
倒睫拳毛	倒睫
睥急紧小	睑裂缩小
睥肉粘轮	睑球粘连
睥翻粘睑	睑外翻
睑内结石	睑结膜结石
上胞下垂	眼睑下垂
漏睛	慢性泪囊炎
漏睛疮	急性泪囊炎
眦帷赤烂	眦角性睑缘炎
赤脉传睛	眦部结膜炎
胬肉攀睛	翼状胬肉
天行赤眼	病毒性结膜炎、流行性出血性结膜炎
风热赤眼（暴风客热）	急性卡他性结膜炎、急性细菌性结膜炎
天行赤眼暴翳	流行性结角膜炎
赤丝虬脉	慢性结膜炎
白睛溢血	结膜下出血
金疳	泡性结膜炎
火疳	前部巩膜炎

续表

中医疾病名称	西医疾病名称
白睛青蓝	深层巩膜炎
白膜侵睛	硬化性角膜炎
聚星障	单纯疱疹病毒性角膜炎
花翳白陷	蚕蚀性角膜溃疡、边缘性角膜溃疡、病毒性角膜溃疡
凝脂翳	细菌性角膜炎
黄液上冲	前房积脓
湿翳	真菌性角膜炎
蟹睛	角膜穿孔、虹膜脱出
正漏	角膜瘘
混睛障	角膜基质炎
风轮赤豆	束状角膜炎
暴露赤眼生翳	暴露性角膜炎
赤膜下垂	角膜血管翳
血翳包睛	角膜血管翳
宿翳	角膜瘢痕
旋螺尖起	角膜葡萄肿
偃月障	角膜变性
瞳神紧小	虹膜睫状体炎
瞳神干缺	陈旧性虹膜睫状体炎
绿风内障	急性闭角型青光眼
青风内障	开角型青光眼
乌风内障	慢性闭角型青光眼、闭角型青光眼早期
黑风内障	闭角型青光眼慢性期
黄风内障	青光眼绝对期
圆翳内障	年龄相关性白内障
胎患内障	先天性白内障
惊振内障	外伤性白内障
云雾移睛	玻璃体混浊
蝇翅黑花	玻璃体混浊
暴盲	视力骤降眼底病，包括视网膜中央动脉阻塞、急性视神经炎、视盘血管炎、眼内出血（视网膜中央静脉阻塞、视网膜静脉周围炎、眼球挫伤、高血压性视网膜病变、糖尿病视网膜病变、黄斑出血）、视网膜脱离、皮质盲、癔症性黑矇、急性药物中毒
络阻暴盲	视网膜动脉阻塞
络瘀暴盲	视网膜静脉阻塞
络损暴盲	视盘血管炎
目系暴盲	急性视神经炎
视衣脱离	视网膜脱离

续表

中医疾病名称	西医疾病名称
青盲	视神经萎缩
高风内障	原发性视网膜色素变性
视瞻昏渺	视力缓慢下降眼底病，包括中心性浆液性脉络膜视网膜病变、视网膜炎、脉络膜炎、视神经炎、黄斑变性
消渴内障	糖尿病视网膜病变
通睛	共同性斜视
风牵偏视	麻痹性斜视
目偏视	共同性斜视、麻痹性斜视
瞳神反背	共同性斜视
异物入目	结膜、角膜异物
撞击伤目	机械性非穿透性眼外伤
真睛破损	机械性穿透性眼外伤
目倦	视疲劳
酸碱伤目	化学性眼外伤
辐射伤目	辐射性眼外伤
电光伤目	电光性眼炎
热烫伤目	眼热烧伤
能近怯远	近视
能远怯近	远视
神水将枯	角结膜干燥症
突起睛高	眶蜂窝织炎、海绵窦血栓
疳积上目	角膜软化症

一　画

一贯煎(《续名医类案》):北沙参　麦冬　熟地黄　当归　枸杞子　川楝子

二　画

二至丸(《摄生众妙方》):熟地黄　生地黄　菟丝子　山茱萸　肉苁蓉　龟甲　人参　黄芪　黄柏　牛膝　枸杞子　补骨脂　五味子　白术　白芍　当归　虎胫骨[1](代)　杜仲　山药　知母　陈皮　茯苓

十灰散(《十药神书》):大蓟　小蓟　荷叶　侧柏叶　白茅根　茜草根　大黄　栀子　棕榈皮　牡丹皮

十珍汤(《审视瑶函》):生地黄　天冬　麦冬　白芍　当归　人参　知母　地骨皮　牡丹皮　甘草

八珍汤(《正体类要》):人参　白术　茯苓　甘草　熟地黄　白芍　当归　川芎　生姜　大枣

人参养荣汤(《太平惠民和剂局方》):人参　茯苓　白术　炙甘草　当归　熟地黄　白芍　肉桂　黄芪　远志　陈皮　五味子　生姜　大枣

人参养营汤(《温疫论》):人参　麦冬　五味子　生地黄　当归　白芍　知母　陈皮　甘草

三　画

三仁五子丸(《证治准绳》):柏子仁　肉苁蓉　车前子　薏苡仁　酸枣仁　枸杞子　菟丝子　当归　覆盆子　茯苓　沉香　五味子　熟地黄

三仁汤(《温病条辨》):杏仁　滑石　白豆蔻　通草　淡竹叶　厚朴　薏苡仁　半夏

大黄当归散(《银海精微》):大黄　当归　川芎　黄芩　栀子　菊花　苏木　红花

万应蝉花散(《原机启微》):蝉蜕　蛇蜕　川芎　防风　当归　茯苓　羌活　炙甘草　苍术　赤芍　石决明

四　画

开明丸(《审视瑶函》):羊肝　肉桂　菟丝子　决明子　防风　杏仁　地肤子　芜蔚子　葶苈子　黄芩　麦冬　五味子　细辛　枸杞子　青葙子　泽泻　车前子　熟地黄

天王补心丹(《摄生秘剖》):酸枣仁　柏子仁　当归身　天冬　麦冬　生地黄　人参　丹参　玄参　茯苓　五味子　远志　桔梗

天麻钩藤饮(《杂病证治新义》):天麻　钩藤　生石决明　栀子　黄芩　川牛膝　杜仲　益母草

---

[1] 虎胫骨:古方药物,现已禁用,多用其他药品替代。

桑寄生　首乌藤　茯神

五苓散(《伤寒论》)：猪苓　茯苓　泽泻　白术　桂枝

五味消毒饮(《医宗金鉴》)：金银花　紫花地丁　野菊花　蒲公英　天葵子

止泪补肝散(《银海精微》)：木贼　防风　夏枯草　当归　熟地黄　白芍　川芎　沙苑子

内疏黄连汤(《医宗金鉴》)：黄连　黄芩　大黄　栀子　连翘　薄荷　桔梗　当归　白芍　木香　槟榔　甘草

化坚二陈丸(《医宗金鉴》)：陈皮　制半夏　茯苓　炙甘草　白僵蚕　黄连

化痰丸(《眼科纂要》)：制半夏　茯苓　陈皮　炙甘草　天花粉　川贝母　黄连

分珠散(《审视瑶函》)：槐花　赤芍　当归尾　生地黄　白芷　荆芥　炒栀子　甘草　炒黄芩　龙胆草(春加大黄；夏加黄连；秋加桑白皮)

丹栀逍遥散(《太平惠民和剂局方》)：柴胡　当归　白芍　茯苓　白术　甘草　薄荷　牡丹皮　栀子　生姜

六君子汤(《太平圣惠方》)：白术　人参　茯苓　陈皮　法半夏　甘草

六味地黄丸(《小儿药证直诀》)：熟地黄　山茱萸　山药　泽泻　茯苓　牡丹皮

五　画

玉女煎(《景岳全书》)：石膏　熟地黄　麦冬　知母　牛膝

正容汤(《审视瑶函》)：羌活　防风　秦艽　白附子　茯神　木瓜　胆南星　白僵蚕　制半夏　黄酒　甘草　生姜

甘露饮(《阎氏小儿方论》)：熟地黄　生地黄　麦冬　天冬　石斛　枳壳　黄芩　茵陈　枇杷叶　甘草

甘露消毒丹(《温病经纬》)：白豆蔻　藿香　石菖蒲　薄荷　黄芩　连翘　射干　滑石　木通　茵陈　川贝母

左归饮(《景岳全书》)：熟地黄　山药　枸杞子　茯苓　炙甘草　山茱萸

石决明散(《普济方》)：石决明　决明子　羌活　栀子　大黄　荆芥　青葙子　木贼　芍药　麦冬

石斛夜光丸(《原机启微》)：石斛　肉苁蓉　菟丝子　人参　山药　枸杞子　五味子　甘草　枳壳　天冬　麦冬　青葙子　决明子　蒺藜　黄连　牛膝　甘菊花　熟地黄　生地黄　苦杏仁　川芎　防风　羚羊角　犀牛角(已禁用，现多用水牛角代)

右归饮(《景岳全书》)：熟地黄　淮山药　山茱萸　枸杞子　菟丝子　鹿角胶　肉桂　杜仲　甘草　制附子

龙胆泻肝汤(《医宗金鉴》)：龙胆草　黄芩　栀子　柴胡　木通　车前子　泽泻　当归　生地黄　甘草

平肝泻火汤(《审视瑶函》)：生地黄　连翘　白芍　柴胡　夏枯草　枸杞子　当归　车前子

平肝健脾利湿方(《眼科临证录》)：生石决明　楮实子　茯苓　猪苓　桂枝　泽泻　白术　苍术　菊花　陈皮

平肝熄风汤(《眼科证治经验》)：石决明　龙骨　牡蛎　磁石　白芍　代赭石　夏枯草　车前子　泽泻　五味子　灯心草　川牛膝

归芍红花散(《审视瑶函》)：当归　赤芍　红花　栀子　黄芩　生地黄　连翘　大黄　防风　白芷　甘草

归脾汤(《济生方》)：白术　茯神　黄芪　龙眼肉　酸枣仁　人参　木香　甘草　当归　远志　生姜　大枣

　　四味大发散(《眼科奇书》)：麻黄　细辛　藁本　蔓荆子

　　四物五子丸(《审视瑶函》《济生方》《医宗金鉴》)：熟地黄　川芎　当归　白芍　枸杞子　菟丝子　覆盆子　地肤子　车前子

　　四物补肝散(《审视瑶函》)：白芍　熟地黄　当归　川芎　香附　夏枯草　甘草

　　四顺清凉饮子(《审视瑶函》)：龙胆草　黄芩　黄连　熟大黄　桑白皮　车前子　木贼　柴胡　枳壳　羌活　防风　当归　川芎　生地黄　赤芍　甘草

　　生四物汤(《医门八法》)：生白芍　生地黄　知母　生黄芩　川芎　生当归身

　　生脉饮(《医学启源》)：人参　麦冬　五味子

　　生脉散(《内外伤辨惑论》)：人参　麦冬　五味子

　　生蒲黄汤(《中医眼科六经法要》)：生蒲黄　墨旱莲　生地黄　荆芥炭　丹参　牡丹皮　郁金　川芎

　　仙方活命饮(《外科发挥》)：金银花　天花粉　皂角刺　贝母　乳香　没药　赤芍　当归尾　白芷　穿山甲　防风　陈皮　甘草

　　半夏白术天麻汤(《医学心得》)：半夏　天麻　茯苓　橘红　白术　甘草

　　白附子散(《证治准绳》)：荆芥　白菊花　防风　木贼　白附子　甘草　苍术　人参　羌活　蒺藜

　　白虎汤(《伤寒论》)：石膏　知母　甘草　粳米

　　白薇丸(《审视瑶函》)：白薇　石榴皮　白蒺藜　羌活　防风

　　宁血汤(《中医眼科学》)：墨旱莲　仙鹤草　侧柏叶　生地黄　栀子炭　白及　白芍　白蔹　阿胶　白茅根

　　加味修肝散(《银海精微》)：羌活　麻黄　荆芥　薄荷　防风　栀子　黄芩　连翘　大黄　菊花　木贼　蒺藜　当归　川芎　赤芍　桑螵蛸　甘草

　　加减地黄汤(《原机启微》)：熟地黄　生地黄　川牛膝　当归　枳壳　杏仁　羌活　防风

　　加减驻景丸(《银海精微》)：楮实子　菟丝子　枸杞子　车前子　五味子　当归　熟地黄　川椒

六　画

　　托里消毒散(《医宗金鉴》)：人参　川芎　黄芪　当归　白芍　白芷　白术　金银花　连翘　陈皮　茯苓　桔梗　皂角刺　甘草

　　芍药清肝散(《原机启微》)：黄芩　栀子　石膏　滑石　大黄　芒硝　知母　羌活　荆芥　桔梗　甘草　前胡　川芎　柴胡　薄荷　白术　芍药

　　当归四逆汤(《伤寒论》)：当归　桂枝　细辛　木通　芍药　大枣　甘草

　　竹叶泻经汤(《原机启微》)：大黄　黄连　黄芩　栀子　升麻　淡竹叶　泽泻　柴胡　羌活　决明子　赤芍　茯苓　车前子　炙甘草

　　血府逐瘀汤(《医林改错》)：当归　川芎　生地黄　赤芍　红花　桃仁　桔梗　牛膝　枳壳　甘草　柴胡

　　导赤散(《小儿药证直诀》)：生地黄　木通　甘草梢　淡竹叶

　　导痰汤(《济生方》)：半夏　陈皮　茯苓　炙甘草　枳实　胆南星

　　防风羌活汤(《审视瑶函》)：半夏　胆南星　白术　甘草　黄芩　防风　羌活　细辛　川芎

　　防风通圣散(《宣明论方》)：大黄　芒硝　黄芩　栀子　连翘　石膏　滑石　麻黄　防风　薄荷　桔梗　当归　川芎　赤芍　白术　甘草

七　画

驱风散热饮子(《审视瑶函》):连翘　牛蒡子　羌活　薄荷　大黄　赤芍　防风　当归尾　甘草　栀子　川芎

抑阳酒连散(《原机启微》):知母　黄柏　寒水石　黄连　黄芩　栀子　羌活　独活　防风　白芷　蔓荆子　前胡　防己　生地黄　甘草

杞菊地黄丸(《医级》):枸杞子　菊花　熟地黄　山茱萸　泽泻　山药　牡丹皮　茯苓

还阴救苦汤(《原机启微》):防风　羌活　细辛　藁本　升麻　柴胡　桔梗　当归尾　川芎　生地黄　红花　连翘　黄连　黄芩　黄柏　知母　龙胆草　苍术　甘草

吴茱萸汤(《审视瑶函》):姜半夏　吴茱萸　川芎　炙甘草　人参　茯苓　白芷　陈皮　生姜

助阳活血汤(《原机启微》):黄芪　防风　当归　白芷　蔓荆子　升麻　柴胡　炙甘草

羌活胜风汤(《原机启微》):羌活　独活　柴胡　白芷　防风　桔梗　前胡　荆芥穗　薄荷　川芎　黄芩　白术　枳壳　甘草

沙参麦冬饮(汤)(《温病条辨》):沙参　麦冬　白扁豆　玉竹　天花粉　甘草

补中益气汤(《脾胃论》):黄芪　甘草　人参　当归　橘皮　升麻　柴胡　白术

补肾丸(《银海精微》):磁石　肉苁蓉　五味子　熟地黄　枸杞子　菟丝子　楮实子　覆盆子　车前子　石斛　沉香　知母

补肾地黄丸(《活幼心书》):山药　山茱萸　熟地黄　干地黄　鹿茸　川牛膝　牡丹根皮　茯苓　泽泻

阿胶鸡子黄汤(《通俗伤寒论》):阿胶　鸡子黄　生地黄　芍药　牡蛎　石决明　钩藤　络石藤　茯神　炙甘草

坠血明目饮(《审视瑶函》):细辛　人参　赤芍　五味子　川芎　牛膝　石决明　生地黄　山药　知母　蒺藜　当归尾　防风

八　画

拨云退翳丸(《普济方》):防风　白芷　荆芥穗　蔓荆子　菊花　薄荷　木贼　密蒙花　蛇蜕　蝉蜕　楮实子　黄连　瓜蒌根　当归　川芎　甘草

拨云退翳散(《银海精微》):楮实子　薄荷　川芎　黄连　菊花　蝉蜕　瓜蒌根　蔓荆子　密蒙花　蛇蜕　荆芥穗　香白芷　木贼　防风　甘草

明目地黄丸(《审视瑶函》):生地黄　熟地黄　山茱萸　山药　牡丹皮　五味子　当归　泽泻　茯神　柴胡　朱砂

明目地黄汤(《眼科证治经验》):熟地黄　山药　山茱萸　牡丹皮　茯苓　泽泻　当归　白芍　枸杞子　菊花　石决明　蒺藜

知柏地黄丸(《医宗金鉴》):知母　黄柏　熟地黄　山茱萸　泽泻　山药　牡丹皮　茯苓

金匮肾气丸(《金匮要略》):干地黄　附子　肉桂　山药　山茱萸　泽泻　牡丹皮　茯苓

肥儿丸(《医宗金鉴》):人参　白术　茯苓　黄连　胡黄连　使君子　神曲　炒麦芽　炒山楂　炙甘草　芦荟

定志丸(《审视瑶函》):党参　茯神　远志　石菖蒲

泻心汤(《银海精微》):黄连　黄芩　大黄　连翘　荆芥　赤芍　车前子　薄荷　菊花

泻白散(《小儿药证直诀》):桑白皮　地骨皮　粳米　甘草

泻肝汤(《眼科集成》):栀子　黄芩　龙胆草　大黄(酒炒)　柴胡　前胡　荆芥　防风　当归　青皮　木贼　蒺藜　石决明

泻肝散(《银海精微》):玄参　芒硝　大黄　羌活　当归　黄芩　龙胆草　知母　桔梗　车前子

泻青丸(《症因脉治》):当归　川芎　栀子　大黄　龙胆草　羌活　防风　淡竹叶

泻肺汤(《审视瑶函》):桑白皮　地骨皮　知母　黄芩　麦冬　桔梗

泻肺饮(《眼科纂要》):羌活　防风　荆芥　白芷　连翘　石膏　黄芩　桑白皮　栀子　赤芍　枳壳　木通　甘草

泻脑汤(《审视瑶函》):防风　木通　车前子　茺蔚子　茯苓　熟大黄　玄参　元明粉　桔梗　黄芩

参苓白术散(《太平惠民和剂局方》):人参　茯苓　白术　山药　白扁豆　莲子肉　薏苡仁　砂仁　陈皮　桔梗　甘草

经效散(《审视瑶函》):柴胡　犀牛角(已禁用,现多用水牛角代)　赤芍　归尾　大黄　连翘　甘草梢

驻景丸(《银海精微》):楮实子　枸杞子　五味子　人参　熟地黄　肉苁蓉　乳香　川椒　菟丝子

九　画

栀子胜奇散(《原机启微》):蒺藜　蝉蜕　谷精草　甘草　木贼　黄芩　决明子　菊花　栀子　川芎　荆芥穗　羌活　密蒙花　防风　蔓荆子

牵正散(《杨氏家藏方》):白附子　僵蚕　全蝎

钩藤饮子(《审视瑶函》):钩藤　麻黄　甘草　天麻　川芎　防风　人参　全蝎　僵蚕

钩藤熄风饮(《中国百年百名中医临床家丛书·韦文贵　韦玉英》韦玉英经验方):钩藤　金银花　连翘　生地黄　白僵蚕　全蝎　蝉蜕　薄荷　石菖蒲

修肝散(《银海精微》):防风　羌活　薄荷　麻黄　菊花　栀子　连翘　大黄　赤芍　当归　苍术　木贼　甘草

将军定痛丸(《审视瑶函》):大黄　黄芩　僵蚕　天麻　半夏　陈皮　桔梗　青礞石　白芷　薄荷

养阴清肺汤(《重楼玉钥》):生地黄　麦冬　生甘草　玄参　贝母　牡丹皮　薄荷　炒白芍

养肝熄风汤(《眼科证治经验》):桑叶　菊花　炒酸枣仁　牡蛎　麦冬　炙鳖甲　制首乌　五味子　磁石　珍珠母

洗心散(《审视瑶函》):大黄　黄连　黄芩　知母　赤芍　玄参　当归　桔梗　荆芥穗　防风

洗肝散(《古今医统》):当归　羌活　大黄　栀子　防风　薄荷　生地黄　龙胆草

洗肝散(《银海精微》):当归　羌活　大黄　栀子　防风　薄荷　川芎　甘草

祛瘀汤(《中医眼科学讲义》):川芎　归尾　桃仁　赤芍　生地黄　墨旱莲　泽泻　丹参　仙鹤草　郁金

退红良方(《中医眼科学讲义》):龙胆草　焦栀子　黄芩　连翘　菊花　桑叶　夏枯草　密蒙花　决明子　生地黄

退赤散(《审视瑶函》):桑白皮　黄芩　当归尾　赤芍　牡丹皮　天花粉　瓜蒌　桔梗　甘草

退热散(《审视瑶函》):黄连　黄柏　栀子　黄芩　当归尾　赤芍　牡丹皮　生地黄　木通　甘草梢

除风益损汤(《原机启微》):熟地黄　当归　川芎　白芍　前胡　防风　藁本

除风清脾饮(《审视瑶函》):陈皮　连翘　防风　知母　元明粉　黄芩　玄参　黄连　荆芥穗　大黄　桔梗　生地黄

除湿汤(《眼科纂要》):连翘 滑石 车前子 枳壳 黄芩 黄连 木通 陈皮 荆芥 防风 茯苓

十　画

桃红四物汤(《医宗金鉴》):当归 川芎 生地黄 赤芍 红花 桃仁

破血汤(《眼科纂要》):刘寄奴 红花 苏木 生地黄 赤芍 牡丹皮 菊花 桔梗 甘草

破血红花散(《银海精微》):当归尾 赤芍 红花 苏木 川芎 枳壳 黄芪 黄连 栀子 大黄 连翘 升麻 苏叶 白芷 薄荷

柴胡疏肝散(《景岳全书》):柴胡 陈皮 白芍 枳壳 炙甘草 川芎 香附

逍遥散(《太平惠民和剂局方》):当归 白芍 白术 柴胡 茯苓 薄荷 煨姜 甘草

凉膈连翘散(《银海精微》):大黄 芒硝 连翘 栀子 黄芩 黄连 薄荷 甘草

益气聪明汤(《原机启微》):蔓荆子 黄芪 人参 黄柏 白芍 炙甘草 升麻 川椒

消疳退云散(《审视瑶函》):陈皮 厚朴 苍术 莱菔子 柴胡 枳壳 甘草 决明子 桔梗 青皮 黄连 密蒙花 栀子 黄芩 神曲 菊花

消翳汤(《眼科纂要》):木贼 密蒙花 当归尾 生地黄 蔓荆子 枳壳 川芎 柴胡 荆芥 防风 甘草

通窍活血汤(《医林改错》):赤芍 川芎 桃仁 红花 鲜姜 老葱白 麝香 大枣 黄酒

通脾泻胃汤(《审视瑶函》):熟大黄 石膏 黄芩 知母 玄参 麦冬 天冬 茺蔚子 车前子 防风

通滞汤(《眼科临证录》):当归 橘络 丝瓜络 荆芥 防风 羌活

桑白皮汤(《审视瑶函》):桑白皮 黄芩 麦冬 地骨皮 桔梗 玄参 甘草 泽泻 旋覆花 菊花 茯苓

桑菊饮(《温病条辨》):桑叶 菊花 薄荷 连翘 桔梗 杏仁 芦根 甘草

桑菊祛风汤(《中医眼科学讲义》):桑叶 菊花 金银花 防风 当归尾 赤芍 黄连

桑螵蛸酒调散(《银海精微》):桑螵蛸 羌活 麻黄 菊花 茺蔚子 赤芍 当归 大黄 苍术 甘草

十 一 画

排风散(《审视瑶函》):天麻 防风 细辛 乌蛇 全蝎 五味子 桔梗 赤芍

黄连天花粉丸(《原机启微》):黄连 天花粉 黄芩 栀子 黄柏 连翘 菊花 薄荷 川芎

黄连温胆汤(《六因条辨》):黄连 法半夏 陈皮 茯苓 甘草 枳壳 竹茹

黄连解毒汤(《外台秘要》):黄连 黄柏 黄芩 栀子

眼科血证方(《眼科临证录》):茜草根 小蓟 侧柏叶 蒲黄炭 赤芍 决明子 茺蔚子 甘草

眼珠灌脓方(《韦文贵眼科临床经验选》):生大黄 玄明粉 枳实 瓜蒌仁 生石膏 栀子 黄芩 花粉 淡竹叶 金银花 夏枯草

银花解毒汤(《中医眼科临床实践》):金银花 蒲公英 桑白皮 天花粉 龙胆草 黄连 黄芩 大黄 枳壳 蔓荆子 甘草

银翘散(《温病条辨》):金银花 连翘 荆芥 牛蒡子 薄荷 桔梗 淡竹叶 淡豆豉 芦根 甘草

猪肝散(《银海精微》):猪肝 蛤粉 夜明砂 谷精草

猪苓散(《审视瑶函》):猪苓 木通 萹蓄 滑石 车前子 大黄 苍术 狗脊 栀子

羚羊角饮子(《审视瑶函》):羚羊角　防风　知母　人参　茯苓　玄参　桔梗　细辛　黄芩　车前子

羚羊钩藤汤(《通俗伤寒论》):羚羊角　霜桑叶　川贝母　鲜生地黄　钩藤　菊花　生白芍　生甘草　淡竹茹　茯神

清上明目丸(《增补万病回春》):当归尾　川芎　生地黄　黄连　黄芩　黄柏　大黄　连翘　桔梗　薄荷　菊花　决明子　木贼　防风　荆芥　羌活　独活　白芷　甘草

清上瘀血汤(《证治准绳》):羌活　独活　桔梗　苏木　桃仁　大黄　当归　川芎　赤芍　生地黄　连翘　枳壳　栀子　黄芩　甘草

清肾抑阳丸(《审视瑶函》):寒水石　知母　黄柏　黄连　生地黄　当归　白芍　枸杞子　独活　茯苓　决明子

清胃汤(《审视瑶函》):栀子　枳壳　紫苏子　石膏　黄连　陈皮　连翘　当归尾　荆芥穗　黄芩　防风　生甘草

清热增液饮(《眼科临证录》):石膏　知母　玄参　生地黄　黄芩　芦根　麦冬　党参　制半夏　大枣　炙甘草

清营汤(《温病条辨》):犀牛角(已禁用,现多用水牛角代)　生地黄　玄参　淡竹叶　麦冬　丹参　黄连　金银花　连翘

清脾除湿饮(《医宗金鉴》):赤茯苓　白术　苍术　泽泻　黄芩　栀子　连翘　玄明粉　茵陈　枳壳　淡竹叶　甘草

清脾散(《审视瑶函》):石膏　栀子　藿香　防风　黄芩　薄荷　升麻　枳壳　陈皮　甘草

清痰饮(《审视瑶函》):陈皮　半夏　茯苓　枳壳　胆南星　天花粉　栀子　石膏　黄芩　青黛

清瘟败毒饮(《疫疹一得》):石膏　生地黄　犀牛角(已禁用,现多用水牛角代)　黄连　栀子　黄芩　连翘　赤芍　知母　玄参　淡竹叶　牡丹皮　甘草　桔梗

绿风羚羊饮(《医宗金鉴》):羚羊角　大黄　黄芩　知母　玄参　桔梗　车前子　防风　细辛　茯苓

十 二 画

散风除湿活血汤(《中医眼科临床实践》):羌活　独活　当归　川芎　赤芍　鸡血藤　前胡　苍术　白术　忍冬藤　红花　枳壳　甘草　防风

普济消毒饮(《东垣试效方》):黄连　黄芩　白僵蚕　牛蒡子　连翘　陈皮　板蓝根　玄参　柴胡　桔梗　生甘草　马勃　人参　升麻

温胆汤(《三因极一病证方论》):法半夏　陈皮　茯苓　枳实　竹茹　生姜　甘草

滋阴地黄丸(《审视瑶函》):当归　生地黄　熟地黄　天冬　五味子　黄连　黄芩　人参　地骨皮　柴胡　枳壳　甘草

滋阴退翳汤(《眼科临证笔记》):玄参　知母　生地黄　麦冬　蒺藜　木贼　菊花　青葙子　蝉蜕　菟丝子　甘草

滋阴降火汤(《审视瑶函》):知母　黄柏　熟地黄　生地黄　当归　白芍　川芎　黄芩　麦冬　柴胡　甘草

犀角地黄汤(《备急千金要方》):犀牛角(已禁用,现多用水牛角代)　生地黄　赤芍　牡丹皮

疏风清肝汤(《医宗金鉴》):荆芥　防风　薄荷　柴胡　金银花　川芎　当归尾　栀子　赤芍　灯草　甘草

疏肝解郁益阴汤(《中医眼科临床实践》):当归　白芍　茯苓　白术　丹参　赤芍　银柴胡

熟地黄　山药　生地黄　枸杞子　神曲　磁石　生栀子　升麻　五味子　甘草

十　三　画

新制柴连汤(《眼科纂要》):柴胡　黄连　黄芩　赤芍　栀子　龙胆草　木通　荆芥　防风　甘草

十四画及十四画以上

蝉花散(《眼科金镜》):当归　川芎　谷精草　黄连　木通　赤芍　红花　白菊花　犀牛角(已禁用,现多用水牛角代)　木贼　蝉蜕　羌活　茺蔚子　生地黄

镇肝熄风汤(《医学衷中参西录》):怀牛膝　生赭石　生牡蛎　生龟甲　生白芍　玄参　天冬　川楝子　生麦芽　茵陈　甘草　生龙骨

◇◇◇ 主要参考书目 ◇◇◇

1. 李传课. 中医药高级丛书·中医眼科学[M]. 2版. 北京:人民卫生出版社,2011.
2. 彭清华. 中医眼科学[M]. 4版. 北京:中国中医药出版社,2019.
3. 彭清华,彭俊. 眼科名家临证精华[M]. 北京:中国中医药出版社,2018.
4. 彭清华. 眼科活血利水法的研究[M]. 北京:中国中医药出版社,2019.
5. 彭清华,彭俊. 中医眼科名家临床诊疗经验[M]. 北京:化学工业出版社,2016.
6. 朱文锋. 中医诊断与鉴别诊断学[M]. 北京:人民卫生出版社,1999.
7. 李志英. 中医眼科疾病图谱[M]. 北京:人民卫生出版社,2010.
8. 段俊国,毕宏生. 中西医结合眼科学[M]. 3版. 北京:中国中医药出版社,2018.
9. 彭清华. 中西医结合眼科学[M]. 北京:人民卫生出版社,2019.
10. 李凤鸣. 中华眼科学[M]. 3版. 北京:人民卫生出版社,2014.
11. 黎晓新,王景昭. 玻璃体视网膜手术学[M]. 2版. 北京:人民卫生出版社,2014.
12. 刘家琦,李凤鸣. 实用眼科学[M]. 3版. 北京:人民卫生出版社,2010.
13. 葛坚,王宁利. 眼科学[M]. 3版. 北京:人民卫生出版社,2015.
14. 杨培增. 临床葡萄膜炎[M]. 北京:人民卫生出版社,2004.
15. 瞿佳,陈浩. 眼镜学[M]. 北京:人民卫生出版社,2017.

复习思考题
答案要点

模拟试卷